痴呆症的诊断与治疗

Diagnosis and Treatment of Dementia

主　编　常　诚　郑　艳

副主编　沈宇清　柳　刚

U0297687

科学出版社

北京

内 容 简 介

痴呆症是一种以获得性认知功能缺损为核心，并导致患者日常生活、社会交往和工作能力明显减退的疾病。编者结合多年丰富的临床经验，从中医和西医两个角度阐述了痴呆症的相关内容，第一部分为中医基础及论治，包括历代中医名家关于"痴呆""健忘"的论治条文及经验、痴呆的病机研究、痴呆的中药及方剂研究及针灸疗法等；第二部分西医诊断与治疗，论述了痴呆的危险因素、辅助检查、分类、诊断标准与治疗指南，抑郁、焦虑、麻醉术后对脑痴呆的影响，痴呆患者的护理及康复治疗，阐述了近年来痴呆研究的新进展、辅助检查手段及治疗。

本书内容系统科学，基础与临床并重，可供神经科医师及其他相关医务人员、科研人员阅读参考。

图书在版编目（CIP）数据

痴呆症的诊断与治疗 / 常诚，郑艳主编. —北京：科学出版社，2022.6
ISBN 978-7-03-071853-2

Ⅰ.①痴… Ⅱ.①常…②郑… Ⅲ.①痴呆－诊疗 Ⅳ.①R749.1

中国版本图书馆CIP数据核字（2022）第040779号

责任编辑：郭 颖 马 莉 / 责任校对：郭瑞芝
责任印制：赵 博 / 封面设计：龙 岩

科 学 出 版 社 出版
北京东黄城根北街 16 号
邮政编码：100717
http://www.sciencep.com

河北鹏润印刷有限公司 印刷
科学出版社发行 各地新华书店经销

*

2022 年 6 月第 一 版 开本：720×1000 1/16
2022 年 6 月第一次印刷 印张：19 3/4
字数：376 000
定价：158.00 元
（如有印装质量问题，我社负责调换）

编委名单

主 编　常　诚　郑　艳

副主编　沈宇清　柳　刚

编　委　(以姓氏笔画为序)
王欣彤　冯瑶婷　朱　元　刘怀峻
杜　隽　李昀泽　张秋池　陈兆耀
郝纪婷　姜　楠　骆守真　缪　娇
颜习武

☆ ☆ ☆　　　　　前　　言

　　痴呆症是危害中老年人身体健康和生命的主要疾病之一，目前全世界共有5000多万痴呆症患者，每年全世界痴呆症新发病例总数近770万，意味着每4秒钟就新增1例病例。我国患有老年痴呆的保守数据有500万人，65岁以上人群发病率为10%，80岁以上发病率超过50%，给社会、家庭带来沉重的负担和痛苦，随着社会人口老龄化，痴呆症造成的危害日益严重。而对于痴呆症的防治，其中还有不少误区，很多人希望有专业人士做出解释或答疑。

　　什么是痴呆？痴呆早期和中晚期有什么表现？如何诊断？得了痴呆症该如何治疗？是选择西医西药治疗还是中医中药治疗？药物有哪些毒副作用？痴呆患者该如何康复锻炼？作为家庭成员该为痴呆患者做些什么？如何做好护理？我国古代及近现代对痴呆如何认识的？中医中药包括针灸如何治疗痴呆？许多患者和家属想通过网络等途径了解这个疾病，但网络上的观点真伪难辨，对某些疾病的认识有一定的误区。我们想通过本书，用专业的观点，通俗的表达，深入浅出地让患者和家属对痴呆症的病因病机、临床表现、诊断、中西医治疗和护理康复等方面有较全面的了解。中医和西医在痴呆症的治疗上各有所长，在临床上中西医并重，中西药并用，相互借鉴，融会贯通，取长补短，既重视中医对痴呆的辨病辨证，又重视西医的诊断，可以取得优于单一西医或中医的更好的临床疗效。

　　本书颇具特色的地方是分为中医部分和西医部分两大部分，其中，中医部分，囊括了关于痴呆和健忘的绝大多数古文原文及中医治疗痴呆的中药和经典名方，以及现代中医大家对痴呆的治疗经验；西医部分则列入了不同类型痴呆的诊断、鉴别诊断和治疗指南，以及护理和康复手段。期望患者和家属通过阅读本书提高对痴呆的认知，避免盲目或过度的治疗，减少痴呆的发生、延缓进展和提高生活质量；医务工作者也可以将此书作为一本工具书，指导临床上对痴呆的诊断和治疗。

　　本书编写者中有从事多年神经内科痴呆专业方向临床、教学的专科医师，也有热衷于神经内科临床学科的青年医师和专业博士、硕士研究生，在此，感谢为本书的出版付出辛苦劳动的所有编写人员。由于编写时间较紧，加之专业水平有限，书中若存有不足之处，恳请读者和同道们不吝赐教，批评指正。

常 诚 郑 艳

江苏省中医院

（南京中医药大学附属医院）

目　　录

第一部分　中医部分

第二部分　西医部分

第一部分

中医部分

第 1 章

历代关于"痴呆""健忘"的论治条文

第一节　远古至魏晋时期关于"痴呆" "健忘"的论治条文

一、关于"健忘"的条文

（一）先秦时期

《黄帝内经·灵枢》卷二 本神第八　肾盛怒而不止则伤志，志伤则喜忘其前言，腰脊不可以俯仰屈伸，毛悴色夭，死于季夏。恐惧而不解则伤精，精伤则骨酸痿厥，精时自下。是故五脏主藏精者也，不可伤，伤则失守而阴虚，阴虚则无气，无气则死矣。是故用针者，察观病人之态，以知精神魂魄之存亡，得失之意，五者以伤，针不可以治之也。

《黄帝内经·灵枢》卷五 癫狂病第二十二　狂始生，先自悲也，喜忘、苦怒、善恐者得之忧饥，治之取手太阳、阳明，血变而止，及取足太阴、阳明。狂始发，少卧不饥，自高贤也，自辩智也，自尊贵也，善骂詈，日夜不休，治之取手阳明、太阳、太阴、舌下少阴，视之盛者，皆取之，不盛，释之也。狂言，惊，善笑，好歌乐，妄行不休者，得之大恐，治之取手阳明太阳太阴。狂，目妄见，耳妄闻，善呼者，少气之所生也；治之取手太阳、太阴、阳明、足太阴、头、两颊。狂者多食，善见鬼神，善笑而不发于外者，得之有所大喜，治之取足太阴、太阳、阳明，后取手太阴、太阳、阳明。狂而新发，未应如此者，先取曲泉左右动脉，及盛者见血，有顷已，不已，以法取之，灸骨骶二十壮。

《黄帝内经·灵枢》卷五 厥病第二十四　厥头痛，面若肿起而烦心，取之足阳明、太阴。厥头痛，头脉痛，心悲善泣，视头动脉反盛者，刺尽去血，后调足厥阴。厥头痛，贞贞头重而痛，泻头上五行，行五，先取手少阴，后取足少阴。厥头痛，意善忘，按之不得，取头面左右动脉，后取足太阴。厥头痛，项先痛，腰脊为应，先取天柱，后取足太阳。厥头痛，头痛甚，耳前后脉涌有热（一本云有动脉），泻出其血，后取足少阳。真头痛，痛甚，脑尽痛，手足寒至节，死不治。

《黄帝内经·灵枢》卷八 天年第五十四 黄帝曰：其气之盛衰，以至其死，可得闻乎？岐伯曰：人生十岁，五脏始定，血气已通，其气在下，故好走。二十岁，血气始盛，肌肉方长，故好趋。三十岁，五脏大定，肌肉坚固，血脉盛满，故好步。四十岁，五脏六腑十二经脉，皆大盛以平定，腠理始疏，荣华颓落，发颇斑白，平盛不摇，故好坐。五十岁，肝气始衰，肝叶始薄，胆汁始减，目始不明。六十岁，心气始衰，若忧悲，血气懈惰，故好卧。七十岁，脾气虚，皮肤枯。八十岁，肺气衰，魄离，故言善误。九十岁，肾气焦，四脏经脉空虚。百岁，五脏皆虚，神气皆去，形骸独居而终矣。

《黄帝内经·灵枢》卷之十二大惑论第八十 黄帝曰：人之善忘者，何气使然？岐伯曰：上气不足，下气有余，肠胃实而心肺虚。虚则营卫留于下，久之不以时上，故善忘也。

《黄帝内经·素问》卷四 诊要经终论篇第十六 春刺夏分，脉乱气微，入淫骨髓，病不能愈，令人不嗜食，又且少气；春刺秋分，筋挛逆气，环为咳嗽，病不愈，令人时惊，又且哭；春刺冬分，邪气着藏，令人胀，病不愈，又且欲言语。夏刺春分，病不愈，令人解堕；夏刺秋分，病不愈，令人心中欲无言，惕惕如人将捕之；夏刺冬分，病不愈，令人少气，时欲怒。秋刺春分，病不已，令人惕然欲有所为，起而忘之；秋刺夏分，病不已，令人益嗜卧，又且善梦；秋刺冬分，病不已，令人洒洒时寒。冬刺春分，病不已，令人欲卧不能眠，眠而有见；冬刺夏分，病不愈，气上，发为诸痹；冬刺秋分，病不已，令人善渴。

《黄帝内经·素问》卷四 诊要经终论篇第十六 帝曰：愿闻十二经脉之终奈何？岐伯曰：太阳之脉，其终也，戴眼，反折，瘛疭，其色白，绝汗乃出，出则死矣。少阳终者，耳聋，百节皆纵，目睘绝系，绝系一日半死，其死也，色先青白，乃死矣。阳明终者，口目动作，善惊，妄言，色黄，其上下经盛，不仁，则终矣。少阴终者，面黑，齿长而垢，腹胀闭，上下不通而终矣。太阴终者，腹胀闭不得息，善噫，善呕，呕则逆，逆则面赤，不逆则上下不通，不通则面黑，皮毛焦而终矣。厥阴终者，中热嗌干，善溺，心烦，甚则舌卷，卵上缩而终矣。此十二经之所败也。

《黄帝内经·素问》卷第六 玉机真藏论篇第十九 黄帝问曰：春脉如弦，何如而弦？岐伯对曰：春脉者，肝也，东方木也，万物之所以始生也，故其气来，耎弱轻虚而滑，端直以长，故曰弦，反此者病。帝曰：何如而反？岐伯曰：其气来实而强，此谓太过，病在外；其气来不实而微，此谓不及，病在中。帝曰：春脉太过与不及，其病皆何如？岐伯曰：太过则令人善忘，忽忽眩冒而巅疾；

☆☆☆☆☆

其不及，则令人胸痛引背，下则两胁胠满。

《黄帝内经·素问》卷十七 调经论篇第六十二　　帝曰：善。余已闻虚实之形，不知其何以生。岐伯曰：气血以并，阴阳相倾，气乱于卫，血逆于经，血气离居，一实一虚。血并于阴，气并于阳，故为惊狂；血并于阳，气并于阴，乃为炅中；血并于上，气并于下，心烦惋善怒；血并于下，气并于上，乱而喜忘。

《黄帝内经·素问》卷第十八 四时刺逆从论篇第六十四　　帝曰：逆四时而生乱气奈何？岐伯曰：春刺络脉，血气外溢，令人少气；春刺肌肉，血气环逆，令人上气；春刺筋骨，血气内著，令人腹胀。夏刺经脉，血气乃竭，令人解㑊；夏刺肌肉，血气内却，令人善恐；夏刺筋骨，血气上逆，令人善怒。秋刺经脉，血气上逆，令人善忘；秋刺络脉，气不外行，令人卧不欲动；秋刺筋骨，血气内散，令人寒栗。冬刺经脉，血气皆脱，令人目不明；冬刺络脉，内气外泄，留为大痹；冬刺肌肉，阳气竭绝，令人善忘。凡此四时刺者，大逆之病，不可不从也，反之，则生乱气相淫病焉。故刺不知四时之经、病之所生，以从为逆，正气内乱，与精相薄。必审九候，正气不乱，精气不转。帝曰：善。

《黄帝内经·素问》卷第二十 五常政大论篇第七十　　太阳司天，寒气下临，心气上从，而火且明，丹起，金乃眚，寒清时举，胜则水冰，火气高明，心热烦，嗌干善渴，鼽嚏，喜悲数欠，热气妄行，寒乃复，霜不时降，善忘，甚则心痛。土乃润，水丰衍，寒客至，沉阴化，湿气变物，水饮内稸，中满不食，皮㾉肉苛，筋脉不利，甚则胕肿，身后痈。

《黄帝内经·素问》卷二十 五常政大论篇第七十　　伏明之纪，是谓胜长。长气不宣，藏气反布，收气自政，化令乃衡，寒清数举，暑令乃薄，承化物生，生而不长，成实而稚，遇化已老，阳气屈伏，蛰虫早藏。其气郁，其用暴，其动彰伏变易，其发痛，其藏心，其果栗桃，其实络濡，其谷豆稻，其味苦咸，其色玄丹，其畜马彘，其虫羽鳞，其主冰雪霜寒，其声徵羽。其病昏惑悲忘，从水化也。少徵与少羽同，上商与正商同，邪伤心也，凝惨溧冽则暴雨霖霪，眚于九，其主骤注雷霆震惊，沉黔淫雨。

《黄帝内经·素问》卷第二十二 至真要大论篇第七十四　　太阳之复，厥气上行，水凝雨冰，羽虫乃死，心胃生寒，胸膈不利，心痛否满，头痛善悲，时眩仆，食减，腰脽反痛，屈伸不便，地裂冰坚，阳光不治，少腹控睾，引腰脊上冲心，唾出清水，及为哕噫，甚则入心，善忘善悲。神门绝，死不治。

（二）两汉时期

《伤寒论》卷第五 辨阳明病脉证并治第八　　阳明证，其人喜忘者，必有蓄血。所以然者，本有久瘀血，故令喜忘，屎虽鞕，大便反易，其色必黑者，宜抵当汤下之。方二十四。

水蛭（熬）虻虫（去翅足，熬，各三十个）大黄（三两，酒洗）桃仁（二十个，去皮尖及两仁者）

上四味，以水五升，煮取三升，去滓。温服一升，不下更服。

《华佗神方》卷二十一 华佗养性服饵法神方 二一〇一六·华佗柏子仁圆神方　本剂久服，能强记不忘。制用：柏子仁五两，蛇床子、菟丝子、覆盆子各半升，石斛、巴戟天各二两半，杜仲（炙）、茯苓天门冬（去心）、远志（去心）各三两，天雄（炮，去皮）一两，续断、桂心各一两半，菖蒲、泽泻、薯芋、人参、干地黄、山茱萸各二两，五味子五两，钟乳（炼成者）三两，肉苁蓉六两。

《金匮要略》卷下 果实菜谷禁忌并治第二十五　胡荽久食之，令人多忘。

《内照法》

五脏之病第二　从心起：其液汗，心风嗜忘，心风寸浮数，心风成癫痫。其声言，心气痛甚，心气寸坚，心气成伏梁。其味苦，心热狂走，心热寸焦数，心热风狂走。其焦臭，心冷死矣。心冷寸沉伏，心冷成痰，真心痛手足冷。其色赤，心虚嗜惊。心虚寸濡弱，心虚成恐惧。右上五般病，除虚不灸，余四种并灸心俞，第七椎相去二寸二分。量病轻重，上至百，下至三壮一七。若从起处灸之，亦差。余并此也，不须更叙。

五脏相入第三　心气入肾，连脐酸疼，兼膀胱及腰脚痛不可忍。心冷入肾，手足冷如铁，痛甚即死，名真心痛。心热入肾，因不知痛处。心意躁烦怨，不耐痛。心虚入肾，背吸吸，耳聋目昏，徒忘，嗜旋，无力。右上诸病，余病灸之，除虚不灸。服药量病，老少衰弱，斟酌候本俞。

《中藏经》华氏中藏经卷上

论肝脏虚实寒热生死逆顺脉证之法第二十二　肝者，与胆为表里，足厥阴少阳是其经也，王于春。春乃万物之始生，其气嫩软，虚而宽，故其脉弦软，不可发汗；弱则不可下。弦长曰平，反此曰病，脉虚而弦，则为太过。病在外太过，则令人善忘，忽忽眩冒。实而微，则为不足。病在内，不及则令人引两胁胀满。

论心脏虚实寒热生死逆顺脉证之法第二十四　心病则先心痛而咳不止，关膈不通，身重不已，三日死。心虚则畏人，瞑目欲眠，精神不倚，魂魄妄乱。心脉沉小而紧浮，气喘。若心下气坚不下，喜咽唾手热，烦满多忘太息，此得之思忧太过也。

论脚弱状候不同第四十二　脚气之病，传于心肝，则十死不治。入心则恍惚忘谬，呕吐食不入，眠不安定，左寸口脉乍大乍小，乍有乍无者是也。入肾即腰脚俱肿，小便不通，呻吟不绝，目额皆见黑色，气时上冲胸腹而喘，其左尺中脉绝者是也，切宜明审矣。论诸病治疗交错致于死候第四十七：不当下而下，则使人开肠荡胃，洞泄不禁。不当汗而汗，则令人肌肉消绝，津液枯耗。不当

☆☆☆☆

吐而吐，则使人心神烦乱，脏腑奔冲。不当灸而灸，则使人重伤经络，内蓄痰毒，反害中和，致于不可救。不当针而针，则使人气血散失，机关细缩。不当导引而导引，则使人真气劳败，邪气妄行。不当按摩而按摩，则使人肌肉膹胀，筋骨舒张。不当蒸熨而蒸熨，则使人阳气偏行，阴气内聚。不当暖洗而暖洗，则使人湿灼皮肤，热生肌体。不当悦愉而悦愉，则使人神失气消，精神不快。不当和缓而和缓，则使人气停意折，健忘伤志。

《神农本草经》

草　菖蒲　味辛温。主风寒湿痹，咳逆上气，开心孔，补五脏，通九窍，明耳目，出声音。久服轻身，不忘不迷或延年。

草　龙胆　味苦涩。主骨间寒热，惊痫，邪气续绝伤，定五脏，杀蛊毒。久服，益智，不忘，轻身，耐老。

草　远志　味苦温。主咳逆，伤中，补不足，除邪气，利九窍，益智慧，耳目聪明，不忘，强志倍力。久服，轻身不老。

草　赤芝　味苦平。主胸中结，益心气，补中，增慧智，不忘。久食，轻身不老，延年神仙。一名丹芝。

草　兰茹　味辛寒。主蚀恶肉，败创，死肌，杀疥虫，排脓恶血，除大风热气，善忘不乐。生川谷。

（三）魏晋南北朝

《小品方》卷第一　治心痛腹胀满冷痛诸方七气丸，治七气。七气为病，有寒气、怒气、喜气、忧气、恚气、愁气、热气。此七气为病，皆生积聚，坚牢如坏在腹中，心痛烦怨，不能饮食，时去时来，发作有时，每发痛欲绝也。其寒气则吐逆，心下胀满；其热气则慌惚闷乱，常如眩冒，失精，其怒气不可当，热病上荡心，短气欲绝，不得息；其恚气则积聚心下，不得食饮；其喜气则不可疾行久立；其忧气则不可苦作，卧不安席；其愁气则恕忘，置物四旁，不复忆处，四肢手足跗肿，不得举。亦治产生早起中风余疾也。大黄（炮）十分，人参三分，椒（熬）二分，半夏（炮）三分，乌头（炮）五分，桔梗三分，细辛三分，茱萸（熬）三分，干姜三分，菖蒲三分，茯苓三分，芎三分，紫菀三分，甘草三分，石膏三分，柴胡三分，桃仁三分，凡十七物，冶合下筛，和以蜜，酒服如梧子三丸，日三，不知，稍增以知，至十丸为度（辑自《医心方》卷十）。

《脉经》卷二　平人迎神门气口前后脉第二　肾实左手尺中神门以后脉阴实者，足少阴经也。病苦膀胱胀闭，少腹与腰脊相引痛。左手尺中神门以后脉阴实者，足少阴经也。病苦舌燥咽肿，心烦嗌干，胸胁时痛，喘咳汗出，小腹胀满，腰背强急，体重骨热，小便赤黄，好怒好忘，足下热疼，四肢黑，耳聋。

《脉经》卷六　心手少阴经病证第三　病先发于心者，心痛；一日之肺，喘咳；

三日之肝，胁痛支满；五日之脾，闭塞不通，身痛体重；五日不已，死，冬夜半，夏日中。心脉搏坚而长，当病舌卷不能言。其软而散者。当病消渴，自已。心脉沉之小而紧，浮之不喘，苦心下聚气而痛，食不下，喜咽唾，时手足热，烦满，时忘，不乐，喜太息，得之忧思。赤脉之至也，喘而坚。诊曰有积气在中，时害于食，名曰心痹。得之外疾，思虑而心虚，故邪从之。

《脉经》卷六　心手少阴经病证第三　心中寒者，其人病心如啖蒜状。剧者，心痛彻背，背痛彻心，如虫注。其脉浮者，自吐乃愈。愁忧思虑则伤心，心伤则苦惊，喜忘，善怒。心伤者，其人劳倦即头面赤而下重，心中痛彻背，自发烦热，当脐跳手，其脉弦，此为心脏伤所致也。

《脉经》卷七　病可下证第七　太阳病，身黄，其脉沉结，少腹坚，小便不利，为无血；小便自利，其人如狂者，血证谛。属抵当汤证。伤寒有热而少腹满，应小便不利，今反利者，此为血，当下之，属抵当丸证。阳明病，发热而汗出，此为热越，不能发黄，但头汗出，其身无有，齐颈而还，小便不利，渴引水浆，此为瘀热在里，身必发黄，属茵陈蒿汤。阳明证，其人喜忘，必有蓄血。所以然者，本有久瘀血，故令喜忘。尿虽坚，大便必黑，属抵当汤证。汗出而谵语者，有燥屎在胃中，此风也，过经乃可下之。下之若早，语言乱，以表虚里实故也。下之则愈，属大柴胡汤、承气汤表证。

《诸病源候论》卷之三虚劳候　夫虚劳者，五劳、六极、七伤是也。五劳者：一曰志劳，二曰思劳，三曰心劳，四曰忧劳，五曰瘦劳。又，肺痨者，短气而面肿，鼻不闻香臭。肝劳者，面目干黑，口苦，精神不守，恐畏不能独卧，目视不明。心劳者，忽忽喜忘，大便苦难，或时鸭溏，口内生疮。脾劳者，舌本苦直，不得咽唾。肾劳者，背难以俯仰，小便不利，色赤黄而有余沥，茎内痛，阴湿，囊生疮，小腹满急。六极者，一曰气极，令人内虚，五脏不足，邪气多，正气少，不欲言。二曰血极，令人无颜色，眉发堕落，忽忽喜忘。三曰筋极，令人数转筋，十指爪甲皆痛，苦倦不能久立。四曰胃极，令人酸削，齿苦痛，手足烦疼，不可以立，不欲行动。五曰肌极，令人羸瘦，无润泽，饮食不为肌肤。六曰精极，令人少气嗡嗡然，内虚，五脏气不足，发毛落，悲伤喜忘。七伤者，一曰阴寒，二曰阴萎，三曰里急，四曰精连连，五曰精少、阴下湿，六曰精清，七曰小便苦数，临事不卒。又，一曰大饱伤脾，脾伤，善噫，欲卧，面黄。二曰大怒气逆伤肝，肝伤，少血目暗。三曰强力举重，久坐湿地伤肾，肾伤，少精，腰背痛，厥逆下冷。四曰形寒寒饮伤肺，肺伤，少气，咳嗽鼻鸣。五曰忧愁思虑伤心，心伤，苦惊，喜忘善怒。六曰风雨寒暑伤形，形伤，发肤枯夭。七曰大恐惧，不节伤志，志伤，恍惚不乐。

《诸病源候论》十一　七气候　七气者，寒气、热气、怒气、恚气、忧气、喜气、愁气。凡七气积聚，牢大如杯若状，在心下、腹中，疾痛欲死，饮食不能，

☆☆☆☆

时来时去，每发欲死，如有祸状，此皆七气所生。寒气则呕吐、恶心；热气则说物不章，言而邅；怒气则上气不可忍，热痛上抢心，短气欲死，不得气息也；恚气则积聚在心下，心满不得饮食；忧气则不可极作，暮卧不安席；喜气即不可疾行，不能久立；愁气则喜忘，不识人语，置物四方，还取不得去处，若闻急，即手足筋挛不举。

　　《诸病源候论》十　多忘候　多忘者，心虚也。心主血脉而藏于神，若风邪乘于血气，使阴阳不和，时相并隔，乍虚乍实，血气相乱，致心神虚损而多忘。《养生方》云：丈夫头勿北首卧，神魂不安，多愁忘。

　　《肘后备急方》卷六　治面皰发秃身臭心鄙丑方第四十九　疗人心孔昏塞，多忘喜卧。丁酉日，密自至市买远志，着巾角中还。末服之，姚同。又方，丙午日，取鳖甲着衣带上，良。又方，取牛，马，猪，鸡，心干之。末，向日酒服方寸匕，日三，问一知十。

　　《本草经集注》草木上品　菖蒲　味辛，温，无毒。主治风寒湿痹，咳逆上气，开心孔，补五脏，通九窍，明耳目，出音声。主耳聋，痈疮，温肠胃，止小便利，四肢湿痹，不得屈伸，小儿温疟，身积热不解，可作浴汤。久服轻身，聪耳明目，不忘，不迷惑，延年，益心智，高志不老。（秦皮、秦艽为之使，恶地胆、麻黄。）

　　《本草经集注》草木上品　远志　味苦，温，无毒。主治咳逆伤中，补不足，除邪气，利九窍，益智慧，耳目聪明，不忘，强志，倍力。利丈夫，定心气，止惊悸，益精，去心下膈气，皮肤中热，面目黄。久服轻身，不老，好颜色，延年。叶名小草，主益精，补阴气，止虚损，梦泄。一名棘菀，一名葽绕，一名细草。生太山及宛朐川谷。四月采根、叶，阴干。（得茯苓、冬葵子、龙骨良，杀天雄、附子毒，畏真珠、藜芦、蜚蠊、齐蛤。）

　　《本草经集注》草木上品　人参　味甘，微寒、微温，无毒。主补五脏，安精神，定魂魄。止惊悸，除邪气，明目。开心益智，治肠胃中冷，心腹鼓痛，胸胁逆满，霍乱吐逆，调中，止消渴，通血脉，破坚积，令人不忘。久服轻身延年。一名人衔，一名鬼盖，一名神草，一名人微，一名土精，一名血参。如人形者有神。生上党山谷及辽东。二月、四月、八月上旬采根，竹刀刮，曝干，无令见风。（茯苓为之使，恶溲疏，反藜芦。）

　　《本草经集注》草木上品　龙胆　味苦，寒、大寒，无毒。主治骨间寒热，惊痫，邪气，续绝伤，定五脏，杀蛊毒。除胃中伏热，时气温热，热泄下痢，去肠中小虫，益肝胆气，止惊惕。久服益智，不忘，轻身，耐老。一名陵游。生齐朐山谷及宛朐，二月、八月、十一月、十二月采根，阴干。（贯众为之使，恶防葵、地黄。）

　　《本草经集注》草木中品　黄连　味苦，寒、微寒，无毒。主治热气，目痛，眦伤泪出，明目，肠澼，腹痛。下痢，妇人阴中肿痛。五脏冷热，久下泄澼脓

☆ ☆ ☆ ☆

血，止消渴，大惊，除水，利骨，调胃，厚肠，益胆，治口疮。久服令人不忘。一名王连。生巫阳川谷及蜀郡太山。二月、八月采。（黄芩、龙骨、理石为之使，恶菊花、芫花、玄参、白藓，畏款冬，胜乌头，解巴豆毒。）

《本草经集注》草木中品　通草　味辛、甘，平，无毒。主去恶虫，除脾胃寒热，通利九窍、血脉、关节，令人不忘，治脾疸，常欲眠，心烦，哕出音声，治耳聋，散痈肿诸结不消，及金疮，恶疮，鼠瘘，踒折，齆鼻，息肉，堕胎，去三虫。一名附支，一名丁翁。生石城山谷及山阳。正月采枝，阴干。

《本草经集注》草木中品　杜若　味辛，微温，无毒。主治胸胁下逆气，温中，风入脑户，头肿痛，多涕泪出，眩倒目，止痛，除口臭气。久服益精，明目，轻身，令人不忘。一名杜蘅，一名杜莲，一名白莲，一名白芩，一名若芝。生武陵川泽及宛朐。二月、八月采根，曝干。（得辛夷、细辛良，恶茈胡、前胡。）

《本草经集注》虫兽三品　上品　牛黄　味苦，平，有小毒。主治惊痫，寒热，热盛狂痉，除邪逐鬼。治小儿百病。诸痫热，口不开，大人狂癫，又堕胎。久服轻身，增年，令人不忘。生晋地平泽，生于牛，得之即阴干百日，使时燥，无令见日月光。（人参为之使，得牡丹、菖蒲利耳目，恶龙骨、地黄、龙胆、蜚蠊，畏牛膝。）

《本草经集注》虫兽三品　中品　牛角　胆：可丸药。胆：味苦，大寒。主除心腹热渴、利，口焦躁，益目精。此朱书牛角、髓，其胆《本经》附出牛黄条中，此以类相从尔，非上品之药，今拨出随例在此，不关件数，犹黑书，别品之限尔。心：主治虚忘。

《本草经集注》虫兽三品　中品　白马茎　心：主治喜忘。

《本草经集注》虫兽三品　蜘蛛　微寒，主治大人小儿溃。七月七日取其网，治喜忘。

《针灸甲乙经》精神五脏论第一　肾，盛怒不止则伤志，志伤则喜忘其前言，腰脊不可俯仰，毛悴色夭，死于季夏。《素问》曰：肾在声为呻，在变动为栗，在志为怒，怒伤肾。《九卷》及《素问》又曰：精气并于肾则恐，故恐惧而不改（一作解）则伤精，精伤则骨酸痿厥，精时自下。是故五脏主藏精者也，不可伤，伤则失守阴虚，阴虚则无气，无气则死矣。是故用针者，观察病人之态，以知精神魂魄之存亡得失之意。五者已伤，针不可以治也。

《针灸甲乙经》五脏大小六腑应候第五　心小则安，邪弗能伤（《太素》云外邪不能伤），易伤于忧；心大则忧弗能伤，易伤于邪（《太素》亦作外邪）；心高则满于肺中，闷而善忘，难开以言；心下则脏外，易伤于寒，易恐以言；心坚则脏安守固；心脆则善病消瘅热中；心端正则和利难伤；心偏倾则操持不一，无守司也。（杨上善云：心脏言神有八变，后四脏但言脏变不言神变者，以神为魂魄意之主，言其神变则四脏可知，故略而不言也。）

☆☆☆☆

　　《针灸甲乙经》五脏六腑虚实大论第三　问曰：虚实之形，不知其何以生？对曰：血气已并，阴阳相倾，气乱于卫，血逆于经，血气离居，一实一虚。血并于阴，气并于阳，故为惊狂；血并于阳，气并于阴，乃为炅中。血并于上，气并于下，心烦闷，善怒；血并于下，气并于上，乱而喜忘。

　　《针灸甲乙经》六经受病发伤寒热病第一（下）　热病先头重额痛，烦闷身热，热争则腰痛不可以俯仰，腹满，两颔痛甚，暴泄善饥，不欲食，善噫，热中，足清，腹胀，食不化，善呕，泄有脓血，若呕无所出，先取三里，后取太白、章门主之，热中少气厥阳寒，灸之热去（《千金》作灸涌泉）烦心不嗜食，咳而短气，善喘，喉痹，身热，脊胁相引，忽忽善忘，涌泉主之。

　　《针灸甲乙经》阳受病发风第二（下）　瘈疭，口沫出，上关主之。偏枯，四肢不用，善惊，大巨主之。大风逆气，多寒善悲，大横主之。手臂不得上头，尺泽主之。风，汗出，身肿，喘喝，多睡，恍惚善忘，嗜卧不觉，天府主之。风热善怒，中心喜悲，思慕歔欷，善笑不休，劳宫主之。两手挛不收伸及腋偏枯不仁，手瘈偏小，筋急，大陵主之。头身风，善呕，怵惕，寒中少气，掌中热，肘挛腋肿，间使主之。

　　《针灸甲乙经》欠哕唏振寒噫嚏泣出太息羡下耳鸣啮舌善忘善饥第一　问曰：人之善忘者何？对曰：上气不足，下气有余，肠胃实而心肺虚。虚则荣卫留于下，久不以时上，故善忘也。问曰：人之善饥，不嗜食者，何也？对曰：精气并于脾则热留于胃，胃热则消谷，消谷故善饥：胃气逆上，故胃脘塞，胃脘塞故不嗜食。善忘及善饥，先视其腑脏，诛其小过，后调其气，盛则泻之，虚则补之。凡此十四邪者，皆奇邪走空窍者也。邪之所在，皆为不足。故上气不足，脑为之不满，耳为之善鸣，头为之倾，目为之眩；中气不足，溲便为之变，肠为之善鸣，补之足外踝下留之；下气不足，则乃为痿厥，心闷，急刺足大指上三寸留之。曰：补足外踝下留之。

　　《养性延命录》教戒篇第一　《小有经》曰：少思、少念、少欲、少事、少语、少笑、少愁、少乐、少喜、少怒、少好、少恶。此十二少，乃养生之都契也。多思则神殆，多念则志散，多欲则损志，多事则形疲，多语则气争，多笑则伤藏，多愁则心慑，多乐则意溢，多喜则忘错惛乱，多怒则百脉不定，多好则专迷不治，多恶则憔煎无欢。此十二多不除，丧生之本也。无多者，几乎真人。大计。奢懒者寿，悭勤者夭，放散劬劳之异也。田夫寿，膏粱夭，嗜欲少多之验也。处士少疾，游子多患，事务繁简之殊也。胡昭曰：目不欲视不正之色，耳不欲听丑秽之言，鼻不欲向膻腥之气，口不欲尝毒辣之味，心不欲谋欺诈之事，此辱神损寿。又居常而叹息，晨夜而吟啸，不正来邪也。夫常人不得无欲，又复不得无事，但当和心少念，静身损虑，先去乱神犯性之事，此则啬神之一术也。

《养性延命录》杂戒忌禳灾祈善篇第三　沐浴无常，不吉。夫妇同沐浴，不吉。新沐浴及醉饱远行归还大疲倦，并不可行房室之事，生病，切慎之。丈夫勿头北卧，令人六神不安，多愁忘。勿跐井，今古大忌。若见十步地墙，勿顺墙坐卧，被风吹发癫痫疾。勿怒目久视日月，失目明。凡大汗勿脱衣，不慎多患偏风，半身不遂。新沐浴了，不得露头当风，不幸得大风刺。风疾触寒来，勿临面火上成痈，起风眩。凡汗勿跐床悬脚，久成血痹，凡汗足生腰疼。凡脚汗，勿入水，作骨痹，亦作遁疰。久忍小便，膝冷，兼成冷痹。凡食热物，汗出勿荡，风发痊头痛，令人目涩，饶睡。凡欲眠，勿歌咏，不祥。起眠讫，勿大语，损人气。凡飞鸟投入，不可焉，开口，及毛下有疮，并不可食之。凡热泔洗头，冷水濯，成头风。凡人卧，头边勿安火炉，令人头重、目赤鼻干。凡卧讫，头边勿安灯，令人六神不安。冬日温足冻脑，春秋脑足俱冻，此乃圣人之常法也。凡新哭泣讫便食，即成气病。夜卧勿覆头，妇人勿跐灶坐，大忌。凡若唾，不用远，远即成肺病，令人手重、背疼、咳嗽。凡人魇，勿点灯照定，魇死，暗唤之即吉。亦不可近前及急唤。凡人卧，勿开口，久成病渴，并失血色。凡旦起勿以冷水开目、洗面，令人目涩、失明、饶泪。凡行途中，触热逢河，勿洗面，生乌奸。人睡讫忽觉，勿饮水更卧，成水痹。凡时病新汗解，勿饮冷水，损人心腹，不平复。凡空腹不可见闻臭尸，气入鼻，令人成病。凡欲见死尸，皆须先饮酒，及咬蒜辟毒气。凡小儿不用令指月，两耳后生疮，是断名月蚀疮，捣蚷蟝末傅，即差，并别余疮并不生。凡产妇不可见狐臭人，能令产妇著肿。凡人卧，不用窗槛下，令人六神不安。凡卧，春夏欲得头向东，秋冬头向西，有所利益。凡丈夫饥欲得坐小便，饱则立小便，令人无病。凡人睡，欲得屈膝侧卧，益人气力，凡卧欲得数转侧，微语笑，欲令至少语，莫令声高大。春欲得瞑卧早起，夏秋欲得侵夜卧早起，冬欲得早卧晏起，皆有所益。虽云早起，莫在鸡鸣前，晏起莫在日出后。冬日天地闭，阳气藏，人不欲作劳出汗，发泄阳气，损人。新沐浴讫，勿当风湿语，勿以湿头卧（一作"勿当风结髻，勿以湿髻卧"），使人患头风、眩闷、发颓、面肿、齿痛、耳聋。湿衣及汗衣，皆不可久著，令发疮及患风瘙痒。

《养性延命录》服气疗病篇第四　《明医论》云：疾之所起，自生五劳，五劳既用，二藏先损，心肾受邪，腑藏俱病。五劳者，一曰志劳，二曰思劳，三曰心劳，四曰忧劳，五曰疲劳。五劳则生六极，一曰气极，二曰血极，三曰筋极，四曰骨极，五曰精极，六曰髓极。六极即为七伤，七伤故变为七痛。七痛为病，令人邪气多，正气少。忽忽喜忘，（一作怒）悲伤不乐，饮食不生，肌肤颜色无泽，发白枯槁，甚者令人得大风，偏枯，筋缩，四肢拘急，挛缩，百关隔塞，羸瘦短气，腰脚疼痛。此由早娶用精过差，血气不足，极劳之所致也。凡病之来，不离于五脏，事须识根。不识者，勿为之耳。心藏病者，体有冷热，呼吸二气出之。肺藏病者，胸背胀满，嘘气出之。脾藏病者，体上游风习习，身痒疼闷，唏气出之。肝藏病者，眼疼，愁忧不乐，呵气出之。已上十二种调气法，依常以鼻引气，口中吐气，当令气声逐字吹、呼、嘘、呵、唏、呬吐之。若患者依此法，皆须恭敬用心，为之，无有不差，愈病长生要术。

《针经节要》手少阳三焦经　关冲（井）、液门（荥）、中渚（俞）、阳池（原）、支沟（经）、天井（合）。关冲二穴金也，在手小指次指之端，去爪甲角如韭叶，手少阳脉之所出也为井，治喉痹、舌卷、口干、头痛、霍乱、胸中气噎、不嗜食、臂肘痛不可举、目生翳膜视物不明，针入一分，可灸一壮，慎猪鱼酒面生冷等物。液门二穴水也，在手小指次指间陷中，手少阳脉之所流也为荥，治惊悸、忘言、咽外肿、寒厥、手臂痛不能自上下、疟寒热、目眩头痛、暴得耳聋、目赤涩、齿龈痛，针入二分，可灸三壮。中渚二穴木也，在手小指次指本节后间陷中，手少阳脉之所注也为腧，治热病、汗不出、目眩头痛、耳聋、目生翳膜、久疟、咽肿、肘臂痛、手五指不得屈伸，针入二分，可灸三壮。阳池二穴一名别阳，在手表腕上陷中，手少阳脉之所过也为原，治寒热疟，或因折伤手腕捉物不得、肩臂痛不得举，针入二分留三呼，不可灸，慎同前。支沟二穴火也，在腕后三寸两骨之间陷中，手少阳脉之所行也为经，治热病汗不出、肩臂酸重、胁腋痛、四肢不举、霍乱、呕吐、口噤不开、暴哑不能言，可灸七壮，针入二分，慎同。天井二穴土也，在肘外大骨后肘后上一寸两筋间陷中，屈肘得之，手少阳脉之所入也为合，甄权云：曲肘后一寸，义手按膝头，取之两筋骨罅，治心胸痛、咳嗽上气、唾脓、不嗜食、惊悸、瘰疬、风痹、臂肘痛捉物不得，针入三分。

二、关于"痴呆"的条文

（一）春秋时期

《左传》成公　成公十八年　十八年春，王正月庚申，晋栾书、中行偃使程滑弑厉公，葬之于翼东门之外，以车一乘。使荀罃、士鲂逆周子于京师而立之，生十四年矣。大夫逆于清原，周子曰："孤始愿不及此。虽及此，岂非天乎！抑人之求君，使出命也，立而不从，将安用君？二三子用我今日，否亦今日，共而从君，神之所福也。"对曰："群臣之愿也，敢不唯命是听。"庚午，盟而入，馆于伯子同氏。辛巳，朝于武宫，逐不臣者七人。周子有兄而无慧，不能辨菽麦，故不可立。

（二）先秦时期

《黄帝内经·灵枢》天年第五十四　黄帝曰：其气之盛衰，以至其死，可得闻乎？岐伯曰：人生十岁，五脏始定，血气已通，其气在下，故好走；二十岁，血气始盛肌肉方长，故好趋；三十岁，五脏大定，肌肉坚固，血脉盛满，故好步；四十岁，五脏六腑十二经脉，皆大盛以平定，腠理始疏，荣货颓落，发颇斑白，平盛不摇，故好坐；五十岁，肝气始衰，肝叶始薄，胆汁始减，目始不明；六十岁，心气始衰，若忧悲，血气懈惰，故好卧；七十岁，脾气虚，皮肤枯；八十岁，肺气衰，魄离，故言善误；九十岁，肾气焦，四脏经脉空虚；百岁，五脏皆虚，神气皆去，形骸独居而终矣。

《黄帝内经·素问》脉要精微论篇第十七　夫五脏者身之强也。头者精明之府，头倾视深精神将夺矣。背者胸中之府，背曲肩随，府将坏矣。腰者肾之府，转摇不能，肾将惫矣。膝者筋之府，屈伸不能，行则偻附，筋将惫矣。骨者髓之府，不能久立，行则振掉，骨将惫矣。得强则生，失强则死。

《灵枢·天年》　六十岁，心气始衰，若忧悲，血气懈惰，故好卧；七十岁，脾气虚，皮肤枯；八十岁，肺气衰，魄离，故言善误；九十岁，肾气焦，四脏经脉空虚；百岁，五脏皆虚，神气皆去，形骸独居而终矣。

《素问·灵兰秘典论篇》记载　"心者，君主之官也，神明出焉。""故主明则下安……主不明则十二官危矣。"

《素问·五常政大论篇》　"太阳司天，寒气下临，心气上从，而火且明。丹起金乃眚，寒清时举，胜则水冰，火气高明，心热烦，嗌干、善渴、鼽嚏、数欠，热气妄行，寒乃复，霜不时降，善忘，甚则心痛。"

《灵枢·厥病》　"厥头痛，面若肿起而烦心，取之足阳明、太阴。厥头痛，头脉痛，心悲善泣，视头动脉反盛者，刺尽去血，后调足厥阴。厥头痛，贞贞头重而痛，泻头上五行，行五，先取手少阴，后取足少阴。厥头痛，意善忘，按之不得，取头面左右动脉，后取足太阴。厥头痛，项先痛，腰脊为应，先取天柱，后取足太阳。厥头痛，头痛甚，耳前后脉涌有热，泻出其血，后取足少阳。"

《黄帝内经·灵枢癫狂病》　"狂始生，先自悲也，喜忘、苦怒、善恐者，得之忧饥，治之取手太阳、阳明，血变而止，及取足太阴、阳明。狂始发，少卧，不饥，自高贤也，自辩智也，自尊贵也，善骂詈，日夜不休。治之取手阳明、太阳、太阴、舌下、少阴，视之盛者，皆取之：不盛，释之也。"

《三因极一病症方论》　脾主意与思，意为者记所往事，思则兼心之所为也，今脾受病则意舍不清，心神不宁，使人健忘。

《素问玉机真藏论》　春脉太过则令人善忘，忽忽眩冒而巅疾。

《素问至真要大论》　太阳之复，厥气上行，水凝雨而冰，羽虫乃死。心胃生寒，胸膈不利，心痛否满，头痛善悲，时眩仆，食减，腰脽反痛，屈伸不便，地裂冰坚，阳光不治，少腹控睾，引腰脊，上冲心，唾出清水，及为哕噫，甚则入心，善忘善悲。神门绝，死不治。

☆☆☆☆

《素问·调经论》"血并于下，气并于上，乱而喜忘。"

《左传》 周子有兄而无慧，不能辨菽麦，故不可立。

（三）两汉时期

《内照法》五脏相入第三 心病入小肠：心风入小肠，肠鸣，作声或时激痛，小便秘沥，头项痛。心气入小肠，令人脐下疼痛，赤白痢下，秘涩难痛。心热入小肠，令人渴，血热闷烦痛，肠中如热汤不安。心冷入小肠，令人泄，水谷不化，脐中疼痛，不知无计。心虚入小肠，令人神魂狂乱，妄见恍惚，多语陶搅。右上诸病，当灸小肠俞，第十七椎两面二寸二分。并灸心俞，第五椎，兼治之无妨。量老少、衰弱临时制之。胃中之病，亦相透得。病因种种不同，述难尽。

《金匮要略》 防己地黄汤，治病如狂状，妄行，独语不休，无寒热，其脉浮。防己一钱，桂枝三钱，防风三钱，甘草一钱。右四味，以酒一杯，渍之，绞取汁，生地黄二斤，㕮咀，蒸之如斗米饭久，以铜器盛药汁，更绞地黄汁和，分再服。"

《灵枢·大惑论第八十》 人之善忘者，何气使然？岐伯曰：上气不足，下气有余，肠胃实而心肺虚，虚则营卫留于下，久之，不以时上，故善忘也。

《伤寒论辨阳明病脉证并治法》 "阳明证，其人喜忘者，必有蓄血。所以然者，本有久瘀血，故令喜忘。"

《名医别录》 "治风眩，风虚，五劳，七伤，口干。止惊悸，多恚怒，善忘，开心益智，安魂魄，养精神。"

西汉《大戴礼记》 慧种生圣，痴种生狂。

《华佗神医秘传》 首载"痴呆"：华佗治痴呆神方，此病患者，常抑郁不舒，有由愤怒而成者，有由羞恚而成者。方用人参，柴胡，当归，半夏，生枣仁，菖蒲各一两，茯苓三两，白芍四两，甘草，天南星，神曲，郁金各五钱，附子一钱，水十碗，煎取一碗，强饮之，少顷困倦欲睡，任其自醒而愈。

茯神丸《古今录验》 定志丸加茯神。主治恍惚健忘，怔忡恐悸，心气不定，五脏不足。

《备急千金要方》治健忘方 天门冬、远志、茯苓、干地黄上四味等分，为末，蜜丸如梧子大，酒服二十丸，日三，加至三十丸，常服之勿绝。

《重订严氏济生方·惊悸怔忡健忘门》 "夫健忘者，常常喜忘是也。盖脾主意与思，心亦主思，思虑过度，意舍不精，神宫不职，使人健忘。治之之法，当理心脾，使神意清宁，思则得之矣。"

《千金翼方·养性》 "人年五十以上，阳气日衰，损与日至，心力渐退，忘前失后，兴居急惰，计授皆不称心，视听不稳……万事零落，心无聊赖，健忘瞋怒，情性变异，食饮无味，寝处不安。"

《千金翼方》"七伤为病，令人邪气多正气少，忽忽喜忘而悲伤不乐。"

《针灸资生经》"列缺、膏肓俞，治健忘。"

宋·窦材《扁鹊心语》云"凡人至中年，天数自然虚衰，或妄想忧思，或为功名失志，以致心血大耗，痴醉不治，渐至精气耗尽而死。"

王叔和《脉经》"两手脉浮之俱有阳，沉之俱有阴，阴阳皆实盛者，此为冲督之脉也。冲督之脉者，为十二经之道路也。冲督用事，则十二经不复朝于寸口，其人若恍惚狂痴。"

《诸病源候论·多忘候》"多忘者，心虚也。心主血脉而藏于神。若风邪乘于血气，使阴阳不和，时相并隔，乍虚乍实，血气相乱，致心神虚损而多忘。"

《日华子本草》认为茯苓能够"补五劳七伤，安胎，暖腰膝，开心益智，止健忘。"

《本经》认为远志能够"主咳逆，伤中，补不足，除邪气，利九窍，益智慧，耳目聪明，不忘，强志，倍力。"

《本经》认为石菖蒲能够"主风寒湿痹，咳逆上气，开心孔，补五脏，通九窍，明耳目，出声音。久服轻身，不忘，不迷惑，延年。"

《本经》认为黄连，久服，令人不忘。

《本经》通草，"除脾胃寒热，通利九窍、血脉、关节，令人不忘。"

《本经》杜若，"久服益精，明目，轻身。"

《备急千金要方》"好怒好忘，足下热疼，四肢黑，耳聋，名曰：肾实热也。"

《太平圣惠方》"夫心者，精神之本，意智之根，常欲清虚，不欲昏昧，昏昧则气浊，气浊则神乱，心神乱则血脉不荣，气血俱虚，精神离散，恒多忧虑，耳目不聪。故令心智不利而健忘也。"

《圣济总录·心脏门·心健忘》"健忘之病本于心虚，若血气衰少，精神昏愦，故心志动乱而多忘。"；"善忘多惊，梦寝不宁，精神恍惚，皆手少阴经虚寒所致。"

《太平圣惠方》"夫心虚则生寒，寒则阴气盛，阴虚则血脉虚少，而多恐畏，情绪不乐，心腹暴痛，时唾清涎，心膈胀满，好忘多惊，梦寐飞飏，精神离散，其脉浮而虚者，是其候也。""夫心者，精神之本，意智之根，常欲清虚，不欲昏昧，昏昧则气浊，气浊则神乱，心神乱则血脉不荣，气血俱虚，精神离散，恒多忧虑，耳目不聪，故令心智不利而健忘也。"

《外台秘要·卷第十一》"广济疗口干数饮水，腰脚弱，膝冷，小便数，用心力即烦闷健忘方：麦门冬十二分去心、牛膝六分、龙骨八分、土瓜八分，狗脊六分，茯神六分，人参六分，黄连十分，牡蛎六分熬碎，山茱萸八分，菟丝子十二分酒渍一宿，鹿茸八分炙。"

《山海经》"枥木，服之不忘"，"蒙木，服之不惑"，"有草焉，名曰蘭草，叶状如葵，而赤茎白华，实如蘡薁，食之不愚。"

（四）魏晋南北朝时期

《养性延命录》食戒篇第二 真人言：热食伤骨，冷食伤藏，热物灼唇，冷物痛齿。食讫踟蹰，长生。饱食勿大语。大饮则血脉闭，大醉则神散。春宜食辛，夏宜食酸，秋宜食苦，冬宜食咸，此皆助五藏，益血气，辟诸病。食酸咸甜苦，即不得过分食。春不食肝，夏不食心，秋不食肺，冬不食肾，四季不食脾。如能不食此五藏，犹顺天理。燕不可食，入水为蛟蛇所吞，亦不宜杀之。饱食讫即卧，成病，背疼。饮酒不欲多，多即吐，吐不佳。醉卧不可当风，亦不可用扇，皆损人。白蜜勿合李子同食，伤五内。醉不可强食，令人发痈疽生疮。醉饱交接，小者令人面皯咳嗽，不幸伤绝藏脉损命。凡食欲得恒温暖，宜入易销，胜于习冷。凡食皆熟，胜于生；少胜于多。饱食走马成心痴。饮水勿忽咽之，成气病及水癖。人食酪，勿食酢，变为血痰及尿血。食热食汗出，勿洗面，令人失颜色，面如虫行。食热食讫，勿以醋浆漱口，令人口毙及血齿。马汗息及马毛入食中，亦能害人。鸡兔犬肉不可合食。烂茆屋上水滴浸者脯，名曰郁脯，食之损人。久饥不得饱食，饱食成癖病。饱食夜卧失复，多霍乱死。时病新差，勿食生鱼，成痢不止。食生鱼，勿食乳酪，变成虫。食兔肉，勿食干姜，成霍乱。人食肉，不用取上头最肥者，必众人先目之，食者变成结气及疰疠，食皆然。空腹勿食生果，令人膈上热、骨蒸、作痈疖。铜器盖食，汗出落食中，食之发疮、肉疽。触寒未解，食热食，亦作刺风。饮酒热未解，勿以冷水洗面，令人面发疮。饱食勿沐发，沐发令人作头风。荞麦和猪肉食，不过三顿，成热风。干脯勿置秫米瓮中，食之闭气。干脯火烧不动，出犬始动，擘之筋缕相交者，食之患人或杀人。羊脾中有肉如珠子者，名羊悬筋，食之患癫痫。诸湿食之不见形影者，食之成疰。腹胀暴疾后不周饮酒，膈上变热。新病差不用食生枣、羊肉，生菜，损颜色，终身不复，多致死，膈上热蒸。凡食热脂饼物，不用饮冷醋浆水，善失声若咽。生葱白合蜜食害人，切忌。干脯得水自动，杀人。曝肉作脯，不肯燥，勿食。羊肝勿合椒食，伤人心。胡合羊肉食之，发热。多酒食肉，名曰痴脂，忧狂无恒。食良药五谷克悦者，名曰中士，犹虑疾苦。食气保精存神，名曰上士，与天同年。

《脉经》卷二 平奇经八脉病第四：冲、督之脉者，十二经之道路也。冲、督用事则十二经不复朝于寸口，其人皆苦恍惚狂痴，不者，必当犹豫，有两心也。

《肘后方》 "人心孔昏塞、多忘、喜误。"专治健忘方："取牛、马、猪、鸡心，干之，末，向日酒服方寸匕，日三，问一知十。"

（姜　楠　颜习武）

第二节　隋唐时期关于"痴呆" "健忘"的论治条文

一、关于"健忘"的条文

（一）隋朝时期

隋·巢元方《诸病源候论》

《诸病源候论》"心劳者，忽忽喜忘，大便苦难，或时鸭溏，口内生疮。"；"六极者，一曰气极……二曰血极，令人无颜色，眉发堕落，忽忽喜忘"；"六曰精极，令人少气嗡嗡然，内虚，五脏气不足，发毛落，悲伤喜忘。"

卷二　风病诸候下

五十七诸癞候：凡癞病，皆是恶风及犯触忌害得之。初觉皮肤不仁，或淫淫苦痒如虫行，或眼前见物如垂丝，或隐轸辄赤黑。此皆为疾始起，便急治之，断米谷肴鲑，专食胡麻松术辈，最善也。夫病之生，多从风起，常时微发，不将为害。初入皮肤里，不能自觉。或流通四肢，潜于经脉；或在五脏，乍寒乍热，纵横脾肾，蔽诸毛腠理，壅塞难通，因兹气血精髓乖离，久而不治，令人顽痹；或汗不流泻，手足瘈疼，针灸不痛；或在面目，习习奕奕；或在胸颈，状如虫行，身体遍痒，搔之生疮；或身面肿，痛彻骨髓；或顽如钱大，状如蚝毒；或如梳，或如手，锥刺不痛；或青赤黄黑，犹如腐木之形；或痛无常出，流移非一；或如酸枣，或如悬铃；或似绳缚，拘急难以俯仰，手足不能摇动，眼目流肿，内外生疮，小便赤黄，尿有余沥，面无颜色，恍惚多忘。其间变状多端。

卷三　虚劳病诸候上

一虚劳候：夫虚劳者，五劳、六极、七伤是也。五劳者，一曰志劳，二曰思劳，三曰心劳，四曰忧劳，五曰瘦劳。又，肺劳者，短气而面肿，鼻不闻香臭。肝劳者，面目干黑，口苦，精神不守，恐畏不能独卧，目视不明。心劳者，忽忽喜忘，大便苦难，或时鸭溏，口内生疮。脾劳者，舌本苦直，不得咽唾。肾劳者，背难以俯仰，小便不利，色赤黄而有余沥，茎内痛，阴湿，囊生疮，小腹满急。六极者，一曰气极，令人内虚，五脏不足，邪气多，正气少，不欲言。二曰血极，令人无颜色，眉发堕落，忽忽喜忘。三曰筋极，令人数转筋，十指爪甲皆痛。苦倦不能久立。四曰胃极，令人瘈削，齿苦痛，手足烦疼，不可以立，不欲行动。五曰肌极，令人羸瘦，无润泽，饮食不为肌肤。六曰精极，令人少气嗡嗡然，内虚，五藏气不足，发毛落，悲伤喜忘。七伤者，一曰阴寒，二曰阴萎，三曰里急，四曰精连连，五曰精少、阴下湿，六曰精清，七曰小便苦数，临事不卒。又一曰大饱伤脾，脾伤善噫，欲卧面黄。二曰大怒气逆伤肝，肝伤少血目闇。三曰强力举重，久坐湿地伤肾，肾伤少精，腰背痛，厥逆下冷。四曰形寒，寒饮伤肺，肺伤少气，咳嗽鼻鸣。五曰忧愁，思虑伤心，心伤苦惊，喜忘善怒。六曰风雨寒暑伤形，形伤，发肤枯夭。七曰大恐惧，不节伤志，志伤恍惚不乐。

卷六　解散病诸候

一寒食散发候：人参动紫石英，心急而痛，或惊悸不能眠卧，或恍惚忘误，失性狂发；或黯黯欲眠，或愦愦喜瞋，或瘥或剧，乍寒乍热；或耳聋目暗。……或饮酒不解，食不复下，乍寒乍热，不洗便热，洗复寒，甚者数十日，轻者数日，昼夜不得寐，愁忧恚怒，自惊跳悸恐，恍惚忘误者，坐犯温积久，寝处失节，食热作癖内实，使热与药并行，寒热交争。虽以法救之，终不可解也。吾尝如此，对食垂涕，援刀欲自刺，未及得施，赖家亲见迫夺，故事不行。退而自惟，乃强食冷、饮水，遂止。祸不成，若丝发矣。凡有寒食散药者，虽素聪明，发皆顽嚚，若舍难喻也。以此死者，不可胜计。急饮三黄汤下之。当吾之困也，举家知亲，皆以见分别，赖亡兄士元披方，得三黄汤方，合使吾服，大下即瘥。自此常以救急也。

卷十三　气病诸候

十一七气候：七气者，寒气、热气、怒气、恚气、忧气、喜气、愁气。凡七气积聚，牢大如杯若柈，在心下、腹中，疾痛欲死，饮食不能，时来时去，每发欲死，如有祸状，此皆七气所生。寒气则呕吐、恶心，热气则说物不章，言而邅；怒气则上气不可忍，热上抢心，短气欲死，不得气息也；恚气则积聚在心下，心满不得，忧气则不可极作，暮卧不安席；喜气即不可疾行，不能久立；愁气则喜忘，不识人语，置物四方，还取不得去处，若闻急，即手足筋挛不举。

脚气病诸候

一脚气缓弱候：凡脚气病，皆由感风毒所致。得此病，多不即觉，或先无他疾，而忽得之：或因众病后得之。初甚微，饮食嬉戏，气力如故，当熟察之。其状：自膝至脚有不仁，或若痹，或淫淫如虫所缘，或脚指及膝胫洒洒尔，或脚屈弱不能行，或微肿，或酷冷，或痛疼，或缓从不随，或挛急；或至困能饮食者，或有不能者，或见饮食而呕吐，恶闻臭；或有物如指，发于腨肠，迳上冲心，气上者；或举体转筋，或壮热、头痛；或胸心冲悸，寝处不欲见明；或腹内苦痛而兼下者；或言语错乱，有善忘误者；或眼浊，精神昏愦者。此皆病之证也，若治之缓，便上入腹。入腹或肿，或不肿，胸胁满，气上便杀人。急者不全日，缓者或一、二、三曰。初得此病，便宜速治之，不同常病。病既入脏其脉有三品，内外证候相似，但脉异耳。若患者脉得浮大而缓，宜服续命汤两剂。若风盛，宜作越婢汤加术四两。若脉转駃而紧，宜服竹沥汤。脉微而弱，宜服风引汤二三剂。此皆多是因虚而得，若大虚乏气短，可以间作补汤，随病体之冷热而用。若未愈，更作竹沥汤。若患者脉浮大而紧駃，此是三品之最恶脉。浮大者，病在外，沉细者，病在内，治亦不异，当消息以意耳。其形或尚可，而手脚未及至弱，数日之内，上气便死。如此之脉，急服竹沥汤，日一剂，汤势恒令相及，勿令半日之内空无汤也。若服竹沥汤得下者必佳。此汤竹汁多，服之，皆须热服。不热，停在胸鬲，辄更为人患。若已服数剂，病及脉势未折，而若胀满者，可以大鳖甲汤下之。汤势尽而不得下可以丸药助令得下，下后更服竹沥汤，趣令脉势折，气息料理乃佳。

卷十九　积聚病诸候

一　积聚候：诊得肺积脉，浮而毛，按之辟易。胁下气逆，背相引痛，少气，善忘，目暝，皮肤寒，秋愈夏剧。主皮中时痛，如虱缘状，其甚如针刺之状，时痒，色白也。……诊得肾积脉，沉而急。苦脊与腰相引痛，饥则见，饱则减。病腰痛，小腹里急，口干，咽肿伤烂，目茫茫，骨中寒，主髓厥，喜忘，冬瘥夏剧色黑也。

卷三十一　瘿瘤等病诸候

十　多忘候：多忘者，心虚也。心主血脉而藏于神，若风邪乘于血气，使阴阳不和，时相并隔，乍虚乍实，血气相乱。致心神虚损而多忘。养生方云：丈夫头勿北首卧，神魂不安，多愁忘。

卷三十六　金疮病诸候

二十　金疮成痈肿候：夫金疮，冬月之时，衣厚絮温，故裹欲薄；夏月之时，衣单日凉，如裹欲厚。重寒伤荣，重热伤卫，筋劳结急，肉劳惊肿，骨劳折沸，难可屈伸；血脉劳者，变化作脓；荣卫不通，留结成痈。凡始缝其疮，各有纵横；鸡舌隔角，横不相当。缝亦有法，当次阴阳。上下逆顺，急缓想望；阳者附阴，阴者附阳；腠理皮脉，复令复常。但亦不晓，略作一行，阴阳闭塞，不必作脓；荣卫不通，留结为痈。昼夜不卧，语言不同；碎骨不去，其人比凶，鸡舌隔角，房不相当，头毛解脱，志失故常，疮不再缝，膏不再浆。

腕伤病诸候

三　卒被损瘀血候：夫有瘀血者，其人喜忘，不欲闻物声。病人胸满，唇萎舌青，口燥，但欲漱水不欲咽，无热，脉微大来迟，腹不满，其人言我腹满，为有瘀血。

（二）唐朝时期

《备急千金要方》开心散　治好忘方。

☆☆☆☆

菖蒲一两，远志、人参各四分，茯苓二两。上四味，治下筛，饮服方寸匕，日三。

又方：菖蒲、远志、茯苓各三分，续断、肉苁蓉各二两。上五味治，下筛，酒服方寸匕，日三，至老不忘。

《备急千金要方》菖蒲益智丸

治善忘恍惚，破积聚，止痛安神定志，聪耳明目方。

菖蒲、远志、人参、桔梗、牛膝各五分，茯苓七分，桂心三分，附子四分。上八味为末，蜜丸如梧子，一服七丸，加至二十丸，日二夜一，禁如药法。

《新修本草》茯苓　味甘，平，无毒。主胸胁逆气，忧患、惊邪、恐悸，心下结痛，寒热，烦满，咳逆，止口焦舌干，利小便，止消渴，好睡，大腹淋沥，膈中淡水，水肿淋结，开胸腑，调脏气，伐肾邪，长阴，益气力，保神守中。久服安魂魄、养神、不饥、延年。一名茯菟。其有根者，名茯神，味甘平，主辟不祥，疗风眩、风虚、五劳、七伤，口干，止惊悸，多恚怒，善忘，开心益智，安魂魄，养精神。生太山山谷大松下。二月、八月采，阴干。

孙思邈《备急千金要方》
卷七　论风毒状第一

论风毒相貌。夫有脚未觉异，而头项臂膊已有所苦，有诸处皆悉未知，而心腹五内已有所困。又风毒之中人也，或见食呕吐憎闻食臭，或有腹痛下痢，或大小便秘涩不通，或胸中冲悸、不欲见光明，或精神昏愦，或喜迷忘、语言错乱，或壮热头痛，或身体酷冷疼烦，或觉转筋，或肿不肿，或腿顽痹，或时缓纵不随，或复百节挛急，或小腹不仁，此皆脚气状貌也，亦云风毒脚气之候也。其候难知，当须细意察之，不尔必失其机要。一朝病成，难可以理，妇人亦尔。又有妇人产后，春夏取凉，多中此毒，宜深慎之。其闷热挛痉、惊悸心烦、呕吐气上，皆其候也。又但觉脐下冷痛，幅幅然不快，兼小便淋沥，不同生平，即是脚气之候。顽弱名缓风，疼痛为湿痹。

卷十二　胆腑方风虚杂补酒煎第五
巴戟天酒

治虚羸阳道不举，五劳七伤，百病能食下气方。

巴戟天　牛膝各三升，枸杞、根白皮、麦门冬、地黄、防风各二斤。

上六味并生用，无可得用干者，亦得㕮咀，以酒一石四斗浸七日，去滓，温服，常令酒气相及，勿至醉吐，慎生冷，猪、鱼、油、蒜。春六日，秋冬二七日，夏勿服。先患冷者，加干姜、桂心各一斤。好忘加远志一斤，大虚劳加五味子，苁蓉各一斤。阴下湿加五加根皮一斤。有石斛加一斤佳。

每加药一斤，即加酒七升。此酒每年入九月中旬即合，十月上旬即服。设服余药，以此酒下之大妙。

又方：巴戟天、生牛膝各三斤。

上二味㕮咀，以酒五斗浸之，服如前法。

卷十三心脏方心脏脉论第一

心脉沉之小而紧，浮之不喘，苦心下聚气而痛，食不下，喜咽唾，时手足热烦满，时忘不乐，喜太息，得之忧思。……愁忧思虑则伤心，心伤则苦惊，喜忘善怒。……赤为心，心合脉赤如鸡冠者吉。心主舌，舌是心之余，其人火形相比于上徵赤色，广朋兑面小头，好肩背髀腹小手足行安地，疾行摇肩背，肉满有气轻财，少信多虑，见事明了，好顾急心，不寿暴死。耐春夏，不耐秋冬，秋冬感而中病，主手少阴窍窍然，髑骭长短倾正则心应之，正赤色小理者则心小，小则邪弗能伤，易伤以忧。粗理者则心大，大则虚，虚则寒，寒则忧不能伤，易伤于邪，无髑骭者则心高，高则实，实则热，热则满于肺中，闷而善忘，难开以言。髑骭小短举者则心下，下则脏外，易伤于寒，易恐以言。髑骭长者则心坚，坚则脏安守固。髑骭弱以薄者则心脆，脆则善病消瘅热中。髑骭直下不举者则心端正，端正则和利难伤，髑骭向一方者则心偏倾，偏倾则操持不一，无守司也。（一云，若髑骭小短薄弱而下则心下，下则虚，虚则伤寒，病忧患，内损心暴痛，而好唾清涎，口臭，虫齿痛侵唇齿。若髑骭高起则心高，高则实，实则热，热则满于心，闷而善忘，恐悸喉燥口痛牙痛舌伤，小儿则便秘、口重、舌鹅口、声嘶，方见头面方篇中。）

心虚实第二

茯苓补心汤方

治心气不足，善悲愁恚怒，衄血，面黄烦闷，五心热，或独语不觉，咽喉痛，舌本强，冷涎出（一作汗出），善忘，恐走不定，妇人崩中，面色赤。

茯苓四两，桂心、甘草各二两，紫石英、人参各一两，麦门冬三两，大枣二十枚，赤小豆一十四枚。

上八味㕮咀，以水七升煮取二升半，分三服。

卷十四　好忘第七

孔子大圣知枕中方

龟甲、龙骨、远志、菖蒲。

上四味等分治，下筛，酒服方寸匕，日三。常服令人大聪。

令人不忘方

菖蒲二分，茯苓、茯神、人参各五分。远志七分。

上五味治，下筛，酒服方寸匕，日二夜一，五日后智神良。

八味散方

天门冬六分，干地黄四分，桂心、茯苓各一两，菖蒲、五味子、远志、石苇各三分。

上治，下筛，酒水任服方寸匕，后食服三十日力倍，六十日气力强志意足。

治健忘方

天门冬、远志、茯苓、干地黄等分，上四味之，蜜丸，酒服二十丸如梧子，日三服。加至三十丸常服之勿绝。

治好忘久服聪明益智方

龙骨、虎骨、远志各等分。

上三味治，下筛，食后服方寸匕，日二。

又方七月七日取菖蒲酒服三方寸匕，饮酒不醉。

又方常以甲子日取石上菖蒲一寸九节者，阴干百日治合，下筛，服方寸匕，日三，耳目聪明不忘衢州石桥寺南山。

又方七月七日麻勃一升，人参三两为末，蒸令气遍，夜欲卧服一刀圭，尽知四方之事。

又方戊子日取东边桃枝二七枚缚着卧床中枕之不忘。

又方常以五月五日日未出时取东向桃枝日未出时作三寸木人，着衣带中令人不忘。

又方丁酉日自至市买远志裹着衣中，角头还作末服之，不复忘。

卷十五脾脏方脾虚实第二

脾胃俱虚：右手关上脉阴阳俱虚者，足太阴与阳明经俱虚也。病苦胃中如空状，少气不足以息，四逆寒泄注不已，名曰脾胃俱虚也。

治腹胀善噫食则欲呕，泄澼溏下，口干，四肢重，好怒不欲闻人声，忘误，喉痹，补之方：

黄连一两，禹余粮二两，白术各三两，大麻子五两，干姜三两，桑白皮八两，大枣二十枚。

上七味㕮咀，以水一斗二升煮取二升，分四次服。

卷十七肺脏方肺脏脉论第一

诊得肺积脉浮，而手按之辟易，胁下时时痛逆背相引痛，少气善忘，目瞑结痛皮肤寒，秋愈夏剧。主皮中时痛，如虱缘之状，甚者如针刺之状，时痒，色白也。

积气第五

论曰：七气者，寒气、热气、怒气、恚气、喜气、忧气、愁气。凡七种气积聚坚大如杯，若柈在心下腹中，疾痛饮食，不能时来时去，每发欲死如有祸祟，皆七气所生。寒气即呕逆恶心。热气即说物不竟而迫。怒气即上气不可忍，热痛上抢心，短气欲死不得息。恚气即积聚在心下不得饮食。喜气即不可疾行，不能久立。忧气即不可闲作，暮卧不安。愁气即喜忘不识人语，置物四方还取不得，去处若闻，急即四肢附肿，手足筋挛，捉不能举如得病。

七气丸

主七气。七气者，寒气、热气、怒气、恚气、喜气、忧气、愁气，此之为病皆生积聚，坚牢如杯，心腹绞痛，不能饮食，时去时来，发则欲死。凡寒气状吐逆心满。热气状恍惚眩冒失精。怒气状不可当，热痛上荡心，短气欲绝不得息。恚气状，积聚心满，不得食饮。喜气状，不可疾行久立。忧气状，不可苦作，卧不安席。愁气状，平故如怒喜忘，四肢胕肿不得举止。亦治产后中风余疾方。

大黄二两半，人参、半夏、吴茱萸、柴胡、干姜、细辛、桔梗、菖蒲各二分，茯苓、芎、甘草、石膏、桃仁、蜀椒各三分一方用桂心。

上十五味为末，蜜丸如梧子大，每服酒下三丸，日进三服。渐加至十丸（《千金翼方》十味无茯苓、芎、甘草、石膏、桃仁）。

卷十九肾脏方肾脏脉论第一

肾藏精，精舍志，盛怒不止则伤志，志伤则善忘其前言，腰脊痛不可以俯仰屈伸，毛悴色夭，死于季夏。……诊得肾积，脉沉而急，苦脊与腰相引痛，饥则见，饱则减。少腹里急，口干咽肿伤烂，目䀮䀮，骨中寒，主髓厥善忘，色黑也。

肾之积名曰奔豚，发于少腹上至心下，如豚奔走之状，上下无时，久久不愈，病喘逆骨痿少气。以夏丙丁日得之，何也？脾病传肾，肾当传心，心适以夏王。王者不受邪，肾复欲还脾，脾不肯受，因留结为积，故知奔豚以夏得之。肾病，手足逆冷，面赤目黄，小便不禁，骨节烦疼，少腹结痛，气冲于心，其脉当沉细而滑，今反浮大，其色当黑而反黄，此是土之克水，为大逆，十死不治。

羽音人者，主肾声也。肾声呻，其音瑟，其志恐，其经足少阴，厥逆太阳则荣卫不通。

阴阳翻祚，阳气内伏，阴气外升，升则寒，寒则虚，虚则厉风所伤，语音謇吃，不转偏枯，脚偏跛蹇。若在左则左肾伤，右则右肾伤，其偏枯风体从鼻而分半边至脚。缓弱不遂，口亦敬，语声混浊，便利仰人，耳偏聋塞，腰背相引，甚则不可治，肾沥汤主之。（方在第八卷中）。

又呻而好恚，恚而善忘，恍惚有所思，此为土克水，阳击阴，阴气伏而阳气起。起则热，热则实，实则怒，怒则忘，耳听无闻，四肢满急，小便赤黄，言音口动而不出，笑而看人。此为邪热伤肾，甚则不可治。若面黑黄耳不应，亦可治。

肾虚实第二

肾实热：左手尺中神门以后脉阴实者，足少阴经也。病苦舌燥咽肿，心烦咽干，胸胁时痛，喘咳汗出，小腹胀满，腰背强急，体重骨热，小便赤黄，好怒好忘，足下热疼，四肢黑，耳聋，名曰肾实热也。（《脉经》云：肾实热者，病苦膀胱胀闭，小腹与腰脊相引痛也）。

右手尺中神门以后脉阴实者，足少阴经也。病苦痹身热心痛，脊胁相引痛，足逆热烦，名曰肾实热也。

泻肾汤

治肾实热小腹胀满，四肢正黑，耳聋，梦腰脊离解及伏水等气急方。

芒硝三两、大黄切一升水密器中宿渍，茯苓、黄芩各二两，生地黄汁、菖蒲各五两，此时八两，碎如雀头，玄参、细辛各四两，甘草二两。

上十味㕮咀，以水九升，煮七味取二升半，去滓，下大黄纳药汁中更煮，减二三合，去大黄，内生黄汁，微煎一二沸，下芒硝，分为三服。

治肾热好怒好忘，耳听无闻，四肢满急，腰背转动强直方：

柴胡、茯神（《外台》作茯苓），黄芩、泽泻、升麻、杏仁各一两，磁石四两，碎，羚羊角一两，地黄、大青、芒硝各三两，淡竹叶各，一升。

上十二味㕮咀，以水一斗，煮取三升，去滓，下芒硝，分为三服。

治肾热，小便黄赤不出，出如栀子汁，或如黄柏汁，每欲小便茎头即痛方：

榆白皮（切）、冬葵子各一升，车前草（切）一升，滑石（半斤碎），子芩、通草、瞿麦各三两，石苇四两。

上八味㕮咀，以水二斗，先煮车前草取一斗，去滓，澄清，取九升，下诸药，煮取三升五合，去滓，分四服。

补肾第八

论曰：补方通治五劳六极，七伤虚损。五劳五脏病，六极六腑病，七伤表里受病。五劳者，一曰志劳，二曰思劳，三曰忧劳，四曰心劳，五曰疲劳。六极者，一曰气极，二曰血极，三曰筋极，四曰骨极，五曰髓极，六曰精极。七伤者，一曰肝伤善梦，二曰心伤善忘，三曰脾伤善饮，四曰肺伤善痿，五曰肾伤善唾，六曰骨伤善饥，七曰脉伤善嗽。凡远思强虑伤人，忧恚悲哀伤人，喜乐过度伤人，忿怒不解伤人，汲汲所愿伤人，戚戚所患伤人，寒暄失节伤人。故曰五劳六极七伤也。论伤甚众，且言其略，后方悉主之也。

卷二十膀胱腑方三焦虚实第五

茯苓丸

治下焦虚寒损，腹中瘀血，令人喜忘，不欲闻人语，胸中噎塞而短气方。

茯苓、地黄、当归各八分，甘草、干姜、人参各七分，黄芪六分，川芎五分，桂心四分，浓朴三分，杏仁五十枚。

上十一味为末，蜜丸如梧子大，初服二十丸，加至三十丸为度，日二，清白饮下下。

卷二十四解毒杂治方解五石毒第三

人参汤

紫石英对人参，其治主心肝通主腰脚。人参动紫石英（《外台》作细辛、人参），心急而痛，或惊悸不得眠卧，恍惚忘误，失性发狂，昏昏欲眠，或愦愦喜嗔，或瘥或剧，乍寒乍热，或耳聋目暗。又防风虽不对紫石英，紫石英犹动防风（《外台》、《巢源》云：防风虽不对紫石英，而能动紫石英，为药亦中有人参，缘防风动人参，转相发动令人亦心痛烦热）。头项强，始觉服此方《外台》服麻黄汤。

人参、白术各三两，甘草（《外台》无）、桂心各二两，细辛一两，豉三升。

上六味，合服如上法。若嗔盛加大黄、黄芩、栀子各三两。若忘误狂发犹未除，复服后列第一生麦门冬汤。

卷二十五备急方诸般伤损第三

白马蹄散

治被打腹中瘀血，并治妇人瘀血，化血为水方。

白马蹄烧令烟尽，捣筛，酒服方寸匕，日三夜一。

治被殴击损伤聚血，腹满烦恼闷方：

豉一升，以水三升，煮三沸，分再服，不瘥重作。更取麻子煮如豉法，不瘥，更煮豉如上法。

治有瘀血，其人喜忘，不欲闻人声，胸中气塞短气方：

甘草一两，茯苓二两，杏仁五十枚。

上三味㕮咀以水二升，煮取九合，分二服。

治从高堕下，伤折疾痛，烦躁啼叫不卧方：

取鼠屎烧末，以猪膏和，涂痛止，即急裹之。

治从高堕下，及为木石所迮，或因落马，凡伤损血瘀凝积，气绝欲死，无不治之方：

取净土五升蒸令溜，分半，以故布数重裹之，以熨病上勿令大热，恐破肉，冷则易之，取痛止即已。凡有损伤，皆以此法治之神效。已死不能言者，亦治，三十年者亦瘥。

治堕车马间，马鞍及诸物隐体肉断方：以醋和面涂之。

卷二十六食治方菜蔬第三

胡荽子，味酸平无毒，消谷，能复食味。叶，不可久食，令人多忘。华佗云：胡荽菜患胡臭人，患口气臭，䘌齿人食之加剧；腹内患邪气者弥不得食，食之发宿病，金疮尤忌。

鸟兽第五

沙牛髓，味甘温无毒，安五脏，平胃气，通十二经脉，理三焦，温骨髓，补中，续绝伤，益气力，止泄利，去消渴，皆以清酒和，暖服之。肝，明目。胆，可丸百药。味苦大寒，无毒，除心腹热渴，止下利，去口焦躁，益目精。心主虚忘，痹补去湿痹补肾气，益精。齿主小儿益精。齿主小儿牛痫，肉味甘平，无毒，主消渴，止唾涎出，安中，益气力，养脾胃气，不可常食，发宿病，自死者不任食，喉咙主小儿啤。

卷二十七养性道林养性第二

真人曰：虽常服饵而不知养性之术，亦难以长生也。养性之道，常欲小劳，但莫大疲及强所不能堪耳。且流水不腐，户枢不蠹，以其运动故也。养性之道，莫久行久立，久坐久卧，久视久听。盖以久视伤血，久卧伤气，久立伤骨，久坐伤肉，久行伤筋也。仍莫强食，莫强酒，莫强举重，莫忧思，莫大怒，莫悲愁，莫大惧，莫跳踉，莫多言，莫大笑。勿汲汲于所欲，勿怀忿恨，皆损寿命。若能不犯者，则得长生也。故善摄生者，常少思少念，少欲少事，少语少笑，少愁少乐，少喜少怒，少好少恶，行此十二少者，养性之都契也。多思则神殆，多念则志散，多欲则志昏，多事则形劳，多语则气乏，多笑则脏伤，多愁则心慑，多乐则意溢，多喜则忘错昏乱，多怒则百脉不定，多好则专迷不理，多恶则憔悴无欢。此十二多不除，则营卫失度，血气妄行，丧生之本也。唯无多无少者，得几于道矣。是知勿外缘者，真人初学道之法也。若能如此者，可居瘟疫之中，无忧疑矣。

孙思邈《孙真人海上仙方》第八十三健忘

凡人日夜事多忘，远志菖蒲煮作汤，
每旦空心服一碗，诗书如刻在心肠。

孙思邈《千金翼方》卷一用药处方第四

健忘第四十五：远志、菖蒲、人参、茯神、薯实、营养蔄茹、白马心、龙胆、龟甲、通草。

卷第二本草上玉石部上品

空青

味甘酸寒，大寒，无毒。主青盲耳聋，明目，利九窍，通血脉，养精神，益肝气。疗目赤痛，去肤翳，止泪出，利水道，下乳汁，通关节，破坚积。久服轻身延年不老，令人不忘，志高神仙。能化铜铁铅锡作金。生益州山谷及越巂山有铜处，铜精熏则生空青，其腹中空。三月中旬采，亦无时。

草部上品之上

赤芝

味苦，平。主胸腹结，益心气，补中，增智慧，不忘。久食轻身不老，延年神仙。一名丹芝。生霍山。

菖蒲

味辛，温，无毒。主风寒湿痹，咳逆上气，开心孔，补五脏，通九窍，明耳目，出音声。主耳聋，痈疮，温肠胃，止小便利，四肢湿痹，不得屈伸，小儿温疟，身积热不解，可作浴汤。久服轻身，聪耳明目，不忘，不迷惑，延年，益心智，高志不老。一名昌阳。生上洛池泽及蜀郡严道。一寸九节者良，露根者不可用。五月十二月采根，阴干。

远志

味苦，温，无毒。主咳逆伤中，补不足，除邪气，利九窍，益智慧，耳目聪明，不忘，强志倍力，利丈夫，定心气，止惊悸，益精，去心下膈气，皮肤中热，面目黄。久服轻身不老，好颜色，延年。叶：名小草，主益精，补阴气，止虚损，梦泻。一名棘菀，一名葽绕，一名细草。生太山及冤句川谷，四月采根叶，阴干。

人参

味甘，微寒，微温，无毒。主补五脏，安精神，定魂魄，止惊悸，除邪气，明目，开心，益智。疗肠胃中冷，心腹鼓痛，胸胁逆满，霍乱吐逆，调中，止消渴，通血脉，破坚积，令人不忘。久服轻身延年。一名人衔，一名鬼盖，一名神草，一名人微，一名土精，一名血参。

如人形者有神，生上党山谷及辽东，二月四月八月上旬采根，竹刀刮，曝干，无令见风。

龙胆

味苦寒，大寒，无毒。主骨间寒热，惊痫邪气，续绝伤，定五脏，杀蛊毒，除胃中伏热，时气温热，热泻下痢，去肠中小虫，益肝胆气。止惊惕。久服，益智不忘，轻身耐老。

一名陵游。生齐朐山谷及冤句，二月八月十一月十二月采根阴干。

草木上品之下

杜若

味辛，微温，无毒。主胸胁下逆气，温中，风入脑户，头肿痛，多涕泪出，眩倒，目䀮䀮，止痛，除口臭气。久服益精，明目轻身，令人不忘。一名杜蘅，一名杜连，一名白连，一名白芩，一名若芝。生武陵川泽及冤句，二月八月采根，曝干。

草木中品之上

通草

味辛甘，平，无毒。主去恶虫，除脾胃寒热，通利九窍，血脉关节，令人不忘，疗脾疸，常欲眠，心烦，哕出音声。疗耳聋，散痈肿，诸结不消及金疮，恶疮、鼠瘘、踒折、鼻邕、鼻息肉，堕胎去三虫。一名附支，一名丁翁。生石城山谷及山阳，正月采枝，阴干。

卷三草部下品之下

蔄茹

味辛酸，寒，微寒，有小毒。主蚀恶肉，败疮死肌，杀疥虫，排脓恶血，除大风热气善忘不乐。去热痹，破癥瘕，除息肉。一名屈据，一名离娄。生代郡川谷，五月采根，阴干黑头者良。

木部上品

茯神

平。主辟不祥，疗风眩风虚，五劳口干，止惊悸。多恚怒，善忘，开心益智，安魂魄，养精神，生太山山谷大松下，二月八月采，阴干。

人兽部

牛黄

味苦，平，有小毒。主惊痫寒热，热盛狂痉，除邪逐鬼。疗小儿百病，诸痫热，口不开，大人狂癫。又堕胎。久服轻身增年，令人不忘。生晋地平泽。于牛得之，即阴干百日，使时燥，无令见日月光。

水牛心

主虚忘。

赤马心

主喜忘。

卷第四本草下虫鱼部

蜘蛛

微寒。主大人小儿溃。七月七日取其网，疗喜忘。

卷第五妇人一生发黑发第八

瓜子散

治头发早白。又主虚劳脑髓空竭，胃气不和，诸脏虚绝，血气不足，故令人发早白，少而筹发及忧愁早白，远视肮肮，风泪出手足，烦热恍惚忘误，连年下痢，服之一年后大验，大瓜子一升，白芷（去皮），当归、川芎、甘草（炙）各二两。

上五味，捣筛为散，食后服方寸匕，日三，酒浆汤饮任性服之（一方有松子二两）。

卷第九伤寒上阳明病状第八

阳明证，其人喜忘，必有蓄血，所以然者，本有久瘀血，故令喜忘，虽坚，大便必黑，抵当汤主之。

卷第十二养性养性服饵第二

服杏仁法

主损心吐血，因即虚热，心风健忘，无所记忆，不能食，食则呕吐，身心颤掉，萎黄羸瘦，进服补药，入腹呕吐并尽。不服余药，还吐至死，乃得此方。服一剂即瘥，第二剂色即如初也。

杏仁（去尖皮及两仁者熬令色黄，末之）一升，茯苓（末之）一斤，人参（末之）五两，酥二斤，蜜一升半。

上五味，纳铜器中，微火煎，先下蜜，次下杏仁，次下酥，次下茯苓，次下人参，调令均和，则纳于瓷器中，空肚服之一合。稍稍加之，以利为度，日再服。忌鱼肉。

有因读诵思义坐禅及为外物惊恐狂走失心方。

酥二两，薤白（切）一握。

上二味，捣薤千杵，温酥和搅，以酒一盏服之。至三七日，服之佳。得食枸杞、菜羹、薤白。亦得作羹。服讫而仰卧，至食时乃可食也。忌面。得力者非一。

养老大例第三

论曰：人年五十以上，阳气日衰，损与日至，心力渐退，忘前失后，兴居怠惰，计授皆不称心。视听不稳，多退少进，日月不等，万事零落，心无聊赖，健忘瞋怒，情性变异，食饮无味，寝处不安，子孙不能识其情，惟云大人老来恶性不可咨谏，是以为孝之道，常须慎护其事，每起速称其所须，不得令其意负不快。故曰：为人子者，不植见落之木。淮南子曰：木叶落，长年悲。夫栽植卉木，尚有避忌。况俯仰之间，安得轻脱乎。

养老食疗第四

彭祖延年柏子仁丸久服强记不忘方。

柏子仁五合，蛇床子、菟丝子、覆盆子各半升，石斛、巴戟天各二两半，杜仲（炙）、茯苓、天门冬（去心）、远志（去心）各三两，天雄（炮，去皮）一两，续断、桂心各一两半，菖蒲、泽泻、薯蓣、人参、干地黄、山茱萸各二两，五味子五两，钟乳（成炼者）三两，肉苁蓉（六两）。

上二十二味，捣筛炼蜜和丸，如桐子大。先食服二十丸，稍加至三十丸。先齐五日乃服药。服后二十日，齿垢稍去白如银；四十二日面悦泽；六十日瞳子黑白分明，尿无遗沥；八十日四肢偏润，白发更黑，腰背不痛；一百五十日意气如少年。药尽一剂，药力周至，乃入房内。忌猪、鱼、生冷、醋滑。

卷第十五补益叙虚损论第一

论曰：凡人不终眉寿或致夭殁者，皆由不自爱惜，竭情尽意，邀名射利，聚毒攻神，内伤骨髓，外败筋肉。血气将亡。经络便壅，皮里空疏，惟招蛊疾。正气日衰，邪气日盛。不异举沧波以注熠火，颓华岳而断涓流，语其易也，又甚于此。然疾之所起，生自五劳，五劳既用，二脏先损，心肾受邪，腑脏俱病。故彭祖论别床异被之戒，李耳陈黄精钩吻之谈，斯言至矣。洪济实多，今具录来由，并贯病状，庶智者之察微防未萌之疾也。五劳者，一曰志劳，二曰思劳，三曰心劳，四曰忧劳，五曰疲劳。即生六极，一曰气极。气极令人内虚，五脏不足，外受邪气，多寒湿痹，烦满吐逆，惊恐头痛。二曰血极，血极令人无色泽，恍惚喜忘，善惊少气，舌强喉干，寒热，不嗜食，苦睡，眩冒喜嚏。三曰筋极。筋极令人不能久立，喜倦拘挛，腹胀，四肢筋骨疼痛。四曰骨极，骨极令人痿削，齿不坚牢，

☆☆☆☆

不能动作，厥逆，黄疸，消渴，痈肿疽发，膝重疼痛，浮肿如水状。五曰精极。精极令人无发，发肤枯落，悲伤喜忘，意气不行。六曰肉极。令人发痈，如得击不复得言，甚者致死复生。七伤者，一曰阴寒，二曰阴痿，三曰里急，四曰精连连而不绝，五曰精少囊下湿，六曰精清，七曰小便苦数，临事不卒，名曰七伤。七伤为病，令人邪气多，正气少，忽忽喜忘而悲伤不乐，夺色黧黑，饮食不生肌，肤色无润泽，发白枯槁，牙齿不坚，目黄泪出，远视䀮䀮，见风泪下，咽焦消渴，鼻衄唾血，喉中介介不利，胸中噎塞，食饮不下。身寒汗出，肌肉痉痹，四肢沉重，不欲动作。膝胫苦寒，不能远行，上重下轻，久立腰背苦痛，难以俯仰，绕脐急痛。饥则心下虚悬，唇干口燥，腹里雷鸣，胸背相引痛，或时呕逆不食，或时变吐，小便赤热，乍数时难，或时伤多，或如针刺，大便坚涩，时泄下血。身体瘙痒，阴下常湿，黄汗自出。阴痿消小，临事不起，精清而少，连连独泄，阴端寒冷，茎中疼痛，小便余沥，卵肿而大，缩入腹中。四肢浮肿，虚热烦疼，乍热乍寒，卧不安席。心如杵舂，惊悸失脉，呼吸乏短。时时恶梦，梦与死人共食入冢，此由年少早娶，用心过差，接会汗出，脏皆浮满，当风卧湿，久醉不醒，及坠车落马僵仆所致也。故变生七气，积聚坚牢，如杯留在腹内，心痛烦冤，不能饮食，时来时去，发作无常。寒气为病，则吐逆心满。热气为病，则恍惚闷乱，长如眩冒。

又复失精。喜气为病，则不能疾行，不能久立。怒气为病，则上气不可当，热痛上冲心，短气欲死，不能喘息。忧气为病，则不能苦作，卧不安席。恚气为病，则聚在心下，不能饮食。

愁气为病，则平居而忘，置物还取，不记处所，四肢浮肿，不能举止。五劳六极，力乏气蓄，变成寒热气痉，发作有时，受邪为病。凡有十二种风，风入头则耳聋。风入目则远视䀮䀮。风入肌肤则身体癜疹筋急。风入脉则动，上下无常。风入心则心痛烦满悸动，喜腹膜胀。

大补养第二

草寒食散

治心腹胁下支满，邪气冲上。又心胸喘悸不得息，腹中漉漉雷鸣，吞酸噫，生食臭，食不消化，时泄时闭，心腹烦闷，不欲闻人声，好独卧，常欲得热，恍惚喜忘，心中怵惕如恐怖状，短气呕逆，腹中防响。五脏不调。如此邪在于内，而作众病，皆生于劳苦。若极意于为乐，从风寒起，治之皆同。服此药，且未食时，以淳美酒服二方寸匕，不耐者减之。去巾帽薄衣力行方：钟乳（炼），附子（炮去皮），栝蒌根、茯苓、牡蛎（熬）各一分，桔梗、干姜、人参、防风各一两，细辛、桂心各五分，白术三两半。

上一十二味，各捣筛治千杵，以酒服之二匕，建日服之至破日止，周而复始。

又方：说状所主同前。

钟乳（炼粉）、人参、茯苓、附子（炮）各三分，栝蒌根、牡蛎（熬）、细辛各半两，干姜、桂心各五分，白术、防风、桔梗各一两。

上一十二味，捣筛为散，服之一如前方，有冷加椒，有热加黄芩各三分。

补五脏第四
远志汤

主心气虚，惊悸喜忘，不进食补心方：远志（去心）、黄芪、铁精、干姜、桂心各三两，人参、防风、当归、川芎、紫石英、茯苓、茯神、独活、甘草（炙）各二两，五味子三合，半夏（洗）、麦门冬（去心）各四两，大枣十二枚。

上一十八味，㕮咀，以水一斗三升，煮取三升五合，分为五服，日三夜二。

肾气丸

主五劳七伤，脏中虚竭，肾气不足，阴下痒，小便余沥，忽忽喜忘，悲愁不乐，不嗜食饮方：薯蓣、石斛各三分，苁蓉、黄芪各三两，羊肾一具，茯苓、五味子、远志（去心）、干地黄、独活、当归、泽泻、人参、巴戟天、防风、附子（炮，去皮）、干姜、天雄（炮、去皮）、桂心、棘刺、杜仲（炙）、菟丝子各二两。

上二十二味，捣筛为末，炼蜜和丸如梧子，空腹酒服十丸，日三。稍加至二十丸。

补虚丸散第六
薯蓣散

补虚风劳方：薯蓣、牛膝、续断、巴戟天、菟丝子、茯苓、枸杞子、五味子、杜仲（炙）各一两，蛇床子、山茱萸各三分，苁蓉一两。

上一十二味，捣筛为散，酒服方寸匕，日二夜一，惟禁蒜醋。健忘加远志、茯神，体涩加柏子仁，各二两。服三剂，益肌肉，亦可为丸。

翟平薯蓣丸

补诸虚劳损方：薯蓣、牛膝、菟丝子、泽泻、干地黄、茯苓、巴戟天、赤石脂、山茱萸、杜仲（炙）各二两，苁蓉四两，五味子一两半。

上一十二味，捣筛为末，炼蜜和丸如梧子，酒服二十丸，日一夜一，瘦者加敦煌石膏二两，健忘加远志二两，少津液加柏子仁二两。慎食蒜醋陈臭等物。

卷第十六中风上诸酒第一
黄酒

主大风虚冷,淡瘀偏枯,脚弱肿满百病方：黄芪、独活、山茱萸、桂心、蜀椒（去目闭口者，汗）、白术、牛膝、葛根、防风、川芎、细辛、附子（去皮）、甘草（炙）各三两，大黄一两，干姜二两半，秦艽、当归、乌头（炮，去皮）。

上一十八味，切，以酒三斗渍十日，一服一合，日三，稍加至五合，夜二服无所忌。大虚加苁蓉二两，葳蕤二两，石斛二两；多忘加菖蒲二两，紫石英二两；心下水加茯苓二两，人参二两，薯蓣三两，服尽。复更以酒三斗渍滓。不尔可曝干作散，酒服方寸匕，日三。

心风第五
镇心丸

主风虚劳冷，心气不足，喜忘恐怖，神志不定方：防风五分，甘草（炙）二两半，干姜半两，当归五分，泽泻一两，紫菀半两，茯神二分，大黄五分，秦艽一两二，菖蒲三两，白术二两半，桂心三两，白蔹一两，远志（去心）二两，附子（炮，去皮）二两，桔梗三分，大豆卷四两，薯蓣二两，石膏（研）三两，茯苓一两，人参五分，大枣（擘）五十枚，麦门冬（去心）五两。

上二十三味，末之，炼蜜和为丸，酒服如梧子大十丸，日三服，加至二十丸。

镇心丸

治胃气厥实，风邪入脏，喜怒愁忧，心意不定，恍惚喜忘，夜不得寐，诸邪气病悉主之方：秦艽、柏实、当归、干膝（熬）、白蔹、杏仁（去皮尖双仁，熬）、川芎各三分，泽泻一两，干地黄六分，防风、人参各四分，甘草（炙）一两，白术、薯蓣、茯苓、干姜各二分，麦门冬（去心）二两，前胡（四分）。

上一十八味，捣下筛，炼蜜和为丸，如桐子，先食，饮服十丸，日三，不知稍增之。忌海藻、菘菜、芜荑、桃李、雀肉、酢物等。

定志小丸

主心气不定，五脏不足，忧悲不乐，忽忽遗忘，朝瘥暮极，狂眩方：远志（去心）、菖蒲各二两，茯苓、人参各三两。

上四味，捣筛为末，炼蜜和丸如梧子，饮服二丸，日三，加茯神为茯神丸，散服亦佳。

补心治遗忘方

菖蒲、远志（去心）、茯苓、人参、通草、石决明各等分。

上六味，捣筛为散，食后水服方寸匕，日一服，酒亦佳。

孔子枕中散方

龟甲（炙）、龙骨、菖蒲、远志（去心）各等分。

上四味，为散，食后水服方寸匕，日三，常服不忘。

卷第十七中风下中风第一
大八风汤

治毒风顽痹𤸷曳，手脚不遂，身体偏枯；或毒弱不任；或风入五脏，恍恍惚惚，多语喜忘，有时恐怖；或肢节疼痛，头眩烦闷；或腰脊强直，不得俯仰，腹满不食，咳嗽；或始遇病时，卒倒闷绝，即不能语，便失喑，半身不遂、不仁、沉重，皆由体虚，恃少不避风冷所致方：乌头（炮，去皮）、黄芩、芍药、远志（去心）、独活、防风、川芎、麻黄（去节）、秦艽、石斛、人参、茯苓、石膏（碎）、黄芪、紫菀各二两，当归二两半，升麻一两半，大豆二两半，五味子五分，杏仁四十枚（去皮尖双仁）、干姜、桂心、甘草（炙）各二两半。

上二十三味，㕮咀，以水一斗三升，酒二升，合煮取四升，强人分四服，少力人分五六服（《深师》同）。

卷第十九杂病中饮食不消第七

太一白丸

主八痞，两胁积聚，有若盘盂，胸痛彻背，奄奄恻恻，里急气满噫，项强痛，极者耳聋，消渴，泻痢，手足烦，或有流肿，小便苦数，淋沥不尽，不能饮食，少气流饮，时复闷塞，少腹寒，大肠热，恍惚喜忘，意有不定，五缓六急，食不生肌肉，面目黧黑方。

野狼毒、桂心各半两，乌头（炮，去皮）、附子（炮，去皮）、芍药各一两。

上五味，捣筛为末，炼蜜和，更捣三千杵，丸如梧子大。旦以酒服二丸，暮三丸，知热，止，令人消谷，长肌强中，久服大佳。

杂疗第八

蝙蝠屎灰，酒服方寸匕，主子死腹中；脑主女子面，服之令人不忘也。

卷第二十一万病总疗万病第一

大排风散主一切风冷等万病方：芫花、野狼毒、栾荆、天雄（去皮）、五加皮、麻花、白芷、紫菀、乌头（去皮）、附子（去皮）、莽草、茵芋、栝蒌、荆芥、踯躅、荛花、大戟、王不留行、赤车使者、麻黄各二十分，石斛、半夏、石楠、薯蓣、长生各十四分，藜芦七分，狗脊、人参、牛膝、苁蓉、蛇床子、菟丝子、萆薢、车前子、秦艽各七分，薏苡、五味子、独活、藁本、柴胡、牡丹、柏子仁、川芎、芍药、吴茱萸、桔梗、杜仲、桂心、橘皮、续断、茯苓、细辛、干姜、厚朴、茯神、山茱萸、防己、黄芪、蜀椒、巴戟天、高良姜、紫葳、黄芩、当归、菖蒲、干地黄、通草各四分。

上六十七味，勿熬炼，直置振去尘土，即捣粗筛，下药三两，黍米三升，曲末二升，上酒一斗五升，净淘米，以水五升煮米极熟，停如人肌，下曲末熟搦，次下散搦如前，次下酒搅之百遍，贮不津器中，以布片盖之一宿，旦以一净杖子搅三十匝，空腹五更温一盏服之。

以四肢头面习习为度，勿辄加减，非理造次，必大吐利。欲服散者，以绢筛下之，一服方寸匕，只一服勿再也。水饮、浆、酒，皆得服之。丸服者，蜜和服如梧子七丸。唯不得汤服也。

须补者，药少服令内消，即是补也，《千金方》有白术、食茱萸，无麻花、半夏、赤车使者、高良姜、紫葳，止六十四味，名芫花散，一名登仙酒，又名三建散。按：后加减法中有远志，而此方中无，疑此脱远志也。

凡服此药，法先多服令人大吐下利三五度后，乃少服，方可得益也。其加增药法如下：

……麻黄、栝蒌、柴胡、桂心、芍药（主伤寒）、通草、菖蒲、远志、人参（主健忘）、附子、黄芩。

上一十六味，主唾稠如胶，患之者准冷热加减之。

论曰：所加之药非但此方所须，普通诸方，学人详而用之。

卷第二十二飞炼服诸石药及寒食散已，违失节度，发病疗之法合四十五条第三

二十六、或饮酒不解，食不得下，乍寒乍热，不洗便热，洗之复又寒，甚者数十日，轻者数日，昼夜不得寝息，愁悲恚怒惊悚恐惧恍惚忘误者，由犯温积久、寝处失节、食热作癖内实、使热与药并行、寒热交竞故也，虽以洗救之，终不解也。昔皇甫氏曾如此，对食垂涕，援刀欲自刭，未及得施，赖叔亲见，迫事不得行，退而自思，乃努力强食饮冷水洗，即止，祸不成矣。当困时举家亲知莫能救解，赖三兄士元披方得三黄汤令服，大便下即瘥。自此，常以救以急也。

卷第二十六针灸上诸风第七

鼻交额中一穴，针入六分，得气即泻，留三呼，泻五吸，不补，亦宜灸，然不如针。此主癫风弓角反张、羊鸣，大风青风面风如虫行，卒风多睡健忘，心中愦愦。口噤，暗到不识人，黄胆，急黄八种，大风，此之一穴皆主之，莫不神验。慎酒面生冷、醋滑、猪鱼、荞麦、浆水。

卷第二十七针灸中心病第三

当心下一寸，名巨阙。主心闷痛，上气，引少腹冷，灸二七壮。

脉不出，针不容两穴，在幽门两旁各一寸五分。

健忘忽忽，针间使入五分，掌后三寸。

卷第二十八针灸下杂法第九

治冷痹胫膝疼，腰脚挛急，足冷气上，不能久立。有时厌厌嗜卧，手脚沉重，日觉羸瘦，此名复连病，令人极无情地，常愁不乐，健忘嗔喜，有如此候即宜灸之。当灸悬钟，穴在足外踝上三指当骨上，各灸随年壮，一灸即愈，不得再灸也。取法以草从手指中纹横三指令至两畔齐，将度外踝从下骨头与度齐，向上当骨点之两脚令三姓人灸之。候天晴日，午后在门外四达道上灸之，神良。若年月久更发，依法更灸。若意便欲多者，七日外更灸七壮。

王焘《外台秘要》

卷第六下焦虚寒方六首

（千金同）又疗下焦虚寒，津液不止气欲绝。**人参续气汤方**。

人参、橘皮（去赤脉）、茯苓、乌梅皮、麦门冬（去心）、黄芪、川芎、干姜各三两，白术四两，浓朴（炙）四两，桂心二两，吴茱萸三合。

上十二味切，以水一斗二升，煮取三升，去滓，分三服。忌桃、李、雀肉、生葱、醋物。（千金同）又疗下焦虚寒损，腹中瘀血令人喜忘，不欲闻人声，胸中气塞而短气茯苓丸方。

卷第八七气方三首

《病源》七气者，寒气热气怒气恚气喜气忧气愁气凡七种，气积聚坚，大如杯若，（一作盘蒲官切）在心下腹中，疾痛欲死，饮食不能，时来时去，每发欲死，如有祸祟，此皆七气所生，寒气则呕吐恶心，热气则说物不竟言而迫，（一云恍惚不章）怒气则上气不可忍，热痛上抢心，短气欲死，不得气息，恚气则积聚在心下，心满不得饮食，喜气则不可疾行，不能久立，忧气则不可剧作，暮卧不安席，愁气则喜忘不识人语，置物四方，还取不得去处，若闻急则四肢手足筋挛不能举，状如得病，此是七气所生，男子卒得饮食不时所致，妇人则产中风余疾。

五噎方

《病源》夫五噎谓一曰气噎，二曰忧噎，三曰食噎，四曰劳噎，五曰思噎，虽有五名，皆由阴阳不和，三焦隔绝，津液不行，忧恚嗔怒所生，谓之五噎，噎者，噎塞不通也（出第二十卷中）。

《古今录验》五噎丸，疗胸中久寒呕逆，逆气膈，饮食不下，结气不消，气噎忧噎劳噎食噎思噎，气噎者，心悸，上下不通，噫哕不彻，胸胁苦痛，忧噎者，天阴苦厥逆，心下悸动，手足逆冷，劳噎者，苦气隔，胁下支满，胸中填塞，令手足逆冷，不能自温，食噎者，食无多少，唯胸中苦塞常痛，不得喘息，思噎者，心悸动喜忘，目视，此皆忧恚嗔怒，寒气上逆胸胁所致，疗之方。

干姜、蜀椒（汗）、食茱萸、人参、桂心各五分，细辛、白术、茯苓、附子（炮）各四分，橘皮六分。

上十味捣筛，以蜜和为丸，如梧子。酒服三丸，日再，不知渐增。忌桃、李、雀肉、大酢猪肉、冷水、生葱、生菜、酢物。

卷第十上气胸满方二首

茯苓、人参散疗上气，胸胁满闷，益心力，除谬忘，永不霍乱，能饮食。此方功力，诸药不逮。有人年四十时，因患积痢，羸惫不能起止，形状如七十老人，服此药两剂，平复如旧，久服延年益寿方。

茯苓（去黑皮，擘破，如枣大，清水渍经一日一夜，再易水，出于日中，曝干为末）二斤，人参七两捣，甘草（切，炙）一两，牛乳七升，白沙蜜一升五合。

上五味，以水五升，纳甘草，煮取二升，除甘草澄滤，纳茯苓，缓火煎，令汁欲尽，次纳白蜜、牛乳，次纳人参，缓火煎，令汁尽，仍搅药令调，勿许焦成，日中曝干，捣筛为散，以纸盛之，温乳及蜜汤和吃并得。亦不限多少，夏月水和当。忌海藻、菘菜、大醋。并是大斗大升大秤两也，此方极验，合数

☆☆☆☆

剂立效（出第六卷中）。

卷第十一消渴口干燥方

《广济》疗口干数饮水。腰脚弱。膝冷。小便数。用心力即烦闷健忘方。

麦门冬（去心）十二分，牛膝六分，龙骨八分，土瓜根八分，狗脊六分，茯神六分，人参六分，黄连十分，牡蛎（熬碎）六分，山茱萸八分，菟丝子（酒渍一宿）十二分，鹿茸（炙）八分。

上十二味捣筛为末。蜜和丸。每服食后煮麦饮。服如梧子二十丸，日二服。渐加至三十丸。忌生菜热面猪牛肉蒜粘食陈臭酢物等。

卷第十二癖及癖不能食方一十四首

《必效》练中丸。主癖虚热两胁下癖痛。恶不能食。四肢酸弱。口干。唾涕稠粘。眼涩。头时时痛。并气冲背膊虚肿。大小便涩。小腹痛。热冲。头发落。耳鸣。弥至健忘。服十日许，记事如少时，无禁忌方。

大黄一斤，朴硝十两炼，芍药八两，桂心四两。

上四味捣筛。蜜和为丸如梧子。平旦酒服二十丸。日再。稍加至三十丸。以利为度。能积服弥佳。纵利不虚人。神良。忌生葱。

卷第十五风惊恐失志喜忘及妄言方六首

深师人参汤，疗忽忽善忘，小便赤黄，喜梦见死人，或梦居水中，惊恐惕惕如怖，目视眈眈，不欲闻人声，饮食不得味，神情恍惚不安定志养魂方。

人参、甘草（炙）各二两，半夏（洗）一两，龙骨六两，远志八两，麦门冬（洗，去心）一升，干地黄四两，大枣（擘）五十枚，小麦一升，阿胶（炙）三两，胶饴八两，石膏（碎绵裹）四两。

上十二味切。以水三斗。煮小麦令熟。去麦纳药。煮取七升。去滓。纳胶饴令烊。一服一升，日三夜一。安卧当小汗弥佳。忌海藻、菘菜、羊肉、芜荑。

又龙骨汤。疗宿惊失志。忽忽喜忘悲伤不乐。阳气不起方。

龙骨、茯苓、桂心、远志（去心）各一两，麦门冬（去心）二两，牡蛎（熬）、甘草（炙）各三两，生姜四两。

上八味㕮咀。以水七升。煮取二升。分为二服。忌海藻、菘菜、酢生葱。

今录验陈明进茯神丸。一名定志小丸。主心气不定。五脏不足。甚者忧愁悲伤不乐。忽忽喜忘。朝瘥暮剧。暮瘥朝发。发则狂眩。加茯神为茯神丸。不加茯神为定志丸。

二分合少菖蒲、远志（去心）、茯苓各二分，人参三两。

上四味捣下筛。服方寸匕。后食日三。蜜和丸如梧桐子。服六七丸。日五。亦得。

一方加茯神一两半。牛黄五铢为六味。茯苓、远志、菖蒲各一两。忌酢物羊肉饧。

风邪方八首

纳枣桃李又镇心丸。疗胃气厥实。风邪入脏。喜怒愁忧。心意不定。恍惚喜忘。夜不得寐。诸邪气病悉主之方。

秦艽一两，柏实、当归、干漆（熬）、白蔹、杏仁（去皮尖熬）、川芎各三分，泽泻一两，干地黄六分，防风、人参各四两，甘草一两，白术、薯蓣、茯苓、干姜各二分，麦门冬（去心）二两，前胡四分。

上十八味捣下筛。以蜜和为丸如梧子大。先食饮服十丸。日三。不知稍增之。忌桃、李、雀肉、海藻、菘菜、芜荑、酢物（并出第十六卷中）。

风惊悸方九首

深师大定心丸，疗恍惚惊悸，心神不安，或风邪因虚加藏，语言喜忘，胸胁满，不得饮食方。

人参、桂心各三两，白术、防己、茯苓、干姜、防风、大黄、茯神、桔梗、白蔹各一两，牛膝十铢，远志（去心）二两，银屑六铢。

上十四味捣合下筛。以蜜丸如梧子大。先食服五丸。日三。不知稍稍增之。一方无牛膝，而有茱萸一两。银屑十铢。余悉同。忌生葱、酢物、猪肉、桃、李、雀肉等。

头风旋方七首

又疗头面热风，头旋眼涩，项筋急强，心闷腰脚疼痛，上热下冷，健忘方。

肉豆蔻（十颗去皮）、人参、犀角屑、枳实（炙）各六分，黄连、白术、大黄各八分，甘草（炙）、苦参、旋复花各四分，槟榔仁十颗。

上十一味捣筛。蜜和丸如梧子。以酒饮服二十丸。渐加至三十丸。日三服。无问食前后服之。不利。忌生菜、热面、荞麦、酒、蒜、猪肉、海藻、菘菜、桃、李、雀肉等。

卷第十六肾热方三首

千金疗肾热好忘，耳听无闻，四肢满急腰背动转强直方。

柴胡、茯苓（本方云茯神）、泽泻、黄芩、磁石（碎绵裹）、升麻、杏仁（去尖皮，两仁者）、大青、芒硝各三两，生地黄（切）一升，羚羊角（屑）四两，淡竹叶（切）一升。

上十二味切。以水一斗。煮取三升。去滓。下芒硝。分为三服，日再。忌酢物。

卷第十七长肌肤方三首

安定五脏。强识不忘方。

白防己二两，子（庵闾子）五两，猪苓七两，六安石斛二两，占斯（一名良无极）四两，钟乳（研）五两，皮（牡丹皮）七两，地肤子五两，泽泻二两，胡麻（熬令香）三升，当归、覆盆子、蔷薇各五两。苁蓉七两，麦门冬二两去心，茯苓五两，牛膝三两，八角附子三两炮。

☆☆☆☆

上二十一味捣筛，蜜一升，生地黄汁三斤，取汁合令相和，微煎以和前药，丸如桐子大，暴干，以就躺饮下三十丸，又和暴干以作散，服方匕，方云作散即恐不得丸，忌猪肉、冷水、海藻、菘菜、生葱、酢物、胡荽、桃李、雀肉等。

《延年》年服大豆法。令人长肌肤。益颜色。填骨髓。加气力。补虚又能嗜食。瘦人服两剂。即令肥充不可识。肥人不得服之方。

卷第二十八猝魇方二十一首

又大定心汤疗心气虚悸，恍惚多忘，或梦寤惊魇，志少不足方。

人参、茯苓、茯神、远志（去心）、赤石脂、龙骨、干姜、当归、甘草（炙）、白术、芍药、大枣、桂心、防风、紫菀各二两。

上十五味切，以水一斗二升，煮取三升半，分为五服日三夜二。忌如常法。

卷第二十九被打有瘀血方一十三首

又凡有瘀血者，其人喜忘，不欲闻人声，胸中气塞短气方。

甘草（炙）一两，茯苓二两，杏仁五合。

上三味切，以水一斗，煮取三升，分为三服。

卷第三十二令发黑方八首

千金翼瓜子散，主头发早白，又虚劳，脑髓空竭，胃气不和，诸脏虚绝，血气不足，故令人发早白，少而生蒜发，及忧愁早白，远视怅怅，得风泪出，手足烦热，恍惚忘误，连年下痢，服之一年后大验方。

瓜子一升，白芷、松子（去皮）、当归、川、芎甘草（炙）各二两。

上六味捣散，食后服方寸匕，日三，酒浆汤饮任性服之，忌如常法（出第五卷中）。

二、关于"痴呆"的条文

（一）隋朝时期

隋·巢元方《诸病源候论》卷二风病诸候下　诸癞候

然癞名不一。木癞者，初得先当落眉睫，面目痒，如复生疮，三年成大患。急治之愈，不治患成。火癞者，如火烧疮，或断人支节，七年落眉睫。急治可愈，八年成疾难治。金癞者，是天所为也，负功德崇，初得眉落，三年食鼻，鼻柱崩倒，亟治，良医能愈。土癞者，身体块磊，如鸡子弹丸许。此病宜急治之，六年便成大患，十五年不可治。水癞者，先得水病，因即留停，风触发动，落人眉须。不急治之，经年病成。蟋蟀癞者，虫如蟋蟀，在人身体内，百节头皆欲血出。三年亟治。面癞者，虫如面，举体艾白，难治；熏药可愈，多年亟治。雨癞者，斑驳或白或赤。眉须堕落，亦可治；多年难治。麻癞者，状似癣瘙，身体狂痒。十年成大患，可急治之，愈。

风癫者，风从体入，或手足刺疮，风冷痹痴。不治，二十年后便成大患，宜急治之。癫者，得之身体沉重，状似风癫。积久成大患，速治之愈。

卷十三气病诸候 贲豚气候

夫贲豚气者，肾之积气。起于惊恐、忧思所生。若惊恐，则伤神，心藏神也。忧思则伤志，肾藏志也。神志伤动，气积于肾，而气下上游走，如豚之奔，故曰贲豚。其气乘心，若心中踊踊如事所惊，如人所恐，五脏不定，食饮辄呕，气满胸中，狂痴不定，妄言妄见，此惊恐贲豚之状。若气满支心，心下闷乱，不欲闻人声，休作有时，乍瘥乍极，吸吸短气，手足厥逆，内烦结痛，温温欲呕，此忧思贲豚之状。

诊其脉来触祝触祝者，病贲豚也。肾脉微急，沉厥，贲豚，其足不收，不得前后。

（二）唐朝时期

孙思邈《备急千金要方》卷第二十七养性 房中补益第八

夫交合如法，仍令性行调顺，所作和合，若不如法，仍令父母性行凶险，所作不成。黄帝杂禁忌法曰：人有所怒，血气未定，因以交合，令人发痈疽。又不可忍小便交合，使人淋茎中痛，面失血色。及远行疲乏来入房，人五劳虚损，少子。

王焘《外台秘要》卷十二贲豚气方四首

《病源》：夫贲豚者，肾之积气也。起于惊恐忧思所生也。若惊恐则伤神，心藏神也；忧思则伤志，肾藏志也。神志伤动，气积于肾，而气下上游走，如豚之奔，故曰奔豚。其气乘心，若心中踊踊，如车所惊，如人所恐，五脏不定，食饮辄呕，气满胸中，狂痴不定，妄言妄见，此惊恐奔豚之状也。若气满支心，心下烦乱，不欲闻人声，休作有时，乍瘥乍剧，吸吸短气，手足厥逆，内烦结痛，温温欲呕，此忧思奔豚之状也。诊其脉来祝祝（一云触祝）者，病奔豚也。

卷十四风半身不随方八首

又八风续命汤，疗半身不随，手脚拘急，不得屈伸，体冷，或痴或智，身强直不语，或生或死，狂言不可名状，或角弓反张，或欲得食，或不用食，或大小便不利，皆疗之方。

麻黄（去节）八分，人参、桂心、当归、独活、甘草（炙）各三两，石膏（碎，绵裹）六分，黄芩、干姜各三分，杏仁（去皮尖两仁）四十枚。

上十味，切，以井花水九升，煮取三升，分为二服，日二。覆令汗。汗解食白糜，慎风。不汗复更服，唯汗得瘥。忌生葱、海藻、菘菜。

卷第三十五拣乳母法一首

崔氏：乳母者，其血气为乳汁也。五情善恶，悉血气所生，其乳儿者，皆须性情和善，形色不恶，相貌稍通者。若求全备不可得也，但取不狐臭、瘿瘘、气嗽、瘑疥、痴癫、白秃、疬疡、湢唇、耳聋、齆鼻、癫痫，无此等疾者，便可饮儿，师见其身上旧灸瘢，即知其先有所疾，切须慎耳。

（常　诚　颜习武）

第三节　宋元时期关于"痴呆" "健忘"的论治条文

健忘之病名最早见于《太平圣惠方》，是指记忆力差，遇事易忘的一种病症。

《圣济总录·心健忘》"故曰愁忧思虑则伤心，心伤则喜忘"。

《丹溪心法·健忘》"健忘，精神短少者多，亦有痰者……此证皆由忧思过度，损其心胞，以致神舍不清，遇事多忘，乃思虑过度，病在心脾"。以后戴氏进行了补充："为事有始无终，言谈不知首尾，此为病之名，非比生成之愚顽不知世事者"。

《三因极一病证方论·健忘证治》（宋）一篇中有："心神不宁，使人健忘"。

《黄帝素问宣明论方 卷十二 补养门》"或上气痰嗽，心胁郁痞，肠胃燥涩，小便溺淋。或是皮肤瘙痒，手足麻痹。又或筋脉拘急，肢体倦怠。或浑身肌肉跳动，心忪惊悸。或口眼㖞斜，语言謇涩。或狂妄昏惑，健忘失志。"

《集验方 卷第五治虚劳遗精及益智方》 治人心孔塞，多忘，喜误方。（《肘后方》卷六，又方，丁酉日自至市买远志，着巾角中还，末服之）。

《普济本事方 卷第二 心小肠脾胃病惊气丸》 治惊忧积气，心受风邪，发则牙关紧急，涎潮昏塞，醒则精神若痴。附子（炮，去皮脐）、南木香、白僵蚕（去丝嘴，炒）、花蛇（酒浸，去皮、骨，炙）、橘红、南星（洗浸，薄切片，姜汁浸一夕，半两）、朱砂（水飞一分，留少许作衣），上为末，入研脑麝少许，同研极匀，炼蜜杵，丸如龙眼大。每服一粒，金银薄荷汤化下，温酒亦得。

《三因极一病证方论卷之二 中风治法排风汤》 治风虚湿冷，邪气入脏，狂言妄语，精神错乱。肝风发则面青心闷，吐逆呕沫，胁满头眩，不闻人声，偏枯筋急，曲蜷而卧；心风发则面赤，翕然而热，悲伤嗔怒，目张呼唤；脾风发则面黄，身体不仁，不能行步，饮食失味，梦寐颠倒，与亡人相随；肺风发则面白，咳逆，唾脓血，上气，奄然而极；肾风发则面黑，手足不随，腰痛，难以俯仰，冷痹骨疼。诸有此证，令人心惊，志意不定，恍惚多忘。服此汤安心定志，聪耳明目，通脏腑。诸风疾悉主之。白鲜皮、白术、芍药、桂心、芎、当归、杏仁（汤去皮尖）、防风（去叉）、甘草（炙）各二两，独活、麻黄（去节，汤）、茯苓（各三两），上锉散，每服四钱，水盏半，姜七片，枣二枚，煎七分，去滓服。

卷之七 叙例治法（破伤风破伤湿并附）参桂汤 治卒半身不遂，手足拘急，不得屈伸，身体冷，或智或痴，或身强直，不语，或生或死，狂言不可名状，角弓反张，或欲得食，或不用食，或大小便不利，悉主之。人参、桂心、当归、独活、黄芩、干姜（炮）、甘草（炙）各一分，石膏一两半，杏仁（麸炒，去皮尖）一百六十个，上锉散，每服四大钱，水一盏半，煎七分，去滓服。无汗，加麻黄去节三分。

卷之九　健忘证治　脾主意与思，意者记所往事，思则兼心之所为也。故论云，言心未必是思，言思则必是心，破外人议思心同时，理甚明也。今脾受病，则意舍不清，心神不宁，使人健忘，尽心力思量不来者是也。或曰：常常喜忘，故谓之健忘，二者通治。小定志丸治心气不定，五脏不足，甚者忡忡愁愁不乐，忽忽喜忘，朝瘥暮剧，暮瘥朝发；及因事有所大惊，梦寐不祥，登高涉险，致神魂不安，惊悸恐怯。菖蒲（炒）、远志（去心，姜汁淹）各二两，茯苓、茯神、人参各三两，辰砂（为衣），上为末，蜜丸，如梧子大。每服五十丸，米汤下。一方，去茯神，名开心散，饮服二钱匕，不以时。菖蒲益智丸，治喜忘恍惚。破积聚，止痛，安神定志，聪明耳目。菖蒲（炒）、远志（去心，姜汁淹，炒）、人参、桔梗（炒）、牛膝（酒浸）各一两一分，桂心三分，茯苓一两三分，附子（炮去皮脐）一两，上末，蜜丸，如梧子大。每服三十丸，温酒、米汤下，食前服。

《圣济总录》卷第一百六十二·产后门　产后中风偏枯　治产后中风偏枯，手足不遂，痿弱无力，或痴或痛。

独活汤方：独活（去芦头）二两，桑寄生一两一分，杜仲（去粗皮切炒），牛膝（酒浸切焙），细辛（炙锉），芎、人参各一两半，当归（切焙）一两三分，芍药、熟干地黄（焙）各二两。

卷第五·诸风门　肾中风：则志意昏沉，善恐多忘，皆肾风证也。

卷第四十三·心脏门　心健忘　论曰健忘之病，本于心虚，血气衰少，精神昏愦，故志动乱而多忘也。盖心者，君主之官，神明出焉。苟为怵惕思虑所伤，或愁忧过损，惊惧失志，皆致是疾。故曰愁忧思虑则伤心，心伤则喜忘。

卷第一百八十六·补益门　补虚强力益志：论曰肾在骨，故肾惫则力劣，心藏神，故心虚则多忘，强力益志，必补心肾，心肾得所养。则力强而志益矣，心肾合德，水火相济，则精全神旺，无所不通，况强力益志哉。

《世医得效方》卷第九　大方脉杂医科健忘　治心气不定，五脏不足，甚者忧忧愁愁不乐，忽忽喜忘，朝瘥暮剧，暮瘥朝发。及因事有所大惊，梦寐不祥，登高履险，致神魂不安，惊悸恐怯。

菖蒲（炒）、远志（去心，姜汁淹）各二两，茯苓、茯神、人参各三两，辰砂一两，为衣，上为末，炼蜜丸如梧桐子大，每服五十丸，米汤下。一方，去茯神，名开心散。每服二钱匕，不以时服。

菖蒲益智丸：治喜忘恍惚，破积聚，止痛，安神定志，聪耳明目。

☆☆☆☆

菖蒲（炒）、远志（去心，姜汁淹，炒）、川牛膝（酒浸）、桔梗（炒）、人参各三两三分，桂心三分，茯苓一两三分，附子一两（炮，去皮脐）上为末，炼蜜丸，梧子大。每服三十丸，食前，温酒、米汤下。

加味茯苓汤：治痰迷心窍，健忘失事，言语如痴。

人参（去芦）、半夏（汤洗）、陈皮（去白）一两半，白茯苓（去皮）一两，粉草（五钱），益智（去壳），香附子（炒，去毛）各一两，上锉散。每服四钱，水一盏半，生姜三片，乌梅半个同煎，不拘时温服。

朱雀丸：治心神恍惚，举事多忘。（方见心恙类）

《太平惠民和剂局方》卷一　治诸风（附香港脚）。（吴直阁增诸家名方）

惊气丸

治惊忧积气，心受风邪，发作牙关紧急，涎潮昏塞，醒则精神若痴，大宜服之。紫苏子（炒）一两、橘红、南木香、附子（生，去皮、脐）、麻黄（去根，节）、花蛇（酒，苗）各半两。

上为末，入研脑、麝少许，同研极停，炼蜜杵，丸如龙眼大。每服一粒，用金银薄荷汤化下，温酒亦得。（此方，戊申年军中一人犯法，褫衣将受刃，得释，神失如痴，与一粒服讫而寐，及觉，疾已失。江东提辖张载阳妻避寇，失心数年，受此方，不终剂而愈。又，巡检黄彦妻狂厥逾年，授此方去附子加铁粉，不终剂而愈。铁粉，化痰、镇心、抑肝邪，若多患怒，肝邪大盛，铁粉能制伏之。《素问》言："阳厥狂怒，治以铁粉"，金克木之意也。）

润体丸

治诸风手足不遂，神志昏愦，语言謇涩，口眼僻，筋脉挛急，骨节烦疼，防风（去芦及叉）、白龙脑（别研）、羚羊角末（别研如粉）、附香蔓荆子（去雄黄研飞）、麝香、羌活（去芦）、原蚕蛾（微炒珠末别研如粉）、独活（去芦，各三分生姜汁炒）、川乌头（炮，去皮，脐，捣碎炒肉）、天麻（去苗）各三两、琥珀（别研如粉）腻粉（研）白豆蔻各半两、金箔（六十片为衣）上细为末，入研药令匀，炼蜜搜和，丸如鸡头大。每服一丸，细嚼，温酒下，荆芥茶亦得。加至二丸。如破伤中风，脊强手搐，口噤发痫，即以热豆淋酒化破三丸，斡口开灌下少时再服，汗出乃愈。若小儿惊风诸痫，每服半丸，薄荷汤化下，不拘时。头恍惚不宁，健忘怔忪，痰涎壅滞，及皮肤顽浓，麻痹不仁。

灵宝丹

（有三名：一名归命丹，又名返魂丹，入芒硝者名破棺丹）治中风手足不仁，言语謇涩。或痛连骨髓，或痹袭皮肤，瘙痒如虫行，顽痹如铁石，或多痰好睡；或健忘多嚏，血脉不行，肉色干瘦；或久在床枕，起便须人，语涩面浮，惟觉不健；或偶萦疾苦，猝卒暴而终，并皆治之。

《太平圣惠方》卷第一　辨奇经八脉法　故奇经之为病何如，然，阳维维于阳，阴维维于阴，阴阳不能相维，则怅然失志，容容不能自收持。夫怅然者其人惊，惊即病，维脉缓，故令人不能自收持，惊即失志，喜忘恍惚也。

卷第七 治肾脏虚损骨萎羸瘦诸方 夫肾脏者，神精之所舍，元气之所系，若其气强实，则骨髓满溢，故令肌体充盛也。治肾脏虚损，头昏耳鸣，目暗茫茫，心中喜忘，恍惚不定，饮食无味，心恒不乐。宜服石斛丸方。石斛一两，去根，天门冬半两，去心，焙，五味子三分，巴戟半两，牛膝一两，去苗，肉苁蓉三分，酒浸一宿，刮去皱皮，炙干，干漆半两，捣碎，微炒，菟丝子一两，酒浸三宿，焙干，别捣为末，白术三分，远志半两，去心，白茯苓三分，熟干地黄三分，覆盆子半两，薯蓣半两，补骨脂一两，微炒，人参半两，去芦头，石龙芮三分，五加皮三分，萆薢三分，狗脊半两，石南半两，杜仲二分，去粗皮，炙微黄，天雄三分，炮裂，去皮脐，鹿茸一两，去毛，涂酥炙微黄。

上件药，捣罗为末，炼蜜和捣三五百杵，丸如梧桐子大。每服，空心及晚食前，以温酒下三十丸，渐加至五十丸。

卷第二十二 治风癫诸方 治风癫，心气不全，忘前失后，大小便遗失，宜服菖蒲散方。菖蒲一两，蒴藋一两，防风一两，去芦头，茵芋一两，商陆一两。附子一两，生用，去皮脐。上件药，捣细罗为散。每服，不及时候，以温酒调下一钱。

卷四补心益智及治健忘诸方 夫心者，精神之本，意智之根，常欲清虚，不欲昏昧，昏昧则气浊，气浊则神乱，心神乱则血脉不荣，气血俱虚，精神离散，恒多忧虑，耳目不聪，故令心智不利而健忘也。

《严氏济生方》诸风门 中风论治 二香三建汤 治男子妇人，中风虚极，六腑俱微，舌强不语，痰涎并多，精神如痴，手足偏废，不能举运，此等证候，不可攻风，只可扶虚。

天雄（生，去皮用）、附子（生，去皮用）、川乌（生，去皮用）各一两，木香（不见火）半两。沉香旋磨水入。

上咀，每服四钱，水二盏，生姜十片，煎至七分，去滓，温服，空心食前。

惊悸怔忡健忘门 健忘论治 夫健忘者，常常喜忘是也。盖脾主意与思，心亦主思，思虑过度，意舍不精，神宫不职，使人健忘。治之之法当理心脾，使神意清宁，思则得之矣。归脾汤主之。

《扁鹊心书》卷中 神痴病 凡人至中年，天数自然虚衰，或加妄想忧思，或为功名失志，以致心血大耗，痴醉不治，渐至精气耗尽而死，当灸关元穴三百壮，服延寿丹一斤。此证寻常药饵皆不能治，惟灸艾及丹药可保无虞。（此乃失志之证，有似痴呆，或如神祟，自言自笑，神情若失，行步若听，非大遂其志不能愈，故愈者甚少。）

《丹溪心法》卷四 健忘六十二 "健忘，精神短少者多，亦有痰者。"

☆☆☆☆

"健忘者，此证皆由忧思过度，损其心胞，以致神舍不清，遇事多忘。乃思虑过度，病在心脾。又云：思伤脾，亦令人转盼遗忘，治之以归脾汤，须兼理心脾，神宁意定，其证自除也。"

《针灸资生经》心气　（健忘无心力失志）心俞，疗心气乱。

《丹溪治法心要》卷五 心病（第七十九）　心气虚怯之人，怔忡或烦乱，或健忘，或失心后，神痴不清，辰砂安神丸。心风气热痰盛者，滚痰丸。心病，郁金、猪牙皂角、白矾、蜈蚣。人壮气实，火盛癫狂者，可用正治，或朴硝冰水饮之。虚火盛狂者，以姜汤与之，若投冰水，立死。火急甚者，生甘草缓之能泻火，参术亦可。凡气有余，是火；不足，是气虚。

《金匮钩玄·健忘》　"健忘者，为事有始无终，言谈不知首尾。精神短少者多，亦有痰者。"

《金匮钩玄·痰》　"痰在膈间，使人颠狂、健忘。"

《卫生宝鉴》卷七 中风门：羌活愈风汤　疗肾肝虚，筋骨弱，语言难，精神昏聩，是中风湿热内弱者，是为风热体重也。或瘦而臂肢偏枯，或肥而半身不遂，或恐而健忘，喜以多思，思忘之道，皆精不足也。故心乱则百病生，心静则万病息，是以此药能安心养神，调阴阳，无偏胜。

《扁鹊神应针灸玉龙经》　痴呆一症少精神，不识尊卑最苦人。神门独治痴呆病，转手骨开得穴真。神门：在手掌后，高骨陷中。针入三分，灸七壮。应后溪穴。

元·王国瑞《扁鹊神应针灸玉龙经》　要治脊痛治人中，痴呆只向神门许。

《针灸神书》男女痴呆之证痴呆之证取气上，复取升阳要升阴，神门提按刮战法，三里取下即安康。

《千金方》

定志小

治心气不定，五脏不足，甚者忧愁悲伤不乐，忽忽喜忘，朝瘥暮剧，暮瘥朝发，狂眩。

菖蒲、远志各二两，茯苓、人参各三两，右四味，末之蜜丸。饮服如梧子大，七丸，日三，加茯神为茯神丸，散服亦佳。

菖蒲益智丸

治喜忘恍惚。破积聚，止痛，安神定志，聪明耳目。

菖蒲、远志、人参、桔梗、牛膝各五分，桂心三分，茯苓七分，附子四分，右八味，末之，蜜丸如梧子。一服七丸，加至二十丸，日二夜一。

远志汤

治心气虚，惊悸善喜忘，不进食补心方。

远志、干姜、铁精、桂心、紫石英、黄芪各三两，人参、茯苓、甘草、川芎、茯神、当归、羌活、防风各二两，麦门冬、半夏各四两，五味子二合，大枣十二枚。上十八味，咀，以水一斗三升煮取三升半，分五服，日三夜二。

大定心汤

治心气虚悸，恍惚多忘，或梦寤惊魇，志少不足方。

人参、茯苓、茯神、远志、赤石脂、龙骨、干姜、当归、甘草、白术、芍药、桂心、紫菀、防风各二两，大枣二十枚。上十五味，咀，以水一斗二升煮取三升半，分五服，日三夜二。

镇心汤

治风虚劳冷，心气不足，善忘恐怖，神志不定。

防风、当归、大黄各五分，麦门冬五两，泽泻、大豆黄卷、白蔹各四分，菖蒲、人参、桔梗、远志、桂心、薯蓣、石膏各三分，干姜、茯苓、紫菀各一两，甘草、白术各十分，附子、茯神各二两，秦艽六分，粳米半升，大枣十五枚。上二十四味，咀，以水一斗二升先煮粳米令熟去滓，纳诸药，煮取四升分服八合，日三夜一。（《翼》方不用粳米，蜜丸如梧子，酒服十丸，加至二十丸。）

《难经·三十四难》 亦曰："脾藏意与智。"

《灵枢·大惑论》 "上气不足，下气有余，肠胃实而心肺虚，虚则营卫留于下，久之不以时上，故善忘也。"

《素问·四时刺逆从论》 "秋刺经脉，血气上逆，令人善忘。""冬刺肌肉，阳气竭绝，令人善忘。"

《灵枢·本神》 盛怒而不止则伤志，志伤则喜忘其前言。

宋·洪迈《夷坚志》 暮年忽然病忘，世间百物皆不能辨，与宾客故友见面不相识。

（常　诚　李昀泽）

第四节　明清时期关于"痴呆""健忘"的论治条文

一、关于"健忘"的条文

（一）明朝时期

《奇效良方·卷之四十六·怔忡健忘动悸门（附论）》明·董宿原 且如健忘者，陡然而忘其事也，皆主于心脾二经。盖心之官则思，脾之官亦主思，此由思虑过矣。伤于心则血耗散，神不守舍；伤于脾则胃气衰惫，而虑愈深。二者皆令

☆☆☆☆

人事则卒然而遂忘也。盖心主血，因血少不能养其真脏，或停饮而气郁以生痰，气既滞，脾不得舒，是病皆由此作。然治之法，必须养其心血，理其脾土，凝神定志之剂以调理。亦当以幽闲之处，安乐之中，使其绝于忧虑，远其六淫七情，如此日渐安矣。……且前人析为怔忡健忘惊悸三证，名异病同，此立方之法，俾后之学者，当循规守矩，体前人之心，斯须之间，不可造次，致伤人命，反此实医之过欤。

《医方考·卷五·健忘门第五十一》明·吴昆 归脾汤：人参、黄芪、龙眼肉、酸枣仁、茯苓、白术、远志各一钱，炙甘草、木香、当归各五分，思虑过多，劳伤心脾，令人健忘者，此方主之。心藏神，脾藏意，思虑过度而伤心脾，则神意有亏而令健忘也。是方也，人参、黄芪、白术、茯苓、甘草，甘温物也，可以益脾。龙眼肉、酸枣仁、远志、当归，濡润物也，可以养心。燥可以入心，香可以醒脾，则夫木香之香燥，又可以调气于心脾之分矣。心脾治，宁复有健忘者乎？

《仁术便览·卷三·惊悸怔忡》明·张浩 健忘丹：治心虚损，遇事多惊，作事健忘。读诵诗书健忘，犹可服。远志（去心）一两，石菖蒲（去毛）一两，黄连（姜炒）五钱，归身（酒洗）二两，枸杞（甘州）二两，酸枣仁（炒）一两，麦冬（去心）一两，甘菊花五钱，生地黄五钱，人参五钱，上炼蜜丸，朱砂三钱为衣，每五十丸茶下。

《仁术便览·卷二·脾胃》 归脾汤：治思虑过度，劳伤心脾，健忘怔忡，解郁养脾阴。白术、茯神、黄芪、龙眼肉、酸枣仁（炒）各一两，人参、木香各五钱，炙甘草二钱半，上锉，每服四钱，姜三片，枣一枚煎。

《类方证治准绳·第一册·中风》明·王肯堂 羌活愈风汤（洁古）：疗肝肾虚，筋骨弱，语言难，精神昏愦，是中风湿热内弱者，是为风热体重也，或瘦，一臂肢偏枯，或肥而半身不遂，或恐而健忘，喜以多思，思忘之道，皆精不足也。故心乱则百病生，心静则万病息，此药能安心养神，调阴阳，无偏胜。羌活、甘草（炙）、防风、防己、黄芪、蔓荆子、川芎、独活、细辛、枳壳、麻黄（去根）、地骨皮、人参、知母、甘菊花、薄荷叶、白芷、枸杞子、当归、杜仲（炒）、秦艽、柴胡、半夏、厚朴（姜制）、前胡、熟地黄各二两，白茯苓、黄芩各三两，生地黄、苍术、石膏、芍药各四两，官桂一两，上三十三味，重七十五两，㕮咀，每服一两，水二盏，煎至一盏，温服。天阴加生姜三片煎，空心一服，临卧再煎渣服。俱要食远空心咽下二丹丸，为之重剂；临卧咽下四白丹，为之轻剂。立其法是动以安神，静以清肺。

《类方证治准绳·第五册·健忘》

①归脾汤（《济生》）：治思虑过度，劳伤心脾，健忘怔忡。人参、茯神、龙眼肉、黄芪、酸枣仁（炒，研）、白术各二钱半，木香、炙甘草各五分，水二盏，

生姜五片，红枣一枚，煎一盅，服无时。薛新甫加远志、当归各一钱。

②**朱雀丸**（《百一》）：治心肾不交，心神不定，事多健忘。沉香半两，茯神二两，上为细末，蜜丸如小豆大。每服三十丸，食后用人参汤下。

③**二丹丸**：治健忘。养神定志，和血安神，外华腠理。天门冬（去心）、熟地黄、丹参各一两半，白茯苓（去皮）、麦门冬（去心）、甘草各一两，远志（去心）、人参（去芦）各半两。上为细末，炼蜜和丸，如桐子大，以朱砂半两，研极细为衣。每服五十丸，加至百丸，空心煎愈风汤送下（方见风门）。

④**大益智散**：治心志不宁，语言健忘。熟地黄、人参（去芦）、白茯苓（去皮）、苁蓉（酒浸）各二两，菟丝子（酒浸）、远志（去心）各七钱半，蛇床子二钱半，上为细末，每服一钱，食后米饮调下，日进二服，忌食猪肉。

《杂病证治准绳·第五册·神志门·健忘》 黄帝曰：人之善忘者，何气使然？岐伯曰：上气不足，下气有余，肠胃实而心气虚，虚则荣卫留于下，久之不以时上，故善忘也。肾盛怒而不止则伤志，志伤则喜忘其前言。血并于下，气并于上，乱而喜忘。火不及曰伏明，伏明之纪，其病昏惑悲忘。太阳司天，寒气下临，心气上从，善忘。太阳之复，甚则入心，善忘善悲。人生气禀不同，得气之清，则心之知觉者明，得气之浊，则心之知觉者昏。心之明者，无有限量，虽千百世已往之事，一过目则终身记而不忘，岂得忘其目前者乎。心之昏者，精神既短，则目前不待于伤心，而不能追忆其事矣。刘河间谓水清明而火昏浊，故上善若水，下愚若火，此禀质使之然也。设禀质清浊混者，则不耐于事物之扰，扰则失其灵而健忘也。盖气与血，人之神也。经曰：静则神藏，躁则消亡。静乃水之体，躁乃火之用。故性静则心存乎中，情动则心忘乎外，动不已则忘亦不已，忘不已则存乎中者几希，存乎中者几希则语后便忘，不俟终日已。所以世人多忘者，役役扰扰，纷纭交错，当事于一生，其气血之阴者将竭。必禀质在中人以上，清明有所守，不为事物所乱者，百难一人也。由是言之，药固有安心养血之功，不若平其心，易其气，养其在己而已。若夫痰之健忘者，乃一时之病。然病忘之邪，非独痰也。凡是心有所寄，与诸火热伤乱其心者，皆得健忘。如《灵枢》谓盛怒伤志，志伤善忘。《内经》谓血并于下，气并于上，乱而善忘。夫如是，岂可不各从所由而为治耶。思虑过度，病在心脾，宜归脾汤，有痰加竹沥。有因精神短少者，人参养荣汤、小定志丸、宁志膏。有因痰迷心窍者，导痰汤下寿星丸，或加味茯苓汤。上虚下盛，于补心药中加升举之剂。心火不降，肾水不升，神志不定，事多健忘，宜朱雀丸。《千金》孔子大圣枕中方，龟甲、龙骨、远志、菖蒲四味，等分为末，酒服方寸匕，日三服，常令人大聪明。治多忘方：菖蒲一分，茯苓、茯神、人参各五分，远志七分，为末。酒服方寸匕，日三夜一，五日效。《圣惠方》：菖蒲、远志各一分，捣为细末，戊子日服方寸匕，开心不忘。《肘后方》治人心孔惛塞，多忘喜误，丁酉日密自至市，买远志着巾角中，为末服之。

☆☆☆☆

《本草》：商陆花主人心昏塞，多忘喜误，取花阴干百日捣末，日暮水服方寸匕，卧思念所欲事，即于眼中自见。

《医方选要·卷之七·怔忡健忘动悸门》明·周文采　至于健忘者，谓陡然而忘其事也，主于心脾二经。盖心之官则思，脾亦主思，此由思虑过度，有伤心脾而得也。伤于心则真血耗散，神不守舍；伤于脾则胃气虚惫而虑愈深。二者皆能令人健忘也。或停饮而气郁生痰，使心脾之气不得舒，亦成斯疾……夫怔忡也，健忘也，动悸也，三者名虽不同，未有不由心血不足，脾气虚弱，积饮停痰而成也。治之唯在补养心血，调和脾气，宁其神，化其痰，使神气充满，心安气舒，则无三者之患也。……**归脾汤**：治思虑过多，劳伤心脾，健忘怔忡。人参（去芦）、木香各一钱，茯神（去皮、木）、龙眼肉、黄芪（去芦）、酸枣仁、白术各一钱半，甘草（炙）半钱，上作一服，用水二盏，生姜五片、枣一枚，煎至一盏，不拘时服。……**宁志膏**：治心神恍惚，一时健忘。辰砂（研细水飞）、乳香（另研）各半两，酸枣仁（炒，去皮，研）、人参（去芦，研）各一两，上为末和匀，炼蜜为丸如弹子大，每服一丸，空心用温酒或枣汤送下。……**寿星丸**：治心胆被惊，神不守舍，或痰迷心窍，恍惚健忘。天南星（先用炭三十斤烧一地坑通红，去炭火，以酒五升倾于地坑内，候渗泄尽，下南星在坑内以盆覆坑，周围用灰拥定，勿令走气，次日取出为末，一斤），朱砂（另研）二两，琥珀（另研）一两，上各为细末和匀，用生姜汁煮面糊和丸，如梧桐子大，每服三十丸，加至五十丸，食后煎人参石菖蒲汤送下。……**二丹丸**：治健忘。养神定志，和血安神，外华腠理。天门冬（去心）、熟地黄、丹参各一两半，白茯苓（去皮）、麦门冬（去心）、甘草各一两，远志（去心）、人参（去芦）各半两。上为细末，炼蜜和丸，以朱砂半两研极细为衣，每服五十丸，加至百丸，空心煎愈风汤送下。愈风汤方见风门。

《重刻万氏家抄济世良方·卷二·惊悸怔忡健忘》明·万表：**归脾汤**　治思虑过度，劳伤心脾，健忘怔忡。白术、茯神、黄芪、圆眼肉、酸枣仁（炒）各一两，人参、木香各五钱，甘草（炙）一钱半。上剉，每服四钱，姜三片，枣一枚，水煎服。**定志丸**　亦治健忘。人参、白茯苓各一两，远志（去心）、菖蒲各二两，上为末，炼蜜为丸，如绿豆大，朱砂为衣。每服五十丸，灯心汤下。

《本草单方·卷七·健忘》明·缪仲淳　心虚风邪，精神恍惚健忘。以铁铧久使者四斤，烧赤，投醋中七次，打成块，水二斗浸二七日。每食后服一小盏（时珍方）。时珍方治健忘，益聪智。七月七日取菖蒲为末，酒服方寸匕，并令饮酒不醉。忌铁器。（《千金方》）又用戊子日取东引桃枝二寸枕之。又五月五日日未出时，取东引桃枝刻作三寸木人，着衣领带中佩之。（《千金方》）治健忘。七月七日收麻勃一升，人参二两，为末，蒸，令气遍。每临卧服一刀圭，能尽知四方之事。此乃治健忘，服之能记四方事也。陶云：逆知未来事，言过矣。（《别录》）。

又五月五日收鳖爪，藏衣领中，令人不忘。(《肘后方》)。

《考证病源·健忘血少忧郁而成》明·刘全德　健忘之病其因忧思过度，损伤心胞以致神舍不清，故令人转盼遗忘，宜养血安神，归脾汤、八物定志丸主之。

《寿世保元·卷二·中风·中风恶症》明·龚廷贤　仙灵脾一名淫羊藿，一斤切碎，以生绢袋盛，不渗器中，用好酒浸之，厚纸重重封固。春夏三日，秋冬五日后开坛，随量饮之，常令醺醺，莫得大醉，治一切冷风劳气，补腰膝，强心力，丈夫绝阳不起，女子绝阴无子，老人昏耄健忘，服之最良。

《寿世保元·卷三·痰饮》　一痰在皮里膜外，非姜汁、竹沥不可及，在四肢非竹沥不开，在经络亦用竹沥，必佐以生姜、韭汁。膈间有痰，或颠狂，或健忘，或风痰，俱用竹沥，与荆沥同功。气虚少食用竹沥。气实能食用荆沥。

《寿世保元·卷五·健忘》　夫健忘者，陡然而忘其事也，尽心力思量不来，为事有始无终，言谈不知首尾，盖主于心脾二经。盖心之官则思，脾之官亦主思，此由思虑过度矣，伤于心则血耗散，神不守舍。伤脾则胃气衰惫，而虑愈深。二者皆令人事则卒然而忘也，盖心主血，因而少而不能养其真脏，或停饮而气郁以生痰，气既滞，脾不得舒，是病皆由此作。治之必须先养其心血，理其脾土，凝神定智之剂以调理，亦当以幽闲之处，安乐之中，使其绝于忧虑，远其六欲七情，如此日渐安矣。一论思虑伤脾，不能摄血，致血妄行，或吐或下，或健忘怔忡，惊悸不寐，发热盗汗，或心脾伤痛，嗜卧少食，大便不调，或血虚发热，或肢体重痛，妇人月经不调，赤白带下，或晡热内热，瘰疬流注，不能消耗溃敛，或思虑伤脾，而作疟痢。**归脾汤**：主方，人参三钱，黄芪(蜜炒)二钱，白术(去芦)一钱五分，白茯苓三钱，当归(酒洗)三钱，远志(甘草水泡去心)一钱，龙眼肉十枚，酸枣仁(炒)三钱，木香八分，甘草(炙)六分，上锉，姜、枣煎服。加柴胡、栀子，名加味归脾汤。神不宁而健忘，倍酸枣仁、茯神、当归，加柏子仁。……一论诸虚健忘，及惊悸怔忡等症，**加减补心汤**：人参、白茯苓、陈皮、白芍(酒炒)、远志(甘草水泡去心)、酸枣仁(炒)、知母、白术、生地黄、当归、石菖蒲、麦门冬(去心)、黄柏(酒炒)、甘草，上锉，姜、枣煎服。……一论宁心保神，益血固精，壮力强志，令人不忘，清三焦，化痰涎，祛烦热，疗咽干，除惊悸，定怔忡，育养心神，大补元气，读书劳神，勤政劳心，并宜服之，**天王补心丹**(大中丞松石刘公传)：加石菖蒲、百部、杜仲、甘草。怀生地四两，天门冬(去心)、麦门冬(去心)、当归、柏子仁、酸枣仁(炒)、五味子各一两，人参、远志(甘草水泡去心)、白茯苓(去皮)、玄参、丹参、桔梗各五钱，加酒炒黄连二两，上为末，炼蜜为丸如梧桐子大，朱砂为衣，每服二三十丸，临卧，灯心、竹叶煎汤送下，枣汤亦可。如饮食不思，大便不实，恐不宜也，又当服后方。……**安神定志丸**：功同补心丸，人参一两五钱，白术(去芦炒)、白茯苓(去皮)、白茯神(去心)、远志(甘草水泡去心)、石菖蒲(去毛忌铁)、酸枣仁(炒)

☆☆☆☆

各一两，麦门冬（去心）一两，牛黄（另研）一钱，辰砂（水飞为衣）二钱五分，上为细末，圆眼肉四两熬膏，和炼蜜三四两为丸，如梧桐子大，辰砂为衣，每服三十丸，清米汤送，不拘时，日三服。……一论凡人多识不忘者，心血足而无所蔽也。若心血不足，邪气蔽之，则伤虚灵之体，而学问易忘矣。龟介虫之灵物也，龙鳞虫之灵物也，假二物之灵，以养心之灵，欲其同气相求云尔。远志辛温味厚，辛温可使入心，味厚可使养阴；菖蒲味辛气温，味辛则利窍，气温则通神，以之而治易忘。斯近理矣。……**聪明丸**：（春元周用廷经验），败龟甲（炙酥）、龙骨（入鸡腹中煮一宿）、远志（去心苗）、石菖蒲（九节者）各等分，上为末，每服一钱，酒调下，日三服。……一论读书辛苦，而有房劳者。当归、生地黄、白术、元参各一钱，川芎、白芍、白茯苓、黄柏（酒炒）、知母（酒炒）、麦门冬（去心）、山栀（炒）、甘草各五分，上锉一剂，生姜煎服。……一论癫狂健忘失志，及恍惚惊怖入心，神不守舍，多言不定，一切真气虚损，用紫河车入补药内服之，大能安神养气宁志。治健忘惊悸怔忡不寐，用六味丸，加远志、石菖蒲、人参、白茯神、当归、酸枣仁炒。……一论诸虚健忘等症，以十全大补汤，去川芎、肉桂、黄芪，加陈皮、远志、石菖蒲、麦门冬、酸枣仁、黄柏、知母。

《寿世保元·卷五·癫狂》　一论久患心风，癫狂健忘，怔忡失志，及恍惚惊怖入心，神不守舍，多言不定，此药大能安神养血，宁心定志，以紫河车一具，长流水洗净，慢火焙干为末，炼蜜为丸，空心酒送下。……一癫狂健忘失志，及恍惚惊怖入心，神不守舍，多言不定，一切真气虚损，用紫河车入补药内服之，大能安神养血，宁志，治健忘惊悸，怔忡不寐，以六味丸加远志、石菖蒲、人参、白茯苓、当归、酸枣仁炒。

《寿世保元·卷五·痫症》　一论诸风瘫痪，不能言语，怔忡健忘，恍惚去来，头目眩晕，胸中烦郁，痰涎壅塞，精神昏愦，心气不足，神志不宁，惊恐忧惨，虚烦少睡，或发癫狂，小儿惊痫风搐，大人暗风羊癫风癫，发叫如雷，其效如神。

《种杏仙方·卷二·健忘》明·龚廷贤　健忘思虑损心脾，尽力思量竟不知。有始有终忘记事，补脾养血是良医。治健忘。用白茯神（去皮木）、远志（用甘草水泡，去骨取肉）、石菖蒲三味等分，水煎服，一日四五次，久久服之，能日诵千言，名聪明汤也。一方久服聪明益智。用龙骨、远志（制），等分为末。食后酒调方寸匕，日三服。

《古今医统大全·卷之五十·健忘门·病机论》明·徐春甫

《病源》云：健忘者，谓事有始无终，言谈不知首尾。又健忘者，陡然而忘其事也。此证皆由忧思过度，损其心胞，以致神舍不清，遇事多忘。然过思伤脾，亦能令人健忘。治之须兼理心脾，神凝意定，其证能自除矣。

治法：治健忘以养血安神理脾舒滞为主：健忘由劳心血耗，神不内守，故卒然而遂忘。宜养血，则心气自足而神自安，何健忘之有？过思伤脾，痰涎郁滞，虑愈深而忘愈健，宜理脾寡欲，则痰涎既豁而神斯清，何健忘之有？

药方：通治健忘诸剂。**归脾汤**：治思虑过度，劳伤心脾，健忘怔忡。人参、黄芪（蜜炙）、茯神、白术各一钱，酸枣仁（泡，去皮）八分，木香三分，甘草三分，上水盏半、龙眼肉七枚、灯心二十根，煎七分。食后服。……**定志丸**：治心气不足，脾思过度，恍惚健忘，惊悸怔忡。无时服此，益心强志，令人不忘。人参、白茯苓各二两，远志（去心）、石菖蒲各二两，上为末，炼蜜丸，弹子大，朱砂为衣。每服三四十丸，临卧米饭下。……**加味茯苓汤**：治伤脾涎滞，痰迷心窍，失事健忘。半夏曲、陈皮各八分，甘草五分，白茯苓、人参各一钱，益智仁、香附子（炒）各五分，上水盏半、姜三片、乌梅一个，煎八分，食远温服。……**二丹丸**：治健忘。安神，定志，和血。丹砂、丹参、茯苓、远志、人参各半两，甘草、天门冬、麦门冬、熟地黄各一两，上为细末，炼蜜丸，梧桐子大。每服三十丸至五十丸，米汤下。……**赛心汤**、**宁志膏**、**朱雀丸**：并治健忘（三方俱见惊悸门）……（《圣惠》）**人参远志丸**：治神思不定，健忘惊悸。人参、远志、白茯苓、天门冬、黄芪、酸枣仁、石菖蒲、桔梗各一两，丹砂半两，官桂二钱，上为末，炼蜜丸，绿豆大。每服二十丸至三十丸，米汤下。……**大归神丹**：治健忘。镇心安神。人参、当归、酸枣仁、白茯苓、远志（姜汁炒）各一两，龙齿半两，琥珀半两，金银箔各二十片，上为细末，酒煮稀糊丸，如小豆大。每服二十丸，日用麦门冬汤下，夜以酸枣仁汤下。……**寿星丸**：治痰迷心窍，健忘惊悸。天南星一斤，每个打作三、四块，先以炭火二十斤烧地坑通红，取出火，以酒五升倾坑内，候酒尽，下南星于内，以盆覆之，勿令走气，次日取出南星，研末，朱砂（另研）三两，琥珀（另研）一两，上末和匀，姜汁打糊丸，小豆大。每服三十丸，人参汤下。……**读书丸**：治健忘，能除百病，日记万言。人参、远志、石菖蒲、菟丝子、生地黄、地骨皮、五味子、酸枣仁、当归、川芎各等分，上为细末，炼蜜丸，梧桐子大。每服三十丸，空心枣汤下。……**三神散**：治健忘不记事者，白茯神、远志（制）、石菖蒲（去毛）各三两，上为细末。每服四钱，食后空心各一服，水一盏，煎八分，和渣服。十日后则不忘，久久服之，能日记千言。……**巴戟天丸**：治健忘。服此令人聪明善记。巴戟天（去心）半两，石菖蒲、地骨皮、白茯苓（为末，作糊）、远志（制）、白茯神各一两，人参三钱，上为末，粘米粉同茯苓末作糊，以菖蒲汤调为丸，梧桐子大。每服三十丸，酒、白汤任下，日三服。……**丹参饮子**：治健忘。辛苦勤读之士宜服此。丹参、当归（酒洗）、白术（炒）、天门冬（去心）、麦门冬（去心）各一钱半，贝母、陈皮、知母、甘草各七分，石菖蒲一钱，黄连（姜汁炒）五分，五味子九粒，上水盏半、姜一片，煎八分，不拘时温服。

☆☆☆☆

《古今医统大全·卷之四·内经脉候·统属诊法候病·统候》　缓为风热，肤顽痿痹。洪缓湿热，细缓寒湿。小儿风热，缓生急死。浮缓伤风，兼大同议，自汗寒热而魩，头背俱疼而急。寸逢浮缓，左右俱主伤风，左逢沉缓健忘，右为短气左关浮缓风运，沉缓气虚。右关浮缓腹膨，沉缓少食。从容和缓为平。尺逢浮缓足痿。左尺沉缓，溲频月水多来；右尺沉缓，泄泻肠风入胃。……里虚主病：沉而无力主里虚。悸怖惊恐，恶人声，精神恍惚，健忘，夜不寐。……心郁者，神气昏昧，心胸微闷，主事健忘者是也。治心郁者，当加黄连、菖蒲、香连丸之类。

《古今医统大全·卷之四十三·痰饮门·病机·痰证条录》　颠狂是痰。凡人忽然发狂，语言错乱，弃衣登高，此痰病也。痰在膈上，使人颠狂或健忘（详见本门）。

《万病回春·卷之四·健忘》明·龚廷贤　健忘者，为事有始无终，言发不知首尾，此是病名也，非比生成愚顽也。精神短少者，多至于痰。有因心气不足，恍惚多忘事者；有因思虑过度，劳伤心脾忘事者，用醒脾汤加减；若痰迷心窍忘事者，用瓜蒌枳实汤加减治之（方见痰饮）。健忘者，思虑伤心脾也。又云健忘者，陡然而忘其事也。**归脾汤**：治脾经失血，少寐，发热盗汗，或思虑伤脾，不能摄血，以致妄行或健忘怔忡、惊悸不寐；或心脾伤痛、嗜卧少食；或忧思伤脾、血虚发热；或肢体作痛、大便不调；或经候不准、晡热内热；或瘰疬流注，不能消散溃敛。人参、白术、黄芪（炒）、白茯苓（去皮）、龙眼肉、当归、远志（甘草，泡去心）、酸枣仁（炒）各一钱，木香、甘草（炙）各五分，上锉一剂。生姜三片，枣一枚，水煎服。本方加柴胡、山栀，名加味归脾汤。……**状元丸**：专补心生血，宁神定志，清火化痰。台阁勤政，劳心灯窗，读书辛苦，并健忘怔忡、不寐及不善记而多忘者，服之，能日诵千言，胸藏万卷，神效。人参二钱、白茯神（去皮木）、当归（酒洗）、酸枣仁（炒）各三钱，麦门冬（去心）、远志（去心）、龙眼肉、生地黄（酒洗）、玄参、朱砂、石菖蒲（去毛，一寸九节者佳）各三钱，柏子仁（去油）二钱，上为细末，猪猪心血为丸，如绿豆大，金箔为衣。每服二三十丸，糯米汤送下。……**天王补心丹**：宁心保神，益血固精，壮力强志，令人不忘。除怔忡，定惊悸，清三焦，化痰涎，祛烦热，疗咽干，养育精神。人参五钱，五味子、当归（酒洗）、天门冬（去心）、麦门冬（去心）、柏子仁、酸枣仁（炒）、玄参、白茯神（去皮）、丹参、桔梗（去芦）、远志（去心）各五钱，黄连（去毛，酒炒）二两，生地黄（酒洗）四两，石菖蒲一两，为细末，炼蜜为丸，如梧桐子大，朱砂为衣。每服三十丸，临卧时服，灯心、竹叶煎汤送下。一方有熟地黄、百部、牛膝、杜仲、茯神、甘草各等分，金箔为衣，炼蜜为丸，如弹子大。临卧服一丸，细嚼，灯心、红枣煎汤送下。无麦冬、黄连、生地黄。……**孔子大圣枕中方**：龟甲（即龟板自败者佳）、龙骨（煅）、远志（去心）、

☆ ☆ ☆ ☆

石菖蒲（去毛），上四味等分为末。酒调方寸匕，日三服。令人聪明。人若多忘事，用远志、石菖蒲，每日煎汤服，心通万卷书。……癫狂健忘，怔忡失志及恍惚惊怖，人心神不守舍、多言不定，一切真气虚损，用紫河车入补药内服之，大能安心养血宁神。……一健忘、惊悸、怔忡不寐，用六味丸加远志、石菖蒲、人参、白茯神、当归、酸枣仁（炒），同为丸服。

《丹台玉案·卷之三·痰门·立方》明·孙文胤　牛黄丸 治诸风缓纵，言语謇涩，心怔健忘，头目眩晕，胸中烦郁，痰涎壅塞，心经不足，神志不定，惊恐畏怖，虚损少睡，喜怒无时，癫狂痫症，并皆治之。

《丹台玉案·卷之四·心痛门·附怔忡、惊悸、健忘》　人之所主者心，心之所养者血，心血一虚，神气不守，此怔忡惊悸之所肇端也。曰怔忡，曰惊悸，岂可无辨乎。心虚而停水，则胸中渗漉，虚气流动，水既上乘，心火恶之，心不自安，使人有怏怏之状，是则怔忡。心虚而郁痰，则耳闻大声，目击异物，使人有惕惕之状，或蓦然而跳跃惊动，是则为惊悸。又有所为健忘者，为事有始无终，言语不知首尾是也。治之之法，怔忡者，与之逐水消饮之剂；惊悸者，与之豁痰定惊之剂；健忘者，与之定志安神之药。总之要在调养心血，和平心气而已。

《订补明医指掌·卷七·惊悸怔忡健忘证八》明·皇甫中　《歌》惊悸心中常惕惕，如人将捕时惊惑。延缠不已渐怔忡,痃癖神魂多恍惚。精神短少或多痰，健忘之病因而得。皆缘大恐与大惊，触事丧志心神失。《论》夫人之所主者心，心之所养者血。心血一虚，神气失守，神去则舍空，舍空则郁而停痰，痰居心位，此惊悸之所以肇端也。或耳闻大声，目击异物，遇险临危，触事丧志，则心为之怵，使人有惕惕之状，始则为惊悸。久而心虚停饮，水气乘心，胸中渗漉，虚气流动，水既上乘，心火畏之，心不自安，故怏怏然而怔忡也。日久不已，精神短少，心气空虚，神不清而生痰，痰迷心窍，则遇事多忘；亦因思虑过度，病在心脾，故令转盼遗忘，名曰健忘。三者虽有浅深之殊，皆心脾之病，其所由来者一也。而治之之法，必审其脉之虚实，病之浅深，元气之盛衰，则虚实邪正之情自了然矣。《脉》惊悸怔忡，寸动而弱。寸紧关浮，悸病乃作。饮食痰火，伏动滑搏。浮微弦濡，忧惊过却。健忘神亏，心虚浮薄。……健忘，思虑伤脾，作事忘前失后者，归脾汤。心气不定，恍惚多忘者，定志丸。年老神衰，遇事多忘，二丹丸。痰多郁滞于心脾而善忘者，四七汤加竹沥、姜汁、胆星、栝蒌（方见气证）。……**归脾汤**：治怔忡、健忘。白术一两，茯神一两，黄芪一两，圆眼肉一两，枣仁（炒）一两，人参半两，木香半两，甘草（炙）二钱半，每服锉四钱，姜三片，枣一枚，水煎服。……**定志丸**，治恍惚多忘。远志一两，人参一两，蒲黄二两，白茯苓三两，末之，蜜丸梧子大，辰砂为衣，每服三十丸，米汤下。……**二丹丸**：治健忘，开心志。丹参半两，天门冬半两，熟地黄二两，麦门冬一两，白茯苓

☆☆☆☆

一两，人参半两，远志半两，朱砂半两，石菖蒲半两，末之，炼蜜丸如桐子大，每五十丸至百丸，圆眼汤送下。

《简明医彀》明·孙志宏　帝曰：人之善忘者，何气使然？岐伯曰：上气不足，下气有余，肠胃实而心气虚，则荣卫留于下，久之不以时上，故善忘也。夫善忘者，乃忧思过度损其心胞，以致神舍不清，遇事则忘。然思伤脾，亦能令人健忘。心脉洪大而散主于火，涩为血少。治宜养血安神，宁心醒脾。主方：人参、石菖蒲、远志肉、茯神、丹参、当归、麦冬、生地（等分）、甘草（减半），加灯心，龙眼七枚，水煎，临睡服。中脘有痰，妨于心窍，亦令健忘加橘红、胆星、黄连。……归脾汤：忧思伤脾，心血耗损，健忘惊悸，怔忡恍惚，盗汗烦热，神乱少睡，或嗜卧减食，女人经愆晡热，瘰疬流注，不消不敛。人参、白术、龙眼肉、白茯苓、远志肉、当归、酸枣仁（研，炒）、黄芪各一钱，木香、甘草（炙）各五分，姜三，枣一，水煎服。……二神散：治健忘，十日效，久服日记千言。茯神、远志、石菖蒲等分为末，早晚各四钱，水一盏，煎十沸，连渣服。……简便方：健忘。吉祥草（为末，酒下）三钱，书室栽之，明目强记。又莲子（泡，去皮心）研粉，先以粳米二合煮粥，次入粉煮食。

《医学纲目·卷之十六心小肠部·健忘》明·楼英　《丹》健忘精神短少者多，亦有痰者。《灵》黄帝曰：人之善忘者，何气使然？岐伯曰：上气不足，下气有余，肠胃实而心气虚，虚则荣卫留于下，久之不以时上，故善忘也。（大惑论）……《千》孔子大圣枕中方：龟甲（即龟板）、龙骨、远志、菖蒲，上四味，等份为末，酒服方寸匕，日三服。常令人大聪明。（《衍义》云，龟甲以其灵于物象，用补心甚验。）……治多忘方：菖蒲一分，茯苓、茯神、人参各五分，远志七分。上五味为末，酒服方寸匕，日三夜一，五日效。《局》定志丸：治善忘，安神定志（方见惊门）。……《圣》：《千金翼》《圣惠》同，补心虚治健忘，令人耳目聪明。用戊子日服。开心不忘方：菖蒲、远志各一分，上捣为细末，服方寸匕，食后令人耳目聪明，从外见里，及千里外事。令人长生，去三百病，毒不能为害。……《肘》治人心孔恬塞，多忘喜误，丁酉日密自至市，买远志著巾角中为末，服之。肾盛怒而不止则伤志，志伤则喜忘其前言（全文见诊死生）。血并于下，气并于上，乱而喜忘（全文见刺虚实）。运气喜忘皆属心火虚。经云：火不及曰伏明，伏明之纪，其病昏或悲忘。又云：太阳司天，寒气下临，心气上从善忘。又云：太阳之复，甚则入心，善忘善悲是也。……《本草》商陆花，主人心惛塞，多忘喜误，取花阴干百日，捣末，日暮水服方寸匕，卧思念所欲事，即于眼中自觉。……《集》健忘：列缺、心俞、神门、中脘、三里、少海（灸）。……（《无》）髑髅者心高，心高则满于肺中，悗而善忘，难开以言（全文见诊）。

《医宗必读·卷之十·健忘》明·李中梓　经曰：上气不足，下气有余，肠胃实而心气虚，虚则营卫留于下，久之不以时上，故善忘也。上气者，心家之

☆ ☆ ☆ ☆

清气也；下气者，肠胃之浊气也。营卫留于下，则肾中之精气，不能时时上交于心，故健忘。肾盛怒而不止则伤志，志伤则喜忘其前言。怒本肝之志，而亦伤肾者，肝肾为子母。气相通也。肾藏志，志伤则意失，而善忘其前言也。血并于下，气并于上，乱而喜忘。血并于下，则无以养其心，气并于上，则无以充其肾。水下火上，坎离不交，乱其揆度，故喜忘也。愚按《内经》之原健忘，俱责之心肾不交，心不下交于肾，浊火乱其神明，肾不上交于心，精气伏而不用。火居上则因而为痰，水居下则因而生躁，扰扰纷纭，昏而不宁，故补肾而使之时上，养心而使之善下，则神气清明，志意常治，而何健忘之有？

《病机沙篆·卷下·健忘》明·李中梓　经云：上气不足，下气有余，肠胃实而心肺虚，虚则营卫留于下，久之不以时上，故善忘也。又曰：肾盛怒而不止则伤志，志伤则喜忘其前言。血并于下，气并于上，乱而喜忘，宜代**抵当丸**去其瘀血。大黄四两，生地、归尾、桃仁、山甲、元明粉各一面，桂三钱，为末蜜丸。思虑伤脾，**归脾汤**，挟痰加姜汁、竹沥。精神短少，**人参养营汤**，参、芪、术、草、熟、芍、归、苓、桂心、远志、五味、陈皮、姜、枣。痰迷心窍，**导痰汤**，二陈加胆星、枳实；或二陈送寿星丸，琥珀、胆星、朱砂、猪心血、姜汁丸，参汤送下。上盛下虚，以丹参、麦冬、茯神、远志、人参、黄芪、甘草、升、柴。水火不交，**宜朱雀丸**，见前。禀赋不足以致健忘，**孔圣枕中丹**，远志肉、石菖蒲、龙骨、龟甲、等分为末，酒服三钱。又方，石菖蒲、远志肉等分为末，戊子日服二钱，令人不忘。丁酉日密自往市，买远志，戴帽中归，然后为末，酒调服，治忘如神。

《云林神彀·卷二·健忘》明·龚廷贤　健忘作事无终始，言发不知首与尾，思虑过度损心脾，痰迷心窍亦如是。……**归脾汤**里用参芪，茯苓白术并当归，远志酸枣龙眼肉，木香甘草补心脾（十味）。……**补心汤**用芍参归，术苓知母草陈皮，生地黄柏石菖蒲，麦门酸枣仁远志（十四味）。……人若多忘事，远志茯菖蒲，每日煎汤服，心通万卷书（三味）。……**六味地黄丸**：（方见补益。治健忘怔忡，惊悸不寐，加远志肉、石菖蒲、人参、白茯神、当归、酸枣仁炒、各二两），宁心保神，益血固精，壮力强志，定魄镇惊，怔忡健忘，痰火能清。……**天王补心**用茯参，桔志玄丹各五钱，生地二两用酒洗，天麦酸味柏归连，各秤一两研为末，蜜丸朱砂作衣穿，临卧每服二三十，灯心竹叶煮汤吞（十四味）。

《赤水玄珠·第十四卷·健忘门》明·孙一奎　戴元礼曰：健忘者，为事有始无终，言谈不知首尾。此以为病之名，非比生成之愚顽也。《灵枢》经曰：人之善忘者，何气使然？岐伯曰：上气不足，下气有余，肠胃实而心气虚，虚则荣卫留于下，久之不以时上，故善忘也。《丹溪心法》曰：此证皆由忧思过度，损其心胸，以致神舍不清，遇事多忘，病在心脾。凡思伤脾，以故令人转盼遗忘。治之以归脾汤。须兼理心脾，神宁意定，其证自除也。……**归脾汤**：思虑过度，劳伤心脾，健忘怔忡。白术、茯神、黄芪、酸枣仁各一两，人参、木香各五钱，甘草（炙）二钱半，每六钱，姜三片，枣二枚，圆眼肉五枚，水煎服。……

定志丸：心气不定，恍惚多忘。远志、石菖蒲各二两，人参一两，白茯苓三两，上末，炼蜜丸，梧子大，朱砂为衣。每服三十丸，米饮下。一方加茯神。……

加味茯苓汤：痰迷心窍，健忘失事。二陈汤加益智仁、香附、人参，姜水煎服。……

读书丸：健忘服之，日记千万言。石菖蒲、菟丝子、远志各一两，地骨皮二两，生地、五味子、川芎各一两，为末，薄糊丸，梧子大，每服七八十丸，临卧白汤下。……**孔子大圣枕中汤**：常服令人聪明。龟甲、龙骨、远志、菖蒲各等分，为末，酒服方寸匕，日三服。《圣惠》、《千金翼》同。补心虚，治健忘，令人耳目聪明，以戊子日服之，开心不忘，菖蒲、远志各等分，为末，每服方寸匕，常服令人耳目聪明。从外见里，令人长生，去三百病，毒不能为害。……**二丹丸**：安神定志，和血，治健忘。熟地黄、天门冬、丹参各一两半，茯苓、甘草各一两，远志、人参各五钱，麦门冬一两，上末，炼蜜丸，梧子大，朱砂五钱为衣。每服五十丸，白汤下。……又**读书方**：菖蒲、远志、桂、甘草、地骨、人参、巴戟天，倍煮茯苓糊丸服，读书日记万千言。……**状元丸**：教子弟第一方。菖蒲（去毛）、远志（甘草水煮，去心）各一两，白茯神（去木皮）、巴戟天（水煮，去心）五钱，人参、地骨皮（去心）各三钱，上末，用白茯苓去皮二两，糯米二两，共为粉，用石菖蒲三钱，煎浓汤，去渣，打糊为丸。每食后、午时、临睡，各服三五十丸。

《医学正传·卷之五·怔忡惊悸健忘证》明·虞抟　（东垣）**归脾汤**：治思虑过度，劳伤心脾，健忘怔忡。白术、茯神、黄芪（蜜炙）、龙眼肉、酸枣仁（炒）各一钱，人参、木香各半钱，甘草（炙）二分半，上细切，作一服，水二盏，加生姜三片，大枣一枚，煎至一盏，去粗温服。

《苍生司命·卷七·健忘怔忡惊悸证》明·虞抟　健忘者，为事有始无终，言谈不知首尾，老人多患此，虚可知已。怔忡者，心中惕惕不安，如人将捕之状，无时而作者是也。惊悸者，善恐怖，蓦然跳跃惊动，有时而作者是也。尤当分虚实治之。健忘、怔忡者，纯主不足，惊悸则不足中之有余也。治健忘、怔忡者多主心血不足，精神亏欠，皆用四物汤、安神丸、八味定志丸、归脾汤、天王补心丹，随症加减。若惊悸则有痰迷心窍者，有痰因火动，时作时止者，治之当用温胆汤、二陈汤加黄连、生地、归身、茯神、远志、枣仁等药，仍当随症加减，勿补有余而攻不足也。四物汤（见中风）、安神丸（见火）、归脾汤（见劳）、天王补心丹（见火）。八味定志丸：人参一两半，菖蒲、远志、茯神各一两，白术、麦冬各五钱，牛黄二钱，朱砂一钱，以上五方治健忘怔忡。

《红炉点雪·卷一·惊悸怔忡健忘》明·龚居中　惊者，心卒动而不宁也。悸者，心跳动而怕惊也。怔忡者，心中躁动不安，惕惕然如人将捕。多因富贵而戚戚，贫穷而不遂所愿而成。健忘者，陡然而忘其事，尽心力思忖不来，为事有始无终，言谈不知首尾，三证病同而名异，其源皆属心血虚，盖心无血养，如鱼失水，惕然而跳跃也。时作时止者，以痰因火动，瘦人多是血虚，肥人多是痰饮，法宜先养心血，理其脾土，亦当幽闲安乐，制其忧虑，远其七情六欲则自安矣。

　　《推求师意·卷之上·杂病门·健忘》明·戴思恭　安神之外，犹可论否？曰：方论虽言怵惕思虑所伤，忧欲过损，惊恐伤心，心伤则健忘也。予尝思之，人生气禀不同，得气之清，则心之知觉者灵；得气之浊，则心之知觉者昏。心之灵者，无有限量，虽千百世已往之事，一过目则终身记之而不忘；心之昏者，虽无所伤，而目前事亦不能记矣。刘河间谓水清明，火昏浊。故上善若水，下愚若火，此禀质使然。设禀清浊混者，则不能耐事烦扰，烦扰则失其灵而健忘。盖血与气，人之神也。经曰：静则神藏，躁则消亡。静乃水之体，躁乃火之用，故性静则心存于中，动则心忘于外，动不已则忘不已，忘不已则存于中者几希，故语后便忘，不俟终日。所以老人多忘，盖由役役扰扰纷纭交错，气血之阴于斯将竭，求其清明有所守。而不为事物所乱者，百无一人焉！由是言之，药固有安心养血之功，不若平心易气，养其在己而已。设使因痰健忘，乃一时之病，亦非独痰也。凡心有所寄与诸火热伤乱，其心皆健忘也。《灵枢》谓盛恐伤志，志喜忘。《内经》谓血并于下，气并于上，乱而喜忘。可不各从所由以治之哉？

　　《医学原理·卷之九·健忘门》明·汪机　健忘之症，乃神思不舒，精神短少，为事有始无终，言谈不知首尾。原其所由，尽因忧思过度，致伤心血，心无血养，神气不全所致。治法宜用归脾汤，多有获效。学者宜致思焉。

　　《内经知要·卷上·藏象》明·李中梓　肝悲哀动中则伤魂，魂伤则狂妄不精，不精则不正，当人阴缩而挛筋，两胁骨不举，毛悴色夭，死于秋（悲哀亦肺之志，而伤肝者，金伐木也。肝藏魂，魂伤则或为狂乱，或为健忘。不精者，失见精明之常，则邪妄而不正也。肝主筋，故阴缩挛急。两胁者肝之分，肝败则不举。肝色青，青欲如苍璧之泽，不欲如蓝。木衰畏金，故死于秋）。

　　《脉诀汇辨·卷四·濡脉（阴中之阴）》明·李延昰　体象濡脉细软，见于浮分；举之乃见，按之即空。濡者，即软之象也。必在浮候见其细软，若中候沉候，不可得而见也。叔和比之"帛浮水面"，时珍比之"水上浮沤"，皆状其随手而没之象也。主病：濡主阴虚，髓竭精伤。左寸濡者，健忘惊悸。濡在左关，血不荣筋。左尺得濡，精血枯损。右寸濡者，膝虚自汗。濡在右关，脾虚湿侵。右尺得濡，火败命倾。按浮主气分，浮取之而可得，气犹未败；沉主血分，沉按之而如无，此精血衰败。在久病老年之人，尚未至于必绝，为其脉与证合也；若平人及少壮及暴病见之，名为无根之脉，去死不远。叔和言"轻手相得，按之无有。"伪诀反言"按之似有举之无。"悖戾一至于此耶！且按之则似有，举之则还无，是弱脉而非濡脉矣。濡脉之浮软，与虚脉相类，但虚脉形

★☆☆☆

大而濡脉形小也。濡脉之细小，与弱脉相类，但弱在沉分而濡在浮分也。濡脉之无根，与散脉相类，但散脉从浮大而渐至于沉，濡脉从浮小而渐至于不见也；从大而至沉者全凶，从小而之无者为吉凶相半也。又主四体骨蒸，盖因肾气衰绝，水不胜火耳。

《脉诀汇辨·卷四·弱脉（阴）》明·李延昰　体象弱脉细小，见于沉分；举之则无，按之乃得。沉而且细且小，体不充，势不鼓也。主病 弱为阳陷，真气衰弱。左寸弱者，惊悸健忘。弱在左关，木枯挛急。左尺得弱，涸流可征。右寸弱者，自汗短气。弱在右关，水谷之痾。右尺得弱，阳陷可验。夫浮以候阳，阳主气分，浮取之而如无，则阳气衰微，确然可据。夫阳气者，所以卫外而为固者也；亦以营运三焦，熟腐五谷者也。柳氏曰："气虚则脉弱。寸弱阳虚，尺弱阴虚，关弱胃虚。弱脉呈形，而阴霾已极，自非见睍，而阳何以复耶？"《素问·玉机真藏论》曰："脉弱以滑，是有胃气。脉弱以涩，是为久病。"愚谓弱堪重按，阴犹未绝；若兼涩象，则气血交败，生理灭绝矣。仲景云："阳陷入阴，当恶寒发热，久病及衰年见之，犹可维援；新病及少壮得之，不死安待！"按《脉经》曰："弱脉极软而沉细，按之乃得，举手无有。"何其彰明详尽也。伪诀谓"轻手而得"，明与叔和相戾，且是濡脉之形，而非弱脉之象。因知伪诀误以濡脉为弱，弱脉为濡，其卤莽特甚。即黎氏浮沤之譬，亦踵高阳之弊，不可不详加考据也。

《诊家正眼·卷二·濡脉（阴中之阳）》明·李中梓　体象濡脉细软，见于浮分；举之乃见，按之即空。主病 濡主阴虚，髓绝精伤。左寸见濡，健忘惊悸。右寸见濡，腠虚自汗。左关逢之，血不营筋。右关逢之，脾虚湿侵。左尺得濡，精血枯损。右尺得之，火败命乖。【按】濡之为名，即软之义也。必在浮候见其细软；若中候沉候，不可得而见也。王叔和比之帛浮水面，李时珍比之水上浮沤，皆曲状其随手而没之象也。《脉经》言"轻手相得，按之无有"，伪诀反言"按之似有举还无"，悖戾一至此耶！且按之则似有，举之则全无，是弱脉而非濡脉矣。濡脉之浮软，与虚脉相类；但虚脉形大，而濡脉形小也。濡脉之细小，与弱脉相类；但弱在沉分，而濡在浮分也。濡脉之无根，与散脉相类；但散脉从浮大而渐至于沉绝，濡脉从浮小而渐至于不见也。从大而至无者，为全凶之象；从小而之无者，为吉凶相半也。浮主气分，浮举之而可得，气犹未败。沉主血分，沉按之而全无，血已伤残。在久病老年之人见之，尚未至于命绝，为其脉与症合也。若平人及少壮及暴病见之，名为无根之脉，去死不远矣。

《诊家正眼·卷二·弱脉（阴）》明·李中梓　体象弱脉细小，见于沉分；举之则无，按之乃得。主病 弱为阳陷，真气衰弱。左寸心虚，惊悸健忘。右寸肺虚，自汗短气。左关木枯，必苦挛急。右关土寒，水谷之痾。左尺弱形，涸流可征，右尺若见，阳陷可验。【按】弱之为义，沉而细小之候也。叔和《脉经》云："弱脉极软而沉细，按之乃得，举手无有"，何其彰明详尽也。伪诀乃借叔和之名以欺世者，而反以弱脉为轻手乃得，是明与叔和相戾；且是濡脉之形，而非弱脉之象矣。因知高阳生误以濡脉为弱，弱脉为濡，不意欲立言之人，而不加考据乃尔耶！即黎氏浮沤之喻，亦误以濡脉为弱脉矣。夫浮以候阳，阳主气分；浮取之而如无，则阳气衰微，确然可据。夫阳气者，所以卫外而为固者也，亦所以营运三焦，熟腐五谷者也。弱脉呈形，而阴霾已极，自非见晛，而阳何以复耶！《素问》曰："脉弱以滑，是有胃气。脉弱以涩，是为久病。"愚谓弱堪重按，阴犹未绝，若兼涩象，则气血交败，生理灭绝矣。仲景云："阳陷入阴，当恶寒发热。久病及衰年见之，犹可维援。新病及少壮得之，必死安待。"柳氏曰："气虚则脉弱。寸弱阳虚，尺弱阴虚，关弱胃虚。"

《神农本草经疏·卷二·五脏六腑虚实门》明·缪希雍 健忘属气血两虚。【忌】升，燥热；复忌苦寒，辛散。诸药俱见前。【宜】益脾阴兼补气，酸敛，甘温，甘寒，辛平以通窍。酸枣仁、白芍药、五味子、人参、炙甘草、黄芪、龙眼肉、柏子仁、麦门冬、丹参、茯苓、茯神、石菖蒲、远志。

《本草纲目·草部第十八卷·草之七·预知子》明·李时珍 预知子仁，苦，寒，无毒，预知子丸，治心气不足，精神恍惚，语言错妄，怔悸烦郁，忧愁惨戚，喜怒多恐，健忘少睡，夜多异梦，寐即惊魇，或发狂眩暴不知人，并宜服此：预知子（去皮）、白茯苓、枸杞子、石菖蒲、茯神、柏子仁、人参、地骨皮、远志、山药、黄精（蒸熟）、朱砂（水飞），等分，为末，炼蜜丸芡子大。每嚼一丸，人参汤下。（《和剂局方》）

《本草纲目·谷部第二十二卷·谷之一·大麻》 释名：火麻、黄麻、汉麻。花名麻勃。麻勃，温，无毒。时珍曰：按：《范汪方》有治健忘方：七月七日收麻勃一升，人参二两，为末，蒸令气遍。每临卧服一刀圭，能尽知四方之事。此乃治健忘，服之能记四方事也。陶云逆知未来事，过言矣。又《外台》言生疔肿人，忌见麻勃，见之即死者，用胡麻、针砂、烛烬为末，醋和傅之。不知麻勃与疔何故相忌。亦如人有见漆即生疮者，此理皆不可晓。

《本草纲目·菜部第二十七卷·菜之二·薯蓣》 根，甘，温、平，无毒。伤中，补虚羸，除寒热邪气，补中，益气力，长肌肉，强阴。久服，强筋骨，主泄精健忘（大明）。

《本草纲目·果部第二十九卷·果之一·桃》 心虚健忘《圣惠》，令耳目聪明：用戊子日，取东引桃枝二七寸枕之。又方：五月五日日未出时，取东引桃枝刻作三寸木人，着衣领带中佩之。（《千金方》）

《本草纲目·木部第三十七卷·木之四·茯苓》 补五劳七伤，开心益志，止健忘。

《本草纲目·虫部第三十九卷·虫之一·螳螂、桑螵蛸》 宗奭曰：男女虚损，肾衰阴痿，梦中失精遗溺，白浊疝瘕，不可阙也。邻家一男子，小便日数十次。

☆☆☆☆

如稠米泔，心神恍惚，瘦瘁食减，得之女劳。令服桑螵蛸散药，未终一剂而愈。其药安神魂，定心志，治健忘，补心气，止小便数。用桑螵蛸、远志、龙骨、菖蒲、人参、茯神、当归、龟甲（醋炙）各一两，为末。卧时，人参汤调下二钱。如无桑上者，即用他树者，以炙桑白皮佐之。桑白皮行水，以接螵蛸就肾经也。

《本草纲目·鳞部第四十三卷·鳞之一·龙》　龙骨，健忘：久服聪明，益智慧。用白龙骨、虎骨（代）、远志等分，为末。食后酒服方寸匕，日三。（《千金》）

《本草纲目·兽部第五十卷·兽之一·牛黄》　苦，平，有小毒。主中风失音口噤，妇人血噤惊悸，天行时疾，健忘虚乏。（《日华》）

《本草纲目·兽部第五十卷·兽之一·六畜心》　时珍曰：古方多用六畜心治心病，从其类也。而又有杀时惊气入心、怒气入肝，诸心损心、诸肝损肝之说，与之相反。【主治】心昏多忘，心虚作痛，惊悸恐惑（时珍）。健忘：心孔昏塞，多忘喜误。取牛、马、猪、鸡、羊、犬心，干之为末。向日酒服方寸匕，日三服。闻一知十。（《外台》）

《本草纲目·兽部第五十一卷·兽之二·虎》　虎骨（代），辛，微热，无毒。健忘惊悸：预知散：用虎骨（代，酥炙）、白龙骨、远志肉等分为末。生姜汤服，日三服。久则令人聪慧。（《永类钤方》）

《雷公炮制药性解·卷一·果部·芡实》　味甘，性平无毒，入心肾脾胃四经。主安五脏，补脾胃，益精气，止遗泄，暖腰膝，去湿痹，明耳目，治健忘。

《雷公炮制药性解·卷三·草部中·木通》　味辛甘，性平无毒，入小肠经。主五淋小便闭，经凝乳闭，难产，积聚，惊悸心烦，健忘耳聋，声哑鼻塞，痈疮脾疽喜睡，天行瘟疫。

《雷公炮制药性解·卷五·木部·白茯苓》　味淡微甘，性平无毒，入肺脾小肠三经。主补脾气，利小便，止烦渴，定惊悸，久服延年。去皮心研细，入水中搅之浮者，是其筋也，宜去之，误服损目。赤者专主利水。抱根而生者名茯神，主补心安神，除惊悸，治健忘。马兰为使，恶白蔹，畏牡蒙、地榆、雄黄、秦艽、龟甲，忌醋及酸物。

《药鉴·新刻药鉴卷之二·茯神》　气温，味甘，无毒。阳也，专理心经，善补心血。止恍惚惊悸，治恚怒健忘。开心益智，安魂定魄。养精神，美颜色，疗风眩。乳制为良。

《本草正·山草部·淫羊藿》　味甘，气辛，性温。乃手足阳明、少阴、三焦、命门药也。主阳虚、阳痿、茎中作痛，化小水，益精气，强志意，坚筋骨，暖下部一切冷风劳气、筋骨拘挛，补腰膝，壮真阴及年老昏聩、中年健忘；凡男子阳衰、女子阴衰、艰于子嗣者，皆宜服之。服此之法，或单用浸酒，或兼佐丸散，无不可者。制法：每择净一斤，以羊脂四两同炒，油尽用之。

《本草正·竹木部·茯神》　附根而生近，故能入心经，通心气，补健忘，止恍惚、惊悸。虽《本草》所言如此，然总不外于渗降之物，与茯苓无甚相远也。

《本草通玄·卷下·用药机要》　有神不守舍而健忘不宁者，宜朱砂、紫石英以镇其心。

《本草汇言·卷之一·草部（山草类）·人参》　人参，补气生血。（张元素）助津养神之药也。（陈象先稿）故真气衰弱，短促虚喘，以此补之。如荣卫空虚，用之可治也。精神散乱，魂魄飞扬，以此敛之。如阳亡阴脱，用之可回也。惊悸怔忡，健忘恍惚，以此宁之。治惊悸怔忡，健忘恍惚，并心志懒怯。用人参、麦门冬各三钱，北五味子五分，当归身、益智仁二钱，白术、半夏、茯苓、胆星各二钱。水煎服。临服时调朱砂末五分。

《本草汇言·卷之一·草部（山草类）·远志》　治怔忡健忘，惊悸恍惚。用远志、枣仁、当归身、白茯苓各二两。为丸，每早晚各服三钱，白汤下。（方龙潭《本草切要》）

《本草汇言·卷之二·草部（芳草类）·当归》　当归，生血，养血。止血，活血之药也（时珍）。若吐血衄血，淋血便血，或经漏失血，或产崩损血，皆血走也，必用归头以止之。如阴虚不足，精神困倦，或惊悸怔忡，健忘恍惚，皆血少也，必用归身以补之。

《本草汇言·卷之四·草部（隰草类下）·生地黄》　治心虚惊悸，怔忡健忘。用熟地黄、人参、远志、麦门冬、酸枣仁、柏子仁、茯神、甘草。

《本草汇言·卷之四·草部（隰草类下）·麦蘽冬》　麦门冬清心润肺之药也（李东垣）。（葛风寰稿）主心气不足，惊悸怔忡，健忘恍惚，精神失守，或肺热肺燥，咳声连发，肺痿叶焦，短气虚喘，火伏肺中，咯血咳血，或虚劳客热，津液干少，或脾胃燥涸，虚秘便难，此皆心肺肾脾，元虚火郁之证也。《方脉正宗》：治心气不足，惊悸怔忡，健忘恍惚，精神失守。用麦门冬、人参、茯苓、远志、枣仁、白术、当归、甘草、半夏。

《本草汇言·卷之六·草部（蔓草类）·天花粉》　治惊悸不宁是心虚痰火内闭也，将成怔忡健忘，痴迷风癫之证，用加味温胆汤。用天花粉、黑山栀仁、竹茹、人参、酸枣仁（炒）、茯苓、当归、生地、川贝母、半夏、陈皮、胆星、麦门冬、黄耆、白芍药各一两五钱（俱酒拌炒），甘草八钱，分作十剂，每剂加生姜三片，黑枣五个，水煎服。（《苟氏家传》）

《本草汇言·卷之八·木部（香木类）·沉香》　治心神不足，火不降，水不升，健忘惊悸。用沉香、人参各五钱，茯神二两，共为末，炼蜜丸如梧桐子大，每早晚各服百丸，白汤下。（《王璆百一选方》）

《本草汇言·卷之十一·木部 寓木类·茯苓》　治忧恚惊邪，致成心志不宁，精神恍惚，怔忡健忘，甚至失魂丧志，颠狂痴醉。用白茯苓一两，酸枣仁、远志、半夏、当归各六钱，川芎四钱，分作四帖，水煎服。临服时，调朱砂末一分五厘。

☆☆☆☆

（许继心方）

治心神不定，时复振跳，恍惚健忘，情绪不乐，水不上升，火不下降。常服消阴养火，保全心气。用白茯苓二两，沉香五钱，人参六钱，共为末，炼蜜丸小豆大。每服五十丸，白汤下。（《百一选方》）

《本草汇言·卷之十二·水石类·石膏》　治忧忿抑郁之人，痰涎沃心，以致心气不舒，渐成健忘，惊悸，怔忡，不寐，后成心风，语言错谬，人事不明，用高枕无忧散。用石膏、半夏各五钱，茯苓、陈皮、竹茹、龙眼肉、人参、麦冬各二钱，枳实、甘草各一钱，生姜三片，水煎服。

《本草汇言·卷之十五·果部 果类·大枣》　大枣，补中益气，壮心神，助脾胃，养肝血，保肺气，调营卫，生津液之药也（东垣）。沈氏（孔庭）曰：此药得天地冲和之气，甘润膏凝，善补阴阳、气血、津液、脉络、筋俞、骨髓，一切虚损无不宜之。如龙潭方治惊悸怔忡，健忘恍惚，志意昏迷，精神不守，或中气不和，饮食无味，四体懒重，肌肉羸瘦，此属心脾二脏元神亏损之证，必用大枣治之。**济生归脾汤**：治惊悸怔忡，健忘恍惚，志意昏迷，精神不守。用大枣十枚（带核槌碎），人参、茯苓、白术、当归身、远志肉、黄耆、酸枣仁（炒）各二钱五分，木香、甘草各五分，龙眼肉（去壳核）七个，水煎服。一方加制半夏一钱二分。

《本草汇言·卷之十五·果部 夷果类·龙眼》　龙眼肉，补血气，壮精神之药也。李时珍曰：食品以荔枝为贵，而药品则龙眼为良。盖荔枝性热而龙眼性和平也。夫心为君主之官，藏神而主血。此药甘温而润，能补血气，补血气则君主强而精神壮，精神壮则神明可通。故前古有久服养魂魄，聪明智慧之说。而严用和《济生方》入归脾汤，治思虑伤心脾，为惊悸，为怔忡，为健忘，为失心丧志之疾者，屡用获效，特取甘味归脾，能安益心智之义耳。但甘温而润，恐有滞气，如胃热有痰有火者，肺受风热咳嗽有痰有血者，又非所宜也。（《济生方》）

治思虑过度劳伤心脾，为怔忡健忘，虚烦不寐，自汗惊悸。用龙眼肉、酸枣仁（炒）、黄耆、白术、茯神各一两，木香三钱，甘草五钱，分作五剂，每剂加生姜三片，大枣三枚，水煎服。

《本草汇言·卷之十五·果部 味果类·蜀椒》　又按张三丰诗云：椒肉应五行，椒仁通六义，欲知先有功，夜间无梦寐，四时去烦劳，五藏调元气，目明腰脊健，身轻心窍利，健忘惊悸宁，更奇精自秘，回老返婴童，康强不思睡，九虫顿消亡，三尸自逃避，若能久饵之，神仙应可冀。窃谓椒红丸，虽云补肾，不分水火，惟脾胃、命门虚寒有湿热者，相宜。

《本草汇言·卷之二十·摘"灵"、"素"两经要句以为用药纲领·脏腑虚寒寨热主治之药》　心藏神，为君火。包络为相火，代君司令。主血，主言，主汗，主笑。本病：诸热瞀瘛，惊惑，谵妄烦乱，啼笑骂詈，怔忡健忘，自汗，诸痛疡，疮疡。标病：肌热，畏寒战栗，舌不能言，面赤，目黄，手心烦热，胸胁满痛，引腰背肩胛肘臂。火实泻之，黄连、大黄以泻子也，甘草、人参、赤茯苓、木通、黄柏以泻气也，生地、玄参、丹参、丹皮以泻血也，朱砂、牛黄、紫石英以镇惊也。神虚补之，细辛、乌梅、酸枣仁、生姜、陈皮以补母也，远志、桂心、石菖蒲、白茯苓、茯神、泽泻以补气也，当归、熟地、乳香、没药以补血也。本热寒之黄芩、竹叶、麦门冬、芒硝、炒盐以泻火也，地黄、栀子、天竹黄以凉血也。标热发之，甘草、独活、麻黄、柴胡、龙脑以散火也。

《药性四百味歌括》 茯神补心，善镇惊悸，恍惚健忘，兼除怒恚。（去皮）龙眼味甘，归脾益智，健忘怔忡，聪明广记。

《卫生易简方·卷之六·健忘》明·胡荧 治健忘 用菖蒲为末，酒调方寸匕服。常服聪明益智。若七月七日取菖蒲，酒服三方寸匕，饮酒不醉。不可犯铁，令人吐逆。又方 丁酉日密自至市，买远志著巾角中还，为末服之。又方：用白商陆花阴干百日，捣末。日暮水服方寸匕，卧思念所欲事，即于眼中自觉。又方：戊子日取东引桃枝三寸，枕之。……又方：远志、菖蒲等分，煎汤常服。治心气不定，恍惚多忘 用远志去苗心、菖蒲各二两，人参、白茯苓去皮各三两，为末，炼蜜丸如桐子大。以朱砂为衣，每服二十丸，米饮下。……治思虑过度，劳伤心脾，健忘怔忡，用白术、茯神各二钱，人参、甘草、木香各半钱。水一盏，姜五片，枣一枚，煎七分，温服不拘时。……治心神不定，事多健忘，心火不降，肾水不升 用茯神去皮二两，沉香半两，为末，炼蜜丸如小豆大。每服三十丸，食后人参汤下。

《普济方·方脉总论·评关脉法》 关脉微浮。……心神健忘。

《普济方·卷十六·心脏门·心虚（附论）》 十四友丸（出直指方）补虚益血。收敛心气。怔忪昏愦。神志不宁。卢梭卧不得。经曰：脏有白茯苓（去皮一两），龙齿（研细水飞，一方用龙骨）二两，当归（酒浸）、紫石英（研细水飞）、人参（去芦）、茯神（去木）、黄芪（蜜炙）、柏子仁（研细）、酸枣仁（炒香别研）、肉桂（不见火辛辣者）、远志（汤浸软，去心，酒洒蒸一饭久，焙干）、熟地黄（洗）、阿胶（蛤粉炒）各一两，朱砂（别研）三钱，上为末，拌和匀，炼蜜丸如梧桐子大，朱砂为衣，每服三十丸，煎枣汤下，食后临卧服。昔韩魏公云，胡总干言，予旧有心疾，怔忡健忘，梦遗，夜不得睡，千怪万状，无所不有，凡世所谓心药者，无不服之，皆无效验。忽遇一良医言，此疾本由忧愁思虑，耗散心血而得，当用地黄当归滋养平血，以心主血故也，如更服菖蒲之类，则心气愈散，今当收敛之，又心本因用过，已自百虚，当用黄芪阿胶等补之，乃选诸家方处之，大觉有效，始谓收敛药用诃子。予曰，诃子但入肠胃，不如龙齿肉桂大行血，亦欲以行诸药，运用无害也，常以此传人，无不效者。此十四物，吾之益友，故名十四友丸，其言极有理。

☆☆☆☆

《普济方·卷十七·心脏门·心健忘》　夫健忘之病，本于心虚，血气衰少，精神昏愦，故志动乱而多忘也。盖心者，君主之官，神明出焉，苟为怵惕思虑所伤，或愁忧过损，惊惧失志，皆致是疾。故曰，愁忧思虑则伤心，心伤则喜忘。健忘者，陡然而忘返也，虽曰，此证皆由忧虑过度，损其心胞，以致神舍不清，遇事多忘，然过思伤脾，亦能令人健忘。治之须兼理心脾，神凝意定，其证自除，方**菖蒲丸**，补心益智，治健忘，除虚损。菖蒲、熟干地黄、麦门冬（去心焙）、天门冬（去心焙）各一两，杜仲（去粗皮炙微黄锉）、白茯苓、人参（去芦头）、丹参、防风（去芦头）、柏子仁、百部、远志（去心）、五味子、桂心各三钱，薯蓣一两，上为末，炼蜜和，捣三二百杵，丸如梧桐子大，食前，以温粥饮，下二十丸。……

檀香丸：治心常怔悸。恐惧多忘。檀香三两，菖蒲、犀角（镑）、天竺黄（研）、生干地黄（焙）、苏合香油各一两，桂（去粗皮）、甘草（炙）、白茯苓（去黑皮）各三两半，远志（去心）、天门冬（去心）、人参各一两半，上除苏合香油外，为末，以苏合香油，同少酒化入，炼蜜丸，如樱桃大，食后含化，下一丸。

白石英汤（出杨子建护命方）治心气虚，精神不足，健忘，阴痿不起，懒语多惊，稍思虑，即小便白浊，忽多忽少，轻使心，则小便白浊。……白石英、人参、藿香叶、白术、芍药、紫石英各一分，甘草一钱半，细辛（去苗叶）一钱，石斛（去根）、菖蒲、续断各一钱，上为粗散，每服二钱，水一盏，煎至七分，去滓，空心温服。……**乌犀丸**：治心虚，惊悸健忘，精神恍惚，言语无度，心中烦闷，安魂定魄。犀角（镑）、羚羊角（镑）各一两，龙齿、茯神（去木）、人参各半两，远志（去心）、麦门冬（去心）、郁李仁（去皮）、丹砂（研）、铁粉各一钱，龙脑一钱，上为末，炼蜜和为剂，旋丸如鸡头大，每日空心临卧嚼一丸，温酒下，金银薄荷汤亦得，小儿可服半丸。……**薯蓣丸**（出圣惠方）：补心益智，安神强记，薯蓣、牛膝（去芦）、人参（去芦头）、白茯苓、附子（炮裂去皮脐）、枸杞子各一两，远志（去心）、桔梗（去芦头）、天门冬（去心焙）、菖蒲、桂心各三钱（分），上为末，炼蜜和，捣三二百杵，丸如梧桐子大，每服，空心及晚食前，温酒下三十丸。一方，有麦冬，无桂心。……**归神丹**（出危氏方）：治一切惊忧，思虑恍惚，作事多忘，心气不足，癫痫狂乱，及大病后，心虚神不守舍，久服养神思，益眼力。颗块大朱砂二两，入猪心内灯心缠缚用无灰酒蒸二炊久取出另研，金箔（另研）二十片，真银箔（另研）四十片，深红琥珀（别研）一两，酸枣仁（去壳）二两，大远志（去净皮姜汁拌）一两，白茯苓（去木）、罗参、大当归（去尾）各二两，龙齿一两，上为末，酒煮稀糊，丸如梧桐子大，每服二九丸，至三九丸，去心麦门冬汤下，癫痫至甚者，乳香人参汤下。夜寤不寐，或多乱梦，炒酸枣仁汤下。……**延龄煮散**（出杨子建护命方）：治心脏气虚，止健忘，安神养气，常服。茯神（去木）、益智（去皮）、防风（去叉）、人参、桑寄生、藿香叶、甘草（炙锉）、沉香、熟干地黄各等分，上为散，每服二钱，水一盏，煎至七分，空心，去滓温服，一方和滓服。……**养神丸**：治心气不定，惊悸多忘。远志（去心）、麦门冬（去心焙）、菖蒲、熟干地黄（焙）、山芋、人参、茯神（去木）各一两，甘草（炙）半两，白术三钱，上为末，炼蜜和，再捣三二百下，丸如梧桐子大，每服三十丸，食后米饮下。……**二丹丸**（出济生拔萃方）：治健忘，养神定志，和血安神，外华腠理。麦门冬（去心）一两，熟地黄、天门冬、丹参各一两半，茯苓、甘草各一两，远志（去心）半两，人参半两，朱砂（研为末）半两，上为末，炼蜜为丸，如梧桐子大，每服五十丸，至百丸。空心煎愈风汤，常服安神定志。一丹清脉，一丹安神。故清中清者，归脉以助天真，清中浊者，坚强骨髓，血中之清，荣养于神，血中之浊，华荣腠理。如素有痰，久病中风，津液涌溢在胸中，气所不利，用独圣散吐之。后用利气清火之剂，一方有菖蒲。……**人参丸**（出圣惠方）：补心益智，强记，助神，令身体光润。人参（去芦头）、赤石脂、杜仲（去粗皮炙令微黄锉）、远志（去心）、菖蒲各一两，白茯苓、黄芪（锉）、桂心、柏子仁各三钱（分），上为末，炼蜜和，捣一二百杵，丸如梧桐子大，食前，温粥饮下二十丸。……补心虚治健忘，令耳目聪明，宜服此方。（出圣惠方）菖蒲、磁石（烧醋淬七遍捣碎细研如粉）、茯神、熟干地黄、薯蓣各二两，人参（去芦头）、麦门冬（去心焙）、远志（去心）、赤石脂各一两，上为末，炼蜜和，捣二三百杵，丸如梧桐子大，每服食前，温酒下二十丸。……**菖蒲益智丸**（出千金方）：治喜忘恍惚，破积聚，止痛，安神定志，聪明耳目。菖蒲、远志、人参、桔梗、牛膝各五分，附子五分，茯苓七分，桂心三分，上为末炼蜜丸，如梧桐子大，一服七丸，加至二十丸，日二夜一，禁如药法。一方，用温酒米饮汤下。……**八味散**（出千金方）：养命，开心益智。天门冬六钱、桂心、茯苓各一两，干地黄四钱，五味子、菖蒲、远志、石苇各三钱，上药治下筛，食后，或酒或水，服方寸匕，三十日力倍，六十日气力强，意足。……**归脾汤**（出医方大成）：治思虑过度，劳伤心脾，健忘，怔忡。白术、茯神（去木）、黄芪（去芦）、龙眼肉、酸枣仁（炒去壳）各一两，人参、木香（不见火）各半两，甘草（炙）二钱半，上㕮咀，每服四钱，水一盏半，生姜五片，枣二枚，煎七分，去滓温服，不拘时。……**人参汤**：治善忘，小便赤黄，多梦亡人，或梦居水中，惊恐惕惕，目视，不欲闻人声，食不知味，安神定志。人参、甘草（炙）各二两，半夏（汤洗去滑七遍）三两，龙骨（炙）、远志（去心焙）各六两，麦门冬（去心）、石膏、熟干地黄各四两，上捣筛，每服五钱，水一盏半，大枣二枚擘破，小麦五十粒，煎八分，去滓，入炙阿胶一片，饴糖半匙，再煎少顷，食后温服，日三。……**桂心汤**（出千金方）：治惊劳，失志健忘。桂（去粗皮）、白龙骨（炙）、防风（去叉）、远志（去心）、麦门冬（去心）、牡蛎（烧研）、甘草（炙）各一两，茯神（去木）五两，上锉如麻豆，每服五钱，水一盏半，入大枣二枚擘破，煎八分，去滓，空心温服，日三。……**远志散**（出圣惠方）：补心定志，益智明

☆☆☆☆

目……。远志（去心）、人参（去芦头）、菖蒲、熟干地黄各一两，白茯苓、决明子、薯蓣各三钱，桂心半两，上为细散，食前，以温粥饮，调下一钱。……

养命开心益智方（出千金方）：干地黄、人参、茯苓各二两，苁蓉、菟丝子、远志各三两，蛇床子二两（分），上药治下筛，服方寸匕，日二，忌兔肉，余无忌。……

加味茯苓汤（出危氏方）：治痰迷心胞，健忘失事，言语如痴。人参（去芦头）、半夏（汤洗）、陈皮（去白）一两半，白茯苓（去皮）一两，粉草五钱，益智（去壳）、香附子（炒，去毛）各一两，上锉散，每服四钱，水一盏半，姜三片，乌梅半个同煎，不拘时，温服。……**七圣丸**：治健忘，益心，令人聪明。白茯苓（去黑皮）二两，桂（去粗皮）、远志（去心）、人参、天门冬（去心焙）、菖蒲、地骨皮各一两，上为末，炼蜜丸，如梧桐子大，食后，茶酒下三十丸。……**小定志丸**（出永类钤方）：治心气不定，五脏不足，甚者忧愁不乐，忽忽喜忘，朝瘥暮剧，暮瘥朝发，及因事有所大惊，梦寐不祥，登高涉险，致神魂不安，惊悸恐怯，常服益心强志，令人不忘。菖蒲（炒）、远志（去心姜汁淹）各三两，茯苓、茯神、人参各一两，辰砂（为衣），上为末，蜜丸如梧桐子大，每服五十丸，米汤下。一方，去茯神，名开心散，饮服二钱匕，不以时。……**人参煮散**（出杨子建护命方）：治久怀忧戚，气滞血涩，失志健忘，饮食无味，精神错乱，心中不安方。人参、远志（去心）、桑寄生各半两，牡丹皮一钱，木香一钱半，沉香二钱，上为散，每服二钱，水一盏，煎八分，温服，不拘时。……治多忘令人不忘方。（出千金方）菖蒲二分，茯神、茯苓、人参各五分，远志七分，上为散，酒服方寸匕，日三夜一，五日后，令人聪明益智，久服至老不忘。……**又方**千金方：苁蓉、续断各一分，远志、菖蒲、茯苓各三分，上为散，酒服方寸匕，日三，至老不忘。……**远志散**：治心热，健忘，补心气，强力益志。远志（去心）、黄连（去须）各八两，菖蒲三两，白茯苓（去黑皮）一两半，人参一两半，上为散，食后，酒调方寸匕，日二夜一。……**山芋丸**：治心脏气虚，恐怖惊悸，恍惚健忘，烦闷羸瘦。山芋、熟干地黄（焙）、黄芪（锉）各一两，菖蒲半两，远志（去心）一两半，上为末，炼蜜和丸，如梧桐子大，每服二十丸，温酒或米饮下，不拘时候服。……**龟甲散**（出千金方）：治善忘，开心智，强力益志。龟甲（炙）、龙骨（一方用木通不用龙骨）、远志（去心）、菖蒲各半两，上为散。酒服方寸匕，日三，常服令人大聪明，一方，食后水服。……**治健忘方**（千金方）：天门冬、远志、茯苓、干地黄各等分，上为末，蜜丸如梧桐子大，酒服二十丸，日三，加至三十丸，常服勿绝。……**茯神散**（出圣惠方）：补心虚，治健忘，久服聪明益智。茯神、龙骨各三钱，人参（去芦头）二钱，熟干地黄一两，菖蒲（三钱）、远志（去心）半两，麦门冬（去心）一两，上为散。每服三钱，水一中盏，枣三枚，煎六分。去滓，食前温服。……**豫知散**（出千金方）：治好忘，久服聪明益智，及治神思虚弱，健忘。龙骨（白者）、虎骨（代，酥炙）、远志肉各等分，上为散，食后方寸匕，日二。一方，酒服方寸匕。一方，生姜汤下。……又方（出千金方）以七月七日，用麻勃一升，人参二两，为末，蒸令气遍，临卧服一刀圭，尽知四方之事。一方，以温粥饮，调下一钱。……治人心昏塞，多忘喜误，（出肘后方）取商陆花，阴干百日，捣末，日暮，水服方寸匕，卧思念所欲事，即于眼中自觉。一方，戊子日，取东边桃枝，二七枝，缚着卧床中，枕之不忘。……治人心昏塞，多忘喜误方。……治人心昏闷，多忘喜误，（出肘后方）以丙午日，取鳖甲着衣带上，良，一用五月五日。……治人心昏塞，多忘喜误，（出千金方）以丁酉日，密自至市，买远志着巾角中，还，为末服之，一方着衣常带，令人不忘。抱朴子云，陵阳仲子，服远志二十年，开书所视，便记而不忘。……治好忘，久服聪明益智。（出千金方）以七月七日，取菖蒲，酒服方寸匕，饮酒不醉。好事者，服而验之，不可犯铁，若犯之，令人吐逆。……一方，常以甲子日，取石上菖蒲一寸九节者，阴干百日，治下筛，服方寸匕，日三，耳目聪明不忘。……疗人心孔昏塞，多忘喜误。（出圣惠方）取牛马猪鸡心，干之末，向日酒服方寸匕，日三，闻一知十。……**养生方**，男子勿北首卧，神魂不安，多愁忘。**琼方既济丸**（出卫生家宝方），治为事健忘，神志不安，梦寐惊悸，不思饮食，肾水无所滋养，腰重脚弱，行履少力，精神恍惚，小便频数，常服益心气，补丹田，妇人常服有子。白茯苓、破故纸各一斤，上为细末。酒糊为丸，如梧桐子大，空心食前，温酒米饮下三四十丸。……**排风汤**（出圣惠方）：治健忘。茯苓、茯神、酸枣仁、人参、黄芪、当归、白芍药、远志各半两，甘草二钱，莲肉半两，上姜枣煎服。……**琥珀丸**（出杨氏家藏方）：宁神养志，安睡，固精血，悦泽颜色，滋益营卫。人参（去芦头）一斤切碎，水二升，银锅内熬去水一升，滤过取人参汁再熬成膏，和众药，附子（一枚重八钱炮去皮脐）、远志（汤浸去心）、沉香、龙骨（飞过）、琥珀（别研）上五味各一两，巴戟（汤过去心）、防风（去芦头）、半夏曲、莲子心、紫石英（研细飞过）、白茯苓（去皮）、石菖蒲茯神（去木）、熟干地黄（洗焙）、柏子仁、乳香（别研）、麦门冬（去心）、牡蛎（火煅取粉）、辰砂（细研飞过）、酸枣仁（炒）以上十五味各半两，安息香（酒煮去滓石熬成膏），上件为细末，次入辰砂、乳香、琥珀、安息香膏子、人参膏子，和丸，如梧桐子大。每服五十丸，日午及临卧，温熟水送下。……**定志丸**（出杨氏家藏方）：治怔忪健忘，精神恍惚，睡卧不宁，一切心疾。人参（去芦头）、白茯苓（去皮）、石菖蒲、远志（去心）、龙齿、酸枣仁、铁粉（别研）、朱砂（飞过）、麦门冬（去心，焙干）、乳香、麝香、琥珀（别研），上件各等分，为末，入朱砂、铁粉同研匀，绞生地黄汁，浸蒸饼为丸，如梧桐子大，别用朱砂为衣。每服二十丸，温熟水下。……**养心丸**（出杨氏家藏方）：治忧虑太过，健忘，怔忪，睡多恐惕，梦涉险危，自汗不止，五心烦热，目涩昏暗，梦寐失精，口苦舌干，日渐羸瘦，全不思饮食。茯神（去木）、人参（去芦头）、绵黄芪、酸枣仁（去皮秤别研成膏），以上四味各一两；熟干地黄（焙干）、远志（去心）、五味子、柏子仁（别研成膏），以上四味各半两；朱砂（三分研细水飞），上件为细末，入贰膏，和匀研细，炼蜜为丸，如梧桐子大，每服五十丸。食后临卧，浓煎人参汤送下。……**远志丸**（出杨氏家藏方）：治忧愁思虑过多，苦劳心神，恍惚健忘，睡卧不宁。远志（去心）、石菖蒲、茯苓（去木）以上三味各一两；天竺黄、酸枣仁（炒），以上二味各半两，朱砂（别研）三钱，犀角屑、龙齿（烧研），以上二味各一钱，上件除别研外，并为细末，炼蜜为丸，如梧桐子大。每服三十丸，温熟水送下，食后临卧服。……**真珠丸**（出杨氏家藏方）：治心气不足，上焦壅热，涎壅上盛，睡卧不宁，身体发热，口燥咽干。真珠末、白术、朱砂（别研，一半入药，一半为衣）三味各半两，白茯苓（去皮）半两，人参（去芦头）一两，麝香（别研）、脑子（别研）二味各一钱，上件为末，用猪心血为丸，如梧桐子大，朱砂为衣。每服三十丸，煎人参汤送下，食后服。……**主镇安魂魄珠蜜方**（出本草）：炼真珠如大豆，以蜜一蚬壳和，一服与一豆许，日三，大宜小儿。……安魂镇神令人聪明（出本草），采桑椹曝干，和蜜食之。

《普济方·卷十八·心脏门·怔忡惊悸》　茯神散（出圣惠方）治心脏风虚。四肢惊掣。心忪惊悸。或狂叫妄走。如见鬼神。状如癫痫茯神、川升麻、麦门冬（去心）、羚羊角屑、铁粉各一两，人参（去芦头）、白藓皮、防风（去芦头）、杏仁（汤浸，去皮，尖双仁麸炒微黄）、黄芩各三分，甘草（炙微赤锉）半两，龙齿二两，上为散，每服三钱，水一中盏半，生姜半分，枣三枚，煎至六分，去滓，不拘时，温服。**茯神丸**（出圣惠方）：治心脏风虚，惊悸心忪，常多健忘。……琥珀、当归（酒浸）、川芎、没药（研）各一两，木香（不焙）乳香（研）血竭（研）辰砂（研各半两）麝香（一钱别研旋入）上为末，酒糊为丸，如梧桐子大。每服三十丸，温酒下，空心日午临卧各一服，大镇心神。安魂定魄，增减定志丸（传信适用方）养心肾，安魂魄，滋元气，益聪明，凡健忘差谬，梦寐不宁，怔忡恍惚，精神昏耗，并宜服之。……麻黄、半夏（汤洗，去滑干）各等分上捣，蜜丸。服如大豆三丸，日三，稍增之。**二宜丹**（出便良方）：治水火不济，耳内虚鸣，健忘，怔忡，头目眩晕。

《普济方·卷十八·心脏门·心狂》　治失心方蛇含石、代赭石各四两，并煅通红醋淬；铁粉二两，麝香二钱，朱砂（一半入料一半为衣）五钱，上为末，用糯米粉二两，作糊为丸，分作二百六十丸。每服一二丸，枣汤送下。**宁志膏**（出直指方）：治因惊失心，心气虚耗，神不守舍，恐怖惊惕，恍惚健忘，睡卧不宁，梦涉危险，赤白浊甚，一切心疾，并皆治之，宁神定志，安眠止痛。……人参、酸枣仁（汤浸，去皮）各一两，辰砂半两，滴乳香（乳钵坐水研，一方无乳香）一钱，上为末，炼蜜和杵，丸如弹子大，每服一丸，薄荷汤化下。一方，治心脏亏虚，神志不守，恐怖惊惕，常多恍惚，易于健忘，睡卧不宁，梦涉危险。

一切心疾，并皆治之。用温酒枣汤亦可，空心临卧化下。一方，温人参汤化下。荆芥汤亦可。

《普济方·卷十九·心脏门·心劳》 大黄泄热汤 治心劳热。口为生疮。大便苦难。闭涩不通。心满痛。小肠热。大黄、泽泻、黄芩、芒硝、栀子仁各三两，桂心、通草、石膏（八）一两，甘草一两，大枣二十枚，上咀，用水九升，先以水一升，别渍大黄一宿，余八升水，煮诸药，取二升五合，去滓，下大黄，煮两沸，去滓。下芒硝，令烊。分三服。保真散（出护命方）：治一切男子女人心受劳气，夫五行受病，必先传其所胜，肾病之极。即传之与心。心既受劳，即五心烦躁，唇口干焦，精神不足，恍惚健忘。

《普济方·卷十九·心脏门·瘕病》 牛髓丸（出千金方）治瘕瘕病及虚羸等疾。牛髓（研）、羊髓（研）、白蜜、酥枣肉各两半升，白茯苓（去黑皮）、麦门冬（去心焙）、芎䓖、桂（去粗皮）、当归（切焙）、甘草（炙锉）、羌活（去芦头）各一两，干姜（炮）、生干地黄（焙）各三分，人参、五味子、防风（去叉）、细辛（去苗叶）各半两，白术一两一分，上除前五味外，捣罗为末，先与枣肉相和。次入二髓酥蜜，搅匀，纳银石器中重汤煮之，堪丸即丸，如梧桐子大，每服三十丸，加至四十丸，酒下，日再。五味子丸 治瘕病筋脉相引，补虚损，去原脏久冷，上焦客热，健忘心忪。

《普济方·卷二十九·肾脏门·总论》 左手关后尺中阴绝者。无肾脉也。若足下热两髀里急。精气竭少。劳倦所致。刺足太阳治阳。左手关后尺中阴实者。肾实也。苦恍惚健忘。目视。耳聋怅怅善鸣。刺足少阴治阴。

《普济方·卷三十二·肾脏门·肾脏虚损阳气痿弱（附论）》 山芋丸（一名无比山药丸出圣济总录）补脏元。益阳气。轻身驻颜。壮气血。（方见虚劳门）（案原方：薯蓣二两，苁蓉四两酒浸，牛膝酒浸，菟丝子酒浸，杜仲炒，泽泻、巴戟天去心，山茱萸、赤石脂各二两，五味子十分，干地黄三两，茯神二两一方作茯苓，上为末，以蜜和丸，如梧桐子大，食前以酒下二十丸至三十丸，日再夜一，服无所忌，唯禁醋、大蒜、芜荑、生葱、辛物，服之七日，令人健，四体润泽，唇口赤，手足暖，面有光悦，消食，身体安和，音声清明，是其验。十日后，日长肌肉，其药通中入脑，鼻必酸疼，不可怪。若欲求大肥，加敦煌石膏二两。若生性健忘，加远志一两。少津液加柏子仁一两，一月许，即充足。阴下湿痒，加蛇床子一两，一方用苁蓉末八两，酒熬膏和丸。古今录验有白马茎二两，共一十六味）鹿茸丸（出圣惠方），治肾脏虚损，阳气痿弱，精泄不禁。

《普济方·卷一百一·诸风门·风惊（附论）》 人参散（出圣惠方）治风惊。闷乱恍惚。人参（去芦头）、龙齿各二两，生熟地黄、白茯苓、犀角屑、小草各一两，麦门冬（去心焙）一两半，上捣粗散，每服三钱，以水一盏，煎至六分去滓，不拘时，温服。加味寿星丸（出危氏方）治因事惊涎留心包，精神不守，

☆☆☆☆

事多健忘，谵言妄语，如有所见。……铁粉、光明砂、天竺黄、铅霜各一两，上为末，每服不拘时，竹沥调下半钱。**寿星丸**一名琥珀丸（出济生方）治心腹因惊神不守舍，风涎潮作，手足抽掣，事多健忘，举止失常，精神昏塞，谵言妄语不得安卧，或痰迷心窍，妄语如有所见，并宜服之。

《祖剂·卷之一·橘皮汤·加味茯苓汤》明·施沛　二陈汤加人参、益智、香附，治脾不摄、涎痰迷心窍、失事健忘。

《医便·卷一·男女论》　干山药（制为末）四两，入药。此药其性温平，主益中补虚，除寒热邪气，益气力，长肌肉，治顽风，止腰疼，宁心肺，润皮毛，治泄精健忘。

《体仁汇编》　柏子养心丸：柏子仁四两，枸杞子三两，麦门冬、当归、石菖蒲、茯神各一两，玄参、熟地黄各二两，甘草五钱。为末，炼蜜为丸，梧桐子，每服四十至五十丸。功用：养心安神，补肾滋阴。主治：营血不足，心肾失调，精神恍惚，怔忡惊悸，夜睡多梦，健忘盗汗。

《古今医鉴》　状元丸：石菖蒲（去毛，一寸九节者佳）、地骨皮（去木）、白茯神（去皮、木）、远志肉（甘草水泡，去心）各一两，人参（去芦）三钱，巴戟天（去骨）五钱。为末，用白茯苓去皮二两，黏米二两，共打粉，外用石菖蒲三钱，打碎，煎浓汤，去渣，煮糊为丸，每日食后、午时、卧时各服三十五丸。功用：开心通窍，定智宁神。主治：健忘。

《普济方》卷二一七引《卫生家宝》　妙香散：白茯苓、茯神、远志（去心）各五钱，人参、益智（去皮）、五色龙骨各一两，朱砂（研）一分，甘草（炙）一分。用法：共为末，每服二钱，空心温酒调下。功用：益气宁心，固精止遗。主治：夜梦遗精，惊悸健忘。

《景岳全书》　人参半斤或四两，大熟地一斤。用法：用好甜水或长流水十五碗浸一宿，以桑柴文武火煎取浓汁，若味有未尽，再用水数碗煎渣取汁，并熬稍浓乃入瓷罐，重汤熬成膏，入真白蜜四两或半斤收之，每次白汤点服。功用：滋阴生津，补气养血。主治：精气大亏，精不化气，以致气血两虚，形体消瘦，精神倦怠，惊悸健忘，耳鸣目眩，面色萎黄，肢软乏力，以及病后体虚者。加减：若劳损咳嗽多痰，加贝母四两亦可。

《正体类要·卷下》　归脾汤：别名加味归脾汤（《古今医鉴》卷十一）、归脾养荣汤（《疡科心得集》）、炼蜜为丸名归脾丸（《中国医学大辞典》）。组成：白术、当归、茯苓、黄芪（炙）、龙眼肉、远志、酸枣仁（炒）各一钱，木香五钱，甘草（炙）三分，人参一钱。用法：加生姜、大枣，水煎服。功用：健脾益气，补血安神。主治：心脾两虚，气血不足，心悸健忘，失眠多梦，发热，体倦食少，面色萎黄，舌质淡，苔薄白，脉细弱，以及脾不统血所致便血，妇女月经赶前，量多、甚或崩漏者。

《丹溪心法附余·卷十九》　古庵心肾丸：熟地、生地（酒浸，竹刀切）、山药、茯神（去木）各三两，山茱萸肉（酒浸，去核）、枸杞子（甘州者，酒洗）、龟板（去裙，醋炙）、牛膝（去芦）各一两，鹿茸（火去毛，炙）一两，当归（酒洗，去芦）、泽泻（去毛）、黄柏（炒褐色）各一两五钱，辰砂（为衣）、黄连（去毛，酒洗）各一两，生甘草半两，牡丹皮（去心）一两。用法：上为细末，炼蜜为丸，如梧桐子大，每服五十丸，渐加至一百丸，空心，温酒和淡盐汤任下。功用：滋阴降火，补养心肾。主治：心肾不足，惊悸怔忡，遗精盗汗，失眠健忘，腰膝酸软等。

《丁甘仁医案·内伤杂病案·附：不寐案》

陈左　高年气阴两亏，肝阳挟痰浊上蒙清空，健忘少寐，神疲肢倦，脉象虚弦而滑，苔薄腻，虚中夹实，最难着手，姑拟益气阴以柔肝木，化痰浊而通神明。组成：太子参一钱，仙半夏二钱，白归身二钱，稽豆衣三钱，抱茯神三钱，薄橘红八分，生白芍二钱，炒杭菊一钱五分，炒竹茹一钱五分，远志肉一钱，天竺黄一钱五分，石菖蒲八分，淡竹油一两，生姜（同冲服）两滴。

《丁甘仁医案·神志案》　朱左　心者君主之官，神明出焉。肾者作强之官，伎巧出焉。心营与肾水交亏，神机不灵，作强无权，不能动作，不能思想，心悸跳跃，右耳响鸣，两目羞明，腰痛酸胀，健忘胆怯。舌质光，苔尖白中后黄腻，脉象弦小而滑，痰热乘势内生，弦乃肝旺，小属肾虚，滑则有痰之明证。经云：主不明则十二官危。心病则一身皆病矣。脉证参合，或则成损，或则为癫，欲求速愈，静养调摄，当居其半，草木扶助，尚在其次，姑宜复方图治，养心阴，益肾水，柔肝木，化痰热，参以调和脾胃之品。水足则木得涵养，脾健则痰热自化。组成：柏子仁四钱，朱茯神三钱，广橘白一钱，枸杞子三钱，酸枣仁三钱，水炙远志一钱，青龙齿四钱，陈胆星八分，滁菊花二钱，潼沙苑三钱，九节菖蒲八分，生、熟谷芽各三钱，冬青子三钱，合欢皮三钱。

《福寿丹书·新镌五福万寿丹书服食篇·如虚子曰》　人年五十以上，阳气日衰，心力渐退，忘前失后，兴居怠惰，视听不稳，多退少进，日月不等，万事零落，心无聊赖，健忘瞋怒，情性变异，食物无味，寝处不安，子孙不能识其性。惟云大人老来恶性，不可咨谏。是以为孝之道，常须慎护其事，每起速称其须，不得令其意负不快。故曰：为人子者，不植见落之木。淮南子曰：木叶落长年，悲夫栽植卉木，尚有避忌，况俯仰之间。得轻脱乎？……杏仁（去尖皮及两仁者，熬令色黄末之）一斤，茯苓（末之）一斤，人参（末之）五两，酥二斤，蜜一斤半，上五味，内铜器中，微炎煎。先下蜜，次下杏仁，次下酥，次下茯苓，次下人参，调令匀和，又内于瓷器中。空肚服之，一合，稍稍加之，以利为度。日再服，忌鱼肉。主损心吐血，虚热心风，健忘，不思食，食则呕吐，身心战掉，痿黄瘦弱，服补药，入腹呕吐，服余药还吐至死，得此方服一剂即瘥，

☆★☆★☆

第二剂，色即如初。

《养生四要》 酒客病酒，酒停不散，清则成饮，浊则成痰。入于肺则为喘，为咳。入于心则为心痛，为怔忡，为噎。入于肝则胁痛，为小腹满痛，为呕苦汁，为目昧不明。入于脾为胀，为肿，为吞酸，为健忘。……人之思者，谋望之事未成，探索之理未得，乃思也。思则心存不放，念久难释，而气结不行矣。其病也，为不嗜食，口中无味，为嗜卧，为躁扰不得眠，为心下痞，为昏瞀，为白淫，女子不月，为长太息，为健忘。宜加减二陈汤主之，陈皮（去白）、白茯苓各一钱，半夏（制）五分，甘草三分，香附（制）一钱，苍术（米泔浸）七分，贝母、川芎、青皮各五分。

《保命歌括》 脾有痰，为肿，为满，为体重或痛，不能动摇，为腹胀，善噎，食不下，食则呕，为四肢不举，怠惰，嗜卧，为舌本强痛或烦心，为心下急痛，为寒疟，为溏泄，为黄疸，为健忘，为头眩痛。

《厚生训纂·卷之三·御情》 大怒伤肝，血不荣于筋，而气激上逆，呕血目暗，使人薄厥。怒甚而不止，志为之伤，健忘前言，腰背隐痛。

《审视瑶函·卷六·运气原证·诸因·时复症》 天王补心丹治心血不足，神志不宁，津液枯竭，健忘怔忡，大便不利，口舌生疮，不眠，致目疾久而不愈等症。能清三焦，化痰涎，去烦热，除惊悸，疗咽干，养育心神。心者，神明之官也，忧愁思虑则伤心，神明受伤，则主不明，而十二官危，故健忘怔忡。

《脉症治方·卷之四·补门·诸虚》 十全大补汤治气血虚损，随症轻重加减。心脾血虚，昼则怠堕嗜卧，夜不能寐加麦门冬、酸枣仁、山药各等分，远志减半，圆眼肉五个，去芎、桂。健忘、怔忡，加麦门冬、陈皮、竹茹各等分，去芎、桂。脚软无力，加牛膝、黄柏、木瓜、防己、去川芎各等分。

《脉症治方·卷之四·附载名方·风门方（计方杂条）》

朱砂安神丸治心风失志，健忘，言语错乱。朱砂（另研）七钱，黄连（胆汁炒）一两，当归一两，甘草三钱，上用淮生地黄二两。熬膏，入少蜜为丸，金箔为衣，丸如绿豆大，每服三十丸，莲子汤下。

《医方集宜·卷之一·中风·治法》 一中风发热，狂言妄走，神昏恍惚，健忘失志，宜用牛黄清心丸或安神丸、辰砂散。

《医方集宜·卷之五·怔悸门·形证》 怔忡者，心中怯怯如人将捕之状，惕然动摇不得安静，无时而作也；惊悸者，蓦然惊跳心慌战动欲厥之状，有时而作也；健忘者，谓陡然恍惚而忘其事也，丹溪云忡病属血虚者，有虑便动属气虚，时作时止者痰因火动，瘦人多是血少，肥人多是痰，时觉心跳者亦是血少，怔忡无时惊悸有时而作。

《医方集宜·卷之五·怔悸门·治法》 一思虑过度，损伤心气，健忘失记，宜用养心汤、归脾汤、定志丸。

《医方集宜·卷之五·忡悸门·治方》 治思虑伤心，健忘失记，黄芪、茯苓、茯神、半夏曲、当归、川芎、远志、肉桂、酸枣仁（去壳）、柏子仁（去壳）、五味子、人参、甘草、水二盅，姜三片，枣一枚，煎八分食远服。

《玉机微义》 牛黄清心丸：治诸风缓纵不随，语言謇涩，心怔健忘恍惚去来，头目眩冒，胸中烦郁，痰涎壅塞，精神昏愦（云云）。牛黄一两二钱、龙脑、麝香、羚羊角末各一两，当归、防风、黄芩、白术、麦门冬、白芍各两半，柴胡、桔梗、白茯苓、杏仁、芎䓖各一两二钱半，肉桂、大豆卷、阿胶各一两七钱半、蒲黄、人参、神曲各二两半，雄黄八钱，甘草五两，白蔹七钱半，干姜七钱半，犀角末二两，干山药七两，金箔（为衣）一千二百片内四百片，大枣（蒸熟去皮核研烂成膏）一百核，上为细末，炼蜜与枣膏丸，每两作一十丸，用金箔为衣，每服一丸，温水化下食远服（详见本书）。

《古今医鉴·卷之二·痰饮、健忘、怔忡、惊悸、不寐·药性·药性赋》 茯神去木益心脾，开心助志而除健忘。

《轩岐救正论·卷之一·医论·五气图说》 健忘惊忡，心气消矣。

《秘传证治要诀及类方·卷之九·虚损门·惊季》 （附健忘）惊悸者，因事有所大惊，触忤心神，气与涩郁，遂生惊悸，此乃心虚胆怯所致，宜温胆汤，呕则以人参代竹茹。若惊悸眠多异梦，随即惊觉者，宜温胆汤，加酸枣仁莲肉各一钱，以金银煎下十四友丸，或镇心丹远志丸，酒调妙香散。健忘者，所过之事，转盼遗忘，此乃思虑过度，病在心脾，宜归脾汤。

（二）清朝时期

《圣济总录纂要·脚气门》 论曰：风毒中人随处悉能为病，偏者于脚何耶？盖五脏经络，心肺起于手十指。肝肾脾起于足十指，地之蒸温毒气，足先受之，久而不瘥，渐至四肢、腹背头项。古人所谓：微时不觉，痼滞乃知，所以谓之脚气。其症不一，或见食呕吐，憎闻食臭，或腹痛下利，或二便秘塞不通，或胸中忡悸，不欲见明，或精神昏愦，或善忘语错，或壮热头疼，或身体冷痛，或时觉转筋，或小腹不仁，或髀腿顽痹，或纵缓不随或肿，或不肿，或百节挛急。凡是之症，皆脚气候也。治法固多，唯孙思邈云：不得大补，亦不得大泻。故须汤剂为治法之最，学者宜加意焉。

《圣济总录纂要·脏腑虚实门·心健忘》 论曰：健忘之病，本于心虚，血气衰少，精神昏愦，故志动乱而多忘也，盖心者，君主之官，神明出焉。苟为怵惕思虑所伤，或愁忧过损，惊惧失志，皆致是疾，故曰，忧愁思虑则伤心，心伤则善忘。

安神定志人参汤：治心善忘，小便赤涩，多梦亡人，或梦水泽中，惊恐惕惕，目视䁢䁢，不欲闻人声音，食不知味。

☆☆☆☆

人参、甘草二两，半夏、龙骨三两，麦冬、石膏、怀熟地四两，远志（用甘草水浸过）四两，水煎五钱，入大枣、小麦，去渣，入阿胶末一钱、饴糖少许，再沸，温服，日二。**延龄煮散**治心脏气虚，健忘。服之安神养气，聪明不忘。

茯神、人参、益智仁、怀熟地、香叶、桑寄生、沉香、防风、炙甘草一两。共末，空心米饮下二钱，日二。

白石英汤：治心气虚，健忘，精神不足，失志善忘，阴痿，懒语，多惊，稍思虑即小便白浊。

白石英、人参、川芎、白术、藿香叶、紫石英、石斛、石菖蒲、续断一两，炙甘草、细辛五钱，水煎三钱服。

檀香丸：治心虚，常松悸，恐惧多忘。

白檀香、桂心、白茯苓、甘草三两，石菖蒲、苏合油（酒化）天竺黄、犀角、怀生地一两，人参、麦门冬、远志两半。共末，用苏合油入蜜杵丸，焚实大。食后含化一丸，饮下。

乌犀角丸：治心虚，忧愁过度，惊悸善忘，精神恍惚，言语无度，心中烦闷。服之安魂定魄。

乌犀角、麦冬、远志、羚羊角、郁李仁、铁粉（飞过）、丹砂（飞）一分，人参、茯神、龙齿五钱，冰片一钱（另研）。共末，入蜜杵丸，焚实大，金箔为衣，酒嚼一丸饮下，小儿半丸。

《圣济总录纂要·脏腑虚实门·肾实》　大泽泻汤　治肾元实热，多怒善忘，舌燥咽肿，喘急，耳听不聪，四肢满急，腰背强直。

泽泻、子芩、升麻、杏仁（去皮尖）、芒硝（研）三两，磁石（醋淬七次）四两，茯神、大青竹叶二两，怀生地五两，羚羊角一两，柴胡三两。水煎五钱，空心温服，日二。

《圣济总录纂要·诸风门·肾中风》　论曰：肾风之状，多汗恶风，脊痛不能正立，其色炱，隐曲不利。诊在肌上，其色黑，夫身之本在肾，受五脏六腑之精气，以养百骸九窍。肾受风，则诸阳之气不上至于头，故有面庞然浮肿之证。阳气虚者，则多汗恶风。肾主骨，骨不强则脊痛不能立。精神衰弱，则隐曲之事不利。肌上黑如炱色。又踞而腰痛，不可俯仰，或为冷痹，或为偏枯，耳鸣声浊，志意昏沉，善恐多忘，皆肾风证也。

《圣济总录纂要·骨蒸传尸门·虚劳五蒸》　茯苓汤方治心蒸，苦心惊悸栗，男子因读书损心气，思虑损心吐血，心烦多忘，失精神，或身体瘙痒，风癣，或胸中气满。

白茯苓、麦门冬、款冬花、独活、槟榔各六两，桂、防风、防已各五两，甘草（炙）四两，地骨皮（去土）十两。上十一味，锉如麻豆大，每服五钱，以水二盏，先煎山泽银取水一盏半入药，并生姜半分（切）、大枣三枚（掰破）同煎，温服，早晨、日、晚各一。

《圣济总录纂要·虚劳门·虚劳统论》论曰：虚劳之病，因五脏则为五劳，因七情则为七伤。劳伤之甚，身体疲极，则为六极。所谓七伤者，一曰大饱伤脾，脾伤则善噫欲卧，面黄，二曰大怒气逆伤肝，肝伤则少血目暗；三曰强立举动，久坐湿地伤肾，肾伤则少精，腰脚痛，厥逆下冷；四曰形寒饮冷伤肺，肺伤则气少，咳嗽鼻鸣；五曰忧愁思虑伤心，心伤则苦惊、喜忘善怒；六曰风雨寒暑伤形，形伤则发落，肌肤枯槁；七曰大恐惧不节伤志，志伤则恍惚不乐。此七者，劳伤之因也，故名七伤，所谓五劳者，一曰肺劳，令人短气面肿，鼻不闻香臭；二曰肝劳，令人面目干黑，口苦，目视不明，三曰心劳，令人忽忽喜忘，大便苦难，时或溏泄，口中生疮；四曰脾劳，令人舌本苦直，不能咽睡；五曰肾劳，令人背难以俯仰，小便黄赤，时有余沥，阴痛生疮，小腹满急，此五者，劳气在五脏也，故名五劳。所谓六极者，一曰气极，令人内虚，五脏不足，邪气多，正气少，不欲言；二曰血极，令人无颜色、眉发堕落，忽忽喜忘；三曰筋极，令人数转筋，十指甲皆痛，苦倦不能久立；四曰骨极，令人酸削，齿苦痛，手足烦疼，不可以立，不欲行动；五曰肌极，令人羸瘦，无润泽，仗食不生肌肤，六曰精极，令人少气，吸吸然内虚，五脏气不足，毛发落，悲伤喜忘。此六者，劳伤之甚，身体瘦极也，故名六极，又五劳、七伤、六极之外，变症不一，治法皆以补养为宜，形不足者，温之以气，精不足者，补之以味。气味相得，合而服之，以补精益气，此其要也。

《圣济总录纂要·伤寒门·伤寒瘀血》论曰：伤寒病在表，当汗不汗，邪无从出，热结在里，皆成瘀血。然太阳病不解，热结膀胱，其人如狂者，少腹硬满，小便自利，下血乃愈，又阳明病，其人喜忘者，本有瘀血，大便虽硬反易，其色必黑或赤；患者腹不满，反自言其满者，亦为瘀血在里，皆宜下之，待瘀血得下即愈，诊其脉沉结者，亦瘀血病也。

抵当汤治伤寒阳明症，其人喜忘者，必有蓄血。所以然者，本有瘀血，故令善忘。大便虽硬反易，其色必黑。

水蛭（炒）三十枚，牡虫（去翅足，炒）三十枚，桃仁（去皮尖，炒）二十一枚，大黄（妙）一两。水煎五钱，空心服。不下，更服。

《医述·杂证汇参·健忘》

经义　帝曰：人之善忘者，何气使然？岐伯曰：上气不足，下气有余，肠胃实而心肺虚，虚则营卫留于下，久之，不以时上，故善忘也。（《灵枢》）

哲言　人生气禀不同，得气之清，则心之知觉者灵；得气之浊，则心之知觉者昏。心之灵者，无有限量，虽千百世已往之事，一过目则终身记之而不忘；心之昏者，虽无所伤，而目前之事，亦不能记矣。刘河间谓水清明，火昏浊，故上善若水，下愚若火，此禀质使然。设禀清浊相混者，则不能耐事烦扰，烦扰则失其灵而健忘。盖血与气，人之神也。《经》曰：静则神藏，躁则消亡。静乃水之体，躁乃火之用。故性静则心存于中，动则心忘于外，动不已则忘不已，忘不已则存于中者几希，故语后便忘，不俟终日。所以老人多忘，盖由役役扰扰，纷纭交错，气血之阴，于斯将竭。求其清明，则曰寡欲，此善治乎火也。苟不以此是务，而日以百忧感其心，万事劳其形，惟恃刀圭之力，以求旦夕之功，是谓舍本逐末，徇外遗内也，岂根本之论哉！（《推求师意》）

人之记性，皆在脑中。小儿善忘者，脑未满也。老人健忘者，脑渐空也。凡人外见一物，必有一形留影留于脑中，昂思今人每记忆往事，必闭目上瞪而思索之，此即凝神于脑之意也。（《本草求真》）

《内经》之原健忘，俱责之心肾不交。心不下交于肾，浊火乱其神明，肾不上交于心，精气伏而不用。火居上则搏而为痰，水居下则因而生躁，扰扰纭纭，昏而不定。故补肾而使之时上，养心而使之善下，则神气清明，志意常治矣。（《杂病广要》）

健忘者，为事有始无终，言谈不知首尾。有因精神短少者，亦有因痰者，亦有因肾虚伤志者。《经》曰：肾盛怒而不止则伤志，喜忘其前言。丹溪曰：此证皆由忧思过度，求望高远，所愿不遂，损其心胸，以致神舍不清，遇事多忘，病在心脾。凡思伤脾，故令转盼遗忘，治之以归脾汤，兼理心脾，神宁意定，其证自除。（《冯氏锦囊秘录》）

健忘治法：心气不足，妄有见闻，心悸恍惚者，《千金》茯神汤。思虑过度，病在心脾者，归脾汤。挟痰者加姜汁、竹沥。精神短少者，人参养营汤送远志丸。痰迷心窍者，导痰汤。上虚下热者，天王补心丹。心火不降，肾水不升，神明不定而健忘者，六味丸加五味子、远志。心气不足，恍惚多忘者，四君子汤去白术，加菖蒲、远志、朱砂、蜜丸服。精神恍惚，少睡盗汗，怔忡健忘者，辰砂妙香散。瘀积善忘如狂者，代抵当丸。因病健忘者，精血亏少，或为痰饮瘀血所致，可以药治。若生平健忘，乃心窍大疏，岂药石所能疗乎？故凡开凿混沌之方，悉行裁汰。

《医述·杂证汇参·血证》　人身之中，气为卫，血为营。《经》曰：营者，水谷之精气也，调和于五脏，洒陈于六腑，乃能入于脉也。生化于心，总统于脾，藏受于肝，宣布于肺，施泄于肾，灌溉一身。目得之而能视，耳得之而能听，手得之而能摄，掌得之而能握，足得之而能步，脏得之而能液，腑得之而能气，出入升降，濡润宣通，靡不由此。饮食日滋，故能阳生阴长，取汁变化而赤，为血也。注之于脉，充则实，少则涩；生旺则诸经恃其长养，衰竭则百脉由此空虚；血盛则形盛，血弱则形衰。血者难成而易亏，可不谨养乎？阴气一伤，诸变立至，妄行于上，则吐衄；衰涸于中，则虚劳，妄返于下，则便红；移热膀胱，则溺血；渗透肠间，则为肠风；阴虚阳搏，则为崩中；湿蒸热瘀，则为滞下；热极腐化，则为脓血；火极似水，色多紫黑，热胜于阴，发为疮疡；湿滞于血，则为瘾疹；凝涩于皮肤，则为冷痹；蓄之在上，则喜忘；蓄之在下，则如狂，跌仆损伤，则瘀恶内聚。若分部位，身半以上，同天之阳，身半以下，同地之阴。此特举其所显之证而言也。

《医述·伤寒提钩·伤寒》　蓄血证，与溺涩、燥屎证相似而不同，宜分别施治。伤寒少腹满，按之不痛，小便不利者，为溺涩也；若绕脐硬痛，小便短涩，大便不通者，此有燥屎也；若按之少腹硬痛，小便自利，或大便黑色者，为蓄血也。

阳明有蓄血而喜忘者，证之甚也，宜抵当汤。太阳有热结膀胱如狂者，证之轻也，宜桃仁承气汤。

蓄血，如狂在中，发狂在下。抵当汤、丸，药味同剂，如何是二法？盖喜忘发狂，身黄屎黑者，疾之甚也；但少腹满鞕，小便自利者，疾之轻也。故有汤、丸之别，丸者取其数少而缓也。

《重庆堂随笔·论虚劳》　健忘，亦虚劳之萌也。先哲云：水清明而火昏浊，此智愚之别。水静而神藏，火躁而消亡，此存亡之殊。故性静则心如止水，情动则心若亡猿。烦扰外驰，存乎中者几希矣。存乎中者几希，则语后便忘，不俟终日，纵复追忆，邈若山河。惟当夜半鸡鸣，梏亡之余，灵明复椟，日间所作所为，皆历历能记。由是言之，药虽有安心养血之功，固不若自为存养之为得耳。盖七情五志，动即为火，皆足扰我安静之神，而痰闭血郁，又无论矣。若乃精神衰短，心昏然不能须臾，苟非老而遗忘，何以天夺其魄？梏之反复，夜气不足为存？此子舆氏所致叹于牛山之木也。然泰西邓玉函《人身说概》谓人之记性含藏在脑，凡人追忆往事骤不可得，其手不觉搔脑后，若索物令之出者，虽儿童亦如是，此其明证也。愚按天台齐次风先生学问淹博，记性过人，后官礼部侍郎时，坠马破脑，蒙古医人剖生牛腹，卧公其中，并取生牛脑乘热纳公颡，愈后尽忘所记，不能握笔，则西士之言已有征验。盖脑为髓海，又名元神之府，水足髓充，则元神清湛而强记不忘矣。若火炎髓竭，元神渐昏，未老健忘，将成劳损也奚疑？

[注] 俗谓事过辄忘者曰没脑油，颇与西士之论合。

《重庆堂随笔·论方剂》露珠丹：治殚虑劳神，火升心悸，震惕不寐，遇事善忘。

透明辰砂一两（以玉器盛露四十九夜，除阴雨不算，研极细），西牛黄（研细）一钱，上二味，研匀，炼白蜜丸如豌豆大。每临文应事，或卧时，以一丸嚼化。

《普济方注录·肝脏门·肝风冷转筋》茯神丸：治肝风，筋脉抽痛，不得屈伸，恍惚多忘。

茯神、白附子（炮）、乳香各30克，远志、人参、白僵蚕各23克，当归15克，蜜丸，每服4克，温酒下。

《普济方注录·肝脏门·肝劳》生干地黄丸：治肝风劳，头眩多忘，面青黄，

☆☆☆☆

多忧患。

生地黄、防风、山药、山茱萸、肉桂、天雄（炮）、远志、花椒、细辛、枳实、菊花各 30 克，甘草（炙）9 克，蜜丸，每服 4 克，温酒下。

《普济方注录·伤寒门·伤寒吐血》犀角汤：治伤寒吐血不止，喜忘如狂，热毒不散。

大黄（炒）90 克，犀角、白芍、黄芩各 30 克，牡丹皮 23 克，生地黄 45 克，粗末，每服 15 克，盐水煎服。

《普济方注录·心脏门·心虚》小补心丸：治心气虚弱，惊悸恍惚健忘。

天门冬、麦门冬、山药各 480 克，熟地黄、五味子、石菖蒲各 600 克，人参、茯神、茯苓各 15 克，远志、肉桂各 180 克，地骨皮、酸枣仁、龙齿各 120 克，柏子仁 90 克，蜜丸，朱砂、麝香为衣，每服 6 克，温酒盐汤下。

丹砂茯神丸：治心气虚弱，时发昏闷，惊悸恍惚健忘。

朱砂、茯神、人参、天麻、白僵蚕各 30 克，天竹黄、珍珠、琥珀、石菖蒲、远志各 15 克，铅霜、麝香、水银沙子、全蝎、牛黄各 3 克，蜜丸，每服 3 克，人参茯苓汤下。

《普济方注录·心脏门·心健忘》

菖蒲丸：治健忘，除虚损。

石菖蒲、熟地黄、山药、麦门冬、天门冬各 30 克，杜仲、茯苓、人参、丹参、防风、柏子仁、百部、远志、五味子、肉桂各 23 克，蜜丸，每服 4 克，温粥下。

檀香丸：治心常怔悸，恐惧多忘。

檀香 90 克，石菖蒲、犀角、天竹黄、生地黄、苏合香油各 30 克，肉桂、甘草（炙）、茯苓各 105 克，远志、天门冬、人参各 45 克，蜜丸，每服 1 克，食后含化。

白石英汤：治心气虚，健忘，多惊，小便白浊。

白石英、人参、藿香、白术、川芎、紫石英各 8 克，甘草 5 克，细辛、石斛、石菖蒲、续断各 3 克，为粗散，每服 6 克，水煎服。

乌犀丸：治心虚，恍惚惊悸健忘，烦闷言语无度。

犀角、羚羊角各 30 克，龙齿、茯神、人参各 15 克，远志、冰片、麦门冬、郁李仁、朱砂、铁粉各 3 克，蜜丸，每服 3 克，温酒下。

薯蓣丸：治心气不足健忘。

山药、牛膝、人参、茯苓、附子、枸杞子各 30 克，远志、桔梗、天门冬、肉桂、石菖蒲各 9 克，蜜丸，服 6 克，温酒下。

归神丹：治一切惊忧，恍惚多忘，癫痫狂乱。

金箔 20 片，银箔 40 片，琥珀、龙齿、远志各 30 克，茯苓、人参、朱砂、酸枣仁、当归各 60 克，酒糊为丸，每服 40 克，麦门冬汤下。

延龄煮散：治心脏气虚，健忘。

茯神、益智仁、防风、人参、桑寄生、藿香、甘草炙、沉香、熟地黄各等分，为细散，每服 6 克，水煎服。

养神丸：治心气不定，惊悸多忘。

远志、麦门冬、石菖蒲、熟地黄、山药、人参、茯神各 30 克，甘草（炙）15 克，白术 9 克，蜜丸，每服 6 克，米饮下。

二丹丸：治健忘，心神不宁。

熟地黄、天门冬、丹参各 45 克，麦门冬、茯苓、甘草各 30 克，远志、人参、朱砂各 15 克，蜜丸，每服 10 至 20 克。

人参丸：治心神不宁，健忘。

人参、赤石脂、杜仲、远志、石菖蒲各 30 克，茯苓、黄芪、肉桂、柏子仁、通草、覆盆子各 5 克，每服 12 克，麝香少许，水煎服。

远志汤：治心气虚，惊悸喜忘，不进食。

远志、干姜、白术、肉桂、紫石英、黄芪各 9 克，防风、当归、人参、茯苓、甘草、川芎、茯神、羌活各 6 克，麦门冬、半夏各 12 克，大枣 2 枚，五味子 3 克，水煎服。

大定心汤：治心气虚悸，恍惚多忘。

人参、茯苓、茯神、远志、赤石脂、龙骨、干姜、当归、甘草、白术、白芍、肉桂、紫菀、防风各 6 克，大枣 2 枚，水煎服。

大定心丸：治心风虚，惊悸，恍惚多忘。

人参、茯神、熟地黄、远志、龙齿、白术、琥珀、白芍、赤石脂、紫菀、防风各 30 克，甘草（炙）15 克，柏子仁 9 克，为散，每服 12 克，大枣 3 枚，水煎服。

茯神丸：治心脏风虚，惊悸心忪，常多健忘。

茯神、人参、麦门冬、熟地黄、黄芩、犀角、薏仁、柏子仁各 30 克，龙齿、云母粉各 15 克，防风、黄芪各 9 克，蜜丸，每服 4 克，米饮下。

《普济方注录·诸虚门·平补》

心肾丸：治心肾不交，恍惚多忘，心悸盗汗。

五味子、人参、远志、附子炮、龙骨煅、茯苓、山药、当归、鹿茸炙、黄芪各 30 克，肉苁蓉、牛膝、熟地黄、菟丝子各 60 克，糊丸，每服 4 克，枣汤下。

《普济方注录·伤寒门·伤寒蓄血》

大黄芍药汤：治太阳病入里，瘀热内积蓄血，喜忘狂。

大黄（炒）15 克，白芍、牡丹皮、犀角各 30 克，生地黄 45 克，为散，每服 15 克，水煎服。

《普济方注录·肾脏门·肾实》

大泽泻汤：治肾脏实热，多怒善忘，耳聋，四肢急，腰背强直。

泽泻、柴胡、茯神、黄芩、升麻、杏仁炒、芒硝各 90 克，磁石 120 克，羚羊角 30 克，淡竹叶、大青叶各 60 克，生地黄 150 克，为散，每服 15 克，水煎服。

《普济方注录·杂治门·鬼魇》

人参散：治心虚悸，恍惚多忘，或梦魇惊魇，神气不足。

人参、茯神、远志、赤石脂、龙骨、白术、干姜炮、当归炒、甘草（炙）、白芍、熟地黄、肉桂、防风、紫菀各 30 克，为散，每服 12 克，大枣 3 枚，水煎服。

茯神散：治虚羸，心气乏弱，多魇。

茯神、黄芪、甘草（炙）、白芍、人参、肉桂、干姜（炮）各 30 克，远志 60 克，为散，每服 15 克，水煎服。

《普济方注录·心脏门·疢病》

五味子丸：治疢病筋脉相引，上焦热，健忘心忪。

五味子 45 克，熟地黄、肉苁蓉、牛膝、泽泻、菟丝子、茯苓、巴戟天、赤石脂、山茱萸、杜仲、山药、石膏、远志、柏子仁各 60 克，蜜丸，每服 4 至 6 克，温酒下。

《普济方注录·脾脏门·脾气虚腹胀满》

补脾汤：治脾气虚，腹胀欲呕，四肢无力，心烦多忘。

禹余粮、火麻仁、干姜（炮）、白术、甘草（炙）各 60 克，桑白皮、人参各 90 克，每服 6 克，大枣 2 枚，水煎服。

《类证治裁·健忘论治》　健忘者，陡然忘之，尽力思索不来也。夫人之神宅于心，心之精根据于肾，而脑为元神之府，精髓之海，实记性所凭也。正希金先生尝曰：凡人外有所见，必留其影于脑。小儿善忘者，脑未满也。老人健忘者，脑渐空也。隐庵云：观此则知人。每记忆必闭目上瞬而追索之，亦凝神于脑之义。故治健忘者，必交其心肾，使心之神明，下通于肾，肾之精华，上升于脑。精能生气，气能生神，神定气清，自鲜遗忘之失。惟因病善忘者，或精血亏损，务培肝肾，六味丸加远志、五味。或纡思过度，专养心脾，归脾汤。或精神短乏，兼补气血，人参养营汤下远志丸。或上盛下虚，养心汤。或上虚下盛，龙眼汤。或心火不降，肾水不升，神明不定，朱雀丸。或素有痰饮，茯苓汤。或痰迷心窍，导痰汤下寿星丸。或劳心诵读，精神恍惚，安神定志丸。或心气不足，怔忡健忘，辰砂妙香散。或禀赋不足，神志虚扰，定志丸、孔圣枕中丹。或年老神衰，加减固本丸。若血瘀于内，而喜忘如狂，代抵当丸。

《医学心悟·健忘》《经》云：肾者，作强之官，技巧出焉。心者，君主之官，神明出焉。肾主智，肾虚则智不足，故喜忘其前言。又心藏神，神明不充，则遇事遗忘也。健忘之证，大概由于心肾不交，法当补之，归脾汤、十补丸主之。亦有痰因火动，痰客心胞者，此乃神志昏愦，与健证症稍不相同，法当清心开窍，二陈汤加竹沥、姜汁，并朱砂安神丸主之。

归脾汤、十补丸，见虚劳。

二陈汤，见中风。

朱砂安神丸，见惊悸。

《医学心悟·伤寒兼证·蓄血》 蓄血者，瘀血蓄于下焦也。仲景云：太阳症不解，热结膀胱，其人如狂，血自下者，愈。其外不解者，尚未可攻，当先解外，外解已，但少腹急结者，乃可攻之，宜桃核承气汤。此表症甫除，瘀积始聚，为蓄血之轻者，故用前方。若表邪已尽，里热既深，乃蓄血之重者，则用抵当汤攻之。但蓄血症与溺涩、燥粪症相似而不同，宜分别施治。凡伤寒少腹胀满，按之不痛，小便不利者，为溺涩也。若按之绕脐硬痛，小便短涩，大便不通者此有燥屎也。若按之少腹硬痛，小便自利，或大便黑色，喜忘，如狂者，为蓄血也。此辨症之大法也。

《医方集解·理血之剂》 抵当汤仲景

治太阳病六七日，表证仍在，脉微而沉，反不结胸，其人发狂者；以热在下焦，少腹当硬满，小便自利者，必有蓄血，令人善忘；所以然者，以太阳随经瘀热在里故也。

表证仍在，谓发热恶，寒头痛项强未罢也。太阳为经，膀胱为腑，此太阳热邪随经入腑，热与血搏，故为蓄血。脉沉为在里，表证仍在，则邪气犹浅，不结于胸中而发狂。

经曰：热结膀胱，其人如狂，又曰：血并于下，乱而善忘。少腹硬满而小便不利者，为溺涩；硬满而小便利者，为蓄血。

《准绳》曰：玩"仍在"二字，则邪气为不传里，非"犹浅"也。膀胱为太阳本经，曰"热结下焦"，曰"少腹硬满"，曰"小便自利"，皆膀胱之证，故总结曰"随经瘀热"。"在里"二字，乃随经膀胱之里，非三阴之里也。按太阳在阳在表，即有沉紧、沉滑之脉，皆不得以里阴名之。

水蛭（三十个，猪脂熬黑），虻虫（三十个，去头足翅），桃仁（二十枚，去尖，研），大黄（四两，酒浸）。

此足太阳药也。成氏曰：苦走血，咸渗血，虻虫、水蛭之苦咸以除蓄血；甘缓结，苦泄热，桃仁、大黄之甘苦以下结热。

程郊倩曰：表证仍在，脉微而沉，是有表证而无表脉，热在下焦可知，非桂枝所能散，桃仁承气所能攻，缘热结膀胱，与瘀热在里，邪有浅深，故桃承气与抵当汤攻有缓急。

本方减水蛭十个，虻虫、桃仁各减五个，分为四丸，每水煮一丸，名"抵当丸"，治本病无善忘如狂之证者。

（水蛭即蚂蝗蚊，咸寒有毒，乃食血之虫，能通肝经聚血，最难死，虽炙为末，得水便活，若入腹中，生子为患，田泥和水饮下之。虻虫即蚊虫，因其食血，

☆☆☆☆

故用以治血，二药险峻，世人罕用，故更制代抵当汤。）

吴鹤皋曰：古人用蚊虫、水蛭治血积，以其善吮血耳。若天鼠矢乃食蚊而化者也，当亦可以治血积，《本草》称其"下死胎"其能攻血块也何疑？

《医方集解·归脾汤》

治思虑过度，劳伤心脾，怔忡健忘，惊悸盗汗，发热体倦，食少不眠。或脾虚不能摄血，致血妄行，及妇人经带。

心藏神而生血，心伤则不能生血而血少，故怔忡健忘，惊悸盗汗。汗者，心之液也。脾主思而藏血，脾伤则血不归脾，故不眠。脾主肌肉，故肌热。脾主四肢，故体倦。脾不健运，故食少。脾不能统血则妄行，而有吐衄、肠风、崩漏等证。

有触而心动曰惊，无惊而自动曰悸，即怔忡也。上气不足，下气有余，肠胃实而心气虚，故善忘。

人参、白术（土炒）、茯神、枣仁（炒）、龙眼肉二钱，黄芪（炙）钱半，当归（酒洗），远志一钱，木香、甘草（炙）五分，姜、枣煎。

此手少阴、足太阴药也。血不归脾则妄行，参、术、黄芪、甘草之甘温，所以补脾；茯神、远志、枣仁、龙眼之甘温酸苦，所以补心，远志苦泄心热，枣仁酸敛心气。心者脾之母也；当归滋阴而养血，木香行气而舒脾，既以行血中之滞，又以助参芪而补气。汪机曰，木香与补药为佐则补，与泄药为君则泄。气壮则能摄血，血自归经，而诸悉除矣。治实火之血，顺气为先，气行则血自归经；治虚火之血，养正为先，气壮则自能摄血。《医贯》曰：心主血，脾统血，肝藏血，凡治血证，须按经用药。远志、枣仁补肝以生心火，茯神补心以生脾土，参、芪、甘草补脾以固肺气，木香香先入脾，总欲使血归脾耳。

本方去白术木香、龙眼，加茯苓、陈皮，入莲肉、姜枣煎，名酸枣仁汤：治虚烦不眠《金匮》酸枣仁汤，亦治不眠，与此不同，见和解门。

《杂病源流犀烛·六淫门·中风源流》

四大法之外，又有暴仆、暴暗、蒙昧及中风热、中风虚等症，皆中风之流派，而与中风症同而异，异而同者也。暴仆维何？或因虚，或因火，或因痰，忽然仆地，精神恍惚，口噤涎潮，与卒中风相似，惟不搐搦遗尿为异耳，宜审其为虚（宜人参黄芪汤加竹沥、姜汁）、为痰（宜省风汤）、为火（宜防风通圣散），而切治之（亦可参用嚏法、吐法、开噤法）。暴暗维何？其人平素肾必虚，又为厉风所伤，故语言蹇涩而暗哑，其所以与中风语涩异者，以此必足胻枯细缓弱，或耳聋，或腰背相引痛，经所谓肾气内夺，则舌暗足废者是也（宜肾沥汤、地黄饮子、清神解语汤、资寿解语汤）。蒙昧维何？凡风中脏者，其人必昏冒，神情不爽，若有物蒙蔽者，然并有风犯于心，心神不守，致健忘惊悸者（宜牛黄定志丸、四白丹、二参丹、祛风至宝丹）。

《杂病源流犀烛·诸血源流》【诸血原由症治】《内经》曰：诸血者，皆属于心。又曰：大怒则形气绝，而血菀于上，使人薄厥。又曰：怒则气逆，甚则呕血。《入门》曰：暴喜动心，不能生血，暴怒伤肝，不能藏血，积忧伤肺，过思伤脾，失志伤肾，皆能动血。《正传》曰：暴喜伤心，则气缓而心不出血，故肝无所受。暴怒伤肝，则气逆而肝不纳血，故血无所归。又房劳过度，以致阴火沸腾，血从火起，故错经妄行。以上皆七情动血之病也。《直指》曰：凡热皆出于心，热甚则能伤血。《三因》曰：凡血得热则洋溢，故鲜。得寒则凝滞，故瘀。瘀者黑色也，鲜者红色也。丹溪曰：诸见血皆热症，所谓知其要者，一言而终是也。又曰：血见热则行，见寒则凝，凡口鼻出血，皆系阳盛阴虚，有升无降，血随气上，越出诸窍，法当补阴抑阳，气降则血归于经也。以上皆言火热伤血之病也。《灵枢》曰：卒然多饮食，则胀满，起居不节，用力过度，则阳络脉伤，伤则血外溢而衄，阴络脉伤，则血内溢而后血。《内经》曰：血由上窍出，为血溢；由大小便出，为血泄。以上皆言内伤失血之病也。丹溪曰：血妄行于上则吐衄，衰涸于下则虚劳，妄返于下则便红，积热膀胱则癃闭尿血，渗漏肠间则为肠风，湿壅热瘀则为滞下，热极腐化则为脓血，火极似水则紫黑，热胜于阴则发疮疡，湿滞干血则发痛痒，瘾疹皮肤则为冷痹，蓄之在上其人喜忘，蓄之在下其人喜狂，以上言诸失血病也。《入门》曰：凡血逆行难治，顺行易治，无潮热者轻，有潮热者重，潮盛脉大者死，九窍血身热不得卧者即死。东垣曰：诸血症，身热脉大难治，身凉脉静易治，又曰：血溢上行，或吐呕唾，逆也，凶也；若变而下行，为恶痢，顺也，吉也，故仲景云：蓄血症下血者，当自愈。无病人忽然下血利者，其病进也。今病血症上行，而复下行为恶痢者，其邪欲去，是知吉也。仲景曰：吐血咳逆上气，脉数有热，不得卧者死。《直指》曰：无故忽然泻下恶血，名曰心绝，难治。又曰：伤寒太阳症衄血者，病欲愈。热结膀胱，血自下者，亦欲愈。观此则他病伏热之人，上焦瘀热而作吐者，亦病之欲愈也。虽然，血既吐而自止，则可矣。以上皆言诸血病之吉凶也。丹溪曰：凡药治血，不可单行单止，及纯用寒凉，如用，须酒炒酒煮。又曰：血症久服药不效，以川芎为君乃效也。《入门》曰：若呕吐血出未多，必有瘀在膈，当先消瘀而凉之止之，消瘀宜犀角地黄汤。又曰：治血，防风为上使，连翘、黄连为中使，地榆为下使，不可不知。东垣曰：血不足用甘草，血瘀黑用熟地，血鲜红用生地，若脉洪实痛甚用酒大黄，和血止痛用当归。以言治血药法也。

《杂病源流犀烛·癫狂源流》　经曰：狂之为病，先自悲也，喜忘，善怒，善恐，少卧，不饥，已而自高贤也，自辩智也，自尊贵也。

《杂病源流犀烛·麻木源流》　黄芪酒（痹甚）：黄芪、防风、细辛、独活、川芎、牛膝各两半，附子、川椒、炙草各一两，川乌、山萸、秦艽、葛根各七钱，浸酒，日、午、夜服三次，虚加肉苁蓉，下利加女萎，多忘加石斛、菖蒲。

☆☆☆☆

《杂病源流犀烛·烦躁健忘源流》　健忘,心肾不交病也。心不下交于肾,则浊火乱其神明。肾不上交于心,则精气伏而不用。火居上,则因而为痰;水居下,则因而生躁。故惟补肾而使之时上,养心而使之善下,则神气清明,志意常治,而自不健忘矣。其为症,可枚举也:或思虑过度而病在心脾(宜引神归舍丹、归脾汤),或素多痰饮(宜茯苓汤),或痰迷心窍,言语如痴而多忘(宜导痰汤送下寿星丸),或精神短少(宜人参养荣汤),或上盛下虚(宜养心汤),或上虚下盛(宜龙眼汤),或心火不降,肾水不升,神志不宁(宜朱雀丸),或勤政劳心,读书刻苦(宜安神定志丸),或禀赋阴魄不足,神志虚扰(宜定志丸、孔圣枕中丹),或年老神衰而善忘(宜加减固本丸)。健忘之故,约略尽矣。

健忘原由症治《灵枢》曰:上气不足,下气有余,肠胃实而心肺虚,虚则荣卫留于下,久之不以时上,故易忘也。又曰:肾盛而不止则伤志,志伤则渐忘其前言。《内经》曰:血并于下,气并于上,乱而善忘。丹溪曰:健忘精神短少者多,亦有痰者。《入门》曰:怔忡久则健忘,由心脾血少神亏也。《医鉴》曰:健忘者,陡然而忘其事,尽心力思量不来也,主心脾二经,治法必先养心血理脾土,以宁神定志药调理之。

《辨证录·健忘门》　人有老年而健忘者,近事多不记忆,虽人述其前事,犹若茫然,此真健忘之极也。

《辨证录·虚损门》　人有终日劳心,经营思虑,以致心火沸腾,先则夜梦不安,久则惊悸健忘,形神憔悴,血不华色,人以为心气之弱也,谁知是心血之亏乎。

《辨证录·痨瘵门》　人有血虚者,面无色泽,肌肉焦枯,大肠干燥,心多怔忡,健忘不寐,饮食少思,羸瘠不堪,夜热无汗,人以为血痨也,谁知是肝燥而生火乎。

《辨证录·内伤门》　人有怔忡善忘,口淡舌燥,多汗,四肢疲软,发热,小便白而浊,脉虚大而数,人以为内伤之病也。

《石室秘录·分治法》　天师曰:分治者,症犯艰难,不可作一症治之,乃用分治之法。如人便血矣,又溺血;腰痛矣,又头痛;遗精矣,又健忘;吞酸矣,又泄泻。症既纷出,药难一般,不得不分之以相治也。或治其上,或治其下,或治其有余,或治其不足,止正可以混同一例。然而得其道,则分中可合;不得其道,则合处仍分。如便血与溺血不可同论也,然总之出血于下,用生地一两,地榆三钱治之,则二症自愈。

《中西汇通医经精义·五脏所藏》　脾阳不足则思虑短少,脾阴不足则记忆多忘。

《中西汇通医经精义·五脏所藏》　肾生精,为五脏之本;精生髓,为百骸之主,精髓充足,伎巧出焉,志之用也。又按志,即古志字,记也。事物所以不忘,赖此记性;记在何处,则在肾经。盖肾生精,化为髓,而藏于脑中。凡事物经目入脑,经耳入脑,经心亦入脑。脑中之髓,即将事物印记不脱,久之要思其事物，则心一思之，而脑中之事物立现。盖心火阳光，如照相之镜也；脑髓阴汁，如留影之药也，光照于阳，而形附于阴。与心神一照，而事记髓中同义。西学留影妙矣，而西医则不知人身自有照影留声记事之妙质。虽剖割千万，能得此理否。古思字从囟从心，囟者脑前也。以心神注囟，则得其事物矣。

《金匮翼·血症》 失血诸证，妄行于上则吐衄，衰涸于内则虚劳，妄返于下则便红。积热膀胱则癃闭、尿血渗透肠间，则为肠风。阴虚阳搏，则为崩中。湿蒸热瘀、则为滞下。热极腐化，则为脓血。火极似水，则血色紫黑。热胜于阴，则发为疡。湿滞于血，则发为痛痹。瘾疹皮肤，则为冷痹。蓄之在上，其人喜狂。蓄之在下，其人喜忘。

《金匮翼·蓄热吐血》 海藏云：蓄血喜忘如狂，身热屎黑者，疾已甚也。但小腹满，小便不利者，轻也。

《金匮翼·脚气》《内经》曰：暑胜则地热，风胜则地动，湿胜则地泥，寒胜则地裂。寒暑风湿之气，虽本乎天，而皆入乎地，而人之足履之，所以往往受其毒也。始从足起，渐及小腹，甚乃上攻心胸，若不急治，遂至杀人，况五脏经络，脾与肝肾，皆从足指上走腹中，故脚气之候，或呕吐恶食，或腹痛不利，或二便闭塞不通，或胸中冲悸，不欲见明，或精神昏愦，错语善忘，或头疼壮热，或身体冷痛，时觉转筋，或少腹不仁，或髀腿顽痹，或百节挛急，或缓纵不随，症状不一，以其自脚得之，故均谓之脚气。而又有干湿之异。干脚气之状，血脉痞涩，皮肤麻痹，胫细酸疼，食减体瘦，脏腑秘滞，上冲烦闷。湿脚气之状，脚先肿满，或下注生疮，浸淫滋水，或上攻心腹，咳嗽喘急，面浮膝肿，见食呕吐，为病不同，盖阴阳体脏所分，其为风毒湿气则一，要当随其病症所在而治之。

二、关于"痴呆"的条文

（一）明朝时期

《景岳全书》明·张景岳

痴呆证：凡平素无痰，而或以郁结，或以不遂，或以思虑，或以疑惑，或以惊恐，而渐致痴呆。言辞颠倒，举动不经，或多汗，或善愁，其证则千奇万怪，无所不至。脉必或弦或数，或大或小，变易不常。此其逆气在心或肝胆二经，气有不清而然。但察其形体强壮，饮食不减，别无虚脱等证。则悉宜服蛮煎治之，最稳最妙。然此证有可愈者，有不可愈者，亦在乎胃气元气之强弱，待时而复，非可急也。凡此诸证，若以大惊猝恐，一时偶伤心胆，而致失神昏乱者。此当以速扶正气为主，宜七福饮，或大补元煎主之。

☆☆☆☆

《景岳全书》卷五十一

服蛮煎生地、麦门冬、芍药、石菖蒲、石斛、川丹皮（极香者）、茯神各二钱，陈皮一钱，木通、知母各一钱半。水一盏半，煎七分，食远服。

功用：清心滋水，养阴清心，安神开窍。

主治：狂病已久，水不制火，心肾微虚，肝气郁滞，而见神志失常，时而发狂，言语不避亲疏，行为失检，污秽不知，喜怒无常，狂热渐减而精神疲惫，时而烦躁，形瘦面红，舌质红，脉弦滑或弦细者；亦治情志不遂，渐成痴呆，言辞颠倒，举动失常，或多汗，或善愁者。

加减：如痰盛多郁者，加贝母二钱；痰盛兼火者，加胆星一钱五分；阳明火盛，内热狂叫者，加石膏二三钱；便结胀满多热者，加玄明粉二三钱调服；或暂加大黄亦可；气虚神困者，加人参随宜。

《明医指掌》明·皇甫中　癫走痴呆不识人。……如斯怪异延缠病，都是痰涎里面生。

《医学纲目》

仲景云：伤寒三四日，邪气未传于里，止用瓜蒂散吐而瘥，岂可汗也。又伤寒六七日，胸中微闷，不欲言，懊恼昏眩，无下证，仲景栀子汤吐之立可。又云：中风不知人事，亦不须发汗，喉中呷喝有声，用稀涎散吐之。又云：风头痛，若不吐涎，久则瞽目而不治，用瓜蒂散吐之，三吐而瘥。又暴嗽风涎上壅，咽塞不利，茶调散吐之；阳痫久不愈，未成痴呆，用导涎散吐之；又阴痫，用三圣散吐之。又膏粱之人，多食生，化虫伏于胸中，胸膈不快，噎食不下，用藜芦散吐之。又久患胁痛，诸药不能治，用独圣散加蝎梢半钱吐之。〔《保》〕

〔陈氏〕治慢惊风，先服芎蝎散，用手法斡出寒痰冷涎，自不痴呆；次服油珠膏；后服益真汤，温壮元气；时服前朴散，宽上实下。

《赤水玄珠》明·孙一奎　孙季子朋来曰：凡治惊风癫痫之症，而辰砂、雄黄、金箔、水银、铅粉等剂，不可以久服也。缘此皆治有余之症，惊搐初发，胃气尚壮，痰邪方盛，非此剽悍疏利之剂为之先锋，不可以祛去也。稍久则不宜用，盖小儿脏腑脆弱，易致虚耳。前剂皆伤脾者，丹溪云：气虚之人有痰，胃气亦赖所养，卒不可便攻，攻尽反易生而多，惟健脾胃，以全运化之职，则新痰不生，兼佐之以消痰之剂，则风自定。故不专以镇心攻痰为仗。且心者，一身之主，神明出焉。智慧之所由生也。镇心之剂过多，则神志夺而聪明窒塞。《内经》曰：主不明则十二官危。余往往见多服惊风镇心之药者，惊定之后，痴呆愚钝，寡言寡笑，灵觉寂无，愀然可悯。讵思前药之所误哉。幼幼之心，当知所慎。又有食痫，原从饮食过伤而得，后复伤饮食则发，其外症嗳吐酸气，或大便馊臭。治法先当吐其食，俟定后，宜以下积药看轻重下之。积去则不复发。

《万氏妇人科》明·万全　古有胎教，凡视听言动莫敢不正，喜怒哀乐莫敢不慎。故其子女多贤，此非贤母不能也。盖过喜则伤心而气散，怒则伤肝而气上，思则伤脾而气郁，忧则伤肺而气结，恐则伤肾而气下。母气既伤，子气应之，未有不伤者也。其母伤则胎易堕，其子伤则脏气不完，病斯多矣。盲聋喑哑，痴呆癫痫，皆禀受不正之故也。妇人受胎之后，常宜行动往来，使血气通流，百脉和畅，自无难产。若好逸恶劳，好静恶动，贪卧养娇，则气停血滞，临产多难。况行立坐卧之久，为筋骨肌肤之伤，子在腹中，气通于母，必有伤者。又勿登高，勿临深，勿越险，勿负重，少有触犯，其胎必堕。

《幼科发挥》明·万全　惊久成痫，乃痰迷心窍之病，最为难治。或分五痫，以牛马狗猪羊名之者，未见其方，不必拘也。钱氏五痫丸，祖训未用，予亦不敢轻用也。儿有者，当先观其状貌，而后治之可也，如伶俐聪明者可治之，若成痴呆，言语错乱，不必治之，如强治之，终无成功。间有聪明伶俐，治之无效，非真痫也，此宜琥珀抱龙丸主之。或辛香者，不如抱龙丸犹稳。蕲水周维峰，有子病痫，予见神气昏滞，语言含糊，状类痴呆，告其父曰，不能治也，辞归。

《幼科证治准绳》明·王肯堂　（陈氏法）治慢惊风，先服芎蝎散，用手法斡出寒痰冷涎，自不痴呆，次服油珠膏，后服益真汤，温壮元气，时服前朴散宽上实下。（《医学纲目》）

《婴童类萃》明·王大伦　凡用药当从王道之剂，即有偶尔不效，不至伤人。若附子、蜈蚣、全蝎诸有毒之药，不可浪用。药不投症，害儿不浅。如慢惊，诸药不效，不得已而用之，亦当斟酌，中病则已。如金石之药，取以镇惊安神，多服令儿痴呆。麝香、冰片，用以通窍，多服返泄真元。巴豆有定祸乱而致太平之功，非制得法，返受其害矣，举此为例，则诸毒药之可知。凡用毒剂，以甘草煎引佐之则善矣。

眠厥惊原饮食来，睡中惊觉意痴呆，虚汗缠身心腹胀，图灸治免悲哀。左右耳下灸三壮，合谷三壮；先消食，次镇惊，热甚惺惺散加神曲、枳实。

《针方六集》明·吴昆撰　呆痴一症难医治，不识尊卑最苦人，神门独治痴呆症，转手骨开得穴真。神门，穴在掌后兑骨端。治伤寒发狂，单泻；发寒睡不省，单补；及治五痫。

（二）清朝时期

《石室秘录·呆病》　呆病如痴，而默默不言也，如饥而悠悠如失也，意欲癫而不能，心欲狂而不敢，有时睡数日不醒，有时坐数日不眠，有时将己身衣服密密缝完，有时将他人对象深深藏掩；与人言则无语而神游，背人言则低声而泣诉，与之食则厌薄而不吞，不与食则吞炭而若快。此等症虽有祟凭之，实亦胸腹之中，无非痰气。故治呆无奇法，治痰即治呆也。

《辨证录·呆病门》　人有终日不言不语，不饮不食，忽笑忽歌，忽愁忽哭，

☆☆☆☆

与之美馔则不受，与之粪秽则无辞，与之衣不服，与之草木之叶则反喜，人以为此呆病，不必治也。然而呆病之成，必有其因，大约其始也，起于肝气之郁；其终也，由于胃气之衰。肝郁则木克土，而痰不能化，胃衰则土制水，而痰不能消，于是痰积于胸中，盘踞于心外，使神明不清，而成呆病矣。治法开郁逐痰，健胃通气，则心地光明，呆景尽散也。

《临证指南医案·中风》 初起神呆遗溺。老人厥中显然数月来夜不得寐。是阳气不交于阴，勿谓痰火，专以攻消，乃下虚不纳，议与潜阳。

《临证指南医案·痰饮》 张（二七）呛喘哮，坐不得卧，神迷如呆，气降则清，水寒饮邪，上冲膻中，用逐饮开浊法。

《金匮翼·癫狂》 《本事》惊气丸治惊忧积气，心受风邪，发则牙关紧急，痰涎昏塞，醒则精神若痴。附子、橘红、天麻、楠木香、僵蚕、白花蛇、麻黄各五钱，苏子一两，干蝎一分，南星（洗浸，薄切，姜汁浸一夕，半两）朱砂一分。

（常　诚　李昀泽）

第五节　近代关于"痴呆""健忘"的论治条文

张锡纯《医学衷中参西录》中无痴呆之病论，然书中医方篇之加味补血汤方论中论之甚详，治心病方、治痫风方、治癫狂方、治内外中风方、治阴虚劳热方、治痰饮方、治大气下陷方、药物篇及医论等论中皆有论及。西医学中老年性痴呆、脑血管性痴呆及混合性痴呆、脑叶萎缩症、正压性脑积水、脑淀粉样血管病、代谢性脑病、中毒性脑病等疾病可参本节内容辨证治疗。

《医学衷中参西录》中原文

调气养神汤

治其人思虑过度，伤其神明。或更因思虑过度，暗生内热，其心肝之血，消耗日甚，以致心火肝气，上冲头部，扰乱神经，致神经失其所司，知觉错乱，以是为非，以非为是，而不至于疯狂过甚者。

龙眼肉八钱、柏子仁五钱、生龙骨（捣碎）五钱、生牡蛎（捣碎）五钱、远志（不炙）二钱、生地黄六钱、天门冬四钱、甘松二钱、生麦芽三钱、菖蒲二钱、甘草钱半、镜面朱砂（研细用头次煎药汤两次送服）三分，磨取铁锈浓水煎药。

本病乃本虚标实之证，临床上以虚实夹杂者多见。无论为虚为实，都能导致髓减脑消，脏腑功能失调，因而辨证时需分清虚实。痴呆属虚者多以神气不足，面色失荣，形体消瘦，言行迟弱为特征，可分为髓海不足、肝肾亏虚、脾肾两虚等证。

临证要点：痴呆属临床常见病。其病因以情志所伤、年迈体虚为主。病位在脑，与心、肝、脾、肾相关，基本病机为髓减脑消，神机失用。病性则以虚为本，以实为标，临床多见虚实夹杂证。因而痴呆的治疗首当分清虚实。实证：①痰浊蒙窍及瘀血内阻为多，治疗当化痰开窍，活血祛瘀；②痰瘀内结日久，生热化火者，又当清热泻火。虚证：以精、气、血、阴、阳亏虚为多，当根据不同病情分别采用补肾填精、滋阴温阳、补益气血等法。由于肾与髓密切相关，因而补肾是治疗虚证痴呆不可忽视的一面。虚实夹杂证：当分清主次，或先祛邪，后扶正，或标本同治，虚实兼顾。在用药治疗的同时，又当重视精神调摄与智能训练。故而《医学衷中参西录》张锡纯先生用山甲是经验之谈。

（常　诚　颜习武）

第 2 章

当代中医名家对痴呆论治的经验

一、邓铁涛——"益气除痰活血法"治疗血管性痴呆

邓老采用"益气除痰活血法"治疗血管性痴呆（vascular dementia，VD）疗效卓著。

邓老指出 VD 多发于老年人，多为虚实夹杂。其病因可归纳为恣食膏粱厚味，劳逸不当或七情内伤等因素导致脾气虚弱。脾为后天之本，气血生化之源，脾主升运，能升腾清阳，脾胃运化失司，则津液不得输布，聚湿成痰，形成痰浊。"气为血之帅"，气行则血行，气虚无力推动血行，血行迟缓而留滞为瘀。痰浊瘀血痹阻脑脉，损伤脑络；或气不摄血，血流脉外，以致精血不达，脑髓失荣，神机失用，发为本病。总而言之，邓老认为本病病位在脑，与五脏相关，尤与脾气虚关系密切，其基本病机以脾气亏虚为本，痰瘀痹阻脑络邪实为标，导致髓减脑消，神机失用。其病性不外乎虚、痰、瘀，虚指脾气亏虚，生化无源，髓减脑消；痰指痰浊中阻，蒙蔽清窍；瘀指瘀血痹阻，脑脉不通；三者互为影响，因虚致实，或邪实进而耗伤正气，形成虚实兼夹之证，而为难治之候。此外邓老结合地域的特点，认为广东地处岭南，土卑地薄，气候炎热，暑湿为甚。暑伤气、湿伤脾，人处此气之中，脾胃禀赋不足。"脾为生痰之源"，脾气不足，痰湿渐生。

邓老牢抓中医的"整体观念"及"辨证论治"，认为本病虽病位在脑，但发病之根本在于脾，强调本病治疗基础在于益气健脾，而未提"治脑"……邓老认为治疗时应以"益气健脾"为法，常选用四君子汤加用五指毛桃，方中诸药皆味甘入脾，益气之中有燥湿之功，补虚之中有运脾之力，颇合脾欲甘，喜燥恶湿，喜通恶滞的生理特点，体现了治疗脾胃气虚证的基本大法。方中党参甘温益气补中为君药；脾喜燥恶湿，脾虚不运，则每易生湿，辅以白术甘苦温补气，苦燥健脾为臣；茯苓甘淡平渗湿健脾，与白术相伍，前者补中健脾，守而不走，后者祛湿助运，走而不守，二者相辅相成，健脾助运之功益彰，为佐药；甘草甘温益气，调和诸药。邓老喜重用岭南常用草药五指毛桃，又名南芪，其性辛甘、性平、微温，具有益气补虚、健脾化湿之功。与北芪相比，补气之稍

逊，但补不助火、不伤阴，大剂量应用安全。邓老根据本病虚实夹杂的病机特点，认为治疗上应以通补兼施，强调益气健脾为主，除痰活血为辅……最早提出了"痰瘀相关"的理论，认为南方 VD 患者以气虚痰阻者居多，主张治疗痰瘀同病时重在化痰，辅以祛瘀。邓老喜用温胆汤化痰除湿，既治痰湿之标，又治生痰之本，标本兼顾。方中半夏辛温而燥，善燥湿化痰，喜用橘红代陈皮加强理气燥湿化痰之力，使气顺而痰消，共为主药；辅以茯苓渗湿健脾，湿无所聚，则痰无所生，是兼顾其本之法；轻用竹茹不在清热，意在除烦安神，降逆消痞。用枳壳代替枳实，意在宽中行气，消痰降痞，又防枳实破气伤正。甘草益气和中。诸药合用，共奏燥湿化痰，理气和中之功。且主张避免过量使用活血药，以防耗伤正气，损伤脾胃，痰浊难化。在组方时选用了多味化痰药，常配一味丹参，本品降而行血，善入血分，能通血脉，化瘀滞、消癥积，去瘀生新，行而不破，活中有养，故有"一味丹参饮，功同四物汤"之说。若患者血瘀明显，痹阻脑络，可加入莪术、三棱，两者善入血分，破血行气，专攻气中之血，如此与祛痰药配伍，祛痰破血，脑络通畅，脑髓充盈，元神受养，其症自愈。

二、朱良春治疗老年痴呆症临床经验

（一）益气化瘀补肾健脑之"健脑散"治疗老年痴呆症

朱老指出：老年痴呆症，临床上主要有两类，一为老年性痴呆，一为血管性痴呆，而后者居多数。两者之病理进程虽有所不同，但其结局皆为脑细胞萎缩所致。其病变之症结中心则为肾虚。因肾虚，久则导致五脏亏虚，五脏亏虚必夹痰瘀，乃因痰瘀是五脏亏虚的病理产物。津血同源，痰瘀相关，津聚则为痰。血凝则为瘀。故唐容川言："须知痰水之壅，由于瘀血所致。"张景岳言："痰涎本为气血……气化失其正，脏腑病，津液败，而血气即为痰涎。"因此肾虚导致五脏亏虚，必然兼夹痰瘀，故虚中夹实是老年痴呆症之基本病机。因痰瘀壅阻脉道，势必形成血栓，阻塞微循环，使窍道不通，气血津液运行输布失常，乃至脑髓失充，元神失养，导致智能活动障碍，发为痴呆。

朱老认为，中医的肾是对下丘脑、垂体、靶腺之神经、内分泌、免疫、生化、代谢等生理病理的概括。肾虚是以神经内分泌紊乱为主的机体内环境综合调控功能的障碍。这些障碍既导致衰老的出现，也是血瘀的根源，肾虚和血瘀互为因果。早在 20 世纪 70 年代初朱老就精心拟制益气化瘀补肾健脑之"健脑散"，临床先拟人参、鹿茸为对，制马钱子、地龙为对，紫河车、甘草为对，枸杞子、益智仁为对，天麻、炙全蝎为对，鸡内金、土鳖虫为对，当归、川芎为对，郁金、红花为对。上药共粉，次服 5 克，日服 2 次，早晚空腹蜜水送服，加水蛭者忌蜜水。加减法：大便秘结见实热者加水蛭、炙大黄为对；见痰浊中阻，郁闷不乐，动作迟缓，呆板哭泣，胸闷恶心，咯吐痰涎，多寐纳呆，形体丰腴，舌淡胖，苔白腻者加炙南星、石菖蒲为对；阴虚阳亢，见性情急躁者，烦恐不安，语言颠倒或口干口苦，午后潮热，多汗，失眠健忘，耳鸣头晕，舌红少苔者，用剂量较大之"六味地黄汤加柏枣仁"送服散剂；气滞血瘀，见表情淡漠，健忘惊恐或少语寡言，头痛如刺，舌紫暗或半身不遂，肢体麻木或面色暗黑等症加桃仁、赤芍。因"健脑散"中取古方"九转回生丹"之主药马钱子、地龙为对，马钱子之峻猛，服后必有瞑眩者，暨正常反应者，务必注重医嘱以免患者顾忌。

　　所谓正常反应者，为轻度头晕，恶心或周身疹痒，可用肉桂 10 克煎汤服之缓解，不可随意增加药量，每日制马钱子的药量要控制在 0.6 克以下。有心脏病、肝病、肾病者忌服。服药中偶有轻微腰背肌肉僵直感，或偶有腰腿部肌肉轻微颤动亦均为正常反应，此反应 1 周后逐渐消失。服药期间或最好在服药前一天起，忌食海藻类、蛋类、虾蟹类及含碱、矾等食物，如油条、粉丝等。使用马钱子制品亦要中病即止，即在临床症状均见好转的 2～3 个月，"健脑散"中去马钱子后继服较为妥当。

　　"健脑散"中选人参、鹿茸为对，一以大补元神，一以峻补元阳，参鹿并用，无桂附之刚燥？亦无知柏之苦滞，不但益阳，而且益阴，可谓尽物之性以尽人之性。盖人参生用气凉，熟用气温，味甘补阳，微苦补阴。鹿茸温煦鼓荡，由尾间溯涠而上，直达玉清，鹿茸得人参愈加滋填。所谓质气交融，气血俱充，大填髓汁更补髓气，健脑益肾当不可少。《本草汇言》云："人参补气生血，助精养神之药也，故真气衰弱，短促气虚，以此补之，如营卫空虚，用之可治也；惊悸怔忡、健忘恍惚，以此宁之；元神不足，虚羸无力，以此培之，如中气衰陷，用之可升也"，心脾两脏之精气满，则能虑而不忘矣。临床上尤以正宗之高丽人参（壹号参）效佳，人参能加强躯体原动力，协诸药各奏其功。现代药理证明人参皂苷和人参多糖，可使网状内皮系统吞噬功能增强，提高免疫功能，诱生干扰素，清除内源性毒物"自由基"。制马钱子、地龙为对，对痰瘀痹阻而形成之血栓有消散化解的强力作用；合地龙泄热定惊，行水解毒，平喘通络，尤能镇肝降压。马钱子虽峻猛有毒，但炮制得法，掌握有效剂量，讲究医嘱，每起沉疴痼疾。覆舟之水，当主行舟，祖国医学宝库中之峻猛有毒之品，用之得法，均属良药。紫河车、甘草为对，枸杞子、益智仁为对，乃取朱老验方"培补肾阳汤"之意，紫河车燮理阴阳，大补气血，有返本还原之功，且治诸虚百损；甘草解百毒，且缓调诸药之性。枸杞子润而滋补，兼有益气，补肾，润肺，生津，退热等多种功效；益智仁暖脾、缓肾、固气、涩精、和中益气、醒脾益胃，《直指方》云："古人进食药中，多用益智，土中益火也，脾土喜温而恶寒，喜燥而恶湿，寒湿困之则健运力乏，而不思纳食，且食亦无味，此唯温煦以助阳和，而斡旋大气，则能进食。"天麻、制全蝎为对，一以熄风镇痉，善治头目眩晕，一以祛风定痉，善化风痰，窜经走骨，克痹通络，开气血凝滞，降血压。《本经》言天麻"久服益气力，长阴肥健"。甄权谓其能治"瘫痪不遂"，多恍惚，善惊失志，《开宝》云其"利腰膝、强筋骨，久服益神"。朱老临床实践证明，天麻对老年性痴呆症既能治标又能治本。方中鸡内金、土鳖虫为对，当归、川芎为对，郁金、红花为对，意取温消并用，攻补兼施，气血交融，缓急相济，化瘀通络，消癥散结，化痰利浊之功。全方共奏补气通络，补肾健脑，益气健脾治其本；活血化瘀，化痰利浊治其标之功。"健脑散"确是老年性痴呆症和脑血管性痴呆症标本兼治，面面兼顾，且有简便廉验传统特色的一张效方。历年来笔者用朱老之"健脑散"为主，配合食疗，治疗老年性痴呆症和脑血管性痴呆症多例，均收满意疗效。实践证明，"健脑散"有重药轻投，缓缓斡旋，缓中补虚，虚实同治，缓中取效之妙，尤对老年性痴呆和脑血管性痴呆之久病虚极者，或寒热虚实错杂者，或化源将绝，饮食减少，补不受补，清不能清，且攻不胜攻者尤为合拍。此乃朱老仿仲景治五劳虚极羸瘦，内有干血，两目暗黑等症之"大黄䗪虫丸"重药轻投之法也。

（二）益肾化瘀法治疗新病痴呆

朱老曾治张某，年逾花甲，原有高血压史，经常失眠，头眩肢麻，近年来记忆力显著减退，头目昏眩，情绪不稳，易急躁冲动，有时疑虑消沉，言语欠利，四肢困乏，腰酸腿软，行走不稳，高血脂，高血压，CT 检查诊断为脑萎缩、灶性梗死。舌尖红，苔薄腻，脉细弦尺弱，朱老诊为脑血管性痴呆症，属中医"呆病"。治以益肝肾，化痰瘀。药用枸杞子、杭菊花为对一以养肝补肾，滋补益气，润肺生津，一以清肝明目，降压降火，疏风清热，清金平木。盖木平则风熄，火降则热除。天麻、地龙为对，一以熄风镇痉，善治头痛眩晕，善惊失志，语多恍惚。一以泄热定惊，镇肝降压。朱老据日本医人山本孝之临床证实，天麻可改善脑部血液流通，有恢复"缄默症"的说话和"假面具症"的展露笑颜之功效，对老年性痴呆的治疗有显效。生牡蛎、制龟甲为对，一以咸寒软坚，补肾，清热，除惊以安神，乃因牡蛎含大量碳酸钙，可治缺钙，肾主骨，故能补肾；龟甲通心益肾以滋阴。方中亦选生熟地为对，桑寄生、淫羊藿为对，生白芍、甘草为对，丹参、赤芍为对，桃仁、红花为对，乃均取益肾化瘀之功，另选制胆星、远志为对，亦取熄风化痰，消瘀，宁神，补肾之意，本病例仅投以上药 10 剂，即诸症大减，20 剂服完，朱老以 10 倍药量共粉，制为丸剂，嘱其守服，半年后随访一切正常。朱老指出，活血化瘀药能改善血液循环，防止血栓形成，调节细胞代谢和免疫功能，也就说明活血化瘀药能增加脑组织血流和营养，从而改善和延缓脑的衰老，提高其功能。综上所述，益肾化瘀是治疗老年性痴呆症和脑血管性痴呆症病程较短，症情较轻的有效大法。必须指出治疗期间，要严嘱患者家属对患者以言语疏导，改善生活环境，使之心情舒畅，消除孤独和疑虑，适当增加高蛋白低脂肪之饮食，如多吃鱼类，少吃肉类，并多吃蔬菜，适当增加运动，如散步、太极拳等或适当坚持体育锻炼和一般脑力劳动相结合，年龄较轻者，应惜精保身，肾精充盈，髓海充足，即可杜绝发生老年痴呆症。

三、李辅仁——醒脑复聪汤治老年痴呆症

李老曾治一位老年痴呆患者，86岁老年人，两人挽扶，走碎步就诊，不能正确回答医者问话，表情淡漠，记忆力衰退，神志呆滞，手抖颤。经过李老精心治疗月余后，可以自行慢走，就诊时可自诉病情（尚需家属补充叙述），也关心周围事情，手抖颤略好转。李老认为，老年人肝肾亏损，髓海不足，脑海失其濡养就会出现脑力和记忆力衰退，神情呆滞，表情淡漠，嗜睡或者失眠，所答非所问现象；水不涵木造成肝阳上亢，肝风内动就会出现眩晕、手抖颤等，用"醒脑复聪汤"（李老经验方）治疗，主要是滋补肝肾、填精健脑，有平肝潜藏的意义。临床还要灵活加减，也可加些活血药，标本兼治。经过李老近3个月的治疗后，患者可每天散步1000～2000步，并且愿意与人交谈，听广播或者请人读报、读文件给他听。这个药方对震颤麻痹亦有好的疗效。

醒脑复聪汤：当归10克，何首乌20克，炒远志10克，桑椹10克，天麻10克，茺蔚子10克，菖蒲10克，白蒺藜15克，炒酸枣仁20克，瓜蒌30克，川芎10克，钩藤10克（后下），菊花10克，珍珠母30克（先煎）。

功能：醒脑开窍，滋补肝肾，活血化瘀，填精补髓。

主治：老年性眩晕健忘，痴呆心烦，手颤或下肢酸软，行走碎步，四肢震颤，表情淡漠等，脉象细弱或细弦无力或滑细，舌质淡红或暗，苔薄白或薄黄。

用法：每日1剂，头煎二煎药液合并400毫升，早晚2次，空腹分服。2～6个月为宜，以资巩固。

方解：天麻、茺蔚子凉肝活血明目，配川芎、菊花清肝活血，明目醒脑；首乌、白蒺藜、桑椹滋补肝肾，填精健脑；珍珠母、钩藤柔肝熄风止眩晕；菖蒲、远志醒脑开窍；瓜蒌配首乌滋肾润便，宽胸解郁。

辨证要点：一定要把握辨证准确。老年痴呆、震颤眩晕及西医诊断之"帕金森综合征"，均为老年人的慢性进行性精神衰退疾病，也是智能的破坏。用本方要掌握老年人肝肾亏耗，髓海不足，脑海空虚，失于濡养则神呆，脑力不足，表情淡漠。肝肾不足，水不涵木则肝阳上亢，肝风内动，表现为手及肢颤，眩晕烦躁失眠。此为主症的辨证要点。

方歌：醒脑复聪首当归，蒌芎桑菊珍麻茺；远菖钩藤炒枣仁，填精补髓脑复康。

按语：本方为李辅仁治疗老年痴呆、帕金森综合征之眩晕健忘、肢体震颤的效方。李氏通过大量病例验证指出：①调整阴阳平衡；②健补肝肾即补脑填髓，使髓海充盈，恢复脑力精神；③使气血循行通畅，改善循环使脑力恢复；④宁心安神改善睡眠；⑤使二便通畅，消化吸收正常；⑥柔肝滋水涵木，解郁开窍，可使精神豁达，脑力活跃，从而改善病情。

典型病例：李某，男，82 岁，1991 年 6 月 28 日诊。患者神情呆滞，言语不清，走碎步，下肢无力，烦躁失眠，健忘，语言错乱，不能回答医生询问，忘记自己与人谈话内容，大便不通，舌质暗红，苔黄腻而薄，脉细滑。脑电图检查：可见弥漫性节律紊乱，两半球散见慢波。瞳孔对光反射迟钝，皮肤见老年斑。中医辨证为老年人气血运行不畅，血脉瘀滞而蒙蔽神明，髓海空虚而出现脑力不足、眩晕、记忆力大减，肝肾不足，水不涵木，肝阳上亢则烦躁不安失眠等。治宜醒脑开窍，益肾填精补髓，予醒脑复聪汤治之。经服 14 剂后，舌苔黄腻清退，大便通畅，夜寐已安。又继服 21 剂后，可正确回答提问，行走碎步好转，可每天散步活动，关心周围事情，愿与家人交谈，仍疲乏无力。又继调治 2 月余，诸症均获康复，仍予配丸药巩固疗效。

四、何任治疗老年痴呆症临床经验

痴呆为中老年多发病。前人以为本病多由肝气郁结、克伐脾胃，或起居失常、脾胃受伤，痰湿内生，蒙蔽心窍。治疗原则，一是调补脾胃精气，凡素体不足，有肾虚见证者，可以补肾填精，健脾益气，以期于培补肾脾以冀脑髓得以充益，化源得以滋养。二是开郁化痰，气郁开、痰滞清；或健脾化痰，清心涤痰、泻火祛痰；或痰瘀同治。

何老对痴呆之认识：①要分辨致病的原因和出现的症状，分别治之。《辨证录》用转呆丹、指迷汤、启心救胃汤、苏心汤等。痴呆一般不易根治。老年性痴呆如能通过积极治疗，部分可有症状的改善。②有资料报道谓血管性痴呆从实验结果而言，凡属改善神经递质传导的，如开心散（人参、远志、石菖蒲、茯苓）等；改善自由基代谢的，如加味温胆汤（加远志、石菖蒲、郁金）等；改善微循环的葛根素、丹参注射液、川芎嗪等可以起到抗细胞凋亡，调节基因表达的作用。

医案举例：患者，女，87 岁，上海某医院诊为血管性痴呆。神情迟钝，记忆丧失、沉滞不语，眠多食少，年来日见加深，脉沉细。宜养心宁神、醒脑填髓，并益气血。处方：①石菖蒲 60 克，炙龟甲 60 克，煅龙骨 30 克，远志 60 克，西洋参 60 克，黑芝麻 60 克，以上 6 味研细末。②麦冬 30 克，当归 30 克，枸

☆☆☆☆

杞子 30 克，生地黄 100 克，甘菊花 30 克，黄连 10 克，制首乌 100 克，上药煎浓成稠液后，和入①方各药粉，焙干，制成胶囊。每日 3 次，每次 5 粒。

患者原来每天起床以后立即呈嗜睡状，又在沙发上熟睡。经服本方数天以后，晨起唯静坐，并不嗜睡。再继续调治。按此①方为孔圣枕中丹加西洋参、芝麻；②方是养血、清心脑及选用延寿丹药味。两方合而用之。

五、张琪治疗老年痴呆症临床经验

（一）化痰开窍法治疗痴呆

神志病与五脏密切相关……与心关系最为密切……心神失用，则会出现健忘、神乏，甚则痴呆或神昏。

痰浊是神志病发病中最常见的病邪。痰浊可因脾运不健、水湿不化而生；亦可因内热炽盛，炼灼津液，或因气滞不行、水湿内停而成。痰浊由水湿而化，性属阴邪。阴主静，故易内蒙心窍而使神明失用，甚者临床可出现如痴如呆、反应迟钝、精神抑郁之证。

因诸邪常相和合，故治不应偏执一端，泻热、祛痰、行气、化瘀诸法常相结合运用。以其邪之多少，标本先后，而法也有轻重。诸邪直接犯心而现神志症状，或窍闭神阻心神失用，见神呆如痴，沉郁少语，嗜卧神昏。

典型医案：曹某，女，62 岁，1991 年 7 月 6 日初诊。1 年前患脑梗死，右半身偏瘫，经治疗痊愈。近半年来逐渐表情呆滞，精神恍惚，记忆减退，常饭后不久又要开饭，物品放在某处而忘记地点。思维迟钝，语言謇涩，呕吐痰涎，行动迟缓，步履困难，经常呆坐一处久久不动。舌淡，苔白厚腻，脉弦滑。病属痴呆（痰浊蒙窍），治以顺气导痰汤加减。处方：半夏 15 克，陈皮 15 克，茯苓 15 克，生姜 15 克，胆星 15 克，枳实 15 克，木香 10 克，香附 15 克，菖蒲 15 克，郁金 15 克，远志 15 克，桃仁 20 克，丹参 20 克，川芎 15 克，每日 1 付水煎，分 2 次口服。守方服用 2 个月，痴呆渐消，神情较前明显活跃，反应较前灵敏，语言亦较前流利，步履渐稳，经常主动到室外活动，后改用地黄饮子原方服用近 5 个月，患者病情大见好转，记忆力增强。遂停药，并嘱多参与老年迪斯科运动，以调情志，和气血。

（二）滋阴与扶阳兼顾，扶正与祛邪并举

验案欣赏：患者，男，73 岁。2002 年 10 月 31 日初诊。家属代述记忆力逐年下降，遗忘明显，性格改变，疑心较大，行为异常，经常担心家中失窃，于午夜时分拨打"110"电话报警，家人为此尴尬不堪。同时出现轻度智力障碍，

反应迟钝，语言表达欠清，时有词不达意。CT 示：脑萎缩。西医诊断为：老年痴呆阿尔茨海默型、脑萎缩。经西医多方治疗无明显效果，求治于中医。家属代述，头晕头痛，失眠健忘时有幻觉，近来脱发明显。患者形体消瘦，语言表达失常，须发皆白，颜面及双手有较多老年斑。舌质紫暗、舌苔白微厚腻，脉沉迟。辨证为心肾两虚夹痰浊瘀血，痹阻脑络，髓海失充。治以补肾健脑养心，填精益髓，同时佐以活血通络。处方：熟地黄 20 克，山萸肉 20 克，石斛 15 克，肉苁蓉 15 克，五味子 15 克，石菖蒲 15 克，远志 15 克，益智仁 20 克，巴戟天 15 克，肉桂 5 克，附子 5 克，鹿角胶 15 克，丹参 20 克，川芎 15 克，地龙 20 克，葛根 20 克，红花 15 克，赤芍 20 克，胆南星 15 克，甘草 15 克。水煎，每天 1 剂，早晚温服。服药 30 剂，语言表达基本清楚，夜间睡眠良好，服药期间情绪稳定。前方加龟甲 15 克，加强滋阴之力，又服药 60 剂，被窃妄想感消失，疑心明显减轻，精神轻松，饮食睡眠良好，嘱其停药观察，家属恐其前症复作，不同意停药。又自行令患者服药 30 剂，精神状态已如常人，面色红润，双手及颜面老年斑明显减少，平素须发稀少皆有改善。自服药后再生之须发均为黑色，且有浓密光泽，家人大喜，随访半年，状态稳定，无复发。

　　从张老调治此验案可知，本病其病位在脑，根在肾脏，其病机关键为阴阳虚衰，气血不足，瘀血阻滞，痰浊痞塞，精髓失养，脑络不利。治宜滋阴与扶阳兼顾，扶正与祛邪并举，故大师选用了金元名医刘河间《医学六书》地黄饮子（地黄、巴戟天、山茱萸、石斛、肉苁蓉、附子、五味子、肉桂、茯苓、麦冬、菖蒲、远志）加益智仁、鹿角胶、丹参、川芎、地龙、葛根、红花、赤芍、胆南星、甘草治疗。大师心法，寓意如下：

　　1. 调补阴　以平为期地黄饮子是治疗"喑痹证"的名方。"喑"是指失音不能言，"痹"是指足废不能用。其病机乃为下元虚衰，虚火上炎，痰浊上泛，堵塞窍道所致。其病名虽与痴呆不同，但病机实质一致，均系肾中元阴元阳虚衰，痰瘀阻滞，清窍不利，脑智失用。故张琪大师宗异病同治法则，据"谨察阴阳所在而调之，以平为期"。断然采用了地黄饮子全方作为方中的君药。方中熟地黄、山萸肉滋补肾阴，肉苁蓉、肉桂、巴戟天、附子温壮肾阳；石斛、麦冬、五味子滋阴敛液，使阴阳相配，菖蒲、远志、茯苓交通心肾，开窍化痰。全方壮阳滋阴，填精益肾，生髓充脑。阴阳平，气血盈，精髓盛，脑窍充，其病自愈。

　　2. 补血温阳固敛精气　年高体衰，气血阴阳自虚，复加病邪久羁，精气耗散，必致下元虚衰，故在方中又配用了鹿角胶、益智仁为臣药。鹿角胶味甘咸性温归经肝肾，为血肉有情之品，可补血生精，温补下元；益智仁味辛性温归经脾肾，本品能温肾助阳，补益命门，敛摄肾气。二者相伍，补敛相合阴阳同调。阴阳和、精血旺、脑髓充，其病自消。

　　3. 祛痰化瘀顺通脑　痰瘀内滞，脑络不利，治宜祛痰化瘀，顺通脑络，故

☆☆☆☆

又配用了丹参、川芎、地龙、红花、赤芍、胆南星为方中佐药。丹参、川芎、地龙、红花、赤芍活血化瘀，顺通脑络，胆南星涤痰散结，畅利清窍。诸药相伍，可使痰瘀去，脑络通、清窍利，其病自解。

4. 升达清阳固护后天　脑为元神之府，赖肾中真阴真阳化生之精而充之，赖脾胃升降枢纽以布之。故又配用了葛根、甘草。葛根味辛甘性平归经肺、脾、胃，本品气味俱薄，轻扬升浮，能入脾胃以升清气，鼓舞清气上行以布精津。张琪大师在此用本品以作为舟楫之剂送诸药直达病所，配以甘草补益脾胃，调和诸药。二药相伍，共奏升达清阳，固护后天，载药上浮之功。清阳升，脑髓充，其病自退。

综上所述，可以看出张老调治本验案，审证抓住病位在脑，其本在肾，病邪为虚、痰、瘀，从平调阴阳、补益、涤痰、化瘀入手，以调平阴阳为纲，填精益髓为目，正邪兼顾，纲目并举。用药多而不乱，举重若轻，脉络清晰，配伍精辟。全方滋而不腻，补中寓活，静中有动，使阳化气，阴成形，气血旺而化精，精髓生而脑髓充，脑髓健而元神明，药中肯綮，故如此沉疴重疾，竟收其功。

六、张学文治疗痴呆临床经验

（一）中风痴呆证治探讨

1. 病名定义及范围　中风痴呆是指继发于中风之后而出现的以精神呆钝、遇事善忘、定向不清、计算不能、判断理解多误等为主要临床特征的智能障碍病。从其临床表现而言，与老年性痴呆有相同之处，但老年性痴呆是以脑组织弥漫性萎缩为病理特点之一的慢性进行性精神病；中风痴呆是因中风疾病对部分脑区的损伤而致其梗死，影响脑血流循环，代谢障碍，致脑髓失养、神明失用，即血管性痴呆。现代医学认为缺血性中风后引起动脉远端血流中断、组织缺氧、细胞坏死，根据其侧支循环形成的早晚和代偿程度的不同，其供血区可发生全区梗死或较小的梗死；出血性中风后，血肿对周围脑组织的压迫引起的病理变化与脑梗死相似。因此中风病一旦发生，应及早考虑对中风痴呆的防治，如能及时切断由中风而致痴呆的发展途径，纠正形成痴呆的病理基础，改善脑络的血液循环，使脑髓得养减少致残率，具有一定的价值。

2. 形成机制　祖国医学对中风痴呆未有专门之论述，然散见于各家著述中。如《调经论》云："血并上下，气并于上，乱而善忘"；《川临证指南医案》云"中风初起神呆、遗尿、老人厥中显然"；《杂病源流犀烛·中风》也有"中风后善忘"之论。由此可知，古代医家早就认为中风痴呆与中风有其内在联系。中风痴呆乃中风之后的病理变化，因此与中风有相同的病理基础和体质因素。中风多为因虚（肝肾精血不足、气虚）致瘀，瘀阻脑络而发病，而中风急性期后，机体虚衰更甚而致正虚邪恋，为中风痴呆之病理关键。本虚则精髓亏虚，脑神失养，标实则为中风所形成的病理产物（痰浊、瘀血、水停）留恋脑窍，遂成窠囊，使清窍被蒙，神明失用而致智能障碍。

如人到中老年，其"阴气自半"，肝肾阴亏，阴精不足，精不化气，则气虚"必不能达于血管，血管无气，必停而为瘀"《医林改错》，精不化血或阴血不充，可致阴亏血行不畅而成瘀；加之肝肾阴虚，阴不制阳，肝阳上亢，终致气血阴阳失调，肝风痰浊血瘀等相互为患，闭塞脑络，一旦外有所激而卒发中风。中风过后，正气更虚，精髓更亏，有形之邪浊仍恋脑窍，此时虽有正气未复，但因脑络梗死，气血津液难以上输清窍，致脑乏清阳之助，津液之濡，精髓之奉，元神失聪，从而表现为神思呆钝，"灵机记性皆失"等症。一般将中风痴呆的整个过程归纳为三：

一是精髓亏虚，脑为元神之脏，髓之海，人之情志思维等活动均与脑主神明有关，其活动之物质基础又是肾精与脑髓，肾为藏精之处，"人始生，先成精，精成而脑髓生"《火枢·经脉》。可见脑髓之充足与否取决于肾，肾又为"作强之官，技巧出焉"。精足则髓盛脑充、"技巧之所以出，故肾为作强之本"《中国国药汇海》。元神为髓之使。中风患者多因肝肾阴精亏损而致肝风痰浊瘀血等损伤脑髓，后期则髓海不足脑转耳鸣、胫酸眩晕，目无所见，善忘失算。

其二是痰瘀阻窍，虚是老年患者之特点，也是中风之起因，因虚而致瘀。张景岳谓：凡人之气血犹源泉也，多则流畅，少则壅滞，气血不虚则不滞，虚者无有不滞者；周学海亦云"阳虚血必滞，阴虚血乃凝"，显而易见，瘀乃虚所致。痰乃津血之异变，痰瘀同源（瘀血阻络致津液输布受阻，聚而为痰）。巢元方指出："诸疾者，此由血脉壅塞，饮水积聚而不消散故成痰也"。唐容川在《血证论》中最为明示："须知痰水之壅，痰瘀相互交织成窠"，"脑髓纯者灵，杂者钝"《医学衷中参西录》，痰瘀蒙蔽清窍，气血失于奉养之能。清阳不升，浊阴不降，神失所养则智能障碍。

其三是颅脑水瘀，颅脑水瘀为诸多脑病之关键，瘀阻脑络，则"血不利而为水"。唐容川谓"病血者未尝不病水，血积久而为水"，"瘀血化水，亦发水肿"。痰、水、瘀三者同源而异流，浊者为痰，稀者为水。血积已久，津血运行受阻，则瘀水互结、或因肾阴不足，失其主水之职，以致气不化津，水停脑脏，而致脑络不通。水瘀结于颅脑则致脑髓失养，神明失用，表现为智能低下之症。

3. 辨证论治

（1）诊断依据

主症：①发病前有中风病，或有一过性中风的多次发作史。②智能障碍。早期以记忆减退为主（即刻记忆、健忘）、情感迟钝，逐渐出现远记忆力、计算

☆★☆★☆

力、定向力、判断分析力减退。

兼症：①行动迟缓，抑郁寡欢，或烦乱多语，大小便失控，或兼有形体功能障碍如歪僻不遂，偏身麻木等症。②病情起伏缠绵，多呈进行性加重。③ CT检查证明有"多发性梗死"，或见"两侧半球深部白质区呈弥漫性低密度，侧脑室扩大，脑沟变宽"。

（2）分型辨治：除见主症外，据兼症，可分精髓不足，痰瘀蒙窍、颅脑水瘀三大类型。

①精髓不足：头晕耳鸣，息情思卧，腰膝酸软，足萎行迟，发枯齿摇，食呆尿频，舌质淡苔白，脉细无力。治宜补精益髓。常用熟地黄、山茱萸、鹿角胶、鹿衔草、肉苁蓉、杜仲、桑寄生等补肾精益脑髓之品，再加升麻、葛根，菊花、路路通等以通经络引清阳，从而达到精髓得养之效。

②痰瘀蒙窍：头重如裹，腹胀痞满，倦怠嗜卧，呆钝少言，或口流白涎，舌体胖大或边有齿痕、质灰黯、舌下有瘀点。脉沉濡或细涩、治宜化痰开窍，活血化瘀。方用蒲金丹（菖蒲、郁金、丹参等）疗效甚佳。

③颅脑水瘀：头晕空痛、行为怪异、烦躁失眠、手足震颤或肿胀。筋惕肉瞤，口角流涎，鼻流浊涕，腹胀或呕吐，二便失控。脉弦滑或弦硬，舌质黯红或青紫，舌下有瘀点或瘀丝，脉络迂曲，或舌体胖大、边有齿印等。治宜活血化瘀、利水通窍，常用通窍活血汤加丹参、茅根、川牛膝、茯苓等，近又研制脑窍通口服液（麝香、丹参、茅根等药），本方具有通窍活血、利水通络、升清降浊、益肾健脑的功效。经实验研究证实，本方具有改善脑微循环，兴奋上行网状激活系统，解除脑的抑制状态及降压利尿，增加机体代谢产物的排泄量，促进病灶的吸收，对颅脑水瘀型脑病疗效可靠且服用方便。

然临床上常见的病理变化多为虚实夹杂，如精髓亏虚多挟痰瘀或水瘀。因此，常须"间者并行，其者独行"予以施治，方能收效。

4.典型病例　石某，男，58 岁。以头晕头痛，智能下降，健忘，答非所问等症，于 1993 年 3 月 14 日初诊。患者平素自觉头顶不适，时有头痛眩晕，胸闷呕吐，腰膝酸软，体倦乏力。近一年来，偶尔有几次阵发性肢体麻木、时性失语、不能站立等症状发作。曾在某医院做脑血流图和 CT 检查，提示为基底动脉梗死、脑供血不足。既往有高血压史 8 年，平时血压常在 23.0/14.4kPa 左右，最高可27.0/15.0kPa，常服降压药。查体一般情况可，体温 36℃，呼吸 16 次 / 分，脉搏 88 次 / 分，血压 20.0/14.4kPa，神志呆板，形体肥胖，语言欠流利，记忆力减退，计算力明显下降，定向不清，舌质黯红，舌苔稍黄腻，脉弦滑而数，诊为肝肾阴虚，精髓不足，水瘀阻窍。治宜滋肝肾，益精髓，化瘀利水。处方：熟地黄、生地黄各 15 克，山萸肉 10 克，鹿衔草 15 克，鹿角胶 10 克（烊化），路路通 12 克，丹参 15 克，川芎 12 克，赤芍 10 克，葛根 15 克，三七 3 克，水蛭 6 克，川牛膝 15 克，白茅根 15 克，麝香 0.1 克（冲服）。

此方服 6 剂后，自感神志清爽，头痛眩晕减轻。仍用上方加桑寄生 15 克，而后复诊几次，都守方稍作加减，上方调治 30 余剂。精神恢复，语高流畅，问答切题，能分辨方向。嘱其继服补精益髓化瘀之品，并平时注意调情志，节饮食、适劳逸以善其后。

（二）"颅脑水瘀"理论初探

"颅脑水瘀"观点是以《金匮要略·水气篇》指出的"血不利则为水"为理论证据，并结合自己 40 余年教学及临床经验总结形成的。颅脑水瘀证是指颅脑瘀血与水湿痰浊互阻于脑窍为主要病机，以神明失主，肢体失用、九窍失司为主要临床表现的一类脑病。大多具有病程长，病情复杂，症状表现多端，一般疗法难于奏效之特点，可见于中风、解颅、老年性痴呆、脑瘤及脑外伤综合征等多种病变过程中。这一理论的形成对脑病的治疗具有重要的实用价值和指导意义。

1. 水血同源并行，相互渗透，为脑主神明的物质基础　水与血都来源于水谷精微，化生于后天脾胃，一源而三歧，水与血是人体生命活动的基本物质，而其化生和输布亦离不开脏腑之气化功能，以气为枢纽，赖气而生，赖气而行，赖气而化及其相互为用。

水与血并行而不悖，水为血之体，血的化生须水之参与，血中除精微物质外，主要是水。《血证论》云："血中有气即有水。"可知水之与血、互相为用，相互依存。

血之与水周奉全身的功能是通过血中之水与精微出入渗透方式来实现的，血于脉道运行如环无端，不能出于脉外而行，水津运行渗透于脉道内外，无处不到，水渗脉中为血之一部分，血之精微物质渗于脉外，则为津为液，二者共同完成濡润脏腑肌肤、五官九窍等功能，水与血代谢则为汗为尿，排出体外，保持体内水液之恒定。脉道内外渗透交换是水血互用的基本方式，这些理论为"颅脑水瘀"理论奠定了生理基础。

血与水是脑主神明的物质基础，脑为髓之海、元神之府，脑神之用有赖于气血津液之濡养，才能主宰神明，司九窍。脑髓为脑功能产生之所在。须赖津血为其物质基础，然脑不仅赖气血津液之渗灌濡养，而气血津液的输布也须赖脑神的调节，这样才能保证脑之神明的正常功能。如果气血津液输布障碍，清阳之气不升，必然会导致颅脑津血渗透异常，而致水血积聚为患，阻塞脑窍。

2. 血病累水，水病及血，常相互交结为患　由于水和血在生理上同源而生，并行不悖、相互渗透的关系，故在病理上亦常相互影响。如《灵枢·百病始生篇》谓"湿气不行，凝血蕴里而不散，津液涩渗，着而不去，而积皆成矣"，明确地揭示了瘀可致水、水瘀交结。后世医家也不断提出了这个观点,《张氏医通》谓"血薄血浊能致水",《血证论》也指出"血积既久,其水乃成,血既病,则也累及于水"。这些均从临床角度揭示了水遏血瘀,血滞水停的病理变化,《金匮要略》谓"血不利则为水",从而为水瘀理论奠定了病理基础。然血不利究竟是怎样为水的,仲景也未过多论及,后世注家也略而不提。笔者认为应从水血相互渗透的关系来理解,血瘀于脉道,势必影响水液的流畅,使脉外渗透加强。而致水蓄脉外,水蓄既成,又可压抑脉道,而致血行不畅更甚,继而水停血瘀交结,瘀积于体内或某一局部,此即"血不利则为水"的形成机制。水瘀致病,可以是全身性的,也可以是局部性的,因此,其临床就不局限于外观所见的水肿,也包括某些局部或体腔内的水瘀积聚,这就拓宽了水瘀病变的理论,扩大了活血利水法的应用范围。"颅脑水瘀证"就是在此基础上的扩大。

3. 水瘀为诸多脑病之病机关键所在 脑为至清之脏。邪不能犯、犯之则病,气血津液为脑髓功能发挥的根本物质,如果某种不良影响超越了人体所能承受范围,就必然导致人体内部与外部环境之间的相对平衡被破坏,气血津液转变为阻滞于颅脑之水瘀,乃发为脑病。

颅脑水瘀证,成因复杂,其病机总属气血流通不畅,以致脑络瘀阻,或络破血溢,终则导致瘀血内留,水津外渗,水瘀互阻颅脑,脑窍闭塞,脑神失养。神机不运而变证丛生。其病证特点表现为神明失主、肢体失用、九窍失司三类。

(1) 神明失主:神明为生命之象征,脑为神明运动之中枢,水瘀互阻颅脑,神机失用而表现为神志不清,昏愦不语,痰涎壅盛,烦躁不安,行为怪异,神志恍惚,呆滞迟钝,失眠健忘,言语错乱等症。

(2) 肢体失用:"气血亏则半身不遂",说明脑病易见肢体失用及运动失常诸症。水瘀于颅脑,清阳不能出,上窍实四肢,致四肢脉络失养,肢体失用。临床可见肢体麻木,重滞无力肿胀,筋惕肉瞤,手足震颤,或偏瘫失用等症。

(3) 九窍失司:脑司诸窍,气血津液皆上于面而走空窍,水瘀互结于颅脑,则清阳不升,"头为之倾,九窍为之不利",临床表现为口眼歪斜,视物模糊,鼻流浊涕,口角流涎,目光呆滞,或二便自遗。如有形之水瘀阻脑络,可见头痛剧烈、呕吐等症,小儿可见头颅膨大畸形,囟张不合,头面青筋暴露等症。

此外可见脉象弦滑或硬,或沉细而涩,舌质暗红或青紫,舌下有瘀点,或舌体胖大边有齿印等,皆为颅脑水瘀之形于外的客观指征。

4. 颅脑水瘀贵在通利 《金匮要略》对于"血不利则为水"的治疗仅提示"此病难治",可知颅脑水瘀证的治疗非常法可行。脑窍贵在清灵通利,故治则为醒脑通窍,活血利水。在颅脑水瘀证中,纯化瘀则水不去,单利水则瘀不散,唯有化瘀利水同施,才是正治。因水瘀是多因素所造成的继发性病理产物,所以治血利水的同时,视其病机,结合益气、补肾、温阳、补血等法酌情用之,相得益彰。

因气滞而致的颅脑水瘀证，常用通窍活血汤加减：赤芍、红花、桃仁、益母草、川牛膝、茯苓、白茅根、水蛭、麝香。近年来又研制了"脑窍通口服液"，经临床观察及动物实验，效果显著。

因气虚而致的颅脑水瘀证，则用益气活血利水法，常用补阳还五汤加茯苓、白茅根、川牛膝、丹参，甚或加水蛭，用于治疗中风因水瘀之偏瘫及老年性痴呆等症，常获效验。其他如因肾精亏虚或阳虚而致的颅脑水瘀证，前者用补阳还五汤加益肾填精补髓利水之药如鹿角胶、桑寄生、山萸肉、鹿衔草、茅根、牛膝；后者用八味肾气丸合五苓散加茅根、牛膝、益母草。

张老善用川牛膝、茅根、茯苓、益母草、泽泻等具有双向调节之药。这些药大多具有活血利水之效，上可通窍，下可通利水道，引血引水下行，使血液畅行、瘀去新生，促进水血之正常代谢。

（三）老年期痴呆证治探讨

张老认为老年期痴呆属于中医"呆证""文痴""郁证"等范畴，明·张景岳《景岳全书》第一次提出痴呆是独立性疾病："凡平素无痰而或以郁结，或以不遂，或以思虑，或以惊恐，而渐至痴呆。"张老认为，老年期痴呆是以智能低下，记忆、理解、判断力明显减退，精神呆滞，反应迟钝，寡言善忘，甚至生活不能自理等为主要临床表现的一种神志异常症状群。其主要病理机制为精血亏虚、脑髓失养或痰浊瘀血上犯清窍。其轻者可见神志淡漠，寡言少语、迟钝、健忘等症；重则表现为终日不语，或闭门独居，或口中喃喃自语，或言辞颠倒，举动不经，或忽哭忽笑，或不欲食，数日不知饥饿等。张老关于老年期痴呆的病因病机论述于下。

1. 肾虚不能生髓充脑是老年期痴呆形成的根本原因　脑为髓之海，肾藏精，精能生髓，髓上聚于脑，故脑为髓海。肾精肾气充足，则生髓机能旺盛，髓旺则脑髓充实，神机才能聪灵。肾为先天之本，肾精是脑生成的物质基础，而且出生后肾精又能生髓以充脑。脑为髓海，是精髓聚会之所，是脑生理活动的物质基础。故《灵枢·经脉篇》曰："人始生，先成精，精成而脑髓生。"唐容川在《内经精义》亦说："事物之所以不忘，赖此记性，记在何处，则在肾经。益肾生精，化为髓，而藏之于脑中。"肾与脑的关系是以肾-髓-脑为中心的。

脑居人体之上部，其位最高，为神明之宅，元神一动，神明即出，而主思维、司动觉、统领五脏六腑，即人的一切生理活动皆由脑神所发，统御人体脏腑经络、筋骨肌肉、气血阴阳之正常生理活动。髓海充足，思维、认知和统御五脏六腑等功能才能正常发挥。如果髓海不足或脑髓失养，则脑神功能失常，出现痴呆的临床表现。然脑为聚髓之处，而非生髓之地，髓本精生，精于肾成，肾藏先

☆☆☆☆

天之精和后天之精，肾气充足，则能生精化髓，髓满则上充于脑；精之源，源于水谷，水谷入胃，化生精微，精微由脾之转输，肺之散精，肝之疏泄，心之开合，始能下及于肾而藏之，经肾阳之温阳化合，而为化精生髓养脑之用。《灵枢·五癃津液别》曰："五谷之精液和合而为膏者，内渗入于骨空，补益脑髓。"由此可见，脏腑之生理活动为脑髓功能之基源。如果五脏不和，水谷不能化生精微，肾气不充，肾精不能生髓充脑，则脑髓空虚，脑髓空虚则神衰，神衰则智力失聪而痴呆。

人至老年，则阴气自半，肾气渐亏，肾为一身水火之宅，阴阳之本，肾虚则五脏失和，阴阳失调，气血失于调达，水谷精微失于运化，津液失于输布，则致气血乏源而亏虚，且运行失常而瘀于脉络，津液变为痰湿而阻于体内。脑为至清之脏，不能容邪，犯之则病。因脑为髓之海，至清至纯，水谷精微中"和合而为膏者"，才能藏于脑中，以荣脑养骨，较五脏之气血尤贵；另一方面，由于诸髓者皆属于脑，脑髓、脊髓、骨髓皆由脑主之，只有脑髓充足，才能轻劲多力，若脑髓空虚，则"脑转耳鸣，胫酸眩冒，目无所见，懈怠安卧"。脑髓喜充而恶亏。脑髓空虚，不但神无所依，且必遭痰瘀之害。因"邪之所凑，其气必虚"，痰瘀之邪乘脑髓空虚而"邪害空窍"。

2. 脏腑失调、气血亏虚、脑髓失养是形成老年期痴呆的先决条件　脑为髓之海，是由肾之精气化精生髓汇聚而成，故脑髓之充盛，需肾精肾气充实。然而脑髓之功能发挥，又必须依赖气血滋养。人体五脏六腑、四肢百骸均赖气血滋养，才能发挥正常功能，脑髓对气血之依赖尤甚，正如《医林改错》所曰："脑中一时无气，则死一时，一刻无气，必死一刻。"故脑髓得气血滋养则荣，失气血滋养则萎。脑髓之用有赖气血不断供养才能发挥正常功能，五脏气血之精华皆上荣于脑，心主血脉，上行注于脑络以养神明。脾为气血生化之源，因劳倦、思虑损伤心脾，心血亏虚则神失所养；脾虚则气血生化无源，清阳不升，气血精华不能上荣于脑髓；或久病营阴受损，导致肝血不足，精血同源，血虚则精少，髓海无以充养等，皆致气血亏虚，脑髓失养，神明受损。老年人脏腑功能失调，一则气血生化乏源，脑髓得不到充足的气血滋养，使神明功能低下，久而久之，脑髓枯萎，神明受损。再则由于脏腑功能失调，影响气血运行，使气血运行涩滞，脑脉不畅，使气血到达脑髓受阻，脑髓失气血滋养，久则失荣而枯萎，神明受损。

3. 脑髓空虚、痰瘀阻滞脑髓是老年期痴呆形成过程中的关键环节　痰既是病理产物，又是致病因素。脾为生痰之源，痰的形成与脾主运化功能直接相关，老年人气血亏虚，脏腑功能失调，气机紊乱，脾运化失司，水湿内停，聚而为痰。老年人脑髓空虚，易受病邪侵犯，即《黄帝内经》所云："正气存内，邪不可干，邪之所凑，其气必虚。"痰浊生成之后，无处不到，多滞留于正气亏虚之处而为病，脑髓空虚使痰浊阻滞脑髓有可乘之机。痰浊多因老年人阴阳失调，肝肾阴亏于下，阴不潜阳，肝阳上亢，亢极生风，内风旋动，引动痰浊上阻于脑髓；或阴阳失调，气血逆乱，挟痰浊上奔，阻于脑髓。阻碍脑脉，使气血滋养脑髓受阻，并且破坏脑髓至清至纯状态，使脑髓"杂者钝"。正如《石室秘录》所云："脑髓纯者灵，杂者钝。"

　　瘀血也是脏腑功能失调的病理产物，又是致病因素。老年人脏腑功能失调，导致气血运行失常。正常情况下，气为血帅，气行则血行，气滞则血停。气是推动血液运行的动力，气的运行失常则必然影响到血液的运行。人至老年，脏腑功能低下，脏腑间功能失调，表现为气虚气滞，脉道不利，推动血液运行无力或失常，使血液停而为瘀。或由于老年人阴阳失调，阴虚于下，阳亢于上，气机逆乱，血液随气奔走于上，气上而不下，则血瘀于脑络。或头部外伤，恶血停于脑内，致脑髓瘀血。血瘀的形成，多在正气亏虚之处，脑髓空虚，易使瘀血停于脑络，阻滞脑中气血运行，使脑髓失气血之滋养，则脑髓枯萎，神明失常；并且瘀血停于脑中，破坏脑髓的至清至纯状态，使神明出现"杂者钝"。

　　4. 脑髓失充失养、神明失用是形成老年期痴呆的最终病理途径　无论是肾精亏虚，不能生髓充脑，致脑髓失充；或是气血亏虚，致脑髓失养；亦或痰瘀阻于脑髓，阻碍气血运行，使脑髓得不到气血滋养，均导致脑髓失充失养。脑髓失充或失养，则脑髓枯萎，使神明无所依，而功能失常。脑髓是神明活动的物质基础，神明是脑髓的功能表现，脑髓充足并能得到气血的充分滋养，神明才能聪慧，其主意识思维、统御五脏六腑、司动觉功能才能正常。脑髓失充或失养致脑髓枯萎，则神明活动失去物质基础，其主意识思维、统御五脏六腑等功能失常，而成痴呆。或痰瘀阻于脑髓，脑髓失至清至纯状态，而成呆钝。

　　基于以上对老年期痴呆病因病机的认识，张学文教授认为其治疗原则为补肾、益气养血、化瘀祛痰开窍。肾虚脑髓失充是老年期痴呆的根本原因，所以补肾填精、益髓养脑是治疗老年期痴呆的根本原则。气血亏虚、脑髓失养是老年期痴呆形成的先决条件，故益气养血亦是治疗老年期痴呆的主要原则。痰瘀阻滞脑髓在老年期痴呆形成过程中起关键作用，所以在治疗中必须兼顾化瘀祛痰开窍。诸法合用，使脑髓得肾精之充盈、得气血之滋养。正气存内，邪不可干。痰瘀被除，气血通利，脑髓得养，脑神得用，而痴呆自可恢复。

七、周仲瑛治疗老年痴呆症临床经验

　　医案：老年性痴呆患者金某，男，76 岁，2003 年 2 月 21 日初诊。近 3 年来出现健忘，烦躁，不欲与人交谈，表情呆板，反应迟钝，有时语言表达不能切题。右下肢外侧麻木，右手中指僵硬，活动不利。食纳尚可，大便质软欠畅，日行 7 ～ 8 次，小便尚可。舌质暗红，苔薄黄，脉小弦滑。有高血压、高脂血

☆ ☆ ☆ ☆

症、冠心病病史二十余年。生化检查：TC：9.86mmol/L，LDL-C：4.69mmol/L，UA：498μmol/L，UREA：10.76mmol/L。心电图示：心肌缺血。证属肝肾下虚，痰瘀上蒙，心神失养，清阳不用。治以滋肾养肝、化痰消瘀。

处方：何首乌15克，制黄精12克，枸杞子10克，炙女贞子10克，桑椹12克，丹参15克，决明子15克，生地黄12克，续断15克，郁金10克，桃仁10克，鬼箭羽15克，炙水蛭3克，胆南星10克，栀子（炒黑）10克。水煎服，日1剂。腹胀加炒枳壳10克，大腹皮15克，沉香3克（后下），烦躁寐差加莲子心3克，远志6克，合欢皮15克。以此方加减出入服药6个月，病情渐趋稳定，精神反应良好，言语应答切题，健忘改善，头稍昏，纳仍差，大便次数减为每日2次，排便通畅。舌质紫，舌苔淡黄腻，脉细滑。复查TC：8.03mmol/L，CHOL：6.6mmol/L，LDL-C：5.61mmol/L。目前患者仍在服药，未见病情反复。

按：患者年高，肾元渐亏，肾阴不足，虚火内生，灼津炼液而成痰浊；肾气虚弱，气不化津，清从浊化；水不涵木，肝失疏泄，木不疏土，脾运失司，脂浊停聚，痰浊壅塞脉道，滞而为瘀，胶结血脉。痰瘀相互影响、相兼为患。本病以肝肾不足为本，痰瘀互结为标。治当标本兼顾，予以滋肾养肝、化痰消瘀为主。本方药用何首乌味甘涩，性温，补益精血，具滋肾养肝之效。黄精味甘，性平，具养阴益气，滋肾填精之功。二者合用为君。水蛭咸苦性平，具逐血破结软坚之效，而性又迟缓善入，迟缓则生血不伤，善入则坚积易破。小量常服活血化瘀而不伤正，具臣辅之功。并佐僵蚕、鬼箭羽，增强化痰祛瘀之力。僵蚕辛能散结，咸能软坚，为祛风化痰、软坚散结之要药。鬼箭羽苦寒入血，祛瘀活血通脉。方中并合宣郁通经汤，旨在疏郁滞，理血脉，通经络，组方意在虚实合治，消补兼施，标本兼顾，共奏滋肾养肝、化痰消瘀之效。

八、郭子光治疗老年痴呆症临床经验

医案赏析

董某，女，70岁。2013年8月7日就诊，主诉：记忆力下降4年余。患者2009年开始以健忘发病，服多奈哌齐、金刚烷胺，病情仍呈进行性加重，现症见记忆力、定向力、判断力下降，不认识直系亲属外的人，多行则神疲乏力，情绪急躁不稳定，畏寒怯冷，淡红嫩舌、苔薄少。诊断为老年痴呆，辨证为肾虚精亏夹瘀，治宜滋补肝肾、填精益髓、活血化瘀。

处方：菖蒲15克，炙远志10克，山药20克，丹参20克，法半夏15克，熟地黄20克，枸杞子15克，锁阳15克，肉苁蓉20克，制龟甲20克，龙骨20克，黄芪50克，红参10克，炒稻芽20克，另服成药还少丹。

复诊：情绪转佳，记忆有改善，能少量回忆往事，糊涂状态稳定，多汗，食可便可眠可，舌红少苔，脉滑数。处方：菖蒲15克，炙远志10克，龙骨20克，牡蛎20克，龟甲20克，黄芪50克，熟地黄20克，川芎15克，山药20克，丹参20克，法半夏10克，肉苁蓉20克，制甲板20克，麦冬30克，太子参30克，牡丹皮10克，炒稻芽30克，另服成药还少丹。

再以原方略有增减，另成药还少丹继服数月，诸症日趋于稳定。2014年8月随访，经某三甲医院智力测评，记忆明显好转，生活基本自理。

按语：郭老认为老年痴呆的基本病机为肾虚血瘀、脏腑亏虚。患者年至古稀，脏腑之气逐渐衰退，髓海失养，再加病程日久，痰浊瘀血等有形之邪停滞，闭塞脑窍，故郭老先以山药、丹参、黄芪、枸杞子等补脏腑亏虚之药，兼菖蒲、炙远志、红参等化痰活血之品共为汤剂先达病所，并嘱常服还少丹，一者补五脏之虚、活血化痰，提高疗效、防止病情加重，二者还少丹为丸剂，方便携带服用，延长疗效。

九、裘沛然治疗老年痴呆症临床经验

医案赏析

魏某，男，81岁。主诉：近年来头晕目眩，活动不利，行走需人搀扶。就诊时症见神情淡漠，反应迟钝，嗜睡，口干、口淡、口黏，纳差嗳气，大便干结，数日一行，血压84/60mmHg；苔厚腻色黄，舌质稍暗，脉弦滑。此为肝胆湿热蕴遏，气火内郁，窍络痹阻，神明失司。治宜清肝胆湿热、开窍通络、宣通气机。

处方：龙胆草6克，柴胡15克，黑山栀12克，淡黄芩24克，石菖蒲15克，广郁金15克，琥珀屑3克（冲服），川黄连9克，桃仁泥15克，西红花1克，牡丹皮12克，陈胆星12克，白茯苓12克，枳壳15克。14剂，每日1剂，水煎服。

复诊：头晕稍减，苔腻渐化，能对答如流，余症同前。

处方：生黄芪35克，大蜈蚣2条，大川芎15克，石菖蒲12克，西红花1克，生地黄30克，桃仁泥15克，川黄连6克，淡吴茱萸9克，全当归18克，生牡蛎30g（先煎），川桂枝9克。14剂，每日1剂，水煎服。

三诊：血压120/75mmHg，眩晕明显好转，动作反应等已较敏捷，精神较佳，纳食有增，大便通畅，苔腻基本已化。再以原方略有增减继服数月，诸症日趋改善。后随访老人，生活基本正常，行走自如，谈笑如常。

从裘老调治此验案的脉证可以看出，此病例以肝胆湿热为主，痰瘀互结为辅。病位主要在肝胆、脑，也即一脏二腑。且主要为湿热蕴结，故治宜清利湿热，化痰开窍，活血祛瘀，宣通气机。因此裘老在方中用能清肝胆实火，泻下焦湿热的名方龙胆泻肝汤化裁以治其湿热为君药。用石菖蒲化痰开窍，安神醒脑；琥珀、西红花合用活血化瘀，安神宁心。以上三味共为臣药。郁金、枳壳合用

☆☆☆☆

宣通气机，化痰开郁为佐药。诸药合用，共奏清泻肝胆湿热，化痰祛瘀开窍之功。综观裘老辨治此验案，组方用药有三大特点：

1. 升降相宜，宣通气机　本验案湿热蕴结、痰瘀互结，均可阻滞气机。而湿遏热伏、痰聚瘀成，也皆因气机不顺而起。因此，调治之法，贵在使气机畅利，而要想气机畅利，贵在脾胃气机升降正常。裘老深谙此道，因此在方中用了柴胡、枳壳、郁金以调其脾胃升降。柴胡性主升散，味轻气浮，轻清升散，能疏解肝胆之抑遏而升举少阳之清气，令清阳敷布，气机上行，为升阳举陷，疏肝利胆之良品。而枳壳能宽中下气，化痰消痞；郁金辛开苦降，行气解郁。《本草汇言》曰："郁金，清气化痰，散瘀血之药也。其性轻扬，能散郁滞，顺逆气，上达高巅，善行下焦，心肺肝胃气血火痰郁遏不行者最验，故治胸胃膈痛，两胁胀满，肚腹攻痛，饮食不佳等证。又治经脉逆行，吐血衄血，唾血血腥。此药能降气，气降则火降，而痰与血，亦各循其所安之处而归原矣。"如此相伍，则脾升胃降，气机宣通，胆腑通利，肠腑传导，湿热自去，大便自通，诸症自解。

2. 痰瘀同治，醒脑开窍　痰浊中阻，浊气上逆，清窍被蒙；瘀血阻络，督脉不利，脑髓失养。因此，痰瘀不去，诸症难消。故裘老在方中又配用了化痰祛瘀药石菖蒲、琥珀、西红花。石菖蒲气薄清芬，味辛而温，能开心窍、通心神、辟秽恶、利清阳。且气香清爽，其性平和，善辟秽涤痰而卫宫城，宣心思之结而通神明。能舒心、畅心、怡心、聪耳、明目。实乃化痰辟秽，通利清阳，醒脑开窍之上品。故《本经逢原》曰："菖蒲，心气不足者宜之，言补五脏者，心为君主，五脏系焉……其开心孔，通九窍，明耳目，出音声，总取辛温利窍之力。"《重庆堂随笔》曰："石菖蒲，舒心气、畅心神、怡心情、益心志，妙药也。清解药用之，赖以祛痰秽之浊而卫宫城，滋养药用之，借以宣心思之结而通神明。"琥珀这味药物，味甘性平，归经心、肺、膀胱。本品质重主降，既可镇惊安神，又善走血分、消气滞、逐瘀血、通经脉、和气血。同时，本品能清能渗，能益能利，清水源而渗泄膀胱，益脾化气以通利水道。如此则能给湿热之邪以出路，使湿热之邪由小便而出，一药而三功。故《本草经疏》曰："琥珀，专入血分。心主血，肝藏血，入心入肝，故能消瘀血也。此药毕竟是消磨渗利之性，不利虚人。大都从辛温药则行血破血，从淡渗药则利窍行水，从金石镇坠药则镇心安神。"伍以红花这味药，且用量仅为1克，其意尤妙。红花辛散温通，善入血分，为行血破血之要药，为血中之气药，有破血、行血、活血、调血之妙，多用则行而破，少用则和而调。故《药品化义》曰："善通利血脉，为血中气药，通泻又能补，各有妙义。若多用三、四钱，则过于辛温，使血走散……若少用七、八分，以疏肝气，以助血海，大补血虚，此其调畅而和血也；若止用二、三分，入心以配心血，解散心经邪火，令血调，此其滋养而生血也；分量多寡之义，岂浅鲜哉。"由此可见，裘老在此用其是为了调和行血而非破血，故用量独取其轻。

☆　☆　★　☆

3. 标本缓急，泾渭分明　经云：急则治其标，缓则治其本；标本俱急，标本同治。裘老深谙此道，病始标症较急，湿热不除则病势不减，故裘老用清泻肝胆湿热的名方龙胆泻肝汤化裁以直折其火势。服药两周后，湿热渐除，症有好转，则转以从病根入手，设益气活血开窍为主而治其本。用补阳还五汤加减出入，以蜈蚣代干地龙，旨在开通脑窍；加用川黄连、淡吴萸，一寒一热，一辛一苦，则辛开苦降，同治厥阴气火有余之嗳气泛酸；吴萸一味，有古贤认为"可直除脑廓寒凝，开通道路，以灌输气血于脑"；且重用牡蛎 30 克，以牡蛎益阴潜阳镇惊，且又有和胃止酸之功；又伍以桂枝行血通脉，以助开窍，故诸症清除而收功。

十、颜德馨治疗痴呆症临床经验

（一）老年性痴呆诊治心法

老年性痴呆是一种进行性精神衰退的疾病，临床表现以痴呆症状最为突出，病理改变以大脑的萎缩和变性为主，临床包括老年性痴呆（真性老年性痴呆），早老性痴呆（Alzheimer 痴呆）和脑血管性痴呆等。近年来中医学对老年性痴呆的基础和临床研究正在不断深入，大量的实践证明中医药对防治本病的发生和发展具有十分重要意义。

1. 病因病机　近年来，在探讨气血与衰老关系的同时，发现老年性痴呆与"瘀血"直接相关。因为老年人随着年龄增长，长期受到七情的干扰，或以思虑不遂，或以悲喜交加，或以恼怒惊恐，皆能损伤心脾肝脑，导致脏腑功能失调和阴阳失于平秘，进而产生气血乖违，气血瘀滞，蒙蔽清窍，神志异常而发为痴呆。因此"纯者灵、杂者钝"的观点，是防治老年性痴呆的理论基础及主导思想。临床及实验也证实，老年性痴呆中以脑血管性痴呆为多见，因大脑持续缺血与代谢性损伤而出现感知、记忆、抽象概括能力和创造思维能力等严重障碍，它主要与脑循环障碍，全脑缺血有关，并且全脑血流量的降低程度与痴呆的严重程度成正比，这给瘀血学说以有力的支持。

2. 辨证施治　现代医学所指的老年性痴呆症，虽有真性老年性痴呆、早老性痴呆、脑血管痴呆之分，但中医辨证分析认为，主要分为虚实两个方面。虚是指肾虚和气血亏虚，实则是瘀血、痰火。因此治疗必须根据虚实的孰轻孰重而投药。

（1）补肾填精法：这是一种传统的治疗方法。《内经》说："脑为髓之海。"肾主骨，生髓，上通于脑，临床上肾虚患者常表现有脑功能减退。实验提示，补肾中药是通过调节"脑 - 垂体轴"而发挥治疗作用，临床对大脑发育不全的

☆☆☆☆

患儿，采用补肾法，可促使大脑发育，说明补肾可以健脑，因此运用补肾填精法可使老年人脑功能减退得到改善。治疗本病常用方剂如龟龄集、六味地黄丸、左归丸、右归丸等，药用熟地黄、萸肉、怀山药、龟甲、鳖甲、何首乌、枸杞子、当归、仙茅、补骨脂等。经验方桑女三甲汤（桑寄生、女贞子各20克，白芍、天冬、生地黄各15克，龙骨、牡蛎、龟甲各30克）以及养阴益肾汤（枸杞子、制首乌、玉竹、女贞子、麦冬、灵芝、石菖蒲、赤芍、郁金各10克，川芎12克，丹参30克，菊花6克）对脑血管性痴呆早期有效，可以选用。

医案：黎某某，女，62岁，近一年来头晕耳鸣，倦怠无力，精神呆滞，步履不正逐渐加重，并出现痴呆面容，记忆减退，经常呆坐，懒于动作，嗜卧，性格明显改变，时而狂喜，时而啼哭，昼夜颠倒，思维迟钝。CT检查：两侧脑萎缩。体检除记忆力减退、计算能力下降外无其他病理征象发现，舌淡苔薄白，脉沉细弱。辨证为肾精亏损，髓海失养，治以补肾填精，健脑益智，稍佐活血益气。方用：何首乌、枸杞子、怀山药、巴戟天、山萸肉、菟丝子、桂圆肉、益智仁、熟地黄各10克，石菖蒲、远志各6克，黄芪、党参、当归、川芎各15克，珍珠母30克。服10剂后，睡眠转佳，可独自行走，情绪稳定，能打太极拳和收听收音机，症状明显改善，守上方连进2个月，痴呆面容消失，反应较前灵敏，步履变稳，记忆力增强，改用天麻丸、活血通脉片调理巩固。

（2）活血通窍法：《医林改错》说："夫人身之血气也，精神之所依附者，并行而不悖，循环而无端，以成生生不息之运用尔"，"故血乱而神即失常也"。由于气血不畅，凝滞脑气，瘀阻清窍，故见情绪躁扰不安，恼怒多言，或呆滞少语，妄思离奇，面色晦黯，胸胁苦闷，头晕心悸，舌质紫黯或有瘀斑、脉沉涩等，即王清任所谓"乃气血凝滞脑气，与脏腑气不接，如同作梦一样"。习用癫狂梦醒汤合通窍活血汤加减，药用柴胡、香附、红花、桃仁、赤芍、川芎、郁金、半夏、陈皮各9克，丹参15克。若神志淡漠加入菖蒲、远志各9克，或加麝香0.1克，吞服以加强通窍活血之力；若久瘀化热，躁扰不宁加山栀、生军以清瘀热。此类病忌补，补则壅，应疏通脉道，推陈致新，常于方中加水蛭一味，以其味咸入肝经血分，其性与瘀血相感召，破瘀而不伤气血，常用量为1.5～3克加入同煎或研粉吞，并辅以通天草，轻清上逸，引药入于脑，颇有所获。实验已证实活血化瘀能提高神经元的代谢功能，减少星状细胞水肿，增加脑血流量，对改善脑功能十分有益。因此无论辨为何型，均可适当加用活血化瘀药以提高疗效。

医案：吴某某，男，72岁，患高血压、动脉硬化已20余年，经治疗近一年血压已恢复正常，但头晕加重，记忆力锐减，常有四肢颤抖，活动不便，反应迟钝，呆滞少语，有时外出不识归途，理解、判断、计算等智力活动能力全面下降。CT检查提示脑萎缩、脑室扩大、脑裂增宽。面色晦暗，老年斑较多，

☆ ☆ ★ ☆

舌质紫，脉细涩，属瘀阻清窍，凝滞脑气。用活血通窍法：天麻、桃仁、红花、赤芍、川芎、郁金、远志、菖蒲、通天草各 9 克，丹参 30 克，桔梗 6 克，水蛭 2 克研粉吞，每日 1 剂。坚持服药 3 个月，症状逐渐改善，继用丹参、赤芍泡茶饮用，吞服水蛭粉（胶囊装），半年后能辅导孙儿做数学作业。

（3）益气养血法：气血是神志活动的物质基础，故有"神为血气之性"之说，气血充盈，才能神志清晰，精神充沛。《灵枢》说："血脉和利，精神乃居"，指出了血气与神志密切相关，老年人由于气血两虚，脑失所养而出现健忘、智力减退，甚则痴呆。即沈金鳌所谓"心血不足，神不守舍"，临床表现为终日沉默，不饮不食，说前忘后，生活不能自理，面色㿠白，气短乏力，小溲自遗，舌淡脉细。可用益气聪明汤加减，药用黄芪、党参各 15 克，升麻、葛根、蔓荆子、赤芍、川芎、当归各 9 克；夜寐不安加炒酸枣仁、远志、夜交藤各 9 克；小溲失禁加金樱子、补骨脂、芡实各 9 克。临床中观察到本法治疗轻度患者疗效较好，但疗程较长，对中、重度患者疗效欠佳。根据"脑髓纯者灵，杂者钝"的观点，在方中加入丹参、水蛭等活血化瘀药，使疗效有了较明显的提高。

医案：张某，男，68 岁，二年来经常头晕，诊为"颈椎病""脑动脉硬化"，长期服用颈复康冲剂，症状无缓解，近半年出现神识呆滞，终日不言不语，独坐室内，闭门不出，面色㿠白，皮肤干皱，小溲淋漓不畅，由家属劝其来医院就诊。经检查未发现阳性体征，脑电图示局灶性慢波，脑血流图示两侧脑血管弹性减退。舌质淡红，脉细。辨证为气血两虚，清窍失养。予益气聪明汤加减：黄芪、党参各 30 克，枸杞子、当归各 15 克，升麻、葛根、蔓荆子、红花、赤芍、合欢皮各 9 克。服 20 剂，症状改善，但言语仍少，生活刻板。前方加菖蒲、远志各 6 克，丹参 30 克，续服达半年，症状基本缓解，改用补中益气丸吞服。

（4）清热涤痰法：清代名医陈士铎说："呆病其始也，起于肝气之郁，而痰不能消，于是痰积于胸中，盘踞于心外，使神不清而成呆病矣。"老年人情怀不遂、生湿化痰、痰浊郁而化热上扰清窍，常见心情烦躁、言语哕唠或多疑善虑、头痛失眠，甚则哭笑无常，忿不欲生，喉中痰鸣，舌质暗红，舌苔黄腻或白腻，脉弦滑或弦涩。治当清热泻火、涤痰开窍。方用黄连温胆汤加减：川黄连 5 克，姜半夏、淡竹茹、白茯苓、陈皮、白芥子、胆星、菖蒲、远志各 9 克；若头痛呕恶、口干便秘者，加礞石滚痰丸 9 克或钩藤、生大黄各 9 克，以导痰热下行。

医案：陈某某，男，70 岁，患脑血栓形成年余，经中药、针灸治疗，病情好转，可以跛行，近半个月来，情绪易激动，暴哭暴笑，语无伦次，詈骂不休，面红目赤，肢体震颤，大便秘结，舌红苔黄腻，脉弦滑数，症属痰火上扰，神志逆乱，治拟泻火涤痰、以安元神。药用：黄连 3 克，枳实、橘红、姜半夏、白茯苓、淡竹茹、胆南星各 9 克，莲子心 6 克，生大黄 12 克，生甘草 3 克。连服 10 剂，大便通畅，性情平静如常，舌面黄腻苔退净，舌质淡紫，续以补阳还

☆☆☆☆

五汤加减，吞服健脑散善后。老年性痴呆病程较长，在治疗中单纯的虚证和实证较为少见，往往表现为虚实挟杂。因"头者，精明之府"（《素问·脉要精微论》）。《灵枢·大惑论》及《海论》《口问》篇将视觉、听觉以及精神状态的病理变化与脑密切联系起来，然而，元神之健全必须依赖"髓充满"（脑为髓海）、"空窍清"（脑为清窍之府）和"脑络通"（头为诸阳之会），作为生理活动的基础，一旦邪客于脑（主要是瘀、痰），难免窍蒙、络阻，加之老年脑髓渐空，势必导致虚实挟杂，元神失其健全，出现精神、意识、思维方面的病理变化，这就是"杂者钝"之关键所在。所以在治疗中必须邪正兼顾，益气化瘀，补肾健脑并用。如经验方益气化瘀醒脑汤（党参 30 克，黄芪 60 克，丹参 20 克，地龙、鹿角霜各 15 克，川芎、桃仁各 10 克，天竺黄、菖蒲、远志各 6 克，红花 5 克）、健脑散（红参、川芎、制马钱子各 15 克，土鳖虫、当归、三七、枸杞子各 21 克，地龙、全蝎、制乳没各 12 克，紫河车、鸡内金各 24 克，血竭、甘草各 9 克。研极细末，装入胶囊，每服 4.5 克，早晚白开水冲服），两方都气血兼顾，祛邪扶正，有较好疗效，可供选用。最近研制的"衡法饮"能健脾化痰、平衡气血、防瘀化瘀，能明显改善老年机体的血液流变性和增加脑血流量，对本病治疗十分有益，可长期服用。

（二）血管性痴呆论治经验

颜德馨教授认为瘀血为血管性痴呆的主要病机，倡导以气血为纲辨证治疗血管性痴呆，临床屡获疗效。现将其经验整理如下，以飨同道。

1. 瘀血是血管性痴呆的主要病机　气血是构成人体的基本物质，也是人体生命活动的动力和源泉，气血是脏腑功能的产物，也是脏腑功能赖以正常发挥的物质基础。气血的盛衰可以反映脏腑的功能情况。正如王清任在《医林改错·气血合脉说》中所说："治病之要诀，在明白气血。无论外感内伤，要知初病伤人何物，不能伤脏腑，不能伤筋骨，不能伤皮肉，所伤者无非气血。……，若血瘀有血瘀之证可查。"各种致病因素不论外感或者内伤皆可作用于气血而致病，初病在经在气，久病入络入血。血管性痴呆与气血的关系最为密切。血管性痴呆的发病特点是阶梯性恶化，发病可以突然，也可以隐匿。每一次发作后，可以留下一些症状，一次一次叠加，直至全面智能衰退，成为痴呆。颜老认为久病、频发之病从瘀。瘀血虽然是疾病的病理产物，但也可以进一步成为疾病的致病因素。脑为清窍，清则纯，杂者钝。脑由精髓汇聚而成，虽由肾主，唯有得到气血的不断充养，方能充分发挥元神之府的功能。各种致病因素均可导致血瘀，瘀血蒙蔽脑窍，则会出现神志不清，日夜颠倒，表情痴呆，癫狂时作。瘀血内停，使脑气与脏气不能相接，气血不能上行濡养脑窍，脑失所养，精髓逐渐枯萎，从而使病情进一步加剧。如果气血运行不畅，会进一步影响脏腑的功能，导致脏腑功能紊乱，进而出现功能低下和病理障碍，反过来又会加重瘀血，从而形成恶性循环。现代医学认为血管性痴呆为多因素所致，与高血压、糖尿病、高血脂等动脉硬化而致脑供血不足等因素有关。缺血性脑卒中是血管性痴呆的直接原因，其发生常与皮质病变，尤其是左侧皮质缺血及丘脑、海马的缺血改变密切相关，此外，双侧、多发性脑梗死，重要部位的缺血梗死以及大面积脑损害对本病的发生有重要作用，其中很多梗死性痴呆并不是脑内的血管病变引起，而是颅外的血管病变，比如血栓形成或因心脏病所致者。祖国医学也观察到中风与痴呆的内在关系，认识到血管性痴呆一般多发生于中风后，如《临床指南医案》中指出："中风初起，神呆遗尿，老年厥中显然。"《杂病源流犀烛·中风》也有"中风后善忘"记载。所以瘀血是血管性痴呆病机的关键所在。

2. 活血化瘀是治疗血管性痴呆的根本大法　活血化瘀法能够疏通脏腑血气，使血液畅通，气机升降有度，调节阴阳，平衡气血，维持气血对脑的濡养有重要的意义。瘀血为血管性痴呆的重要环节，所以及时祛除瘀血是治疗血管性痴呆的关键所在。早祛一份瘀血，便多留一份精髓。

用药特点：颜老在应用活血化瘀治疗血管性痴呆中，强调以气血为纲，从整体上把握血管性痴呆的病机特点，辨证施治，随证配伍。常用的方法有以下几种。

①气血双治：中医基础理论认为"气为血之帅，血为气之母"，"气为百病之长，血为百病之胎"。气与血是相互依存的关系。气病可致血病，血病也可致气病。所以在临床中，颜老运用活血化瘀治疗血管性痴呆时，总是注重调畅气机。根据患者的气虚、气滞情况，联合运用益气、理气药物，以达到气血运行无滞。根据临床辨证，一般分为气滞血瘀、气虚血瘀。气滞血瘀者予以理气活血、开窍醒脑，一般用癫狂梦醒汤合通窍活血汤加减，药用赤芍、川芎、红花、桃仁活血化瘀为主；辅以柴胡、青皮理气解郁；佐以菖蒲、蒲黄芳香开窍、通络醒神，水蛭搜剔积瘀；使以通天草引经。气虚血瘀者予益气活血、疏风升阳，用益气聪明汤或补阳还五汤合桃红四物汤加减，用黄芪、党参、升麻益气升阳为君；以川芎、赤芍、蒲黄、水蛭等活血通络为臣；佐以蔓荆子、葛根、细辛疏风；以通天草、菖蒲引药归经。其中重用黄芪，起始用量为 30 克，最大可以至 120 克。

②痰瘀同治：气血运行的失常，也会影响到津液的疏布，停于脏腑经络而形成痰饮，则会出现痰瘀互结。痰饮形成之后，作为致病因素可导致更为复杂的病理变化。痰随气升降流行，内而脏腑，外至筋骨皮肉，无处不到，无处不有，可形成多种病证，因此有"百病多由痰作祟"之说。痰饮有其自身的致病特点：易阻气机，窒塞经络气血；易扰心神，痰浊内扰，影响及心，扰乱神明，可见一系列神志异常的病症。如痰浊上蒙清窍，可见头昏目眩、精神不振、呆顿无言、倦怠嗜卧、或心烦易怒、多疑善虑等症。痰迷心窍，扰乱神明，可见神昏、痴呆；

☆ ☆ ☆ ☆

痰郁化火，痰火扰心，可见神昏谵语，甚则发狂等病症。病势缠绵，病程较长。痰饮具有黏滞的特性，致病缠绵，病程较长，难以速愈。多反复发作，缠绵难愈，治以化瘀涤痰，通窍醒脑，可用黄连温胆汤合桃红四物汤加减。药用黄连、陈皮、茯苓、胆星以涤痰开窍，赤芍、川芎、桃仁、红花、蒲黄活血化瘀为君，辅以海藻、菖蒲、远志化痰通络开窍，佐以黄连、竹茹清心安神。

③佐以风药：血管性痴呆多为中风后所引起，中风的病因病机在金元以前多以内虚邪中立论，始于《灵枢·刺节真邪》曰："虚邪偏客于身半，其入深，内居荣卫，荣收稍衰，则真气去，邪气独留，发为偏枯。"张仲景在《金匮要略》中认为中风病因为经络空虚，风邪入中。陈无择《三因极一病证方论》载有邪风"如有其经络空虚而中伤者，为半身不遂……"。严用和在《济生方》也认为中风为"营卫失度，腠里空虚，邪气乘机而入"。现代已将病机归为类风，祛风剂多摒弃不用，颜老认为"风为百病之长"，"高顶之上，唯风可到"。中风后络脉空虚，风邪易于乘机侵袭，适当应用祛风药物，既可以祛除兼挟的外风，也可以引药归经，喜以蔓荆子、通天草等作为引经药，使药至病所，体现中医的辨证治疗特点。祛风药配补虚药，可以借风药流通之性，振奋脾胃之气而无呆补、碍胃之弊，并可以加强活血化瘀作用。祛风散寒药，辛散温通，长于宣通阳气阻遏，使阳气通达而血液流行；疏风清热药，性味多辛凉，大多具轻扬之性，或芳香之气，善于开发郁结，宣畅气机，从而有利于血脉通调；有些直接具有活血化瘀作用，如川芎、白芷、细辛、威灵仙。对于虫类搜风药，多具破气散结或活血化瘀之功，所谓飞者升，走者降，血无凝滞，气可宣通。祛风药还可以胜湿消痰，消痰化饮者有僵蚕、南星。辛燥胜湿，促使痰湿消除的如羌活、防风。挟火者可以采用"火郁发之"，如柴胡、薄荷、生姜等。

3. 病案举例 金某，男，66 岁，有高血压病史多年，有脑梗死病史 4 次，后遗反应迟钝，记忆力差，此次以头晕、不能应答 6 天，反应迟钝加重，不认识家人入院。无头痛、呕吐及四肢瘫痪，否认有糖尿病及冠心病史。体检：神志清，精神软，对答不切题，查体合作，定向力差，左侧共济征（+），双侧病理征（+）。头颅 MRI 示：左侧扣带回小片状脑梗死；双侧基底节区腔隙性脑梗死；右枕叶脑软化灶。舌淡暗，舌薄白，脉细弦。西医诊断：脑梗死，血管性痴呆，高血压病。中医诊断：中风-中经络，呆病，眩晕。实验室检查：血脂正常，血栓素 TXB244pg/L，前列环素 PGF1215pg/L。经颅超声多普勒 TCD 示：左侧大脑中动脉、大脑后动脉血流稍增快；基底动脉及双侧椎动脉血流速度减慢。血液流变学基本正常。EKG 示窦性心动过缓，心肌缺血。辨证属于老年男性，脏腑亏虚，肝肾不足，肝阳上亢，久则有瘀，瘀阻脉络，故见肢体活动不利；瘀血蒙蔽脑窍，故见表情痴呆；瘀血内停，使脑气与脏气不能相接，气血不能上行濡养脑窍，脑失所养，故见对答不切题，昏不识人；脑为清窍，清则灵，杂者钝，清阳不升，故见头晕。治以益气活血升阳。予生脉、血塞通注射液静脉滴注，血府逐瘀胶囊口服益气活血。中药予活血化瘀，升阳醒脑。处方：黄芪 30 克，桃仁 9 克，红花 9 克，赤芍 9 克，当归 9 克，生地黄 9 克，熟地黄 9 克，地龙 9 克，水蛭粉 3 克（吞服），知母 9 克，黄柏 9 克，石菖蒲 15 克，郁金 9 克，升麻 4.5 克，葛根 30 克，柴胡 4.5 克。7 剂。二诊：患者仍神志不清，定向力差，不能自控大小便，口不干，舌淡暗，脉细弦。停血塞通，改红花注射液静脉滴注，中药仍予原方加羌活 9 克。三诊：患者神志较前有好转，仍予原方续进。四诊患者神志转清，对答切题予以出院。门诊随访。

　　另外，由于脑血管性痴呆者中 60% ～ 80% 曾患有高血压、冠心病、糖尿病、脑动脉硬化、高脂血症，因此积极治疗原发病，并适当参加运动和练养生功，对痴呆的防治具有一定的意义。

十一、沈宝藩治疗老年痴呆症临床经验

　　1. 病因病机　　沈老认为，痴呆症的病机为本虚标实。本病发生多由中风日久，五脏虚衰，气血失调，津液运行不畅，致水湿内停，津液积聚；又痰水难消而成痰浊，痰浊注于血脉，壅塞脉道，血流受阻；脉络失畅，瘀血遂生，痰瘀交结，阻于清窍，脑络失和，阻蔽神明。脑为髓之海，脑赖髓养，髓依血濡养，精血上输于脑，赖于气机调畅，血行无阻。若痰瘀痹阻，无以养其脑，脑窍渐空，而失其所司，故临床多见神情呆钝，语言謇涩，或错乱，遇事善忘，颜面晦滞，痰多泛恶，舌紫暗、苔白腻等。由此可见，痰瘀互结导致血管性痴呆证的发生，与痰瘀痹阻于脑窍密切相关。《石室秘录》曰："痰势最盛，呆气最盛。"《医林改错·癫狂梦醒汤》曰："癫狂一症……气血凝滞脑气。"髓乃肾精所化，而脑为髓之海，肾藏精生髓，血管性痴呆证多见于老年患者。年近之人，肾气日衰，肾精日耗，则会导致精髓不充，髓海日见空虚，又中风病久，痰瘀痹阻，脑窍更失养。沈老认为，脾的运化，肝之疏泄，与精血生成，填充精髓都相关，肾中精气为生命活动之源，肾阴肾阳为脏腑阴阳之根本，火不生土，脾虚失运，痰浊内生，肾水不足，不能滋养肝木，肝阳夹痰火上扰神明……，因此，本病的发生以肾虚为本，痰浊血瘀为标。总之，痰浊内阻，真阴真阳不能上充于元神之府而致痴呆。

　　2. 辨证要点

　　(1) 本病肾精虚损为本，痰瘀闭窍为发病关键。治疗中当注意痰瘀为患在本病中至关重要，血管性痴呆常起于脑中风，而脑中风的发病和痰瘀密切相关。中风痴呆症的临床表现，尤其在病之早期，痰瘀痹阻脑窍，痰瘀互结，脑脉不通，脑窍失于濡养，因此临床治疗时要考虑即使在病程中见肾虚诸症甚显时，在补

☆ ☆ ☆ ☆

虚的同时，仍要注意痰瘀为患的病理因素，应适当配用化痰中药，使中焦健运，痰源乏竭；伍养血活血通络药，促使脉道通畅，这样痰化瘀消，血行通畅，清窍得气血之荣，脑髓渐充，则痴呆可愈。因此，沈老认为，应将痰瘀同治法应用于本病治疗始终，并分清标本之主次，痰瘀和虚证之孰轻孰重以及寒热不同，随证加减，方得其效。

（2）目前有报告中西药物互补应用来提高临床疗效。一般认为，中药活血化瘀药物与西药抗凝药物、中药补肾益智药物与西药脑代谢促进剂，具有相类似的作用，可互补应用，促进疗效的提高。中西药联合应用注意二点：一是按病证辨清虚和实的孰轻孰重，当痰瘀闭阻较甚时，当祛痰瘀为先，可适加补肾益智药物，而补肾之品多滋腻，应补而勿滞，在补肾填精之品中，需加菖蒲、郁金、远志、苍术、茯苓等豁痰开窍、燥湿健脾或升麻、川芎、路路通等通络升阳之品。二是辨证选用益智抗衰老中药。有报告：人参、党参、黄芪、刺五加、首乌、补骨脂、菟丝子、杜仲、黄精、枸杞子、葛根、远志、酸枣仁、川芎、菖蒲、三七、赤芍等都具有一定的提高脑记忆和抗衰老功能，这些药物按中药功效分类差异很大。可见我们欲提高临床治疗，必须按患者现证辨证选用。

（3）沈老治疗血管性痴呆，常取用地龙、僵蚕、水蛭等虫类药，再结合补虚之品，因本病病久，病情顽固，痰瘀多留连筋骨关节、脑脉，非一般祛痰通络之品所能达病之所在。沈老研制的平肝脉通片、化痰脉通片、补气脉通片用以治疗中风后遗症，也同样适用于治疗血管性痴呆症。因这些制剂中均含有水蛭、地龙。治疗此病证，沈老还善用石菖蒲，其味辛苦微温，入心肝二经，具有开窍化痰之功。《本经》曰："开心孔，补五脏，通九窍，明耳目，出声音……聪耳明目，不忘，不迷惑，延年。"《本草从新》曰："辛苦而温，芳香而散，开心孔，利窍，明耳目，发声音。"血管性痴呆症痰浊郁阻，导致耳目不聪，非此清利不能宣通。郁金，味辛苦性寒，入心肺肝三经，具有行气祛瘀、清气化痰解郁之功。沈老认为血管性痴呆症见精神神志改变者，常与菖蒲配伍为痰瘀并祛之剂，用之多有效。

（4）沈老认为，血管性痴呆证治疗，只要辨证立法确切，必须守方调治，疗程宜久，最好再配用外灸等中医综合疗法，提高疗效。如果患有高血压病、糖尿病、高脂血症等，应对这些疾病采取积极有效防治措施。

3. 验案介绍

例1　林××，男，68岁，汉族，1996年3月6日初诊。患者患多发性脑梗死已多年，近1年来，头晕、嗜睡、健忘，经他院多次诊治，诊断为"脑血管性痴呆"。患者精神差，表情淡漠，喜卧喜睡，呆滞，反应迟钝，常找不见家门，头晕较甚，双下肢沉重乏力，纳可。大便干结，数日一行，舌暗红、苔滑腻、脉细弦滑。治当化痰清热、通络开窍。处方：枳实、竹茹、茯苓、炒山栀、远志、地龙、牛膝、络石藤、郁金各 9 克，法半夏、黄连各 6 克，连翘、当归、桃仁各 13 克。7 剂，水煎服，每日 1 剂。二诊：大便干结、头晕减轻，他症未见改善，舌暗已不红、苔厚腻，脉细弦滑。原方去黄连、连翘，加橘红、菖蒲各 9 克，以加强化痰开窍之力。每日 1 剂，继服 4 月余，头晕减，表情淡漠已明显恢复，有面部表情的变化，能认识家门，大便通畅，苔渐退。守前法加益气补肾扶正之品。二诊方加黄芪 10 克、川芎 9 克、肉苁蓉 13 克，配合化痰脉通片 1 日 3 次口服。调治半年余，患者神情佳，痴呆症渐除。

　　例 2　赵 ××，男，62 岁，退休干部。患者头晕沉重，半身麻木，语言不清晰，颜面呆滞，反应迟钝，步履不正，嗜卧厌动已 2 年余。脑 CT 示：脑萎缩，右侧内囊前支散见多个梗死灶。脉弦滑，舌紫暗、苔白腻。证属风夹痰瘀阻于脑络，治以化痰熄风、活血通络法。处方：天麻、炒白术、法半夏、菖蒲、郁金、远志、川芎、牛膝、当归、僵蚕、地龙各 10 克，泽泻 13 克。守上方治疗 3 个多月，头晕消失，语言渐见清晰，肢体麻木感消失，能主动帮助料理家务，苔转薄腻。嘱常服金匮肾气丸、化痰脉通片巩固疗效。

（常　诚　颜习武）

第3章
痴呆的治则治法

第一节　五脏与痴呆的关系

老年性痴呆是一种慢性进行性精神衰退性疾病，在临床表现为记忆力丧失、智能减退、情绪人格障碍等的病症，严重者丧失生活自理能力，最后因多种并发症而死亡。随着世界人口老龄化进程，该病已成为严重影响老年人健康的常见病多发病，是当前老年医学面临的最为严峻的问题之一。老年性痴呆在中医学上并无与之相对应的疾病名称，但可归于中医"呆症""健忘""多忘""好忘""痴呆"等范畴，是以呆、傻、愚、笨为主要临床表现的神志疾病；轻者表现为善忘，神情淡漠，寡言少语，反应迟钝；重者可见终日不语，或闭门独居，或口中喃喃，或言辞颠倒，或举动不经，或不欲饮食等。

一、肾与痴呆

1. 肾主藏精　肾为先天之本，主藏精，肾之精化髓上行充脑。脑为髓海，精由肾藏。《灵枢·经脉篇》曰："人始生，先成精，精成而髓生……人之精与志，皆藏于肾。"精是构成人体生命的基本物质，也是构成生命活动的物质基础。肾中精气由弱渐强，后渐衰退。《素问·上古天真论》中分别以七七、八八规律明确指出了人之生、长、壮、老、已都与肾中精气息息相关，均受其调节。所以肾中精气的盛衰决定着衰老的速度与人体的寿夭否泰。

2. 肾精不足与痴呆　清·王清任《医林改错》曰："小儿无记性者，脑髓未满；高年无记性者，脑髓渐空"；可见痴呆与肾精不足，髓海失充密切有关。肾精不足所致健忘主要强调肾之精气不足是脑老化的主要原因。由于肾为先天之本，与人体的生长发育、生殖、骨、齿、发均有密切关系。脑又与肾关系密切，《灵枢·经脉》曰："人始生，先成精，精成而脑髓生。"而脑髓又以先天之精作为主要的物质基础，并依赖后天之精的滋润和濡养。后世医家则认为"髓海是由肾中阴阳二气酝酿所成。肾精化髓，髓充养脑，脑藏智，故精生智"。脑为髓海，以神为用，主管人体的智能，只有脑髓充实，才能俸养脑神，从而发挥其正常的生理功能，髓海不足则致健忘痴呆。《灵枢·海论》云："人有髓海，有血海，有气海。"又云："胃者水谷之海；冲脉者，为十二经之海；膻中者，为气之海；脑为髓之海，胃主受纳水谷，称水谷之海；冲脉上循脊里与十二经脉会聚而贯通全身，为十二经脉之海，又称血海；膻中位于上焦，积聚宗气，称为气海；脑为髓聚，故称为髓海。"人体的正常生命活动与四海功能正常协调密不可分，若四海功能偏胜偏衰，必然出现各种病变，而《内经》又对髓海的重要性做了如下描述：《素问·五脏生成篇》曰："诸髓者，皆属于脑。"与此同时也对髓海不足的病理也做了相关描述，《灵枢·海论》曰："脑为髓海……髓海不足，脑转耳鸣，胫酸眩晕，目无所见，懈怠安卧。"脑又有主记忆的生理功能，如《春秋纬元命苞》云："脑之为合在也，人精在脑。"《尔雅·释话》云："在，存也，察也。精，明也，神也。"所以人之精明在脑并存记忆功能。《本草备要》云："吾乡金正希先生尝语余曰：'人之记忆，皆在脑中。小儿善忘者，脑未满也；老人健忘者，脑渐空也。凡人外见一物，必有一形影留于脑中'。"故《医林改错》有"灵机记性在脑"。所以，后世由此提出脑病的重要治法"髓海宜有余，忌不足，填髓益脑"，在此必须提及督脉为肾藏精生髓通于脑的重要通道，故调补督脉也是脑病的主要治法之一，这正是许多医家从督脉和肾辨治脑病的理论基础。所以肾精充足，髓海得以濡养，则能视，能听，能言，精神精力充沛，神志清楚，思维敏捷，否则将出现灵机记性减退以至丧失。

二、心与痴呆

1. 心主藏神　神与五脏相关，但均统摄于心，故有心藏神之说。《素问·灵兰秘典论》曰："心者，君主之官也，神明出焉。"《灵枢·本脏》谓："五脏者，所以藏精神血气魂魄者也。"《素问·宣明五气》曰："五脏所藏：心藏神，肺藏魄，肝藏魂，脾藏意，肾藏志，是为五脏所藏。"隋代巢元方《诸病源候论》曰："心藏神，为诸脏之主，若血气调和则心神安定"；中医学认为神分为广义之神，狭义之神。广义之神为生命活动的总体反映，而狭义之神包括一切思维、思虑、意识活动，《淮南子·俶真训》曰："神者，智之渊也，渊清则智明矣；智者心之府也，智公则心平矣。"所以认知功能应当属于中医学狭义之神的范畴。而智能活动又属于神志范畴，所以智能分属五脏，神志、智能正常需要五脏功能协调统一，故每一脏功能异常均可影响到心神，而五脏各有所主，所以也会出现不同的神志变化。

《灵枢·本神》论："所以任物者谓之心，心有所忆谓之意，意之所存谓之志，因志而存变谓之思，因思而远慕谓之虑，因虑而处物谓之智。"本段经文中详细阐述了心可以主管感知、记忆、思维等神志活动，而心藏之神又可有"意、志、思、虑、智"5个阶段，分别描述了学习、记忆阶段和储存、再认阶段，非常形象地说明了学习记忆的生理过程。此为承前述"心藏神"之功能，进一步明确了心主记忆的观点。心藏神的生理作用是人的精神意识思维活动正常即精神振奋、神志清晰。而心又可以主宰协调全身各脏腑、形体、经络、官窍使其相互协调。故心为"生之本""神之变""五脏六腑之大主"。

2. **心失所养与痴呆**　在病理上，《内经》中亦明确指出健忘与心有关，如《灵枢·大惑论》谓："黄帝曰：人之善忘者，何气使然？岐伯曰：上气不足，下气有余，肠胃实而心肺虚。虚则营卫留于下，久之不以时上，故善忘也。"故心藏神功能障碍则可出现精神、意志、思虑障碍，临床上多表现为健忘、反应迟钝，甚则神昏谵语。正如《素问经注节解·外篇·卷之五·至真要大论》曰："心藏神，神不足则善忘善悲也。"《寿世保元·卷五》曰："神不宁而健忘。"神志活动的产生由脑及心，而心通过掌管五神而达于外。心之神与脑神相通，倘若心神失守，五神障碍，即可出现健忘等思维意识障碍。

三、脾胃与痴呆

1. **脾主生化**　脾胃为气血生化之源。脾胃为后天之本，气血生化之源。《素问·调经论》中说"人之所有者，血与气耳"。而气血又是维持人体生命活动的最基本物质。气血均由水谷精微所化生，其根本则在于脾胃的运化功能。脾主运，胃主纳，纳运协调可以共同维持水谷的消化、吸收、输布。《灵枢·营卫生会》中说"人受气于谷，谷入于胃，以传与肺，五脏六腑，皆以受气，其清者为营，浊者为卫，营在脉中，卫在脉外"。《灵枢·五味》中亦说"谷始入于胃，其精微者先出于胃之两焦，以溉五脏，别出两行，营卫之道"。以上经文说明水谷精微是化生气血的物质基础。同时脾主升清，胃主降浊。气机的升降出入又是生命活动的基本形式，《素问·阴阳应象大论》曰："清阳为天，浊阴为地。"阳气轻清，阴气重浊，故阳气主升，阴气主降。阳气发散主出，阴气内守为入。在人体则"清阳出上窍，浊阴出下窍，清阳发腠理，浊阴走五脏，清阳实四肢，浊阴归六腑"。其中脾胃的升降是人体气机之枢。脾升胃降，共同完成饮食的收纳、运化使得气血得以化生、布散。故气血清阳之气升于脑，脑得气血之养而神机自用。

2. **脾失健运与痴呆**　脾主升清，清阳不升浊阴不降，上犯于脑，则脑络失养，蒙蔽清窍，上扰神明，从而产生痴呆、健忘等症状。若脾虚运化无力，则化源不足，脾气亏虚，清阳之气无力上展，则可出现清窍失灵。气血精微不足则脑失濡养，出现健忘之症。脾主运化水湿，能够调节人体水液代谢，其位于中焦，为人体气机升降的枢纽。脾虚，痰湿内盛，痰蒙脑窍，神机失用。

四、肺与痴呆

1. **肺主气**　《素问·五脏生成篇》记载"诸气者，皆属于肺"。所以现代中医基础理论也其称为"肺主气"，其中肺主气包括呼吸之气与一身之气。而气是在人体的生理病理中占有极其重要的作用。肺气旺则一身之气皆旺。一旦肺气不足一身之气皆衰。正如《素问·举痛论》说"百病生于气也"。呼吸之气主要体现呼浊吸清，从而完成气体交换，保证人体正常的生命活动，也保证氧气能够供给于脑。

2. **肺主行水**　肺为水之上源，主通调水道。肺的宣发肃降功能可以对体内水液的运行、输步、排泄起着治理和调节作用。《素问·经脉别论》云："饮入于胃，游溢精气，上输于脾，脾气散精，上归于肺，通调水道，下输膀胱，水精四布，五经并行。"此段经文将人体水液的输布、运行和排泄过程讲得十分清楚。肺的宣发是指水液向上布散，成为汗、涕滋润汗孔以及鼻窍。肺的肃降将水液下行肾与膀胱，再通过气化作用，生成尿液及大便当中的津液排出体外。

3. **肺失通调与痴呆**　一旦肺的呼吸功能减退，气体交换出现障碍，则清气吸入不足，气生化无源导致气虚；另一方面浊气无法排出，浊气留于体内，并随气机上行于脑，出现记忆力减退，注意力分散，表情淡漠甚则出现健忘、痴呆等症。肺主一身之气主要体现在宗气的生成及调节全身气机方面，宗气是自然界吸入之清气与水谷之气相合而成，具有贯心脉，行气血，司呼吸，滋先天等作用，而肺的呼吸作用也对全身的气机起着调节作用，所以肺主一身之气正常宗气充足，气机才能得以畅通。然后宗气又可行气血，司呼吸。所以肺气受损宗气不足，则行气血功能障碍，又可变生"痰浊""瘀血"，痰浊瘀血为病理产物阻遏清窍，导致健忘发生。《灵枢·大惑论》曰："上气不足，下气有余，肠胃实而心肺虚，虚则营卫留于下，久之不时以上，故善忘也。"其中善忘与"脑不满"均是痴呆的主要表现。这里的上气应当就为宗气，而宗气不足，无法完成其贯心脉的生理作用，无力托举气血上传与脑，脑无所养则可出现善忘之症，以及思维迟钝、神疲乏力等症。

一旦肺气亏虚导致肺的宣发肃降功能失常，则可导致痰浊产生，痰浊阻碍气机则可出现清阳不升、浊阴不降的情况，导致痰蒙神窍。肺与大肠相表里，肺气充足，肃降得力，大肠气化有力，魄门开闭正常。一旦肺气不足肃降无力则可出现魄门启动失常或造成津液不达的表现，造成便秘的发生。《素问·五脏别论》"水谷不得久藏"。说明食物消化吸收后所得之食物残渣必须及时排出体外，否则糟粕之邪久留于胃肠则可出现浊毒之邪上扰清窍，导致神机失用之症。

五、肝与痴呆

1. 肝主疏泄 《素问·生气通天论》曰："阳气者,大怒则形气绝,而血菀于上,使人薄厥。"肝为刚脏,为将军之官,急躁易怒,病则易伤气机,郁而化火,伤及五脏。中医基础理论认为,肝主疏泄,在志为怒,怒伤肝,长期或剧烈的愤怒情绪会阻碍肝疏泄气机的功能,使气机逆乱。头为诸阳之会,五脏精华之血,六腑清阳之气皆汇聚于脑,方有神明之用,若气机逆乱,则气血不能正常输布于脑,脑失濡养则脑老化加速。

《内经》中最早提出"木郁"一词。《素问·六元正纪大论》曰："木郁之发……民病胃脘当心而痛,上支两胁,膈咽不通,食饮不下。"但未提及肝气郁。但是《内经》中对肝气郁的症状及肝气郁结乘脾之证也做了明确描述,《素问·玉机真藏论》云："不及则令人胸痛引背,下则两胁胠满。"《素问·气交变大论》曰："岁木不及……民病中清,胠胁痛,少腹痛,肠鸣溏泄。"而后世医家对肝郁等证少做描述,直至著名医家朱丹溪在《格致余论》中将肝之疏泄功能明确提出后又综合《内经》中的相关论述创立了"六郁学说"其中以情志不调所导致的"气郁"为六郁之首。后世医家中孙一奎在其所著《赤水玄珠·郁证门》中首先提出"肝郁"一词,同时提出五脏本气自郁之证。在《景岳全书》中,张景岳单立郁证一章对肝气郁的病因病机做了详细描述,其中又提出肝郁脾虚之证："郁怒者,或为倦怠,或为食少,此以木郁克土,损在脾矣"。林珮琴《类证治裁》中将"肝气郁"作为一个独立的篇章指出："木性升散,不受遏郁,郁则经气逆"。程杏轩所著《医述》中指出,肝气郁与所致疾病之间可相互影响,也就是因病可致郁,因郁也可致病。李冠仙《知医必辨》从逍遥丸的角度也阐述了肝气郁结证："病者肝气郁结,或为人所制,有气不能发泄,投以逍遥自然获效。其人并无所制,而善于动怒,岂有病不加甚耶?"。当代名医秦伯未论述了肝失疏泄有作用太强和作用不及两个方面,他在《谦斋医学讲稿》中指出："肝气逆与肝郁相反,肝气逆证是作用太强,疏泄太过,故其性横逆;肝气郁结是作用不及,疏泄无能,故其性消沉"。《调经论》有"血并于下,气并于上,乱而善忘"的记载。

全国名老中医张珍玉先生将肝失疏泄分为太过和不及两方面,疏泄太过名为肝气逆,其以气病为主,而气又属阳,易升易动且易逆乱为患,临床上以"胀"为主要表现;而肝之疏泄不及,名为肝气郁,而郁之病位在血,病在阴分血分故其病主静,故凡郁结为患,临床表现总以"闷"为特征,于妇人多见。肝气逆与肝气郁有阴阳之不同,然两者还可相互转化,肝郁日久化热可导致肝逆之证。在治疗上张老也用疏通之法,疏其正道,犹如大禹治水。对于肝气郁证,古人早就对其有详细的论述,到了当代又将肝气逆与肝气郁证区分开来,也使得肝气郁的理论得到了进一步丰富和发展。

2. **肝藏血与痴呆**　肝所藏之血是全身血液的重要组成部分。血液由后天之本脾胃所化生，在心肺的气化作用下生成，对人体起着十分重要的作用。所以张介宾在《景岳全书》中就指出"人之始生，本乎精血之源。人之既生，由乎水谷之养。非精血无以立形体之基，非水谷无以成形体之壮"。充分说明了血的重要性，《素问·五脏生成篇》说："足受血而能步，掌受血而能握，指受血而能摄。"推而广之，脑、面、目、耳、肠、肤均需要得到血的濡养才能保证其正常的生理功能。

3. **肝脏亏虚与痴呆**　肝气郁结导致清阳不升浊阴不降，气滞血瘀，阻塞络脉，津液推动无力化为痰饮水湿，痰瘀互结于脑发为呆证；肝失疏泄又可导致其余四脏生理功能下降，导致营养物质生成与运行障碍，使得脑老化进程加剧。

血的运行依靠肝之疏泄功能，所以一旦肝调节血量功能减退则将导致脏腑及脑的血供和濡养障碍，致使脑老化发生。另外，肝肾乙癸同源，精血互化，所以肝血不足必定导致肾精亏虚，而肾又与脑关系密切，肾精不足则可导致脑髓虚衰，因此肝血亏虚又可通过肾精不足导致健忘的发生。综上所说，脾肾两脏需要发挥其正常生理功能，均离不开气的升降出入，需要肝的疏泄功能，即使脾肾的功能正常，肝之疏泄失司，肾精和气血都无法正常的化生和输布，导致精气血虚少，脑窍失养，发为健忘，"肝气条达，脏腑协调，可延缓衰老，而从肝与五脏关系上也可以简单概括为木敷心和，血运畅达，神魂安宁；肝升肺降则治节有权；木疏土，纳运如常；肝肾同源，疏泄肾精，藏泻有度"。只有肝的疏泄功能正常，五脏之气机正常，五脏之气血阴阳才能上传营养脑窍，防止脑老化的发生。

综上所述，衰老是一个多环节的生理过程，而中医学在延缓衰老以及衰老相关疾病的防治方面积累了丰富的理论和实践经验，具有潜在的优势和广阔的开发前景。老年人脏气虚损，老年性痴呆的发病与多种因素相关，虽以年老肾虚髓亏为基础，但更是涉及五脏的全身性疾病，五脏功能失调均可致气血津液代谢失常或化生不足，而致蒙蔽清窍或神机失养，故治疗时应注意勿忘兼顾五脏进行调理。面对人口老龄化的挑战，深入开展对老年痴呆防治的研究，寻找确切有效的防治方法，改善和提高患者的生存质量和社会适应能力，具有重要的社会意义。

（郝纪婷）

第二节　活血法治疗痴呆

血管性痴呆的病位在脑，与心、肝、肾、脾等脏腑有关。发病初期以实多虚少为主，多为痰阻血瘀证；疾病日久伤正，则出现本虚标实，以虚多实少为主。虚主要是因气血不足，血运失调，而诸脏亏损，实则属痰阻血瘀。中医自古有"久

☆☆☆☆

病多瘀""老人多瘀"的说法。《素问·八正神明论》中有"血气者，人之神"，说明人的精神、意志、神志、记忆、思维活动等均需要以气血的充盛和调和为前提。《伤寒论·辨阳明病脉证并治》中有"阳明证，其喜忘者，必有蓄血。所以然者，本有久瘀血，故令喜忘。"指出体内久有瘀血，脑府气血不畅，脑窍闭阻，发为善忘。血管性痴呆发病病机终归结于痰浊阻络，神机失用，瘀阻髓窍，清窍失灵。痰浊阻络，神机失用：高龄中风之人，情志失调，肝木失疏，克犯脾土；或脾肾阳虚，水无所主，脾虚不运水湿，则湿邪滞留，聚湿生痰，痰气留滞于脑，蒙蔽清窍；痰凝脑府，元神被蒙；痰火扰神，则哭笑无常，狂扰妄动；痰滞五脏，五神受扰累脑则妄思离奇，痴呆遂生。瘀阻髓窍，清窍失灵：血管性痴呆多发于中风日久，迁延不愈者；久病气虚之人，其脏腑功能失调，气机升降出入异常，而致血运不畅，甚则血脉瘀阻；而高龄中风之人，脏腑功能衰弱，肝肾阴精亏损，肝风上涨，则气血随之上奔，瘀留脑络。与精髓错杂，致使清窍受蒙，灵机呆钝，又因瘀阻脑窍，使脑气与脏气不接，气血无法上注于头，脑失濡养，日久则精髓逐渐枯萎，呆钝加剧。"血瘀""痰浊"的形成是血管性痴呆发展的必然，而"痰瘀互结，阻于脑络"是 VD 发生发展的病理机制，涤痰、化瘀是治疗血管性痴呆的根本大法，然肾精不足是痴呆发病的体质因素，随年龄增长，五脏渐损，气血俱亏，临症时以化痰活血，兼顾补虚，以达标本兼治。现代医家陈可冀也认为血管性痴呆患者具有典型的血瘀症状，魏明清等经临床试验证实活血化瘀法治疗 VD 的有效性，卢昌均等使用通窍活血汤治疗血管性痴呆疗效显著。活血法在血管性痴呆治疗上被广泛肯定。

一、瘀血阻络型血管性痴呆的致病特点

瘀血是因血液运行不畅，阻滞于脉中或者溢出于脉外而形成的病理产物。瘀血的形成原因很多，包括寒凝致瘀、热盛致瘀、气滞成瘀、久病致瘀、离经之血成瘀等。瘀血一旦形成会产生不同的病变。

1. 阻碍气机 血为气之母，血亦能载气，瘀血形成后，气的正常运行就会受阻，导致气机郁滞不通，即"血瘀必有气滞"。气为血之帅，气机的郁滞又会进一步阻碍血的流通，加重血瘀。

2. 影响血脉运行 瘀血阻于经脉，则血液运行不畅，经脉不通，脏腑与脑部的经气不相续接。经脉瘀阻不通，脉络受阻，血溢出脉外，则可见出血等症状。若脑络瘀阻，则可见一系列脑出血的严重症状。

3. 影响新血生成 瘀血阻于经脉中，血液运行不畅，全身脏腑得不到血液的濡养，则脏腑不能正常的行使功能，则新血不生。瘀血日久，则气血生成不足，气血虚弱，脑髓失养，势必会造成神机失用，痴呆健忘。

4. 病位固定，病症繁多　人体的血液运行全身，周流不息，维持全身脏腑的功能正常运转。当体内出现瘀血时，瘀血也常会随着血液的周流而出停积在不同的部位，从而产生不同的病症。瘀阻于脑，脑络不通，则会出现头痛、头晕、健忘、痴呆等，严重的甚至会突然昏倒，不省人事，肢体活动障碍等。瘀阻于心则可见心悸气短、心胸憋闷、胸痛阵作，甚则口唇青紫，冷汗淋漓。瘀阻于肺，则可见呼吸困难，胸闷喘息、咳嗽咯血等。瘀血停滞与体内还会导致伤阳化寒，郁而化热，或化生痰浊，或"瘀血生风"，或化燥伤津。因此，瘀血致病病症繁多，错综复杂。

二、治疗血管性痴呆的常用活血药物分析

1. 川芎　具有行气活血、祛风止痛的功效。川芎中含有挥发油（以苯肽、萜烯类、有机酸及其脂类为主）、生物碱（如川芎嗪）、多糖等成分。现代研究表明，川芎有抗脑缺血的作用。川芎嗪分子量很低，易透过血脑屏障，它不仅能对多种实验性局灶性或全脑缺血再灌注损伤起到保护作用，还能有效缩小脑梗死面积，降低缺血区脑组织结构的损伤程度，改善神经功能。临床治疗上，运用川芎嗪治疗早期脑出血，脑水肿程度减轻，血肿吸收加快，血肿周围低灌注区域的血供明显得到改善。川芎嗪有类似钙离子拮抗剂的作用，能舒张血管起到抗血管痉挛的作用，可以较好地改善机体的缺血状态。川芎嗪还能降低毛细血管通透性，抑制血小板聚集，从而降低血液黏度，并促进前列腺素 I2 和血栓素 A2 的平衡，起到改善脑部微循环的效果。川芎的抗缺血作用可以有效地防止脑组织缺血缺氧损害。

2. 水蛭　具有破血通经、逐瘀消癥的功效。水蛭体内的大分子物质主要是水蛭素和氨基酸，其体内还含有一些小分子物质和微量元素。水蛭素主要存在于水蛭的唾液中，是水蛭体内起抗凝作用的主要活性成分。血蛭素与凝血酶结合后，后者激活血小板的作用减弱，抑制血小板的聚集，起到治疗动脉粥样硬化的作用。而动脉硬化是血管性痴呆的危险因素之一，使用水蛭可以降低血管性痴呆发生的风险。

3. 丹参　具有活血调经、祛瘀止痛、凉血消痈、除烦安神的功效。丹参的有效成分包括了脂溶性的丹参酮、水溶性的丹参素和丹酚酸等。丹参提取物可以显著改善微循环，常用于脑缺血、脑梗死等疾病的治疗中。临床研究发现丹参酮ⅡA磺酸钠注射液具有明显的抗凝血、促进纤溶作用，它可以抑制血小板的黏附、聚集及释放的过程，有效防止血栓形成。

4. 当归　具有补血调经、活血止痛、润肠通便的作用。当归的化学成分包括挥发油部分和水溶性部分，挥发油中的藁本内酯可以抑制血小板释放 TXA2，

☆☆☆☆

抑制血小板聚集，降低血液黏稠度。

5. 桃仁　具有活血祛瘀、润肠通便、止咳平喘的作用。其主要化学成分包括脂溶性物质、蛋白质和多糖等。研究表明，桃仁能改善脑部血管的活性。

6. 红花　具有活血通经、祛瘀止痛的功效。红花中的红花黄色素是红花的有效成分，也是红花发挥药理作用的基础。曲伟良认为红花可以起到改善脑缺血损伤的作用，使神经细胞变性和坏死减轻。

7. 赤芍　具有清热凉血、活血散瘀止痛之功。化学研究发现药性的主要成分是芍药苷为主的单萜及其苷类成分、没食子酸及其衍生物等。研究显示芍药总苷可能通过维持脑组织中抗氧化酶的活性，抑制脂质的过氧化反应，从而减轻自由基对脑组织的损害。

8. 三七　具有化瘀止血、活血镇痛的功效。三七的主要成分有三七总皂苷、三七素、黄酮类物质、挥发油、氨基酸及微量氧元素等，其中三七皂苷是三七最重要的活性成分。研究表明三七总皂苷可以减轻新生大鼠缺血性脑损伤，抑制脑缺血再关注后的神经凋亡。

三、活血法治疗痴呆的实验室机制

人至老年，脏腑功能渐渐衰退，肾中精气不足，不能生髓，致髓海空虚，神经失用导致痴呆；年老体虚，久病入络，致脑脉痹阻，脑气与脏气无法相接，血脉疲滞，导致痴呆。老年人具有"多疲"的生理病理特点。很多研究表明瘀血阻络是痴呆发病的基本病机，而肾精亏虚是其重要发病基础。"神为血气之性"，精气通达，才可神志清晰，精力充沛。若出现肾气虚衰，精气不足，气血津液流通受阻，则会导致瘀血停滞。现代医学研究证明，老年性痴呆的病理改变脑神经细胞萎缩占多数，与乙酰胆碱缺乏有关。这与之肾精不足，髓海失充，脑失所养而致痴呆的认识是一致的，补肾活血法治疗老年痴呆亦取得了一定的疗效。采用补肾活血方对损毁单侧前脑基底核的大鼠痴呆模型进行治疗，发现可上调皮质及海马受体结合位点，并能够不同程度增加大鼠脑基底核大细胞性神经团面积、细胞数量及突起数量。可见补肾方可能是通过调整多种神经递质改善痴呆症状。周亚滨补肾活血开窍法组方对老年性痴呆小鼠模型进行治疗，结果表明该方能明显提高老年性痴呆小鼠脑组织 ATP 酶的活性，从而发挥防治老年性痴呆的作用。张锡纯在《医学衷中参西录》曰："或纵欲过度，气血亏损，流通于周身者，必然迟缓，血即因之而瘀。"故而肾虚可致血瘀。同时血瘀又会进一步影响气血的运行，因"疲血不去，新血不生"，而血瘀可致血虚，"精血同源"，肾精与血能够相互资生，相互转化，血虚也可致肾精衰少，因此血瘀也可致肾虚。肾虚血瘀者还能导致免疫功能低下、自由基代谢障碍等多种病理改变。血能滋润全身各脏腑组织器官，脑府中血脉丰富，血流量大，血液需求量多，因而脑与血关系密切。而肾精与血能够相互资生，相互转化，而脑髓的资生和充养有赖于肾精的化生，血液也是脑髓化源之一，是机体精神意识活动的重要物质之一。《素问·八正神明论》曰："血气者，人之神，不可不谨养。"但许多疾病的发生都可影响血液的正常循行，出现血流受阻，瘀血停滞。曾有研究对2251 例健康中老年人进行调查，其中有接近 35% 的人存在瘀血证。瘀血停滞，血行不畅，使脏腑无法得到正常濡养，生理功能也无法得到正常发挥，导致气化作用减退，脏器功能的衰退，可致瘀血等病理性产物的产生，继而出现一系列的病理改变，脑功能当然也受到影响，出现记忆、思维等能力下降发生痴呆。现代研究认为，老年性痴呆的病理改变为神经原纤维缠结，老年斑形成。近年来，活血法治老年期痴呆的实验研究取得了进展。临床试验表明可增加自由基的酶体系活性，可使大鼠神经细胞活性增加等。

（朱　元）

第三节　解毒法治疗痴呆

一、"浊毒"之邪的产生

在人类的文明发展史上，《周易》是中国文化的起源，而哲学又是各门知识的总汇，随着历史的进步和知识的增加，各学科逐渐分化出来。但其哲学的思辨方法即逻辑推理方法和《周易》中的象数学和仪理学等混沌理论学说，对中医学的形成与发展起到了很大的推动作用。这在中医学理论的整体观中表现得尤为突出。整体观是中医学理论的精髓，它强调了一个整体内部包含着对立统一的两个方面（阴阳、升降、寒热、虚实等）。如在脑髓、五脏与乾坤的关系上，《易经·说卦传》云："乾为首，坤为腹"，首即为头，脑髓应天象，其功能如乾；五脏六腑应地象，其功能如坤。乾为阳，主升，为阴之主；坤为阴，主降，为阳之基。乾坤之气升降交合互生互化，以乾与坤、首与腹的关系来阐述整体内的对立统一观。另外，在脑髓的化生过程中也可以看到：在人脑髓初生之时，其形渐成但左右却不能分，如同万事万物的化生，皆始于无极的混沌状态。在无极之中包含着阴阳二气，二者互根互生，负阴而抱阳，阳变阴合，精化为气，气聚成形，形气交感，化生出脑髓而分成左右，呈现由无极到太极、太极分两仪的过程。精化气，气生精，精生血。如《灵枢·经脉》云："人始生，先成精，精成而脑髓生。"脑髓之阴阳，阳动而阴静、阳刚而阴柔、阳伸而阴收。在太极作用下，阴阳演化出脑髓的"多精质之体"，元神蕴藏其中化生神机，运转的神

☆☆☆☆

机化生神经，元神才有行有止而发挥其用。从整体观角度动态观察了脑髓的生化过程：无极到太极，太极分两仪，两仪生四象，四象生八卦和事物的对立统一观。从中医学的整体观来看，人体的阴平阳秘、气血运行、津液输布、气机升降、脏腑功能协调等均处于一种动态的平衡之中。这种相互协调、统一的平衡一旦被破坏，则出现脏腑功能失调而引起清阳不升、浊阴不降；气机升降反作则虚实夹杂；气血不行则滞而为瘀；津液输布失常则为痰浊；阴阳失调则寒热错杂。

　　王永炎院士认为，当上述这些对立而又统一的两个方面平衡被打破后，使体内的生理或病理产物不能及时排除，蕴积体内造成机体的内环境失稳态，则痰浊、瘀血内生，它们在体内化毒为害，产生"浊毒"之邪。内生"浊毒"一旦形成后，其最大特点就是败坏形体、耗伤脏腑经络。因此，这种内生之毒是机体在正虚之时（虚：精气亏损、脏腑功能低下）和（或）外邪作用机体后，它们分别或共同造成的生理或病理代谢产物蓄积体内后变化而成。这些内生之毒可以是有机整体的病理产物，也可以是作用在某一脏腑的致病原因或病理产物，这在心、脑、肾等重要脏器的发病机制上显现得尤为突出。

二、浊毒之邪损伤脑络

　　经络是气血运行的通路，也是传达脑神之要道。《难经·二十三难》云："经脉者，行气血，通阴阳，以荣于身者也。"《灵枢·经脉》云："经脉者，所以决死生，处百病，调虚实，不可不通。"络脉是经络的有机组成部分，《内经》分别在有关篇章中对络脉的流注、循行分布、生理病理、临床的运用等方面作了初步的记述。但是，由于以往认为络脉在经络中的从属地位，所以络脉理论尚未引起足够的重视，缺乏系统的阐发。随着医疗实践的发展，络脉理论的临床指导意义已日益显示出来。络脉是由经脉支横别出的分支，《灵枢·脉度》云："经脉为里，支而横者为络，络之别者为孙。"络脉以十四经脉为纪，分别构成十四大络脉系统，每一络脉系统中包括大络、孙络、浮络等组成部分。它的流动具有双向性和满溢灌注的特点，与十四经脉的如环无端、单向流动的循环不同。它的流动是既能使经脉中的气血流溢于络脉，并通过络脉散布于脏腑肌腠之中，又可以通过散布于脏腑肌腠的气血渗入络脉而灌注于经脉。然而络脉这种的流注是在其功能状态正常和气血满溢的条件下完成的，只有这样才能维持其气血灌注不已的双向流动。络脉流注于全身而上下内外无处不到，具有保证经气环流的重要生理功能，是气血津液输布环流的桥梁和枢纽，保持着机体内部环境的动态平衡。一旦邪客络脉或脏腑虚衰，则虚气流滞，水津输布、气血运行失常，生痰生瘀，痰瘀相互胶固，痰阻血难行，血瘀痰难化，痰瘀交阻化毒为害，败坏形体，终至络脉结滞，使气血无以渗灌。浊毒痹阻络脉后可发生多种疾病，如疼痛、中风、血证、积聚、水肿、癫狂、痫证、痹证……遍及内、外、妇、儿等多种学科。所以，"浊毒痹阻络脉"揭示了多种病症的病因，是多种病症发展的总趋势的一个方面。脑髓之络脉是全身络脉的一部分，它的生理、病理改变与全身络脉的变化具有相同之处，但又因居独特的地位而有特殊的病理变化。唐·孙思邈《千金要方·灸法门》云："头者，身之元首，人神之所法，气口精明，三百六十五络皆上归于头。"在脑髓的络脉病变中，老年期痴呆某浊毒之邪损伤脑络时一般表现见图 3-1。

脏脏功能虚衰 ｜ 体内生理或病理产 ｜ 浊气堆积 ｜ 化生 ｜ 败坏 ｜ 损伤 ｜ 窍络升 ｜ 神机 ｜
气血津液输布失常 ｜ 物排出功能低下 ｜ 蓄积体内 ｜ 浊毒 ｜ 形体 ｜ 脑络 ｜ 降不利 ｜ 失统 ｜ →痴呆

图 3-1　浊毒之邪损伤脑络示意图

三、痴呆的中医发病机制

古代医家对阿尔茨海默病、血管性痴呆的认识。阿尔茨海默病、血管性痴呆属中医学"痴呆"范畴。痴呆的病名，始见于汉代《华佗神医外传》。对本病的症状描述，散见于"善忘""神呆""呆病""郁证""颠证""文痴""痴呆"等病证中。

古代医家对痴呆病机论述主要包括三方面：

1. *脑髓空虚*　"脑为髓之海"，《本草备要》曰："人之记性皆在脑，小儿善忘者，脑未满也，老人健忘者，脑渐空也。"清代王清任《医林改错》谓："年高无记性者，脑髓渐空也。""灵机记性不在心在脑"。这些医家认为痴呆发生与髓海不足关系密切。

2. *肾虚*　清代汪昂曰："人之精与志，皆藏于肾，肾精不足，则志气衰，不能通于心，故迷惑善忘矣。"陈士铎《辨证录》中载："人有老年而健忘者，近事多不记忆，虽人述其前事。犹若茫然，此真健忘之极也，人以为心血之涸，谁知肾水之竭乎"，认为痴呆发病的根本原因在于肾虚。

3. *痰浊、瘀血*　陈士铎在《石室秘录》中阐述痴呆程度与痰浊的关系，"痰势最盛，呆气最深"，"治呆无奇法，治痰即治呆"；《伤寒论》云："其人喜忘者，必有蓄血"，则强调了瘀血在其发病中的重要作用。《景岳全书》云："凡平素无痰而成以郁结，或以不遂，或以思虑，或以惊恐而渐致痴呆"，强调痰瘀在痴呆发病中的作用。

现代医家的"毒损脑络"理论与传统的"虚、浊、瘀、毒"致病的关系：现代医家对于阿尔茨海默病中医病机研究主要包括袁德培教授提出的"肾虚髓衰、脑络痹阻"病机和王永炎院士提出的"毒损脑络"理论。其实，"毒损脑络"

☆ ☆ ☆ ☆

理论与"肾虚髓衰、脑络痹阻"本质上是一致的。王院士认为："络脉应包括气络和血络，气络与血络相伴而行，络脉之血络大致相当于西医微循环系统，而气络的结构定位并非微循环系统，其内涵是否与神经网络和细胞因子网络有关还有待探讨"，也就是说"毒损脑络"既指血络的瘀阻，又指气络功能虚损，因此，"毒损脑络"概括了阿尔茨海默病传统的"虚、浊、瘀、毒"致病机制。也就是说，"毒损脑络"是阿尔茨海默病的中医病机。

四、解毒法治疗痴呆的常用方法

纵观老年期血管性痴呆的发病机制，该病属本虚标实。肾虚是老年期血管性痴呆的发生与发展根本原因；而痰浊停聚和脉络瘀阻后化毒为害产生的"内生之毒"则为老年期血管性痴呆发病过程中的基本病理环节。所以，在治疗上应"谨守病机，各司其属"。虚则补之，实则泻之；补虚不忘调气化痰活血，逐毒不忘益精养血补气。其治疗作用应包括以下几方面：①改善脑功能，减轻脑组织损伤；②改善微循环及脑神经细胞的内环境；③抑制神经毒性作用，促进病变组织的修复。

关于解毒法的探讨：在"毒损脑络"病机假说指导下，中医学在痴呆的治疗上有了新的方法——解毒通络法。袁拯忠等认为解毒之法以祛邪为要，给邪以出路，促使机体恢复生理平衡，解毒法的具体运用不能脱离辨证论治的法则，解毒法需要和泻热、化痰、活血、通腑、熄风等治法联合应用，才可提高痴呆的治疗效果。尤可等提出了以解毒法为主线的 9 种治疗方法及常用药物：①清热解毒法：清开灵注射液等；②通腑解毒法：大承气汤加减；③息风解毒法：镇肝熄风汤、天麻钩藤饮等化裁；④化痰解毒法：常用瓜蒌、半夏、胆南星、陈皮、天竺黄、鲜竹沥等清热化痰药；⑤开窍解毒法：安宫牛黄丸、醒脑静注射液等；⑥调气解毒法：配伍调理气机之品；⑦活血解毒法：合用活血化瘀之品；⑧调理脏腑解毒法：在中风恢复期和后遗症期，标本兼顾；⑨通络解毒法：酌加化瘀通络的虫类药。

（朱　元）

第四节　化痰法治疗痴呆

一、痰饮学说的历史渊源

《内经》中虽无"痰"字记载，但已有痰证和痰病的有关论述。如《素问·评热病论》论述"劳风"病时所言，"劳风法在肺下，其病也，使人强上冥视，唾出若涕，恶风而振寒……咳出青黄涕，其状如脓……"。这里所谓的"涕"，"其状如脓"，指的即是经呼吸道黏膜排出的有形痰液。《内经》12 个方剂中就有 2 个是可以治疗痰证的。如《素问·奇病论》中的兰草方，气味清香芬芳，轻扬宣泄，取其香能辟秽，芳能化浊之功，乃为治疗胃肠秽浊痰热的专方。《灵枢·邪客》中的半夏汤，其半夏和胃通滞，燥湿化痰，秫米益胃补中，运化水湿，二药相配，一燥一润，一降一补，可用以治疗痰涎中阻、脾胃运化不利引起的失眠症。《灵枢·厥病》中记载的"厥心痛"，《素问·痹论》中记载的"真心痛"等病症，其主要病机，皆为痰邪停滞，痹阻胸阳所致。其他如《素问·至真要大论》中讲的"太阴在泉……民病积饮心痛"，"太阴之复……体重中满，胸中不便……咳喘有声"等，也都是描述有关痰饮致病的发生及其症状的。这充分说明，早在数千年前，中医学对痰证就有了较深刻的认识。

"痰"作为一个专用医学术语出现于医学典籍，最早见于《金匮要略》。医圣张仲景不但在《金匮要略》中记载了寒痰结胸、热痰陷胸、痰阻胸阳诸证，而且，从水液代谢失常的角度，视痰饮为诸饮之一，将痰饮与悬饮、溢饮、支饮并列。《痰饮·咳嗽病脉证并治》中还明确提出水在五脏的病症，如"水在心下，心下坚筑，短气"，"水在肺，吐涎沫"，以及"瘦人脐下悸，吐涎沫而颠眩，此水也"，"水去呕止"等水气为病的论述。可见《金匮要略》是把"痰饮"作为水、饮的一种存在形式加以讨论的。即便单纯讲"痰饮"，也只是指"水走肠间"而已。仲景从水、饮角度对"痰饮"的认识，为后人乃至现代人从广义范围对"痰证"进行深入探讨奠定了理论基础。

隋唐时代，巢元方著《诸病源候论》，将痰与饮区别。将痰分为热痰、冷痰、膈痰、痰结等。饮分悬饮、溢饮、支饮、癖饮、留饮、流饮等，并说："痰饮者，由气脉闭塞，津液不通，水饮气停在胸府，结而成痰。"孙思邈《千金要方》列"痰论"篇，载有陷胸汤治"淡饮"在心下筑筑而悸，短气而恐，半夏汤治痰饮辟气吞酸，并忌海藻、肉、冷水、血类等食。

宋代，痰饮学说得到进一步发展，如《圣济总录·痰饮门》记载："三焦气涩，脉道闭塞，则水饮停滞，不得宣行，聚成痰饮，为病多端……善疗此者，要以宣通气脉为先"，说明脉道闭塞，津液不通，是形成痰饮的主要原因。陈无择在《三因极一病证方论》中又作了阐发，他说："内则七情泊乱，脏气不行，郁而生痰……外有六淫侵冒，玄府不通，当汗不汗，蓄而为饮……或饮食遇伤，嗜欲无度……运动失宜，津液不行，聚为痰饮。"这些学说为痰饮理论的发展、开辟了新途径。

到了金元至清代，中医学进一步向前发展，痰证学说更加丰富、完善。这一时期，医家们对痰的概念趋向泛化，提出百病兼痰学说，辨痰论治的学术思想广泛用于临床实践。元代朱丹溪不但以"力主养阴"为后世所瞩目,其治杂病,亦善从痰论治,堪称辨痰论治之大家。他首创"湿热生痰"及"怪病多属痰、痰火生异证"之说。在其所著《金匮钩玄》《丹溪心法》《局方发挥》等书籍中都专列痰门,对痰病、痰证的理法方药进行深入探讨。《局方发挥》中讲到"气积成痰"而发病时,言其"或半月或一个月,前证复作",指出了痰病具有缠绵难愈,易于复发之特点,该书对"痰郁""痰喘"等病的论治论述亦颇为周详。

元代王硅在继承前人痰证学说的基础上,对诸痰诸饮之证,体察细微,对痰火痰症研究尤为精辟,他创制的"礞石滚痰丸"对热痰、老痰胶固引起的各种病症,都有较好疗效,因而成为千古名方。他说:"痰之为物,随气升降,无处不到,为喘、为嗽、为呕、为泻、为眩晕心嘈、为怔忡惊悸、为寒热肿痛、为痞满膈塞,或胸胁漉漉如雷鸣,或浑身习习如虫行,或身中结核不红不肿,或颈成块似疬非疬,或咽喉状若梅核,或出于咯吐形若桃胶,或胸臆间如有二气交纽,或背心常作一点冰冷,或皮间赤肿如火,或心下寒痛如冰,或一肢肿硬麻仁,或胁梢癖积成形,或骨节刺痛无常,或腰腿酸疼无力,或吐冷涎绿墨汁,或梦烟火剑戟丛生,或大小便脓,或关格不通,或走马喉痹,或齿痛耳鸣,以至劳瘵、癫痫、失音、瘫痪,妇人经闭、带下,小儿惊风搐搦,甚至无端弄鬼,似祟非祟,悉属痰候。"王氏对痰病痰证的精辟论述对中医痰证学说推广、渗透到临床各科起了重要作用。

明清时代,对痰的生成及其治疗的认识,日趋系统而完善。指出痰与饮的性状与发病部位,均有区别。如张景岳概括说明痰病为全身疾病。《景岳全书·痰饮》说:"若痰有不同于饮者,饮清澈而痰稠浊。饮唯停积肠胃,而痰则无处不到。水谷不化而停为饮者,其病全由脾胃,无处不到而化为痰者,凡五脏之伤,皆能致之。"又说:"痰有虚实,不可不辨……善治痰者,惟能使之不生,方是补天之手。"辨证则重在顾本,以杜绝生痰之源,这是前人所不及的。又如李中梓《医宗必读》说:"稠浊者为痰,清稀者为饮。"并具体指出:痰有五,在脾经者名曰湿痰,在肺经者名曰燥痰,又名气痰,在肝经者名曰风痰,在心经者名曰热痰,在肾经者名曰寒痰。同时张介宾提出气虚生痰及治痰力求治本的学术见解。认为,痰即人身之津液,无非水谷之所化,而痰之作,必由元气之病,"惟是元阳亏损,神机耗散,则水中无气,而精凝血败,皆化痰饮。"正因为痰乃津血所化,故治疗痰证时,强调治疗生痰之本,曰:"治痰之本,使根本渐充,则痰将不治而自去矣。"张氏这种治痰求本,见痰不治痰的学术观点,对广义疾病,特别是素体虚衰,或因痰致虚之症,颇有实践意义。

清沈金鳌的《杂病源流犀烛》以更加宽阔的视野论述痰邪与杂病的关系。认为"痰为诸病之源,怪病皆由痰成也",并将痰分为内痰和外痰,无形之痰与有形之痰;清·林佩琴在《类证治裁》中指出:痰"在肺则咳,在胃则呕,在心则悸，在头则眩，在肾则冷，在胸则痞，在胁则胀，在肠则泻，在经络则肿，在四肢则痹，变化多端。"沈氏及林氏所论之痰既有咳嗽之痰，瘰疬痰核之痰，也有胸满痞闷，痰气郁结，中风癫痫，眩晕呕恶，神昏痴呆，心窍被蒙等诸痰，也就是说，痰邪所致疾病是极其广泛的，这就提示我们在内科杂病治疗中不仅要善于从痰论治，而也要掌握辨痰论治的要领。

近代温病学家叶香岩、薛生白、吴鞠通、王孟英以及俞根初等对湿痰、热痰、燥痰等，更有新的认识，特别是对湿热滞留气分，郁而生痰，以及对痰热浊邪，内蒙心包出现的神昏谵语，烦乱不安等证，有新的发展，采用清热涤痰，开窍辟秽之法，从而取得较好的效果。由此可见，中医痰病学产生于丰富的医疗实践，是在漫长的实践检验中不断发展和完善起来的。自周、秦以降，至汉、隋、唐、宋、元、明、清 2000 多年间，在病因、病理、诊断、治疗以及立法、造方、用药等各个方面，都代有阐发，时至晚清一个以痰为辨证论治准绳的中医痰病学理论体系已基本形成。

关于痰病治疗，古代医家创立了许多祛痰原则和治痰方剂。如宋代庞安常的"善治痰者不治痰而先治气"，朱丹溪的"燥脾土是治痰之本法"，明代徐用诚的"补胃清中气为治痰之本"。明代王节斋的"补肾化痰"，张介宾的"培补脾肾，以绝生痰之源"，清人周学海的"治痰必用破瘀"和"不得补火，不得利水"等观点都是医家各自宝贵经验的总结。各种治疗方法既各具特点，又相互融合，形成了完整的"痰证学说"，被广泛应用于治疗呼吸系统疾患、神经精神疾患、心脑血管疾患、腺体分泌异常（如甲状腺疾病）、代谢疾病、某些肿瘤以及急症抢救，特别是 20 世纪 80 年代以来，随着"痰瘀同源""痰瘀相关"理论的不断完善，痰病的治疗又有新的发展和突破，辨痰论治的范围更加扩大，可谓"百病皆有痰作祟""辨痰论治法无边"。

二、痰饮产生的原因

痰和饮均为水液停聚而成，人体在正常生理情况下，水液的输布排泄，有赖于肺、脾、肾、肝、三焦等脏腑的气化运行。以肺主气而通调水道，下输膀胱；脾为胃行其津液，以灌溉于全身内外；肾为水脏主蒸腾化气，司开阖，行水；肝主疏泄，推动水液输布运行；三焦疏通水道，为水液运行之道路。所以《素问·经脉别论》说："饮入于胃，游溢精气上输于脾，脾气散精，上归于肺，通调水道，下输膀胱，水精四布，五经并行。"可见津液的生成、输布、排泄及维持水液代谢平衡，依赖于许多脏腑一系列生理功能的协调，其中尤以肺、脾、肾的生理功能起着主要的调节平衡作用。正如宋代严用和在《济生方》中指出："人之气道贵乎顺，顺则津液流通，决无痰饮之患。"李梴在《医学入门》强调："水

☆☆☆☆

火升降，脾胃和调，痰以何生。"《景岳全书》所指出："盖痰涎之化，本因水谷，使果脾强胃健。如少壮者流，则随食随化，皆成血气，焉得留而为痰。"说明了人之阴阳相对平衡，升降协调，气血和调，脾胃强健，津液代谢正常，则痰无以生。痰饮是水液代谢障碍所形成的病理产物，任何因素导致以上脏腑功能失调，影响水液代谢，均可导致痰饮的产生。因此导致痰饮的因素比较多，但综合归纳，主要有以下几种。

（一）外感生痰

1. **因风生痰** 风为春天之主气，四季皆可发病，为六淫之首，百病之长。气候突变，邪风之至，或更衣脱帽，沐浴当风，或衣被过厚，壅热生风，风邪犯肺，肺气失宣，清肃失司，水液不布，聚生痰浊。《症因脉治》指出："风痰之因，外感风邪，袭人肌表，束其内郁之火，不得发泄，外邪传内，内外熏蒸，则风痰之证作矣。"因风生痰首犯肺系，可见咳喘咯痰等证。正如《石室秘录》所述：痰病"初起者，伤风咳嗽吐痰是也"。若风邪挟痰，流窜经络，可见口眼㖞斜，或肢节游走痹痛，麻木不仁。

2. **因寒生痰** 寒为冬天之主气，寒之伤人，正如柯韵伯所云："雾露风雨，冬春霜雪，此天之寒气也；幽居旷室，砖地石阶，大江深泽，邃谷高山，此地之寒气也；日食寒物，脏冰瓜果，此人之寒气也。"寒为阴邪，易伤阳气，寒盛阳虚，水液失于温运，凝滞成痰。《景岳全书》指出："风寒之痰，以邪自皮毛，内袭于肺，肺气不清，乃至生痰，是即伤寒之类。"因寒生痰必见咳喘咯痰清稀色白，骨痹冷痛等症。

3. **因湿生痰** 湿为长夏之主气。气候潮湿，坐卧卑湿，涉水淋雨，均是外感湿邪之因。湿邪重浊黏滞，侵犯人体，留而不去，聚久生痰；或湿郁化热，湿热相熬，煎炼成痰；湿邪因阻脾阳，脾失健运，遂成生痰之脏。正如《症因脉治》所云湿痰之因，或坐卧卑湿，或冲风冒雨，则湿气袭人，内与身中之水液，交凝积聚。灵枢所云，风雨袭阴之虚，病起于上而成积，清湿袭阴之虚，病生于下而生聚，此即湿痰之因也。这里所谈的"阴"是指太阴脾脏。脾喜燥恶湿，所以湿邪外袭，犯其所恶，脾被湿困，水湿不运，助生痰浊。

4. **因暑生痰** 暑独见于夏季，乃火热之气所化。暑耗伤津液，炼液为痰。暑邪易挟湿，暑热蒸化湿浊，化生痰邪。体内多痰多湿之人，外暑蒸动体内痰湿二气交运，亦可发为暑病。所以肥胖痰湿偏盛之人，夏日百计避暑，而反易为暑邪所中，即说明了暑与痰之间的密切关系。张子和在论述暑风病时指出："暑风者，夏日摔倒，不省人事是也……因暑气鼓激其痰，塞碍心之窍隧，以致手足不知动而倒也。"所以古人在治疗暑病的方剂中，常常掺入化痰、豁痰之品，即是此意。如薛氏的清暑益气汤内有苍术、泽泻、神曲之类。《医门法律》所设消暑丸又以半夏、茯苓、少加甘草而立。正如安宫牛黄丸、至宝丹、紫雪丹、苏合香丸，豁痰开窍，亦是暑病常选用的成方。

5. 因燥生痰　燥为秋之主气，燥邪伤人，多从口鼻而入，炼液为痰。所以临床上常表现为干咳少痰，痰少而黏，甚至痰中带血丝，咳而不爽等症。正如《证因脉治》所言："燥痰之因或亢阳行役，时逢火令，燥热之气干于肺家，为喘为咳，伤于肠胃，为痰为嗽，此外感燥痰作矣。"秋令之时，临床常见干咳少痰，痰黏咳之不爽等症。

6. 因火热生痰　火热为阳盛的表现，六淫之火，多是直接感受温热邪气所致，也可由他邪转化而成。温热邪气首传于肺胃，肺居上焦，为贮痰之所，胃居中焦，喜润恶燥。外感温热之邪，必由肺及胃，所以肺胃为热邪必犯之地。温热久留，化为火邪，体内津液，熬炼成痰。火热为无形之邪，必依附有形之痰，始能猖獗，轻则肺胃之气受阻清肃失司，为咳为呕，甚则痰热久滞，蒸迫心神，灵机堵塞，为蒙为瞀，扰动肝风，为闭为痉。诸证多端，无不与痰热（火）作祟相关。

（二）内伤生痰

1. 内伤七情生痰　有关内伤七情而生痰者，宋代陈无择在《三因极一病证方论》记载了。"七情扰乱,郁而生痰"之论。李用粹在《证治汇补》中指出："惊恐忧思，痰乃生焉。"李梴在《医学入门》中指出："为痰为积本七情。"内伤七情是痰生成的主要原因之一，古医籍中论述的郁痰、风痰、惊痰、痰厥等，多与内伤七情有关。

（1）喜伤：暴喜伤心神，心气涣散不收，灵窍为痰所蒙，则见神志恍惚，甚则语无伦次举止失常。

（2）怒伤：暴怒伤肝，肝气郁滞，气机不畅，三焦不利，水液代谢失常，而生痰湿；或肝郁乘脾，脾失健运，水湿内停，聚而生痰，或郁久化热，热灼津液成痰。所以《景岳全书》指出："木郁生风，本肝家之痰"，"郁痰……兼怒者，宜抑肝邪"。

（3）忧伤：过度忧愁则情志沉郁，气机不能舒畅，伤及肺脏，进而子病及母，影响到脾脏。"脾为生痰之源"，"肺为贮痰之器"。临床可见咳嗽痰多，脘闷腹胀，少气纳差等症。如《医门法律》指出："多忧者伤脾气内郁，而食亦不化，气食痰饮互结成癖。"

（4）思伤：思虑过度，伤及心脾，气机阻滞，水液升降失常，水湿内停，脾虚不运，湿聚成痰。临床可见倦怠困重、痰多食少、嗜睡、心悸等症。

（5）悲伤：悲者气消，意志消沉，耗伤肺气。肺气虚损，宣降失常，水道不利，致生痰浊，或子病及母，脾病为生痰之源。

（6）恐伤：恐为肾志，恐惧过度则伤肾，肾气不固则下陷，肾虚不能制水，

☆☆☆☆

水邪上泛而成痰,常见心惕不安,常欲闭门独处,如恐人将捕之。汪石山载有此案,服温胆汤而安。

(7)惊伤:惊则气乱,心神不安,神不守舍,舍空则痰生。正如朱丹溪所言"病因惊而得者,惊则神出于舍,舍空得液则成痰,血气入舍,则痰拒其神不得归焉"。

综上所述,情志的异常刺激,可以引起脏腑功能活动失调,水液代谢发生障碍,而生痰证,痰证的出现,又常表现出情志的异常改变。如痰癫多喜,痰狂多怒,痰郁多忧等。

2.饮食失宜 饮食内伤,同样是产生痰证的原因之一。脾主运化,胃主受纳腐熟,二者共同参与人体的水液代谢。所以饮食内伤,易伤及脾胃,聚湿生痰。因饮食而生痰证者,主要有三个方面,即饮食自倍、饮食不洁和饮食偏嗜。正如《景岳全书》所云:"饮食之痰,亦自不同,有因寒者,有因热者,有因肥甘过度者,有因酒湿伤脾者,凡此皆能生痰。"朱丹溪也说:"痰之源不一……有积饮而生者,有多食而生者。"

饮食自倍,食物不能及时腐熟消化,食滞过久,郁而化热生痰。所以《医学入门》指出:"食痰因饮食不化,结成痞块,橘半枳术丸。"这种病证,常见于小儿,因小儿进食常缺乏规律性,而脾胃的消化功能又较成年人薄弱。病情进一步发展可酿成"疳积"。

饮食生冷不洁之物,或误服毒物,脾胃受伤,或劳役过度,乘机饮水,脾胃气衰,均可导致水液内停,湿浊不化,聚而生痰。

饮食偏食肥甘厚味,可以助湿生痰,体质丰腴,嗜酒好烟,可以积热酿痰。《河间六书》说:"酒性大热而引冷,冷与热凝于胸中,不散而成湿,故痰作矣。"王孟英亦说:"平日体丰多湿,厚味酿痰,或沉湎于酒,皆为酿痰之媒。"

三、痰蒙神窍是痴呆的重要原因之一

痰属黏稠滑腻之物,既已生成,性喜流动,随气升降,无处不到,内溢脏腑,外达肢骸,而致百病。祖国医学历来有"怪病多由痰作祟"的观点。如痰浊上犯头部,蒙蔽清阳,则可见"痰迷心窍"之头痛、眩晕、呆钝健忘、神昏癫狂等证。张子和、朱丹溪等多以痰论癫。陈士铎《临证录》更言:"……痰积于胸中,盘踞于心外,使神明不清而成呆病矣。"由此可见,痰浊产生与神明受损关系密切。因痰浊内阻,留着不去,凝聚难化,致使髓海浑浊,清窍闭塞,灵机不运,神识失调,呆病则应运而生。血管性痴呆由于随着年龄的增长,先天之精日亏,后天之精渐损,肾脏真精化生匮乏,难以生髓上充脑府,以致髓海空虚,脑脉失养,涩涩不用,津液运行不利,痰浊易于孳生。痰浊既可扰乱心神,又能蒙蔽脑窍,

从而出现神志方面的异常，表现为神情呆滞，视听及语言障碍。停滞于经络又可出现偏瘫、震颤之症。比如老年性痴呆患者常见的心情烦躁、多疑善虑、言语颠倒、举动不经、头痛失眠，甚至哭笑无常、忿不欲生、喉中痰鸣、口多涎沫、头身困重、胸脘痞闷、舌苔黄腻或白腻、脉滑或涩等多为痰浊为患的指征。明代医家张景岳首先提出了痴呆病名，《石室秘录》则进一步指出痴呆的严重程度与痰的多少相关，即"痰气最盛，呆气最深"。"治呆之奇法，治痰即治呆也"。《临证指南医案》亦云："风阳上僭，痰火阻窍，神识不清。"《医林绳墨》也指出："有问事不知首尾，作事忽略而不记者，此因痰迷心窍也，宜当清痰理气，而问对可答，用之牛黄清心丸。……若痴若愚，健忘而不知事体者，宜以开导其痰，用之芩连二陈汤。"张锡纯有"痰火上泛，痰塞其心与脑相连窍络，则致心脑不通、神明昏乱"的论述。陈士铎在《辨证录》中专立呆症门，提出"治呆无奇法，治痰即治呆"的治疗大法，并创洗心汤、转呆丹、还神至圣汤诸方，对指导临床具有重要价值。

气血、津液是构成人体的基本物质，是脑发挥正常功能的物质基础。《素问·八正神明论》曰："血气者，人之神"，《灵枢·决气篇》云："谷入气满，淖泽注于骨，骨属屈伸，泄则补益脑髓，皮肤润泽，是渭液……液脱者，骨属屈伸不利，色夭，脑髓消。"脑必须依赖血液和津液的濡养才能发挥正常的生理功能。《血证论》曰："血在上，则浊蔽而不明矣"。《辨证录》云："痰积于胸中，盘踞于心外，使神明不清成呆疾矣。"说明了痴呆的形成与痰瘀密切相关。老年人年高体弱，脏腑功能衰退，气血、津液不能正常运行、输布，从而导致瘀血、痰浊的形成。且本病病程日久，迁延不愈，脏腑功能失调，影响气机的升降出入，久则影响血运。叶天士曰："初病在气，久必入血……久病血瘀。"痰瘀既是人体脏腑气血失和、津液运行失常的病理产物，同时又易胶结，共同为患。瘀血阻滞，影响气化，脏腑失去正常输布气化功能，气滞不能运化水液，积液成痰。《血证论》就有"血积日久，亦能化为痰水"之说。痰之为物，随气升降，无处不到，阻于经脉，影响气血的运行，导致血瘀。二者生成互为因果，恶性循环，终致痰瘀互结共同致病，故有"痰夹瘀血，遂成窠囊"之说。痰瘀形成，可产生两方面病理变化，既可直接累及脑窍，致清窍不清，表现为表情呆板，神志恍惚，行为异常，言语不利等元神失聪之症。痰瘀又可阻于络脉，使脏腑化生的气血不能上濡脑窍，气血不足，则脑失所养，神明失用。临床观察发现不少患者显示出不同程度的痰瘀指征，如面色晦暗，肌肤甲错，巩膜瘀丝累累，大量老年斑出现，舌暗，苔腻，脉弦滑。现代研究发现，心脑血管病变和体内脂质代谢异常与老年期痴呆有密切关系。正常老年人随着年龄的增长，其不饱和脂肪酸自动过氧化和脂褐质沉积相应增加。动物实验表明，脂褐质的沉积造成的生理损害包括回避反射下降和记忆力下降。现代对老年性痴呆的研究认为，其病理

☆ ☆ ☆ ☆ ☆

改变为神经纤维缠结、老年斑形成，而从超微结构观察，老年斑中心为淀粉样物质，周围缠绕退化的神经和神经轴突。血管性痴呆的病理改变有纤维素样坏死、脂肪透明变性和微动脉粥样瘤。这些均与祖国医学的痰结、瘀血有关。痰瘀贯穿本病始终，既是脏腑功能失调的病理产物，又可作为新的致病因素，产生一系列的病理变化，蒙塞清窍，神机失用；阻遏气机，气行失畅；蕴久化热，扰乱心神；久留伤正，导致正亏。因此痰瘀不除，本病难愈。

四、化痰法治疗痴呆的常用方药

临床应用具有豁痰开窍作用的方剂如温胆汤、涤痰化瘀汤等具有一定疗效。石菖蒲灌服能明显促进正常小鼠的记忆获得和改善东莨菪碱、亚硝酸钠、乙醇造成的记忆获得、巩固和再现障碍。蔡建伟通过对 113 种治疗 VD 药物的基本分类可以粗略看出：选用较多的药物是活血化瘀类，其次为化痰利湿类、平肝熄风类及补益类；并提出痰瘀阻络、清窍失养是其病机关键。清代医家王清任在《医林改错》中指出："元气即虚，必不能达于血管，血管无气，必停滞而瘀。"以石菖蒲、天竺黄、黄芪等药组成的九味增智饮就是针对血管性痴呆的发病机制而设，以"气行则血行，血行则瘀去痰消"为立方关键。方中，石菖蒲、远志、天竺黄、赤芍为君，化痰开窍宁神；臣以黄芪健脾补肺，益气生津；川芎行气开瘀引诸药直达病源。配方巧妙，各药伍用变化，可谓"选材必当，布阵有方"。九味药物共奏益气化痰、补脑生髓、通畅脑络的功效。

采用温肾化痰法进行中医药治疗，黄芪性微温，功专补气升阳；益智仁性温，温脾暖肾，固气涩精。二药为用，益气补阳，温肾助脾既资后天之源，又强运水化湿之功，以绝痰浊之源。金匮肾气丸以附子、肉桂为主药，各取少量，取"少火生气"之意，意在微微补火以鼓舞亏虚的肾中阳气，有引火归元之功；辅以地黄等六味药物滋补肾阴，以蓄阴液。怀牛膝引火下行，配合枸杞子滋阴补肾。二陈汤为治一切痰饮的基本方剂，方中半夏辛温行散，体滑性燥，能燥湿化痰，健脾和胃；陈皮调脾肺之气，达行气燥湿、调中化痰之功；茯苓健脾渗湿；枳实行气化痰；远志、石菖蒲化痰开窍，配合二陈汤，杜绝一切痰饮的来源。现代药理研究表明，金匮肾气丸能明显提高机体内超氧化物歧化酶（SOD）活性，明显降低丙二醛（MDA）水平，具有一定的抗衰老作用。祛瘀化痰药对氧自由基有一定的清除作用，还可清除过氧化脂质和抑制胆碱酯酶与单胺氧化酶的活性，具有益智抗衰老及提高免疫功能的作用，对老年性痴呆有较好的疗效。由此可见，中医药治疗老年性痴呆具有整体调整、综合施治的优点，且毒副作用少，适宜长期服用。

（朱　元）

☆ ☆ ☆ ☆

第五节　复方的研究

一、补益剂

1. **温脾汤**　出自《备急千金要方》，具有温补脾阳，攻下冷积的功效。方中用附子与干姜温阳驱寒；人参合甘草益气补脾，大黄荡涤积滞。

临床试验中，使用温脾汤治疗脾肾阳虚型老年性痴呆。将 60 例脾肾阳虚型老年性痴呆患者随机分成两组：温脾汤加盐酸多奈哌齐片治疗 30 例（治疗组），盐酸多奈哌齐片治 30 例（对照组）。治疗 3 个月后，两组患者 MMSE 评分均显著升高，ADL 评分和中医症状积分均显著降低，血清炎症细胞因子均显著下降。而治疗组 MMSE 评分、ADL 评分、中医症状积分改善情况及炎症细胞因子下降水平均显著优于对照组，差异均有统计学意义。

2. **还少丹**　见于《杨氏家藏方》，方中肉苁蓉补肾益精，枸杞子、山萸肉、熟地黄、五味子滋养肾水而固精，杜仲强志健脑，茯苓、山药补脾，涤湿痰，牛膝活血壮腰膝，石菖蒲除秽祛痰、开窍宁神；远志、大枣养心安神，开窍醒脑为佐药。诸药合用，共奏补肾填精，滋阴助阳，化痰开窍，活血通络之功。

动物实验发现，使用还少丹治疗氢溴酸东莨菪碱诱导的记忆障碍模型小鼠，可有效改善模型小鼠在 Morris 水迷宫实验中的学习记忆能力。使用还少丹治疗双侧颈总动脉结扎及反复再灌注的手术诱导的痴呆小鼠，模型小鼠避暗实验的错误次数显著降低，受体结合实验表明，还少丹明显抑制小鼠脑损伤后引起的大脑皮质、海马两部位 N- 甲基 -D- 天冬氨酸（即 NMDA）受体的激活，用药后胆碱乙酸化转移酶（CAT）的活性明显提高。

临床试验证实，使用自血疗法联合还少丹治疗血管性痴呆患者，治疗后观察组不良事件发生率、智力情况、精神状态、日常生活能力均优于对照组，差异有统计学意义（$P < 0.05$）。使用还少丹加减治疗血管性痴呆 8 周后，中医证候疗效总有效率治疗组为 91.0%，治疗后 HDS 与 MMSE 评分显著升高，且高于对照组，数据具有统计学意义。使用还少丹合并奥拉西坦治疗血管性痴呆，总有效率为 93.3%，治疗后 HDS、MMSE、ADL 评分显著改善，具有统计学意义。还少丹加减治疗血管性痴呆与静脉滴注长春西汀、口服胞磷胆碱作对照，两组治疗前后分别测定精神状态简易速检表（MMSE）、长谷川简易智能修订量表（HDS-R）及日常生活能力量表（ADL）评分值。结果治疗组临床疗效及 MMSE，HDS-R，ADL 评分改善，均优于对照组。

3. **左归丸**　出自《景岳全书》，可滋阴补肾。主治真阴不足。方中重用熟地

☆☆☆☆

黄滋肾以填真阴，枸杞益精明目，山茱萸涩精敛汗。龟鹿二胶，为血肉有情之品，鹿角偏于补阳，龟胶偏于滋阴，两胶合力，沟通任督二脉，益精填髓，有补阴中包含"阳中求阴"之义。菟丝子配牛膝，强腰膝，健筋骨。山药滋益脾肾。共收益肾滋阴，育阴潜阳之效。

实验研究发现，左归丸可有效抑制慢性铝中毒复制的老年性痴呆模型大鼠海马与皮质神经细胞凋亡。更进一步的研究发现，左归丸对 D- 半乳糖腹腔注射合并 Aβ 注射海马制备的 AD 模型大鼠海马神经元细胞凋亡有抑制作用，其机制可能与其抑制模型鼠脑组织中 AchE 活性、上调 HSP70 的表达和改善神经元细胞损害有关。左归丸可通过提高 CAT 等抗氧化酶作用和抑制 MAO 活性，下降海马区域 TNF-α 蛋白含量和下调 caspase-3 mRNA 的表达，抑制以 β 淀粉样蛋白（Aβ）注射海马制备的 AD 模型大鼠海马神经元细胞的凋亡。左归丸对 D- 半乳糖致老化小鼠认知功能和听功能的下降具有保护作用。左归丸对肾虚质大鼠学习记忆能力有明显的改善作用，其机制可能与调节大脑海马组织中细胞外信号调节激酶（ERK）含量有关。有研究发现左归丸能不同程度地提高老年大鼠海马 DG、CA1 和 CA3 分区低下的 BDNF mRNA 的表达，进而改善老年大鼠的学习记忆功能。

临床试验证实，左归丸加味治疗对肾精亏虚型老年性痴呆患者，治疗组的 MMSE 量表评分有效率为 46.67%、ADL 量表评分有效率为 40.00%，治疗后评分都较治疗前有所改善，治疗组评分高于对照组，但治疗组与对照组积分比较无统计学差异（$P > 0.05$）；中医临床症状积分有效率为 53.33%，明显高于对照组，有统计学差异（$P < 0.05$）。治疗过程中未发现明显不良反应，治疗后患者的各项理化检测皆未发现异常。

4. **四逆汤**　出自《伤寒论》，乃回阳救逆之代表方剂。用于治疗少阴寒化证，太阳病误汗伤阳。原文曰"伤寒，医下之，续得下利清谷不止，身疼痛者，急当救里，后身疼痛，清便自调者，急当救表。救里，宜四逆汤，救表，宜桂枝汤。""少阴病，脉沉者，急温之，宜四逆汤。""少阴病，欲吐不吐，心烦但欲寐，五六日，自利而渴者，属少阴也，虚故引水自救；若小便色白者，少阴病形悉具，小便白者，以下焦虚有寒，不能制水，故令色白也。"有观点认为，阿尔茨海默病为少阴寒化证，《伤寒论》原文曰少阴病：治之宜扶阳，四逆汤以附子、干姜、炙甘草三味药组成，入心、肾、脾诸经，温壮阳气。

实验研究发现，探讨四逆汤能提高血管性痴呆大鼠脑组织 GSH-Px 活性（$P < 0.01$），降低 NOS 及 NO 含量（$P < 0.01$），从而明显减少模型大鼠的错误反应次数，缩短全天总反应时间（$P < 0.05$），缩短潜伏期和总路程（$P < 0.01$）。四逆汤含药血清能够通过减少早老性痴呆模型小鼠的包涵体数量，增加大脑皮质及海马区 NGF 的含量，从而改善 SAM-P/8 小鼠的学习和记忆能力。四逆汤

可有效抑制 POCD 大鼠模型术后应激反应的发生，减少大脑中 β- 淀粉样蛋白的沉积；降低术后认知障碍发生率。

5. 六味地黄丸　出自北宋太医钱乙所著的《小儿药证直诀》，是中医滋阴补肾的经典代表名方。本方系以《金匮要略》的肾气丸，减去桂枝、附子所组成，原著用治小儿肝肾阴虚不足。费伯雄在《医方论》中这样评价该方"此房非但治肝肾不足，实三阴并治之剂。有熟地之腻补肾水，即有这些之宣泄肾浊以济之。有萸肉之温涩肝经，济有丹皮之清泻肝火以佐之。有山药之收摄脾经，即有茯苓之淡渗脾湿以和之。药止六味，而大开大合，三阴并治，洵补方之正鹄也。"

实验研究证实，六味地黄丸通过调节中枢糖代谢改善慢性应激联合 LPS 共处理诱导大鼠学习记忆损伤。六味地黄丸可通过提高脑内 ChAT 活性，增加 Ach 含量影响中枢神经胆碱能系统，从而改善 APP/PS1 双转基因小鼠学习记忆能力。六味地黄丸可以改善自然衰老大鼠的空间学习记忆能力，可能与其保护海马 CA3 区及 S1Tr 内胆碱能毒蕈碱 M1-AchR 阳性神经元，增强中枢胆碱能系统功能有关。六味地黄丸还可以保护基底前脑 ChAT 阳性神经元，增强中枢胆碱能系统功能，改善自然衰老大鼠的空间学习记忆能力。六味地黄丸可以通过降低脑组织中细胞因子 IL-2、IL-6 改善痴呆小鼠自然快速老化的痴呆模型小鼠的学习记忆障碍。六味地黄丸能下调 SAMP8 小鼠海马组织中升高的 IL-6 含量。生脉饮与六味地黄丸合用能通过对海马 CA1 区锥体神经元，尤其是 nNOS 阳性神经元的保护作用，来改善 Wistar 大鼠因慢性应激所致学习记忆障碍。

临床研究证实，六味地黄丸佐治老年痴呆症观察组治疗后 MMSE 评分为 (26.7 ± 6.8) 分，ADL 评分为 (37.4 ± 8.6) 分，SCAG 评分为 (84.6 ± 16.5) 分，均显著高于对照组，差异具有统计学意义（$P < 0.05$）；观察组护理后生活质量各项指标均显著高于对照组，差异具有统计学意义（$P < 0.05$）。六味地黄丸联合盐酸美金刚治疗老年痴呆精神行为症状，患者阿尔茨海默病（AD）病理行为评分表（BEHAVEAD）评分及 Addenbrooke 改良认知评估量表（ACE-R）评分和日常生活活动能力（ADL）评分（Barthel 指数）均有明显改善。

6. 益气聪明汤　为李东垣所治之方，用于治疗内障目昏，耳鸣耳聋，全方组成为"黄芪、人参各五钱，葛根、蔓荆子各三钱，白芍、黄柏各二钱，如有热烦乱，春月渐加，夏倍之，如脾虚去之，热减少用升麻钱半，炙甘草一钱，每四钱，临卧服，五更再服"。方中"参、芪甘温，以温脾胃，甘草甘缓，以和脾胃；甘葛、升麻、蔓荆清扬生发能入阳明，鼓舞胃气上行头目，中气既足，清阳上升，则九窍通利，耳聪而目明矣；白芍敛阴和血，黄柏补肾生水，盖目为肝窍，耳为肾窍，故又用二者平肝滋肾也"。

实验研究发现，加味益气聪明汤能提高血管性痴呆模型大鼠的大脑皮质区 NE、DA、5-HT 的含量，调节传递效能，从而改善大鼠学习记忆能力。加味益

☆☆☆☆

气聪明汤能改善血管性痴呆大鼠海马神经元突触的超微结构，从而改善其学习记忆功能。加味益气聪明汤能改善血管性痴呆大鼠的模型学习记忆功能，其机制与提高大鼠海马区 Ach 含量，降低 AchE 含量有关。益气聪明汤可通过调节与学习记忆相关的 cAMP/PKA/CREB 信号转导通路关键分子（PKA、CREB、c-fos）的表达，从而改善衰老大鼠空间学习记忆能力，延缓衰老。

临床研究证实益气聪明汤加味联合盐酸多奈哌齐片治疗血管性痴呆的临床疗效优于单用盐酸多奈哌齐片，且观察组在改善 MMSE、Barthel 指数评分方面亦优于对照组（$P < 0.05$）。益气聪明汤治疗老年痴呆（脾肾两虚证），治疗后 ADL 积分明显改善（$P < 0.05$）。益气聪明汤治疗气虚痰瘀型血管性痴呆临床总有效率为 78.12%，治疗后治疗组与对照组的 MMSE 量表、ADL 量表、ADAS-cog 量表评分都较治疗前有所改善（$P < 0.05$），治疗过程中患者亦无明显不适。益气聪明汤加味联合吡拉西坦片治疗心脾两虚型老年期痴呆可明显降低血浆 Hcy 水平和提高认知水平。

7. 薯蓣丸　出自《金匮要略·血痹虚劳病脉证并治第六》，该方由 21 味药物组成，组方精当、严谨，体现出了补益脾胃、益气养血、祛风散邪的治疗思路，仲景立此方本是治疗"虚劳诸不足，风气百疾"，历代医家经过发挥，将此方视为调理脾胃，治疗虚劳疾病之主方。

实验研究发现加减薯蓣丸可通过在缺血环境中对抗海马神经元凋亡、抑制神经炎症、促进神经元再生、保护并恢复神经 - 血管单元固有构筑，预防神经重构；与此同时，可以抑制星型胶质细胞增生，促进少突胶质细胞增生及轴突髓鞘化，干预胶质重构以保证神经信息的高效传导；并且可以保护缺血情况下的突触损伤与变性、促进突触再生与重建、保证突触可塑性及神经信息准确传递。从而改善血管性痴呆模型大鼠的水迷宫行为学实验表现。加减薯蓣丸可能通过激活 Akt 通路抑制 GSK-3β 表达，上调 Cyclin D1 表达，从而保护 VD 大鼠海马神经细胞。实验研究发现，血管性痴呆模型大鼠海马区 P-tau 蛋白表达增加，予以加减薯蓣丸治疗后，海马区 P-tau 蛋白的表达减少。加减薯蓣丸治疗血管性痴呆（vascular dementia，VD）模型大鼠，大鼠学习记忆功能明显改善，其机制可能与加减薯蓣丸升高大鼠海马 CA1 区 SYP、PSD-95、MAP-2 蛋白表达，从而影响海马突触再生，改善突触可塑性有关。加减薯蓣丸可能通过调节 VD 模型大鼠海马区 PTEN/CREB/Bcl-2 信号通路的表达，改善 VD 大鼠的空间记忆能力。加减薯蓣丸方可提高血管性痴呆模型大鼠海马区下降的 BDNF mRNA 表达水平，这可能与影响神经突触可塑性作用有关，从而改善模型大鼠定位航行实验、空间探索实验中的表现。加减薯蓣丸可明显改善 VD 大鼠学习记忆能力，以及增加海马 CA1 区 CREB mRNA 和蛋白表达，减轻海马组织的病理改变。

临床试验证实，加减薯蓣丸显著升高 VD 及 AD 患者的 MMSE 评分

（$P < 0.05$），降低 SDSD 评分（$P < 0.05$）。采用氢质子磁共振波谱检查发现，加减薯蓣丸显著升高 VD 和 AD 患者双侧额叶下降的 N- 乙酰天冬氨酸（N-aspart-acetyl，NAA）/ 肌酸（creatine，Cr）水平（$P < 0.05$）。薯蓣丸加减联合多奈哌齐治疗非痴呆血管性认知功能障碍可增加脑血流量，缩短 P300 潜伏期，增加 P300 波幅，改善 MMSE 和 MoCA 评分。

8. 补骨脂汤　出自清代医家费伯雄所著《医醇賸义》，原文曰"恐则气馁，骨节无力，神情不安。补骨脂汤主之。"全方组成如下"补骨脂二钱，核桃肉（炒）、益智仁一钱五分，苁蓉四钱，熟地五钱，当归二钱，人参二钱，茯苓二钱，远志五分，甘草（水炒）、白芍一钱，丹参二钱，牛膝二钱，大枣二枚，姜三片"。

实验研究发现，补骨脂汤可能通过提高 BDNF/TrkB、GAP-43 基因的表达水平，使血管性痴呆海马内的神经元得到很好的保护。补骨脂汤能改善血管性痴呆大鼠的学习记忆，其机制可能是提高 ER-β 受体、NR2B 受体的基因表达水平，从而提高学习记忆。更有实验发现，补骨脂汤可通过提高 NR2B、BD-NF/TrkBmRNA 表达水平改善血管性痴呆大鼠 Morris 试验测试的表现。补骨脂汤还可能通过降低 C-FOS 基因表达的机制，改善血管性痴呆的大鼠的学习记忆。

临床研究中，使用补骨脂汤联合安理申治疗肾精亏虚型血管性痴呆，将 60 例肾精亏虚型血管性痴呆患者随机分为对照组和观察组各 30 例，对照组口服安理申，观察组口服安理申加中药汤剂（补骨脂汤），两组均以 30 天为一疗程，连续服用 3 个疗程。两组治疗后 MoCA、MMSE 量表评分均高于治疗前，中医症候评分明显低于治疗前，差异具有统计学意义（$P < 0.05$）；治疗后两组间比较，观察组 MoCA、MMSE 量表评分明显高于对照组，中医症候评分明显低于对照组，差异具有统计学意义（$P < 0.05$）。

9. 七福饮　出自《景岳全书》，七福饮方剂的组成石人参、熟地黄、杏仁二钱、当归二钱、远志五分、炒白术一钱半。炙甘草一钱，煎七分，食远温服。

实验研究发现，七福饮能改善大鼠海马神经元病理改变，能显著降低 Bax 的 mRNA 和蛋白表达，增加 Bcl-2 的 mRNA 和蛋白表达，可增加模型组 SS、Bcl-2 和 ChAT 的表达，降低 Bax、AchE 的表达。七福饮可改善 AD 模型大鼠的空间学习记忆能力和被动回避反应能力，降低海马中 TNF-α、IL-1β 和 AGE 的水平，同时减少海马和皮质中 RAGE 和 NF- κ B 的表达。七福饮可改善 2 型糖尿病脑病大鼠的空间学习记忆能力，其作用是通过 AGE-RAGE-NF- κ B 通路来实现的。七福饮可使亚硝酸钠处理小鼠的脑中 SOD、GSH-Px 活性明显升高，MDA 含量显著降低，胆碱酯酶（cholinesterase，ChE）活性明显降低。

临床研究中，观察内服加味七福饮配合同步不同穴位揿针治疗 33 例髓海空虚型 AD，结果表明，近期疗效中有 12 例显效（临床症状、体征明显改善，证候积分下降 ≥ 70%，治疗后 MMSE 积分上升 ≥ 40%）、18 例有效（临床症状、体征明显改善，证候积分下降≥30%，治疗后 MMSE 积分上升 20%～40%），总有效率为 90.9%。远期认知功能评分结果表明，治疗后 2 年，MMSE 评分从 16.59 分上升到 25.02 分，与阳性药盐酸美金刚治疗组相比，评分显著提高。对 32 例老年痴呆患者进行加味七福饮颗粒治疗，结果表明，显效 10 例、有效 17 例，总有效率 84.38%。治疗前后 HDS 积分（17.93 vs 23.08）差异显著，且其疗效优于对照组吡拉西坦（脑复康，piracetam）。对符合标准的 30 例老年痴呆患者进行为期 60 天的治疗，以双氢麦角碱（喜得镇，dihydroergotoxine，Hydergine）为对照。结果发现，自拟的加味七福饮治疗后 MMSE 的各项检测项目都有改善，尤其是记忆力和定向力更为明显，MMSE 评分从 19.04 分上升到 22.93 分，与对照组有明显差异。且无不良反应。对 90 例 AD 患者的临床研究结果表明，常规西药多奈哌齐片治疗基础上加用七福饮加减治疗，MMSE 评分为 19.28 分，临床总有效率为 86.67%，较对照组多奈哌齐片治疗均有显著改善。对 34 例 AD 患者给予七福饮治疗，治疗组在七福饮的基础上加用奥拉西坦胶囊，治疗后两组 MMSE、ADL 评分、主要症状的评分均显著改善，治疗组总有效率为 85%，对照组为 70%。观察尼莫地平片加七福饮联合治疗 30 例髓海不足型血管性认知功能障碍患者的临床效果。结果表明，无效 5 例、进步 13 例、显效 12 例、痊愈 0 例，总有效率为 83.3%，MoCA 评分、MMSE 评分、ADL 评分、中医证候积分评分与对照组尼莫地平相比无显著差异，对照组有 3 例出现不良反应，治疗组有 1 例出现恶心、呕吐的不良反应。对 64 例 VD 患者采用七福饮联合康复治疗加尼麦角林治疗，观测临床症状、MMSE 和 ADL 评分、不良反应，其中显效 39 例、有效 21 例、无效 4 例，总有效率为 93.75%，MMSE 和 ADL 评分均优于对照组尼麦角林。

10. 开心散　一方始见于唐朝孙思邈的《备急千金要方》，它是由"远志、人参各四分，茯苓二两，菖蒲一两"组成，主要用于治疗心气不足，神志不宁，健忘失眠，心怯怔忡。该方是许多益智类古方中常用的组成之一。近年来，人们围绕开心散开展了许多研究，从多方面阐明了其改善认知功能的机制。

体外实验发现，开心散可通过多条通路，影响 Aβ 的产生与分解。研究结果显示含有开心散的药物血清能降低 SK-N-SH 细胞 APP 基因的表达。该方可通过减少 APP 基因的蛋白质表达而抑制 Aβ 产生，提高 NEP 表达而促进脑内 Aβ 的降解而降低脑内 Aβ 的水平。开心散可通过调控与凋亡有关的基因，以保护神经元。体外研究显示含开心散的药物血清能通过调控与凋亡有关的基因，达到保护神经元、降低 Aβ 引起的 PC12 以及 SK-N-SH 细胞凋亡的目的。开心散含药血清还能通过调节 MAPK 基因系统功能来对抗 Aβ 诱导的 PC12 细胞凋亡。

动物实验发现，开心散可增强痴呆动物模型神经突触的可塑性，以提高记忆力。20 余年前就有日本学者报道开心散可促进大鼠海马齿状核 LTP 的形成，从而改善大鼠学习缺陷，有报道对开心散复方各组分药物的研究显示人参和茯苓起到了增强海马 LTP 的作用。使用开心散复方灌胃可增强海马内注射 Aβ1-42 所致痴呆模型小鼠的 LTP，提示开心散通过改善神经元突触可塑性，而治疗老年性痴呆。动物实验中，开心散可改善模型动物的行为学表现，提高记忆力。开心散提高脑内注射 Aβ 以及腹腔注射 D- 半乳糖等方法制作的痴呆模型动物的记忆功能。长期（8 个月）给予开心散可减缓快速衰老小鼠（SAMP8）学习能力的减退。此外，开心散对血管性痴呆大鼠及局灶性脑缺血大鼠的记忆能力也具有改善作用。除了可以改善上述模型动物的记忆力外，开心散还可改善东莨菪碱导致的动物学习记忆功能低下，改善双侧杏仁核被破坏小鼠的记忆能力，增强慢性应激抑郁大鼠的学习记忆能力，对睡眠剥夺导致的小鼠学习记忆功能损伤亦有明显的保护作用。可明显改善急性缺氧导致的动物记忆功能障碍。

　　动物实验证实，开心散可降低 AD 模型大鼠 Bax mRNA 的表达而抑制 Bax 蛋白的表达，同时上调 Bcl-2 mRNA 的表达而增加 Bcl-2 蛋白的表达。开心散还可有效降低 AD 模型大鼠 Trb3 基因表达水平。开心散可以通过提高组织中 SOD 和 CAT 活性，降低 LPO、MDA 及 AGEs 含量，进而起到预防和治疗衰老引起的脑老化的作用。开心散通过抑制乙酰胆碱酯酶活性、增加胆碱能神经系统功能而起到治疗老年性痴呆的作用。在多种痴呆动物模型中，开心散均被证实具有抑制脑内 AchE 活性的作用。开心散还可降低慢性应激抑郁大鼠脑内 AchE 含量。而应用睡眠剥夺小鼠的实验亦证实，开心散给药组动物大脑皮质 AchE 含量显著降低。此外，定量 PCR 实验结果表明，开心散降低血管性痴呆大鼠海马 AchE mRNA 的表达。开心散可以通过降低脑内一氧化氮合酶（NOS）活性而抑制一氧化氮（NO）生成而起到抗氧化和抗衰老作用，进而改善模型动物记忆力。

　　11. 地黄饮子　出自刘完素的《黄帝内经·素问·宣明论方》，原方主要是用于治疗舌强不能言、足痿不能用的暗痱证。该方由熟地黄、山萸肉、石斛、麦冬、五味子、石菖蒲、远志、茯苓、肉苁蓉、肉桂、附子、巴戟天、薄荷、生姜大枣组成。熟地黄、山萸肉能够滋补肾精；麦冬、石斛、五味子能滋肾阴；肉苁蓉、巴戟天、附子、肉桂可温肾阳；远志、茯苓、菖蒲能交通心肾、开窍化痰；薄荷疏肝解郁又能增强开窍作用；生姜、大枣调和诸药、调和气血。由此可知整个方药能够滋肾阴、补肾阳、化痰开窍，补肾与化痰开窍相伍，标本兼治且以之本为主。

　　细胞实验发现，地黄饮子可以使 β- 淀粉样蛋白诱导的 PC12 细胞培养液中的 Ca^{2+} 的含量提高，防止细胞内钙离子内流，提高蛋白表达（Calbindin D），抑制 PC12 细胞钙超载现象，进而保护细胞膜延缓老年痴呆的发病。利用激光

☆ ★ ☆ ☆

共聚焦显微镜技术与荧光染料 Fluo-3/AM 相结合的方法观察 PC12 细胞钙离子分布情况，静息状态下 PC12 细胞的荧光强度较为稳定，当加入 Aβ25-35 后细胞内钙离子的浓度快速升高，在给予地黄饮子脑脊液干预后细胞内钙离子内流的现象得到控制。离体细胞实验发现地黄饮子能够减少 Aβ25-35 损伤引起的 AD 模型细胞 PC12 的死亡，提高细胞的抗氧化能力，减少自由基对模型细胞的损害，以及通过减少胆碱能系统的损害和抑制相关 tau 蛋白的表达。运用地黄饮子干预 PC12 细胞后，检测该细胞培养液中 CAT、GSH-Px、SOD 及 MDA 等抗氧化酶的含量变化，发现地黄饮子能够有效提高模型细胞抗氧化酶的含量，能够保护 Aβ 诱导 PC12 细胞。

在动物实验研究方面，也针对地黄饮子开展了丰富的研究，从动物行为学、酶学、基因组学等多个层面阐述了地黄饮子改善认知功能的机制。通过大鼠 Morris 水迷宫、大鼠跳台、大鼠避暗箱及大鼠 Y 迷宫行为学实验发现，地黄饮子能够有效改善 AD 大鼠的学习和记忆能力。采用对大鼠 D- 半乳糖腹腔注射合并 β 淀粉样蛋白海马注射制备痴呆动物模型，造模成功后给予地黄饮子干预，使用穿梭箱检测大鼠的学习记忆能力，结果发现地黄饮子干预的模型组大鼠潜伏期降低、主动回避能力提高且被动逃避时间降低。同样采用 D- 半乳糖联合海马注射 β 淀粉样蛋白造阿尔茨海默病动物模型，通过地黄饮子与哈伯因、抗脑衰药物对比治疗发现，地黄饮子能够提高模型大鼠学习、记忆能力。运用避暗法动物行为学实验，发现地黄饮子干预后能够使模型组大鼠避暗学习、记忆潜伏时间缩短并能减少错误次数，提高痴呆大鼠的学习记忆能力。在 D- 半乳糖致大鼠亚急性衰老的基础上，向大鼠脑内注射鹅膏覃氨酸建立 AD 动物模型，然后采用地黄饮子和喜得镇对比治疗发现，地黄饮子能够更好地提高模型大鼠学习、记忆能力及脑内生长抑素的表达。用氯化铝造痴呆小鼠模型，造模成功后给予地黄饮子汤药干预，实验结果显示地黄饮子能够减少模型小鼠跳台实验错误反应次数，水迷宫实验显示地黄饮子能够缩短模型小鼠寻找平台的潜伏期、增加跨越平台次数。使用大鼠跳台行为学实验检测地黄饮子对老年性痴呆大鼠认知能力的影响，结果发现地黄饮子能缩短模型组大鼠的潜伏期，减少错误次数。研究发现，地黄饮子能够抑制 APP/PS1 双转基因痴呆模型小鼠脑组织细胞凋亡，并且随着地黄饮子剂量的增加可以提高模型小鼠脑组织中 Bcl-2 mRNA 表达、降低 Bax mRNA 和 Caspese-3mRNA 基因的表达。通过对 Wistar 大鼠 D- 半乳糖腹腔注射联合淀粉样 β 注射海马造阿尔茨海默病动物模型，造模成功后给予地黄饮子灌胃治疗，发现地黄饮子能够上调转录因子 κB、hsp70 同时能够下调半胱氨酸天冬氨酸蛋白酶 3 的表达，进而抑制模型大鼠脑神经元细胞的凋亡，最终起到防治阿尔茨海默病的作用。还有实验研究发现地黄饮子脑脊液高剂量更能有效抑制 Aβ25-35 海马神经细胞的凋亡。

　　临床试验中，有诸多实验运用地黄饮子治疗阿尔茨海默病。运用地黄饮子加减方治疗阿尔茨海默（AD）病患者 47 例，结果显示有效 45 例，临床总有效率高达 95.7%，患者的长谷川痴呆量表评分及简易智力状态检查量表评分均有提高，且临床不良反应发生率为 4.3%。在运用中药地黄饮子颗粒治疗轻、中度阿尔茨海默病时发现，治疗后患者的认知功能及日常生活能力均得到提高，并提出地黄饮子颗粒的作用机制可能与能够降低丙烯醛浓度，调节 Notch1、ADAM10 及 BACE1 蛋白有关。通过临床观察运用地黄饮子联合西药盐酸多奈哌齐治疗老年性痴呆患者 38 例，临床有效 36 例，总有效率达 94.74%，患者的痴呆状况和认知能力得到改善。运用地黄饮子联合针刺百会穴治疗阿尔茨海默病（AD）患者 24 例,治疗 30 天和治疗 60 天临床总有效率分别为 91.7%（22/24）、95.8%（23/24）。通过临床观察用电针（取穴：百会、大椎、三阴交、足三里等）联合地黄饮子化裁方（基础方：地黄、山萸肉、肉苁蓉、五味子、茯苓、石斛、石菖蒲、远志等，其中髓海亏虚者，加菟丝子、怀牛膝等；脾肾两虚者，加白术、山药等；痰浊阻窍者，加南星、贝母等；气滞血瘀者加桃仁、地龙等）治疗阿尔茨海默病患者 36 例，治疗 2 个月后，结果显示临床有效率高达 93.67%，患者的智力及日常生活能力得到提高，且患者的血脂及血液流变也得到改善。采用加减地黄饮子联合脑复康治疗肾虚髓海不足型老年性痴呆患者 30 例，总有效率达 93.3%，治疗后患者痴呆症状和日常生活能力得到改善。将 78 例 AD 患者随机分为对照组 35 例，治疗组 43 例，对照组给予金纳多静脉滴注和口服金纳多片治疗，治疗组在对照组用药的基础上给予地黄饮子加减方进行治疗，结果显示对照组与治疗组的临床总有效率分别为 80%、93.02%（$P < 0.05$），且地黄饮子治疗组患者记忆力及日常生活能力均较对照组疗效更加显著，即说明地黄饮子化裁治疗老年性痴呆临床有效。

　　还有许多临床试验运用地黄饮子治疗血管性认知功能障碍。采用地黄饮子联合胞磷胆碱治疗肾精亏虚兼痰瘀阻络型血管性痴呆患者 48 例，治疗 3 个月后，临床总有效率达 81.3%，患者血清 β-AP 水平降低，血清 E2、Livin 含量提高，且患者的记忆力、注意力、定向力及语言表达能力等均有提高，即说明地黄饮子对肾精亏虚兼痰瘀阻络型血管性痴呆患者有效。将 84 例血管性痴呆患者随机分为对照组和研究组各 42 例，其中对照组采用尼莫地平片治疗，研究组给予地黄饮子加减联合低频重复经颅磁刺激治疗，治疗后研究组的 MoCA 评分明显高于对照组，且研究组和对照组的临床不良反应发生率均较低，即说明地黄饮子加减联合低频重复经颅磁刺激治疗血管性痴呆患者临床疗效值得肯定。运用地黄饮子化裁方联合茴拉西坦治疗肾虚痰瘀型中风后痴呆，临床疗效颇佳，无临床不良反应。采用地黄饮子化裁方（基础方：地黄、山萸肉、附子、巴戟天、石斛、五味子、麦冬、石菖蒲、茯苓等，肾精不足者，加黄精、淫羊藿等；

☆☆☆☆

肺脾气虚者，加人参、黄芪等；痰瘀阻塞者，加贝母、法半夏、川芎、三七等）联合西药盐酸多奈哌齐治疗轻中度血管性痴呆患者 42 例，治疗 3 个月后，患者的生活能力、痴呆状况及行为能力均有改善。运用加减地黄饮子颗粒联合西药安理申治疗肾精亏虚、痰浊阻窍型血管性痴呆，患者的认知功能、日常生活能力均得到提高，且无临床不良反应。通过临床观察的方法用地黄饮子加减方联合西医常规（维生素 C、康复锻炼、口服盐酸多奈哌齐等）治疗血管性痴呆患者 40 例，治疗 3 个月结果显示有效 30 例，总有效率为 75%，且患者的智力及日常生活能力有很大提高。运用地黄饮子联合西医基础治疗方法治疗中风后血管性痴呆患者 36 例，临床总有效率达 88.9%，且患者的痴呆症状得到明显改善。采用加减地黄饮子联合西药阿司匹林和吡拉西坦治疗血管性痴呆，治疗 1 个月后，患者认知功能障碍状况得到改善，且检测患者血清基质金属蛋白酶 -9 有显著下降，即认为新加地黄饮子通过改善患者体内的基质金属蛋白酶 -9 表达来改善痴呆症状。

12. 肾气汤　出自《济生方》，原方由熟地黄、山药、山茱萸、泽泻、茯苓、牡丹皮、肉桂、制附子、川牛膝、车前子组成，具补肾助阳之效，"益火之源，以培右肾之元阳"。

临床试验中，使用五神针结合肾气汤加减治疗肾精亏虚型血管性痴呆患者 66 例，可有效改善患者血清 CGRP 含量及 SOD 的活性，数据差异具有统计学意义。更有一组临床试验，纳入 180 例肾精亏虚型血管性痴呆患者，随机分为针药结合组、五神针组和中药组，每组 60 例。治疗 7 个疗程后，发现针药结合组总有效率为 91.7%（55/60），高于中药组的 68.3%（41/60）和五神针组的 78.3%（47/60），差异有统计学意义（$P < 0.05$）；各组治疗后 HDS、BSSD 和 MMSE 评分均较治疗前明显升高（均 $P < 0.05$），且针药结合组各项评分均高于中药组和五神针组（均 $P < 0.05$）；各组治疗后血清 SOD、CGRP 水平均明显升高，LPO 水平明显降低（均 $P < 0.05$）；针药结合组治疗后血清 SOD、CGRP 水平明显高于中药组和五神针组，LPO 水平低于中药组和五神针组（均 $P < 0.05$）。

13. 孔圣枕中丹　为孙思邈所创，载于《备急千金要方》，由龟甲、龙骨、远志、菖蒲四味主药组成，功能补肾开窍，而许多补肾开窍中药能益脑增智，治疗痴呆。

在动物实验中，使用双侧颈总动脉永久结扎法建立慢性脑缺血致血管性痴呆大鼠模型，给予大鼠灌胃加味孔圣枕中丹，大鼠血清 Livin 及 VEGF 水平显著升高，胼胝体神经细胞凋亡指数及 Caspase-3 蛋白表达显著降低（$P < 0.05$）。使用加味孔圣枕中丹对慢性脑缺血致血管性痴呆大鼠进行灌胃治疗，发现与模型组比较，加味孔圣枕中丹组大鼠逃避潜伏期缩短（$P < 0.05$），皮质及胼胝体 VEGF 表达水平、MVD 均显著升高（P 均 < 0.05）；与贝伐单抗组比较，加味

☆ ☆ ☆ ☆ ☆

孔圣枕中丹组皮质 VEGF 表达水平及 MVD 均显著升高（P 均< 0.05）。孔圣枕中丹干预的血管性痴呆大鼠，Morris 水迷宫表现明显好转，AchE 含量明显降低，NGF 表达明显增强。还有动物实验发现，孔圣枕中丹能抑制血管性痴呆大鼠模型的神经元细胞凋亡，其机制可能与增强 $p53$ 表达、降低 $bcl-2$ 表达有关。加味孔圣枕中丹在实验中，能显著提高血管性痴呆大鼠模型的学习记忆能力，能明显降低模型动物脑组织 MDA 含量，提高 SOD 活力，具有抵抗自由基损伤，改善脑组织形态学变化及对抗脑细胞受损后的凋亡作用。

临床研究证实，在基础治疗的前提下，给予血管性痴呆患者口服孔圣枕中丹 3 周，患者血清 AchE 浓度较对照组明显降低，NGF 较对照组明显升高，MMSE 评分亦明显升高，前后变化均具有统计学意义。

二、理血剂

1. **血府逐瘀汤**　由王清任创立，收录在其所著的《医林改错》一书中，王清任用以治疗"胸中血府血瘀"所致诸证，该方由桃仁四物汤和四逆散加桔梗、牛膝而成。方中桃红四物汤活血化瘀而养血，四逆散行气和血而疏肝，桔梗开肺气，载药上行，和枳壳则升降上焦之气而宽胸，尤以牛膝通利血脉，引血下行，互相配合，使血活气行，瘀化热消而肝郁亦解，诸证自愈。

临床试验证实，血府逐瘀汤可有效降低老年 2 型糖尿病患者空腹血糖（FBG）、餐后 2 小时血糖（PBG）、糖化血红蛋白（HbA1c），同时有效改善患者的认知功能障碍。血府逐瘀汤加减治疗的脑卒中患者，其 HAMD 评分、SDS 评分及 CNS 评分显著低于采用常规治疗的患者，MMSE 评分明显高于采用常规治疗的患者。

2. **抵挡汤**　出自《伤寒论》，原文如下："阳明病，其人善忘者，必有蓄血，所以然者，本有久瘀血，故令善忘……宜抵挡汤下之。水蛭三十个、虻虫三十个（去翅足）、大黄三两（酒洗）、桃仁二十个（去皮尖），以水五升，熬取三升，去滓，温服一升，不下更服。"唐代《外台秘要》记载：龙骨汤，疗宿惊失志，忽忽喜忘悲伤不乐，阳气不起方。龙骨、茯苓、桂心、远志（去心）各一两，麦门冬（去心）二两，牡蛎（熬）、甘草（炙）各三两，生姜四两，以水七升，煮取二升，分为二服，忌海藻、菘菜、酢、生葱。抵当汤中除有峻下热结，荡涤肠胃之大黄；活血润燥、攻下破瘀之桃仁外，尚有水蛭、虻虫二味虫药，此二味，破血逐瘀、通利血脉正是张仲景用于瘀血痹阻脑络之"喜忘"而设。同时加用陈皮、半夏、茯苓健脾安神、化痰理气，石菖蒲、远志宁心开窍安神，郁金行气祛瘀、清心解郁，甘草调和诸药，全方共奏益气活血，健脾化瘀、安神开窍之功。

☆☆☆☆

　　临床试验证实了抵挡汤在中风后认知障碍患者中的疗效。试验选取 56 例中风后存在轻度认知障碍的患者，随机分组，观察组患者服用尼莫地平和抵挡汤，对照组患者单纯服用尼莫地平。结果治疗后观察组总有效率为 92.86%，远高于对照组的 71.43%；另外，观察组患者治疗后认知功能评分、智力评分均高于对照组，日常生活能力评分低于对照组，组间对比差异有统计学意义（P 均 < 0.05）。另一个临床试验中，在中风后轻度认知障碍的 52 例患者中，随机将其分为观察组与对照组，均 26 例。对照组患者接受常规西药进行治疗，观察组患者接受抵挡汤进行治疗。观察两组患者治疗后的效果以及各项指标评分。结果观察组患者治疗后总有效率显著高于对照组患者；观察组患者治疗后 MMSE、MoCA、ADL 评分均优于对照组患者；P < 0.05，差异有统计学意义。

　　3. 四物汤类方　四物汤出自《仙授理伤续断秘方》，由白芍、川当归、熟地黄、川芎各等份组成，主治营血虚滞证。心悸失眠，头晕目眩，面色无华，形瘦乏力，妇人月经不调，量少或经闭不行，脐腹作痛，舌淡，脉细弦或细涩。桃红四物汤乃四物汤加桃仁、红花，白芍易为赤芍，活血化瘀之力更强。

　　体外实验中，发现桃红四物汤含药血清在一定浓度范围内对 OGD 诱导 PC12 细胞的损伤具有明显的保护作用，其保护作用可能降低氧化损伤的发生，增强其抗凋亡能力相关。动物实验发现，桃红四物汤可有效改善 VD 大鼠 Morris 水迷宫的表现，桃红四物汤高、中治疗组中模型大鼠的神经元形态均得到明显的改善，锥体细胞仅有少量缺失，细胞形态基本趋于正常。桃红四物汤治疗后 VD 大鼠血清中 6-keto-PGF1α 含量明显升高，TXB2 含量明显降低，显著降低 VD 大鼠高、中、低三个切变率下的全血黏度、血浆黏度，桃红四物汤可明显升高海马组织中 5-HT 的含量，使得海马 CA1 区脑微血管密度增加，可显著上调 VD 大鼠海马区 Bcl-2 蛋白表达，同时下调 Bax 蛋白表达。四物汤能提高血管性痴呆鼠的学习记忆能力，时可提高 SOD 和 GHS-Px 活性，降低 AchE 的活性。更有动物实验发现，大川芎方提取物可显著减少血管性痴呆大鼠模型电击次数、电击时间，显著增加主动逃避时间，数据变化均有统计学意义。

　　临床试验亦证实，天麻钩藤饮合桃红四物汤加减治疗肝阳上亢兼瘀血阻络型的血管性痴呆可有效提高患者 MMSE、ADL 评分，且副作用小，停药后病情不易反复。使用加味桃红四物汤治疗血管性痴呆患者 28 天，治疗后血管性痴呆辨证量表（SDSVD）、Blessed 行为能力量表、MMSE 量表评分比较积分上均显著改善。桃红四物汤联合氯吡格雷治疗血管性痴呆临床疗效显著，能有效改善患者日常生活能力量表（ADL）、临床痴呆评定表（CDR）、汉密顿抑郁量表（HRSD）评分。四物汤对血管性痴呆大鼠模型的 Morris 水迷宫表现具有一定的改善作用，其机制与改善神经递质，调节海马 ET-1、VEGF 含量，改善血流状态有关。

4.补阳还五汤 出自清朝王清任所著《医林改错》,书中所载,此方主治"……半身不遂,口眼㖞斜,语言謇涩,口角流涎,下肢痿废,小便频数,遗尿不禁。"现代中医常以此方治疗痴呆之气虚血瘀之证。《内经》云:"血气不和,百病乃变化而生",气为血之帅,气虚则推动血液运行的力度不够,就会导致血液瘀滞难行,血瘀则痰凝,痰瘀互结阻碍脑络,脑窍失养。

动物实验表明,补阳还五汤可增强血管性痴呆(Vascular Dementia, VD)大鼠海马 CA1 区突触传递 LTP 效应,其机制可能是上调海马组织 ERK2 与 CaMKIIβ 基因表达。可上调脑缺血再灌注海马 CA1 区脑组织 NR1、NR2A、NR2B 蛋白的表达,促进 LTP,进而改善 VaD 大鼠学习记忆能力。补阳还五汤与六味地黄丸合方治疗在减轻缺血脑区轴索损害,降低海马 APP 蛋白异常积聚的同时,可诱导 GAP-43、SYN 的合成而促进神经元突起再生,促进学习记忆功能的康复。补阳还五汤可提高 VD 大鼠海马组织 CREB、C/EBP 与 DNA 的结合活性。可增加血管性痴呆大鼠海马 cAMP 含量、PKAc 蛋白表达和 CREB 的 DNA 结合活性,增强 cAMP-PKA-CREB 信号通路的作用。可通过促进 VD 大鼠 ERK2 蛋白和 CaMK II β 蛋白的表达,从而促进突触构建和学习记忆功能的恢复。补阳还五汤可以减轻脑缺血再灌注对海马 CA1 区神经元的损伤及恢复海马组织 GluR1 蛋白及其 mRNA 的表达以改善 VD 大鼠学习记忆能力。在阿尔茨海默病的实验研究中发现,补阳还五汤能明显减少 Aβ1-40 所致老年性痴呆大鼠海马区 APP 阳性细胞数量。对 Aβ1-40 所致老年性痴呆大鼠海马区 APP 的表达有明显抑制作用。补阳还五汤胶囊能够抑制 Aβ1-40 所致 AD 大鼠海马区和皮质区中 GFAP、NF-κBp65 蛋白的表达,能够促进 IκB-α 蛋白的表达。补阳还五汤能通过 COX-2、IKB-α 和 nNOS 等信号转导途径,调节血液和脑组织免疫炎性细胞因子 IL-1β、IL-6 和 TNF-α 及其基因表达,干预 β-APP 生成与代谢,合理地调控 Aβ 过度沉积引起的免疫炎症级联反应,有效地减轻 Aβ 毒性作用所致脑组织神经元损伤,从而改善 AD 模型大鼠的学习记忆障碍。

临床试验表明,电针刺结合加味补阳还五汤在改善气虚血瘀型轻中度 VD 患者认知能力、行为能力、日常生活自理能力方面疗效显著,并能显著提高血清 NGF、BDNF 水平。临床试验使用补阳还五汤联合胞磷胆碱胶囊治疗气虚血瘀型脑梗死后血管性痴呆,接受治疗后观察组患者 ADL、MMSE 评分高于对照组,中医症候积分低于对照组,并且 $P < 0.05$ 有统计学意义。使用补阳还五汤联合茴拉西坦治疗血管性痴呆患者,结果显示观察组患者 ADL 表以及 MMSE 量表评分显著优于对照组,差异有统计学意义($P < 0.05$)。使用纳洛酮配合补阳还五汤加减治疗老年人脑梗死性痴呆,实验组 Hachinski 评分明显低于对照组,ADL 评分、MMSE 评分高于对照组,生活质量明显优于对照组,$P < 0.05$,差异有统计学意义。

☆☆☆☆

5. **通窍活血汤**　出自王清任所著《医林改错》一书，《医林改错评注》原文对该方方解如下：方中赤芍、川芎行血活血，桃仁、红花活血通络，葱、姜通阳，麝香开窍，黄酒通络，佐以大枣缓和芳香辛窜药物之性。其君药麝香味辛、性温，能开窍通闭，解毒活血；与生姜、大葱、黄酒等配伍更能通络开窍，通利气血，使桃仁、红花、赤芍、川芎发挥更好的活化通络的作用。

实验研究发现，通窍活血汤通过 Ca^{2+}-CaMKII-CREB 途径上调钙信号转导通路，达到改善血管性痴呆大鼠记忆和学习能力的目的。实验研究使用还少丹合通窍活血汤对老年鼠灌胃治疗，发现老年鼠脑内 Ach 代谢明显改善，其机制主要是通过提高基底核 ChAT 活性、降低海马、皮质基底核 AchE 活性，来增加老年鼠脑内 Ach 含量。

临床研究证实，通窍活血汤联合益智四项头针能有效改善气滞血瘀型 AD 患者认知功能和 SOD、LPO 水平，提高临床疗效。临床随机对照实验将 160 名血管性痴呆患者随机分入治疗组及对照组，在给予基础治疗的同时治疗组加用通窍活血汤，对照组加用石杉碱甲片。治疗 1 个月后发现通窍活血汤治疗血管性痴呆可有效改善患者 MMSE 评分及事件相关电位 P300 评分，但治疗组与对照组比较无统计学差异。同时临床研究还发现通窍活血汤合补阳还五汤治疗血管性痴呆，可较强的改善血液流变学指标。

6. **当归芍药散**　经典古方当归芍药散最初作为安胎方记载于《金匮要略》的"妇人妊娠病脉证并治第二十"。随着近年来对当归芍药散的研究深入，发现当归芍药散对阿尔茨海默病、帕金森病以及血管性痴呆等疾病也具有很好的改善和治疗作用。本方由当归、川芎、芍药、泽泻、茯苓、白术组成。

当归芍药散有效部位的含药脑脊液的体外药效学实验表明，当归芍药散含药脑脊液对谷氨酸、H_2O_2、连二亚硫酸钠和氯化钾造成的 PC12 细胞损伤模型均有明显的保护作用，其中对 H_2O_2 造成的氧化损伤及细胞内钙超载损伤的保护作用最明显，提示该方可能通过抑制细胞内钙超载、对抗自由基的氧化损伤等多种途径发挥神经保护作用。

动物实验发现，当归芍药散可改善血管性痴呆大鼠的学习记忆能力，使用当归芍药散实验组大鼠海马组织中 TNF-α、NF-κB 含量均显著降低，PI3K 蛋白表达、AKT 蛋白表、PI3K mRNA 表达水平、AKT mRNA 表达水平均显著提高，故当归芍药散可能是通过 PI3K/AKT 信号通路发挥对血管性痴呆的治疗作用。还能明显改善 D- 半乳糖联合 AlCl3 引起所致的痴呆小鼠海马区皮质、神经元细胞、神经胶质细胞的损伤，在改善神经元细胞之间的连接、神经元细胞结构、改善多种细胞器功能以及增加突触数量等方面，都有一定的作用。对 Aβ 诱导小胶质细胞神经炎症反应及对其介导的炎症通路 TLR4/NF-κB 信号通路的影响，并通过该条通路改善 AD 小鼠模型的学习记忆能力。使用当归芍药散治疗干预 28 天的血管性痴呆大鼠模型，在 Morris 水迷宫及条件恐惧试验 2 个行为学试验中的表现有明显改善。其机制可能通过调节血管性痴呆大鼠脑组织神经元凋亡相关蛋白 Bcl-2、Bax、Cleavage Caspase-3 的表达水平起到抑制神经元凋亡的作用，发挥神经保护功能。该方对血管性痴呆大鼠脑中的氧化应激反应有一定抑制作用，可通过调节血管性痴呆大鼠脑中氧化应激反应相关指标 MDA、SOD、ROS 的水平起到抑制氧化应激的作用，发挥神经保护功能。还可以通过调节脑海马神经肽 CGRP、ET-1 和 SS 含量，改善血管性痴呆小鼠学习与记忆能力。

临床试验亦证实，服用当归芍药散半年的老年痴呆患者简易智力状态检查评分、日常生活能力评分、过氧化脂质及 SOD 均有所提高，治疗前后差别具有统计学意义。当归芍药散加味治疗血管性痴呆比单纯用西药的疗效好，治疗 1 个月后，患者 MMSE 和 HDS 积分较前均有所升高。

三、祛痰剂

1. **指迷汤** 记载于清代陈士铎编纂的《石室秘录》一书之中，原文曰："故久病宜于火中补胃以消痰，而猝病宜于寒中补胃以消痰，又不可不知也。此症用指迷汤亦效。"组成是人参五钱，白术一两，半夏、神曲各三钱，南星、甘草各一钱，陈皮、菖蒲各五分，附子三分，肉豆蔻一枚。

临床试验中，使用加味指迷汤合子午流注开穴疗法联合西药治疗血管性痴呆。选取血管性痴呆患者 90 例，随机分为西药治疗组（对照组 1）、加味指迷汤联合西药组（对照组 2）和加味指迷汤合子午流注开穴联合西药治疗组（观察组），每组各 30 例，连续治疗 28 天。观察组治疗总有效率为 86.67%，优于对照组 2 的 70.0% 及对照组 1 的 63.33%；观察组治疗后 MMSE 和 ADL 评分均明显高于对照组 1、对照组 2，数据差异均具有统计学意义。

2. **癫狂梦醒汤** 出自清代王清任的《医林改错》："癫狂一症，哭笑不休，詈骂歌唱，不避亲疏，许多恶态，乃气血凝滞，脑气与脏腑之气不接，如同做梦一样。"全方由桃仁、柴胡、香附、木通、赤芍、半夏、腹皮、青皮、陈皮、桑皮、紫苏子、甘草 12 味药物组成，意于理气化痰开郁之外，增加活血化瘀之品，达到交通上下、清神醒脑之目的，是主治癫狂二证，气郁痰结，伴有瘀血内阻之名方。

临床试验，观察加味癫狂梦醒汤对阿尔茨海默病痰瘀互结的临床疗效，将符合纳入标准的 60 例阿尔茨海默病痰瘀互结的患者随机分为试验组和对照组各 30 例，其中，试验组在口服盐酸多奈哌齐片基础上联合加味癫狂梦醒汤治疗，对照组仅口服盐酸多奈哌齐片治疗。治疗后，试验组与对照组的 MMSE 平均评分均升高，且试验组高于对照组（$P < 0.05$）；试验组与对照组的 ADL 平均评

分均降低，且试验组明显低于对照组；而两组患者中医症状积分均降低，且实验中低于对照组，所以变化均有统计学意义。

3. 温胆汤类方

温胆汤："治胆虚痰热不眠，虚烦惊悸，口苦呕涎"。方药组成如下："陈皮去白，半夏姜制，茯苓或用茯神，甘草，枳实麸炒，竹茹，加姜煎，或加枣"。"此足少阳、阳明药也。橘、半、生姜之辛温，以之导痰止呕，即以之温胆。枳实破滞，茯苓渗湿，甘草和中，竹茹开胃土之郁，清肺金之燥，凉肺金即所平甲木也，如是则不寒不燥而胆常温"。

十味温胆汤：来源于《三因极一病证方论》，为温胆汤去竹茹加人参、熟地黄、五味子、酸枣仁、远志而成。首载于危亦林的《世医得效方》，其云："治心胆虚怯，触事易惊，梦寐不祥，异象感惑，遂致心惊胆慑，气郁生涎，涎变生诸证。或短气悸乏，或复自汗，四肢浮肿，饮食无味，心虚烦闷，坐卧不安。"

实验研究发现，加减黄连温胆汤能提高血管性痴呆模型大鼠 CAT、GSH-Px 和 SOD 的活性，降低 MDA 活性，通过抗氧化作用对血管性痴呆模型大鼠起到治疗作用；可显著改善血管性痴呆大鼠学习记忆障碍和海马组织病理变化，降低海马 TNF-α、COX-2 表达，发挥抑制炎症反应的作用。十味温胆汤可有效改善 AD 模型大鼠的空间学习记忆获取能力和信息贮存能力，有效地改善模型大鼠的学习行为能力，其作用机制可能是通过催化 Tau 蛋白去磷酸化，从而抑制 Tau 蛋白过度磷酸化发生，从而达到改善学习记忆的作用。加味温胆汤对 SAMP10 皮质、海马、纹状体的 Clu 等 EAAS 亢进状态有显著的调节作用，对于抑制性氨基酸 IAAS 的调节作用表现在对异常升高的 GABA 水平的降低和使降低的 Tau 水平上升。

临床试验中，用温胆汤加减及杵针治疗 60 例非痴呆型血管性认知障碍患者，随机分成 30 例对照组，30 例治疗组，治疗组用温胆汤加减及杵针治疗，对照组口服尼莫地平片。两组治疗后 MoCA 及 ADL 均高于治疗前（$P < 0.05$），而治疗组评分高于对照组（$P < 0.05$）。两组均未出现明显不良反应。临床上使用温胆汤联合茴拉西坦治疗血管性痴呆，治疗后患者 MMSE 评分显著增高，治疗组总有效率 70%。临床使用黄连温胆汤联合智三针治疗卒中后轻度认知障碍，可通过降低血脂水平，减轻炎性反应，降低同型半胱氨酸水平，促进神经细胞生长等作用，提高 VCI 患者生命质量及临床疗效。黄连温胆汤联合益脑针刺法治疗脑卒中后轻度认知障碍的临床试验中，纳入 106 例患者，随机分为两组，对照组 53 例用尼莫地平片口服，观察组 53 例用黄连温胆汤内服联合益脑针刺法针刺，治疗后观察组 MMSE、MoCA 与 ADL 评分均高于对照组（$P < 0.05$）。

4. 涤痰汤　出自《奇效良方》，涤痰开窍，主治中风痰迷心窍，舌强不能言语。全方由姜半夏、胆星、橘红、枳实、茯苓、人参、菖蒲、竹茹、甘草组成。

　　实验研究发现，加味涤痰汤能够改善模型大鼠认知功能，通过降低模型大鼠脑皮质 IL-6、TNF-α、NO 的含量及 NOS 活性起到神经保护作用。可明显改善糖尿病模型大鼠的学习记忆能力，抑制神经元凋亡率及 Bax 水平，增加海马区 PI3K、p-AKT、Bcl-2 蛋白表达。D- 半乳糖结合半高脂餐造模方式造成痰浊阻窍型老年 MCI 模型大鼠，而涤痰汤可通过改善长时程增强效应，进而提高突触传递效率，从而上调海马神经元数目和海马突触树突棘密度，增加蘑菇形树突棘比例，而增强突触功能可塑性。其机制是通过上调海马组织突触相关蛋白 SYP、PSD95、NR2B 表达，一定程度恢复模型大鼠受损的突触可塑性，而实现改善学习记忆障碍的作用。实验研究还发现，涤痰汤能改善 2 型糖尿病认知障碍大鼠胰岛素抵抗，提高胰岛素敏感性；调节血脂水平，改善脂代谢，减轻模型大鼠海马组织病理形态改变，海马起到一定的保护作用；同时提高模型大鼠抗氧化应激能力，降低炎症因子水平，改善氧化应激和炎症状态。从而明显提高 2 型糖尿病认知障碍大鼠学习记忆能力，改善认知功能障碍。其分子机制可能是调节了模型大鼠海马组织 IGF-1、Bcl-2、Bax 基因表达，及 PI3K/Akt 信号通路活性。涤痰汤能通过上调 NR2A、NR2B 基因表达量改善老年轻度认知障碍大鼠的学习记忆功能。涤痰汤能通过增加大鼠海马 NGF、BDNF 蛋白表达，改善老年认知功能障碍大鼠的学习记忆能力。涤痰汤可能通过下调模型大鼠海马 PS-1，PS-2 水平，降低海马 Aβ1-42 含量，从而改善老年认知功能障碍大鼠的学习记忆能力。

　　临床试验发现加味涤痰汤联合多奈哌齐治疗血管性痴呆痰浊蒙窍证可有效改善日常生活能力量表（ADL）评分、老年痴呆量表 - 认知（ADAS-cog）评分及痰浊蒙窍证症状评分。涤痰汤加味治疗全面强直阵挛发作型癫痫伴发认知功能障碍具良好的临床疗效，可有效改善患者 MOCA 评分，其机制可能与增加 IGF-1、BDNF 水平有关。使用加味涤痰汤治疗 100 例卒中后轻度认知障碍患者 12 周。结果显效 51 例，有效 37 例，无效 12 例，总有效率 88.00%。治疗后 NIHSS、ADAS-cog 评分明显低于治疗前（$P < 0.05$），治疗后 ADL、MMSE 评分明显高于治疗前（$P < 0.05$）。加味涤痰汤治疗缺血性脑卒中后轻度认知障碍 30 例 3 个月，MMSE 评分、ADL 评分、NIHSS 评分及中医辨证量表（SDSVD）评分均显著改善。

　　5. 升降散　由白僵蚕、生大黄、蝉蜕、姜黄 4 味药组成，出自杨栗山之手。其在《伤寒温疫条辨》一书中首次提出使用升降散来治疗表里三焦大热，并且确立了升降散为治疗温疫 15 方之总方。

　　动物实验中，升降散可改善 VD 大鼠学习记忆和空间辨认的行为学能力，其机制可能与激活海马组织 Wnt 信号通路活性有关。其改善 VD 大鼠学习记忆和空间辨认的行为学能力可能与促进海马区的 VEGF 和 Nestin 表达有关。加味

☆☆☆☆

升降散能够缩短 VD 模型大鼠逃避潜伏期时间，增加穿越平台的次数，增强学习记忆力，提高其智能。实验证实加味升降散治疗组大鼠海马中 Bcl-2 蛋白表达均明显高于模型组，而 BAX 和 Caspase-3 蛋白的表达明显低于模型组；同时加味升降散治疗组中大鼠海马内 T-SOD 明显高于模型组，MDA 明显低于模型组，可以同步提高 VD 模型大鼠海马和大肠中 SP、VIP 表达的水平，加味升降散还能够改善 VD 模型大鼠海马区 Ach 和 AchE 的含量。加味升降散能够改善 VD 模型大鼠大脑认知水平。其作用机制可能是通过调节大鼠胃肠功能来改善 VD 大鼠大脑认知水平，通过上调大鼠海马中 Bcl-2 蛋白水平，下调 Bax 和 Caspase-3 蛋白水平，改善 VD 模型大鼠海马神经元凋亡状况。而改善 VD 大鼠学习记忆和空间辨认的行为学能力可能与激活海马组织 Wnt 信号通路活性有关。

临床研究证实：升降散联合尼莫地平、奥拉西坦、石杉碱甲治疗 VD 患者有较好的临床效果，能显著提高 VD 患者的认知功能、日常生活活动能力。升降散可明显改善 VD 患者认知功能和日常生活能力，患者 MMSE、BBS、ADL 评分均有明显改善。

6. 半夏白术天麻汤　出自《医学心悟》，其组成为：半夏一钱五分，天麻、茯苓、橘红各一钱，白术三钱，甘草五分，生姜一片，大枣一枚，水煎服。其功效可燥湿化痰，平肝熄风，主治风痰上扰证，眩晕头痛，胸闷呕恶，舌苔白腻，脉弦滑等。

临床试验给予血管性痴呆患者参芪半夏白术天麻汤加味联合艾灸治疗，可有效改善患者 MMSE、ADL 及生活质量评分，与对照组差异有统计学意义。加味半夏白术天麻汤合盐酸多奈哌齐片治疗血管性痴呆（痰浊阻窍型），治疗后 MMSE 评分、ADL 评分有所提高，中医症候积分评分有所降低。

四、清热剂

黄连解毒汤　出自崔氏方，录自《外台秘要》，方用黄连泻心火为君，兼泻中焦之火；黄芩清肺热，泻上焦之火为臣；黄柏泻下焦之火，栀子通泻三焦之火，导热下行，合为佐使。

现代药理学证实，黄连解毒汤具有明显的抗血栓形成，抗脑缺血缺氧、抗脂质过氧化作用。动物实验研究发现，使用黄连解毒汤治疗快速老化小鼠亚系，发现黄连解毒汤可通过调节信号转导、突触传递、蛋白质和能量代谢、细胞增殖分化等途径发挥认知功能改善作用；研究中发现的黄连解毒汤的药物反应基因可能是改善学习记忆的潜在靶标。能通过降低 app/ps1 转基因小鼠脑组织中 IL-2、IL-6、$\alpha\beta1$-40、$\alpha\beta1$-42 的含量，来改善转基因小鼠的认知水平。研究

☆ ☆ ☆ ☆

使用黄连解毒汤对老年性痴呆模型大鼠进行灌胃给药，AD 模型大鼠海马组织 SOD 活性升高，MDA 含量降低，并抑制 I-κB-NF-κB 信号通路活化。

临床研究证实，黄连解毒汤联合天王补心丹治疗心肝阴虚型老年性痴呆的患者，治疗后患者 MMSE 评分、ADL 评分均显著增加，而 ADAS-cog 评分、中医症状积分均显著降低，且观察组改善情况均明显优于对照组；观察组总有效率明显高于对照组，数据均具有统计学意义。黄连解毒汤治疗 AD 的患者，患者服用 3 个疗程，治疗后患者 MMSE、ADL 及中医症状评分均得到明显改善。

五、平肝剂

天麻钩藤饮　出自周仲瑛的《中医内科杂病证治新义》，具有平肝息风、清热活血的功效，常用于治疗肝阳偏亢，肝风上扰证。方中天麻、钩藤、石决明均有平肝熄风之效，用以为君。山栀、黄芩清热泻火，使肝经之热不致偏亢，是为臣药。益母草活血利水；牛膝引血下行，配合杜仲、桑寄生能补益肝肾；夜交藤、茯神安神定志，俱为佐药。

实验研究发现，天麻钩藤饮通过促进 VEGF、bFGF 的表达，启动神经保护机制，促进神经新生，发挥脑保护作用，改善脑缺血后大鼠的学习记忆能力。临床试验证实，运用天麻钩藤饮治疗 50 例血管性认知障碍患者，基本治愈 22 例，有效 23 例，无效 5 例，总有效率 90%。

（张秋池）

第六节　治疗痴呆中药的研究

现今社会，痴呆威胁着老年人的健康和生存质量，并对患者的家庭以及社会和经济可持续发展带来了巨大的负担和挑战，现在得到全社会普遍的关注，并且称为全球优先关注的重大公共卫生和公共健康问题。在我国传统医学的典籍中，关于痴呆诊治亦有不少记载，在中医典籍中，痴呆被描述为"喜忘""善忘""健忘""痴呆""呆病"，出现在我国各个时期的传统中医典籍中。在科技迅速发展的现代，人们利用各种现代技术，对传统医药治疗痴呆的机制做了众多研究和论述。现将关于治疗痴呆的中药研究整理、论述于下。

一、补益药

1. 茯苓　为多孔菌科真菌茯苓的菌核，多寄生于松科植物赤松或马尾松等的树根上。性平，味甘、淡。归心、肺、脾、肾经。具有利水渗湿，健脾宁心

☆☆☆☆

的功效。茯苓一药出自《神农本草经》，经曰："主胸胁逆气，忧恚惊邪恐悸……利小便。"《本草衍义》曰："茯苓、茯神，行水之功多，益心脾不可缺也。"

实验研究证实，茯苓多糖能改善记忆障碍模型小鼠学习记忆能力，其作用机制可能是通过抑制脑内乙酰胆碱酯酶合成、减少乙酰胆碱水解、提高脑组织内 AchE 活性而发挥改善学习记忆的作用，茯苓多糖还能有效提高 SOD 活性并减低 MDA 活性，从而减少氧自由基对小鼠损伤而发挥改善学习记忆的作用。使用磷脂酰丝氨酸/茯苓组合干预快速老化模型大鼠，结果发现模型大鼠学习记忆能明显提高，其机制可能与 LTP 增幅提高，海马 CA1 区神经元数目增多，神经元树突棘的密度增加有关。茯苓水提取液能改善苯巴比妥钠所致记忆障碍小鼠的学习记忆能力，也具有明显镇静催眠作用。茯苓提取物可有效改善染铅小鼠脑功能，提高模型小鼠的记忆功能，其机制可能是通过抑制 Fas 抗原表达而影响脑细胞凋亡实现的。

2. 黄芪 为豆科植物蒙古黄芪或膜荚黄芪的根。黄芪性微温，味甘，归脾、肺经。具有补气升阳、固表止汗、利水消肿、托疮生肌之效。该药物最早见于《神农本草经》，书中云："主痈疽久败疮，排脓止痛，大风癞疾，五痔鼠瘘，补虚，小儿百病。"《珍珠囊》曰："黄芪甘温纯阳，其用有五：补诸虚不足，一也；益元气，二也；壮脾胃，三也；去肌热，四也；排脓止痛，活血生血，内托阴疮，为疮家圣药，五也。"

实验研究发现，使用黄芪颗粒处理铅损伤大鼠，能够降低模型大鼠脑组织中的 NO、MDA 骨铅含量，提高脑组织内 CHE、SOD 的活力，提高大鼠学习记忆能力。使用黄芪注射液处理双侧颈总动脉结扎法建立的血管性痴呆小鼠模型，发现模型小鼠学习记忆能力明显提升，其机制可能与黄芪注射液可减轻小鼠海马 CA1 区神经细胞的凋亡及提高存活细胞数量，并降低血清中 TNF-α 的水平有关。使用黄芪颗粒干预自然衰老模型大鼠，可提高大鼠学习记忆能力，其机制与改善脑组织海马结构及 Nrf2/ARE 抗氧化信号通路密切相关。使用黄芪提取物干预海马内注射 Aβ25-35 制备的 AD 大鼠模型，大鼠学习记忆能力明显提高，其机制可能是黄芪提取物提高了 AD 大鼠海马区 IκB-α 的含量，使游离 NF-κB 的含量减少，激活 caspase-3 受到抑制，从而抑制了神经细胞的凋亡。使用黄芪总提取液灌胃 D-半乳糖所致衰老模型大鼠，可改善模型大鼠的学习记忆能力，升高大鼠脑组织 SOD 活性、降低 MDA 含量，降低脑组织 NO 含量。使用黄芪提取物干预海马内注射 Aβ25-35 制备 AD 大鼠模型，大鼠学习记忆能力明显提高，其机制可能是黄芪提取物提高了 AD 大鼠海马区 IkB-α 的含量，使游离 NF-κB 的含量减少，激活 caspase-3 受到抑制，从而抑制了神经细胞的凋亡。使用脑立体定位仪引导下给大鼠侧脑室注射 Aβ1-42 造成记忆损伤模型，给予模型大鼠腹腔注射黄芪甲苷，可明显改善模型大鼠的学习记忆能力，其机制可能是黄芪甲苷能够有效拮抗 Aβ1-42 所致大鼠海马组织 SOD、GSH-px 和 CAT 的活性下降，降低 Aβ1-42 激发的大鼠海马组织中 IL-1β 和 TNF-α 的水平。使用黄芪多糖灌胃治疗采用 Aβ25-35 （80 pmol/μl）双侧脑室注射大鼠诱导 AD 模型，发现模型大鼠学习记忆能力明显提升，其机制可能是黄芪多糖通过下调脑组织中 APP、Aβ、p-tau、GSK3β 和 BACE1 的蛋白表达并上调 PP2A 的蛋白表达，来修复 Aβ25-35 所致的大鼠海马损伤。黄芪多糖干预颅脑损伤模型大鼠，也可提高大鼠的学习记忆能力，其机制与提高大鼠海马组织的 BDNF 表达水平有关。使用黄芪多糖干预高脂肪高糖饮食大鼠，大鼠的突触可塑性明显改善、学习记忆能力明显提高，可能是黄芪多糖提高了海马 BDNF 的表达。使用黄芪多糖干预脑外伤模型大鼠，大鼠学习记忆能力明显提高，其机制可能是黄芪多糖可明显提高脑组织 SOD 活性，降低 MDA 含量。

3. **熟地黄** 地黄为玄参科植物地黄的新鲜或干燥块根，熟地黄是生地黄的炮制加工品。取生地黄，照酒炖法炖至酒吸尽，取出，晾晒至外皮黏液稍干时，切厚片或块，干燥，即得；或照酒蒸法蒸至黑润，取出，晒至约八成干，切厚片或块，干燥，即得。地黄一味药物出自《神农本草经》，而熟地黄一药首载于《本草拾遗》。《本经》曰地黄："主折跌绝筋，伤中，逐血痹，填骨髓，长肌肉，作汤除寒热积聚，除痹。生者尤良。"《本草纲目》云熟地黄"填骨髓，长肌肉，生精血，补五脏、内伤不足"。《景岳全书·本草正》论熟地黄："气主阳而动，血主阴而静，补气以人参为主，而芪、术但可为之辅佐；补血以熟地为主，而芎、归但可为之佐。然在芪、术、芎、归，则又有所当避，而人参、熟地，则气血之必不可无。故凡诸经之阳气虚者，非人参不可；诸经之阴血虚者，非熟地不可。……阴虚而神散者，非熟地之守不足以聚之；阴虚而火升者，非熟地之重不足以降之；阴虚而躁动者，非熟地之静不足以镇之；阴虚而刚急者，非熟地之缓不足以缓之；阴虚而水泛滥着，舍熟地何以自制；阴虚而真气散失者，舍熟地何以厚肠胃。"

实验研究发现，熟地黄煎液、熟地黄多糖均能够抑制小鼠的自发活动，缩短阈下剂量戊巴比妥钠诱导的小鼠睡眠潜伏期，延长睡眠时间，延缓异烟肼惊厥的发作潜伏期，减少动物死亡数。使用熟地黄多糖处理采用 D- 半乳糖导致的小鼠衰老模型，可显著提高小鼠血超氧化物歧化酶（SOD）、过氧化氢酶（CAT）及谷胱甘肽（GSH-PX）活力，降低血浆、脑匀浆及肝匀浆中过氧化物脂质（LPO）水平。熟地黄还可缩短 D- 半乳糖衰老模型大鼠 Morris 水迷宫中找到平台时间，提高模型大鼠脑组织 SOD、NOS 活性，减少 MDA、LPO 含量，减少 SA-β-gal 阳性表达的细胞数。熟地黄可有效改善化学性学习记忆障碍小鼠模型的记忆获得、记忆再现和空间记忆能力，其相关机制可能是熟地黄降低了脑组织胆碱酯酶活性、抑制铝离子在脑组织堆积。熟地黄还可以通过改善中枢胆碱能神经系

☆☆☆☆

统功能，降低脑内 Al^{3+} 含量，保护脑组织及维持脑内 Glu /GABA 的正常水平，从而改善化学药品所致记忆障碍模型小鼠的学习记忆和空间记忆能力。

4.人参　为五加科植物人参的根及根茎。人参首见于《神农本草经》。味甘，微苦，性微温。归脾、肺、心、肾经。具有大补元气，复脉固脱，补脾益肺，生津养血，安神益智的功效。《本经》云："补五脏，安精神，定魂魄，止惊悸，除邪气，明目开心益智。久服轻身延年。"《本草纲目》引李杲语："人参能补肺中之气，肺气旺则四脏之气皆旺，肺主气故也。仲景以人参为补血者，盖血不自生，须得生阳气之药乃生，阳生而阴长，血乃旺矣。"

细胞实验中发现，人参皂苷 Rg2 有效地对抗谷氨酸对 PC12 细胞造成的兴奋性损伤以及 β 淀粉样多肽 Aβ1-40 的形成。电镜下观察到暴露于 $20\mu mol /L$ Aβ25～35 12 小时后，神经细胞骨架扭曲变形、神经网络错乱、神经元微管解体，而给予 $40\mu mol/L$ 人参皂苷 Rb1 预处理 24 小时的神经元则损伤明显减轻，进一步研究提示钙离子 - 钙蛋白酶 - 细胞周期依赖性蛋白激酶 5 途径（Ca^{2+} -cal-pain-CDK5）能与此有关，CDK5 是 tau 蛋白磷酸化的主要蛋白激酶，可以促进丝氨酸 / 苏氨酸末端磷酸化，人参皂苷 Rb1 可能通过下调 P25 蛋白表达、降低 P25/P35 水平、减少 CDK5 的活化发挥神经保护作用。使用谷氨酸 1mmol /L 作用 PC12 细胞 24 小时后，细胞活性显著下降，钙内流、脂质过氧化产物（MDA、NO）、钙蛋白酶 calpain Ⅱ、凋亡相关蛋白 caspase-3 以及 β 淀粉样蛋白 Abeta1-40 均增加，给予人参皂苷 Rg2 则能显著减少谷氨酸造成的上述兴奋性损伤，可能与其减少钙内流、抑制脂质过氧化、抗凋亡等作用有关。人参皂苷 Rd 能减少谷氨酸兴奋性损伤导致的皮质神经元凋亡，并且其抗凋亡作用优于尼莫地平，同时，给予人参皂苷 Rd 后，由谷氨酸诱导的钙内流被抑制，细胞存活率增加，给予尼莫地平则未出现类似保护效应，推测人参皂苷 Rd 可能是一种非电压依赖性钙通道阻滞剂，通过抑制钙内流发挥神经保护作用。人参皂苷 Rg1 可能通过降低 Aβ42 生成和降低 caspase-3 蛋白质表达抑制 Aβ 诱导的细胞凋亡。

动物实验发现，人参总皂苷干预 C57BL/6J 小鼠，观察 12 个月，小鼠学习记忆能力明显增强，其机制可能是增加了小鼠突触可塑性相关蛋白及脑源性神经生长因子。人参皂苷 Rb1 与 Rg1 可以增强小鼠海马区突触蛋白的表达，从而增加海马区突触数目。人参皂苷 Rg1 能保存自由活动大鼠及麻醉大鼠的 LTP，其效应是 NMDA 受体依赖性的。另外，实验研究发现，人参皂苷 Rb1 与 Rg1 能增强中枢神经系统胆碱能系统的功能，其中，人参皂苷 Rb1 与 Rg1 均可增加中枢 M 型胆碱受体的密度。另外 Rb1 与 Rg1 可以增加中枢神经系统乙酰胆碱的水平，可能与其增强乙酰胆碱转移酶活性以及抑制胆碱酯酶活性有关。乙酰胆碱的释放与胆碱能前体摄取速度相关，人参皂苷 Rb 能增加胆碱的最大摄取速度，从而促进乙酰胆碱的释放，同时，长时间给予人参皂苷 Rb1 能增加海马区胆碱摄取位点。人参皂苷 Rb1 能通过 cAMP 依赖性蛋白激酶（PKA）使突触素磷酸化增加，进而使介质释放增加，Rg1 处理组同样有神经递质释放的增加，但不依赖于突触素的磷酸化。人参皂苷 Rb1 和 Rg1 具有突触前易化作用，可能通过激活 PKA，引起钙内流，继而增加内源性谷氨酸的释放。人参皂苷 Rg3 能显著减少 Aβ42 处理的鼠 BV-2 小胶质细胞炎症因子的表达，抑制 NF-κB p65 与其 DNA 共有序列的结合，并且显著降低活化的小胶质细胞肿瘤坏死因子 TNF-α 的表达。人参皂苷 Rg1 能减少大鼠神经元细胞凋亡，可能与减少一氧化氮 NO 的含量、抑制一氧化氮合酶 NOS 的活性有关。另外人参皂苷还可以增加 Bcl-2 蛋白的表达，减少 Bax 蛋白表达以及抑制 caspase-3 的活性从而发挥抗凋亡作用。

在临床试验中，使用人参粉剂治疗 AD 患者，经观察，给予人参治疗后，治疗组 MMSE 及 ADAS 评分优于未治疗组，而终止治疗后给药组评分下降，与对照组无差异水平。

5. **甘草** 为豆科植物甘草、胀果甘草或光果甘草的根和根茎。味甘性平，归心、肺、脾、胃经。该药出自《神农本草经》，经曰："主五脏六腑寒热邪气，坚筋骨，长肌肉，倍力，金疮肿，解毒。"《本草纲目》引李杲之言，曰其："甘草，阳不足者补之以甘，甘温能除大热，故生用则气平，补脾胃不足，而大泻心火；炙之则气温，补三焦元气，而散表寒，除邪热，去咽痛，缓正气，养阴血。凡心火乘脾，腹中急痛，腹皮急缩者，宜倍用之。其性能缓急，而又协和诸药，使之不争，故热药得之缓其热，寒药得之缓其寒，寒热相杂者，用之得其平。"

实验研究发现，给予使用地西泮或东莨菪碱诱发的痴呆小鼠模型光果甘草水提取物灌胃，小鼠的学习记忆能力明显改善，其作用机制是易化脑内胆碱能神经传递改善学习记忆。大鼠饮用光果甘草水提物后 Morris 水迷宫法的空间记忆保存能力均显著增强，逃避潜伏期和游行距离明显缩短。给小鼠喂饲含 0.5% 或 1% 乌拉尔甘草水提物饲料 6 周，能改善其脑室内注射 β- 淀粉样肽引起的认知缺失（被动回避法和 Morris 水迷宫法），并抑制 β- 淀粉样肽升高的小鼠脑内硫代巴比妥酸反应物的浓度和脑内乙酰胆碱酯酶的活性。实验中，使用异甘草素处理脑缺血再灌注损伤的痴呆小鼠模型，小鼠的认知水平明显提升，其机制可能是异甘草素改善了模型小鼠的脑能量代谢。使用异甘草素给予丙泊酚所致的认知障碍的小鼠模型灌胃，可显著提高小鼠的学习记忆能力。给大鼠灌服异甘草素，能促进氯胺酮 - 咪达唑仑麻醉大鼠苏醒，缩短翻正反射消失和共济失调的持续期。大鼠清醒后 3 小时，用 Morris 水迷宫测试空间学习记忆能力，也能缩短逃避潜伏期，延长在目标象限的停留时间。由于降低大鼠海马组织中丙二醛水平值，提高超氧化物歧化酶和还原型谷胱甘肽水平值，推测异甘草素可

☆☆☆☆

能是通过抗氧化作用，清除脑组织中的自由基，改善学习记忆障碍。给使用东莨菪碱诱发的认知障碍小鼠模型灌胃光甘草定，可通过降低脑胆碱酯酶活性改善模型小鼠的学习记忆能力。给予糖尿病大鼠模型长时间灌胃光甘草定，大鼠的学习记忆功能明显改善，可能是其抗氧化、神经保护和抗胆碱酯酶作用的综合结果。用 APP-PS1（β- 淀粉样肽前体蛋白 - 早老素 -1）双重转基因小鼠模型评价从光果甘草中分离到的 2，2′，4′- 三羟基查耳酮，发现在 9 mg/（kg•d）剂量时有明显减少 APP-PS1 双重转基因小鼠 β- 淀粉样肽生成和 β- 淀粉样肽斑形成，并有效改善 Morris 水迷宫实验测得的记忆缺失值，认为 2，2′，4′- 三羟基查耳酮是一种 β- 淀粉样肽前体蛋白裂解酶 -1 的非竞争性特异抑制剂，其通过抑制裂解，阻滞 β- 淀粉样肽生成，减轻记忆缺失。甘草查耳酮类化合物可通过清除自由基对抗 β- 淀粉样肽 1-42 氧化应激性神经细胞的损伤，改善小鼠学习记忆障碍。

6. 何首乌　是蓼科植物何首乌的块根。其味苦、甘、涩，性微温。归肝、心、肾经。制首乌具有补肝肾、益精血、乌须发、强筋骨、化浊降脂的作用；生首乌具有解毒、消痈、截疟、润肠通便的作用。首乌出自《日华子本草》。《何首乌录》中云："治五痔，腰膝之病，冷气心痛，积年劳瘦，痰癖，风虚败劣，长筋力，益精髓，壮气，驻颜，黑发，延年，妇人恶血痿黄，产后诸疾，赤白带下，毒气入腹，久痢不止。"《本草纲目》曰："白者入气分，赤者入血分。肾主闭藏，肝主疏泄，此物气温味苦涩，苦补肾，温补肝、能收敛精气，所以能养血益肝，固精益肾，健筋骨，乌髭发，为滋补良药，不寒不燥，功在地黄、天门冬诸药之上。气血太和，则风虚、痈肿、瘰疬诸疾可知矣。"

实验研究发现，使用何首乌颗粒给予 AD 模型大鼠灌胃 21 天，行为学观察到大鼠学习记忆能力明显增强，其机制可能是增加模型大鼠海马区 mi RNA-101 表达。何首乌二苯乙烯苷可明显改善 PD 模型大鼠的运动症状；改善模型大鼠脑内氧化应激水平；通过增加模型大鼠海马区脑源性神经营养因子及其受体的表达改善和延缓 PD 运动症状和认知下降的进展。使用何首乌给予糖尿病大鼠灌胃，发现模型大鼠海马组织 MLCK、NR2B 表达下调，神经细胞内 Ca^{2+} 浓度降低，其机制可能是何首乌提高了 p-CaMK Ⅱ 的表达。采用 AlCl3（10mg/kg）灌胃及 D- 半乳糖（120mg/kg）颈部皮下注射制备出急性衰老模型小鼠，给予模型小鼠颈皮下注射何首乌，发现经治疗的模型小鼠学习记忆能力明显改善，其机制与其使海马内组织细胞的 ChAT 表达升高和 AchE 表达降低，从而增加乙酰胆碱的含量以改善胆碱能系统损害有关。使用何首乌给予血管性痴呆模型大鼠灌胃，发现 VCI 大鼠的学习以及认知能力明显提升，其疗效可能是通过调节 Bcl-2、Bax 蛋白表达来抑制细胞凋亡来实现的。将大鼠背部皮下注射 D- 半乳糖 300mg/kg 制备出阿尔茨海默病（AD）模型大鼠，并给予何首乌二苯乙烯苷（TSG）灌胃，发现模型大鼠学习记忆能力明显提高，其机制可能是 TSG 提高了大鼠海马组织 CA1 区 NEP、LRP-1 的表达，增强了对 Aβ 的降解和转运。TSG 对鹅膏蕈氨酸基底前脑注射所致的胆碱能损伤拟老年性痴呆大鼠的学习记忆功能亦有改善作用，还能提高 β- 淀粉样肽所致痴呆模型小鼠学习记忆能力，减轻大脑脂质过氧化水平。首乌的活性单体化合物大黄素 -8-O-β-D- 吡喃葡萄糖苷（PMEG）能提高小鼠学习记忆功能，对东莨菪碱所致的学习记忆障碍具保护作用，其机制与对胆碱酯酶可逆性抑制有关。

7. 白术　为菊科植物白术的根茎。其甘温苦燥，入脾、胃经，善于补脾气，燥化水湿，具有健脾益气，燥湿利水，止汗、安胎的疗效。白术亦出自《神农本草经》，《本经》曰"主风寒湿痹死肌，痉，疸，止汗，除热，消食。"《本草求真》誉其为"脾脏补气第一要药也"。

实验研究发现，白术通过改善海马 CA3 区 Gray I 型突触结构，可以达到改善 D- 半乳糖致脑老化模型小鼠的学习记忆功能。白术内酯 I 和白术内酯Ⅲ可减少炎症细胞因子如白细胞介素 -2（IL-2）、IL-6、肿瘤坏死因子 -α、前列腺素 E2（PGE2）和 NO 等的分泌和产生，并可以抑制丝裂原活化蛋白激酶（MAPK）和 NF-κB 的活化，以此抑制炎症的发生。白术内酯Ⅲ可显著改善双侧侧脑室注射 Aβ1-42 建立的痴呆模型大鼠的学习记忆能力，其机制可能与抑制 AchE 活性及上调海马 Bcl-2 基因的表达有关。白术水提取物可以通过提高脑组织抗氧化能力，改善双侧颈总动脉永久阻断法（2-VO）建立的血管性痴呆模型大鼠的学习记忆障碍。白术醇提取物中、高剂量可以使小鼠海马乙酰胆碱酯酶活力显著降低，从而增加脑内乙酰胆碱的量来增强记忆功能。白术多糖可以通过改善超氧化物歧化酶（SOD）活性，减少丙二醛的量，下调缺血区导型一氧化氮合酶的表达，进而减轻局灶性脑缺血再灌注后脑水肿的程度。白术多糖提高血清和脑组织的总抗氧化能力及 SOD 活性，增加血清中谷胱甘肽过氧化酶、触酶的量，从而增强机体的抗氧化能力。白术多糖可以通过下调脑缺血区组织内细胞间黏附分子 -1 的表达，抑制中性粒细胞的积聚和浸润，进而减轻再灌注后缺血区炎症反应所介导的再灌注损害。

8. 枸杞子　为茄科植物宁夏枸杞的成熟果实。枸杞子味甘性平，归肝、肾经。具有滋补肝肾、益精明目的功效。枸杞子首见于《神农本草经》："主五内邪气，热中消渴，周痹风湿，久服，坚筋骨，轻身不老，耐寒暑。"《本草纲目》曰："滋肾，润肺。"《本草经疏》论之："枸杞子，润而滋补，兼能退热，而专于补肾，润肺，生津，益气，为肝肾真阴不足，劳乏内热补益之要药。老人阴虚者十之七八，故服食家为益精明目之上品。"

实验研究发现，使用枸杞多糖干预癫痫模型大鼠，大鼠的学习记忆能力明显提升；其机制可能是枸杞多糖提升了大鼠海马组织 TNF-α 含量、IL-1β 含量。

采用复合应激因素进行模型的构建，建立脑力疲劳型心理亚健康大鼠模型，给予大鼠枸杞多糖灌胃，发现大鼠的一般情况、自主活动情况、焦虑紧张情绪以及学习记忆下降等问题均有一定程度的改善。采用氯化甲基汞给予新生小鼠颈部皮下注射，造模完成后给予小鼠哺乳式喂养枸杞多糖，发现枸杞多糖可促进模型小鼠海马神经干细胞向神经元分化，并促进神经元的生长。枸杞多糖可能通过促进海马神经发生，从而影响锰中毒小鼠的学习记忆能力。枸杞多糖可促进染铅小鼠体内铅的排出，改善染铅小鼠的学习记忆功能，抑制海马区 PKC 含量降低。枸杞多糖能够促进 AD 模型小鼠海马齿状回神经发生，减少小胶质细胞数目，同时可以改善其学习记忆能力，且随剂量的增加上述作用增强；提示枸杞多糖可能通过促进 AD 模型小鼠海马齿状回神经发生、抑制小胶质细胞，从而提高 D- 半乳糖联合亚硝酸钠所致衰老小鼠的学习记忆能力。

实验采用孤养结合建立小鼠慢性不可预见性应激模型，使用枸杞籽油干预小鼠，发现小鼠的抑郁样行为和认知障碍均得到了改善，其机制可能与枸杞籽油降低血清皮质酮水平，上调海马内 CREB-BDNF 信号通路关键蛋白表达有关。采用小鼠慢性不可预知应激模型，给予小鼠枸杞籽油灌胃，小鼠的抑郁样行为和认知障碍均得到了显著改善，枸杞籽油的应激保护作用涉及海马神经元的损伤的保护和 BDNF 信号通路的调制。采用枸杞籽油干预双侧颈动脉结扎建立慢性脑低灌注损伤模型大鼠，大鼠认知障碍明显改善，其作用机制可能与其清除自由基作用有关。

给予自然衰老小鼠枸杞子提取物灌胃，小鼠学习记忆能力明显提高，其机制可能是枸杞子提取物提高了小鼠海马毒蕈碱型乙酰胆碱受体 M1 含量。使用宁夏无果枸杞芽提取物给予自然衰老小鼠灌胃，自然衰老小鼠的学习记忆能力明显提升，其机制可能与宁夏无果枸杞芽提取物可提高 GSH-Px 活性，降低 MAO 活性，发挥抗氧化作用以及上调脑组织中 ChAT 的活性，提高脑组织中乙酰胆碱含量有关。采用慢性温和不可预见性应激方法建立小鼠抑郁模型，并给予小鼠宁夏无果枸杞芽提取物灌胃，实验组小鼠血清和脑组织中 SOD 活性均增加，MDA 含量均降低，脑组织中 N-CAM 表达均上调，故考虑宁夏无果枸杞芽提取物可能通过抗氧化作用改善小鼠的学习记忆能力。宁夏枸杞全果提取液能够改善自然衰老 ICR 小鼠的学习记忆能力，其机制可能与宁夏枸杞全果的抗氧化和上调脑组织中 α7nAChR 表达有关。枸杞子能通过抗氧化自由基的作用，改善 D- 半乳糖所致衰老小鼠的学习记忆功能。

9. 山茱萸　为山茱萸科植物山茱萸的成熟果实。其味酸、涩，性微温。归肝、肾经。具有补益肝肾，收涩固脱的作用。出自《神农本草经》，《渑水燕谈录》曰："山茱萸能补骨髓者，取其温涩能秘精气，精气不泄，乃所以补骨髓。"

实验研究证实，山茱萸多糖具有提高青霉素点燃幼鼠学习记忆能力的作用，其机制可能是通过上调 BDNF 和 NGF 基因表达实现的。山茱萸多糖及水煎剂可降低 AD 模型大鼠海马 PS1 表达和 Tau 蛋白磷酸化水平，上调 c-fos 表达。山茱萸多糖具有提高癫痫大鼠学习记忆能力的作用，其机制可能是通过抗氧化作用来实现的。山茱萸多糖对 AD 模型大鼠学习记忆能力有改善，可能与降低海马区 GSK-3β 蛋白表达量相关，亦有实验发现其机制可能与抗氧化作用相关。山茱萸多糖的抗氧化能力还可改善 D- 半乳糖诱导的衰老模型 Wistar 大鼠的学习记忆能力。山茱萸果核醇提物亦能通过提高脑组织的抗氧化能力改善 D- 半乳糖模型小鼠学习记忆能力。山茱萸环烯醚萜苷通过保护神经元和促进 ChAT 表达从而改善 VD 大鼠的认知功能障碍。在 AD 模型大鼠中发现，山茱萸环烯醚萜苷能通过减少 tau 蛋白过度磷酸化保护神经元形态，增加突触功能，进而改善 AD 模型大鼠的学习记忆障碍；山茱萸环烯醚萜苷能通过激活细胞自噬，降解 GSK-3β 蛋白；山茱萸环烯醚萜苷能通过激活 PI3K/AKT/GSK-3β 信号通路，抑制 GSK-3β 活性；山茱萸环烯醚萜苷能通过增加 PTP1B 的表达，降低 PP2A 催化亚基 C 磷酸化，从而升高 PP2A 活性，进一步降低 tau 蛋白的过度磷酸化水平。使用 3 月龄的 rTg4510 小鼠这种能够过度表达人类 P301Ltau 基因而导致形成大量 NFT、学习记忆障碍及大量神经元死亡的小鼠作为拟 AD 模型，发现山茱萸环烯醚萜能够改善 rTg4510 小鼠的学习记忆障碍和类似焦虑症状的高活动性。使用双侧颈总动脉结扎手术制备血管性痴呆大鼠模型，发现给予模型大鼠山茱萸环烯醚萜苷干预后，大鼠的 Morris 水迷宫、物体识别实验和避暗实验表现均有显著改善。采用穹窿海马伞切断（Fimbria-fornix transaction，FFT）制备机械性脑损伤大鼠模型，给予模型大鼠灌胃山茱萸环烯醚萜苷，大鼠学习记忆能力有明显改善，在其机制研究中发现，山茱萸环烯醚萜苷可能增强海马区 SYP 的表达、从而促进突触重建。

10. 党参　为桔梗科植物党参、素花党参或川党参的根。味甘性平，归脾、肺经。具有补脾益肺，养血生津的作用。党参出自《增订本草备要》。《本草从新》曰之："主补中益气，和脾胃，除烦渴，中气微弱，用以调补，甚为平安。"《本草正义》曰："党参力能补脾养胃，润肺生津，健运中气，本与人参不甚相远。其尤可贵者；则健脾而不燥；滋胃阴而不湿；润肺而不犯寒凉；养血而不偏腻；鼓舞清阳，振动中气而无刚燥之弊。"

实验研究发现，探讨板桥党参对冈田酸诱导的阿尔茨海默病大鼠认知功能具有保护作用；进一步探索机制发现：板桥党参能上调 PP2A 活性，降低 Tau 蛋白的磷酸化水平，同时提高突触相关蛋白表达水平，修复受损神经元。采用氢溴酸东莨菪碱建立小鼠记忆障碍模型，使用党参醇提取物干预模型小鼠，小鼠的学习记忆能力明显好转，小鼠血清 GSH-PX 和 SOD 水平增加，MDA 变化不明显，故认为党参醇提取物可通过抗氧化作用改善小鼠认知。板桥党参对

☆☆☆☆

AD 模型大鼠认知功能障碍具有一定的防治作用，其可能作用机制为降低 T216-GSK-3β 表达，抑制 GSK-3β 活性，最终下调 Tau 蛋白磷酸化水平，同时改善神经元形态和发育情况从而增强大鼠空间学习记忆能力。土党参多糖能改善半乳糖联合三氯化铝致阿尔茨海默病小鼠的学习记忆，提高脑中 GSH、超氧化物歧化酶（SOD）含量，降低脑中 NO 和 MDA 水平。党参多糖可通过升高脑组织 SOD 活性，降低 MDA 含量，从而改善铅中毒小鼠的学习记忆能力。党参多糖可通过神经营养因子（NGF）样活性作用，改善分别由东莨菪碱、亚硝酸钠、乙醇造成的小鼠学习记忆获得障碍、记忆巩固障碍和记忆再现障碍。采用双侧颈总动脉阻断合并硝普钠降压法制备大鼠缺血性脑损伤模型，给予模型大鼠尾静脉注射党参总皂苷和党参皂苷 LRT-1；发现模型大鼠学习记忆能力明显改善，大鼠脑组织 SOD 活性明显升高，MDA 含量降低。党参提取液可保护被动吸烟小鼠的学习记忆能力。

11. 山药　为薯蓣科植物薯蓣的根茎。味甘性平，归脾、肺、肾经。具有补脾养胃，生津益肺，补肾涩精的功效。山药出自《神农本草经》，《本草纲目》曰其："益肾气，健脾胃，止泄痢，化痰涎，润皮毛。"《本草正》曰："山药能健脾补虚，滋精固肾，治诸虚百损，疗五劳七伤。第其气轻性缓，非堪专任，故补脾肺必主参、术；补肾水必君茱、地；涩带浊须破故同研；固遗泄仗菟丝相济。诸丸固本丸药，亦宜捣末为糊。总之性味柔弱，但可用为佐使。"

以东莨菪碱和乙醇分别造成小鼠学习记忆获得障碍和记忆再现障碍，采用迷津法和跳台法观察并比较怀山药和吡拉西坦对小鼠学习记忆能力的影响。结果显示：怀山药及吡拉西坦均可使小鼠逃避伤害刺激的反应速度加快，错误次数明显减少，遭电击时间缩短（与模型组比较，$0.01 < P < 0.05$），两药的效果相近（$P > 0.05$）。因此，怀山药对小鼠的学习和记忆障碍有改善作用。

12. 益智仁　为姜科植物益智的成熟果实。味辛，性温，归脾、肾经。具有暖肾固精缩尿，温脾止泻摄唾的功效。益智仁出自《本草拾遗》。《本草拾遗》曰："治遗精虚漏，小便余沥……夜多小便者。"《本草备要》曰："能涩精固气，温中进食，摄涎唾，缩小便，治呕吐泄泻，客寒犯胃，冷气腹痛，崩带泄精。"

实验研究发现，益智仁挥发油对东莨菪碱诱导的学习记忆障碍小鼠具有一定的改善作用，其可能的作用机制包括：调节中枢 Ach 合成酶与分解酶的活性，提高机体抗氧化的能力，上调 BDNF、ERK、CREB、BCL-2 等基因和蛋白 p-ERK1/2、p-AKT473 的表达，下调 BAX 基因和 cleaved caspase-3 蛋白的表达；可能与调节海马神经细胞凋亡有关。亦有研究发现益智仁 40% 乙醇提取物亦对东莨菪碱诱导的痴呆小鼠模型，小鼠的学习记忆能力明显提高。采用小平台水环境技术建立大鼠异相睡眠剥夺模型，使用益智仁颗粒处理模型大鼠，大鼠的空间定位航行、空间搜索的能力有明显提高和恢复。使用益智仁水提取物处理脑缺血再灌注大鼠，可明显改善大鼠神经病学症状，降低脑水肿程度，降低脑梗死面积，大鼠跳台实验和 Y 型迷宫表现明显提高。使用 β 淀粉样肽（Aβ）制备学习记忆障碍小鼠模型，并用益智仁水提取物处理小鼠，小鼠的空间学习记忆能力明显提高，小鼠皮质和海马组织内的炎性细胞因子的表达明显减少。益智仁水提取物干预 D- 半乳糖诱导脑老化小鼠，可通过抗氧化作用改善小鼠的学习记忆能力。益智仁水提取物可提高脑老化小鼠海马 SOD 活力，增加海马蛋白含量，对 D- 半乳糖诱导脑老化小鼠的学习记忆障碍具有显著的改善作用。益智仁水提取物抑制乙酰胆碱酯酶活性，减少乙酰胆碱分解，提高海马脑蛋白含量，对东莨菪碱处理小鼠所致记忆获得障碍具有显著的改善作用。

13. 肉苁蓉　为列当科植物肉苁蓉或管花肉苁蓉的带鳞叶的肉质茎。味甘、咸，性温，归肾、大肠经。具有补肾阳，益精血，润肠通便。出自《神农本草经》，本经曰："主五劳七伤，补中，除茎中寒热痛，养五脏，强阴，益精气，多子，妇人癥瘕。久服轻身。"《药性本草》曰："益髓，悦颜色，延年，大补壮阳，日御过倍，治女人血崩。"

实验研究发现，肉苁蓉多糖对衰老的神经细胞有明显的保护作用，并且可明显改善衰老模型小鼠的学习记忆能力，其机制与其抗氧化、抗凋亡和上调 cAMP/PKA/CREB 信号通路有关。肉苁蓉多糖能明显升高 AD 大鼠脑组织超氧化物歧化酶（SOD）活性，降低脑内丙二醛含量，使脑内的氧自由基减少，所以肉苁蓉多糖提高 AD 大鼠的学习记忆能力，可能是通过减少氧自由基的损伤、加速体内自由基的清除以及抑制海马神经元的凋亡来实现的。在 D- 半乳糖所致衰老模型小鼠的体内实验 Morris 水迷宫实验中，肉苁蓉多糖可明显改善小鼠的学习记忆能力；体外实验中，肉苁蓉多糖给药组作用 24 小时后，可以剂量依赖性地提高细胞核内 p-CREB 水平（$P < 0.05$），增加 PKA 及 cAMP 活性，提高 BDNF 水平（$P < 0.05$）；阻断剂 H-89 干预 0.5 小时后，明显阻断肉苁蓉多糖的这种升高作用；体外实验中，肉苁蓉多糖促进 PC12 细胞神经递质多巴胺、去甲肾上腺素和谷氨酸分泌；综上认为：肉苁蓉多糖对衰老模型小鼠的学习记忆能力具有明显的改善作用，其机制可能与上调 cAMP/PKA/CREB/BDNF 信号通路，适度提高兴奋性神经递质有关。使用三氯化铝皮下注射小鼠制成 AD 模型，发现肉苁蓉总苷可增加脑组织中超氧化物歧化酶（SOD）活性，降低丙二醛（MDA）含量并使脑重系数增加，从而改善 AlCl3 所致学习记忆障碍。更有实验发现，含有大量的松果菊苷、类叶升麻苷的管花肉苁蓉提取物可通过阻断淀粉样沉积、逆转胆碱能和海马多巴胺神经元功能来改善 Aβ1-42 诱导的认知功能障碍。苯乙醇苷可通过抑制微管蛋白 P-tau 磷酸化，上调脑衰反应调节蛋白 -2 表达水平来保护 VaD 的海马神经元。肉苁蓉提取物松果菊苷提高 VaD 大鼠皮质、海马组织中胆碱乙酰转移酶（ChAT）和 AchE 活性，改善 Ach 的代谢状况，

☆★☆☆

改善了脑缺血后自由基损伤因素造成的细胞合成功能下降导致的酶的合成障碍，改善酶的活性，使 ChAT、AchE 活性增加。肉苁蓉提取物松果菊苷可提高 VaD 大鼠的学习记忆能力，其机制可能与减轻皮质、海马组织中氧自由基，改善胆碱能神经递质代谢速率有关。肉苁蓉总苷可促进记忆、改善化学药物所造成的记忆损害。肉苁蓉总苷可调节与记忆有关的递质系统，增加其递质合成酶的活性，改善正常小鼠的学习记忆功能。肉苁蓉提取物松果菊苷可提高 AD 大鼠皮质、海马组织中 SOD 的活性，降低 MDA 含量，减少 NO、一氧化氮合酶（NOS）生成，增强清除自由基的能力，保护大鼠大脑海马组织内注射 Aβ25-35 诱发的氧化损伤。肉苁蓉提取物松果菊苷可抵抗 D- 半乳糖引起的大鼠海马组织中淀粉样沉淀沉积所致的影响，促进清除氧自由基，减少氧自由基损伤引起的细胞变形与丢失，从而提高学习记忆能力。

临床试验中，37 例 VaD 患者口服肉苁蓉总苷的疗效进行了临床观察，发现肉苁蓉总苷可明显改善 VaD 患者的认知功能、日常生活自理能力，降低痴呆程度。

14. 白芍　为毛茛科植物芍药的根。其味苦、酸，性微寒。归肝、脾经。具有养血调经，敛阴止汗，柔肝止痛，平抑肝阳的作用。白芍首见于《神农本草经》，本经将赤芍、白芍统称为芍药，曰其："主邪气腹痛，除血痹，破坚积，寒热，癥瘕，止痛，利小便，益气，生川谷及丘陵。"《本草纲目》："元素曰：白补赤散，泻肝补脾胃。酒浸行经，上中部腹痛。与姜同用，温经散湿通塞，利腹中痛，胃气不通。白芍入脾经补中焦，乃下利必用之药。""其用凡六：安脾经，一也；治腹痛，二也；收胃气，三也；止泻痢，四也；和血脉，五也；固腠理，六也。"

实验研究中，使用结扎双侧颈总动脉制备大鼠脑缺血模型，给予模型大鼠白芍总苷灌胃，发现白芍总苷能够显著缩短脑缺血大鼠逃避潜伏期，显著缩短跳台潜伏期、增加跳台次数（$P < 0.05$ 或 $P < 0.01$）；明显改善海马 CA1 区神经元病理性形态结构变化和细胞凋亡状况，显著降低凋亡指数（Apoptosis Index，AI）（$P < 0.01$），显著上调海马 Bcl-2 表达、下调 Bax 表达，提高 Bcl-2/Bax 值（$P < 0.05$ 或 $P < 0.01$），显著改善抗氧化酶（SOD、CAT、GSH-Px）活性并降低 MDA 含量（$P < 0.05$ 或 $P < 0.01$）。稍早期的实验观察到，白芍总苷对东莨菪碱引起的小鼠学习和记忆获得不良有改善作用，而对亚硝酸钠和乙醇分别造成的小鼠记忆巩固不良及记忆再现缺失无明显影响。另外，观察到白芍总苷能增强正常小鼠的学习和短时记忆，而不影响其长时记忆。

15. 淫羊藿　为小檗科植物淫羊藿、箭叶淫羊藿、柔毛淫羊藿或朝鲜淫羊藿的叶。味辛、甘，性温，具有补肾阳、强筋骨、祛风湿的功效。出自《神农本草经》，本经曰："主阴痿绝伤，茎中痛，利小便，益气力，强志。"《本草备要》曰："补命门，益精气，坚筋骨，利小便。"

实验研究发现，淫羊藿苷可能通过孕激素膜受体介导 c-Jun 调控下游转录蛋白的表达，从而改善 AD 小鼠认知能力。自噬途径参与了链脲佐菌素诱导的大鼠学习记忆减退；淫羊藿次苷 II 具有抗侧脑室注射链脲佐菌素诱导的认知功能损伤作用，其机制可能与诱导细胞自噬有关。淫羊藿次苷 II 还可改善慢性脑低灌注大鼠空间学习、记忆能力，其机制可能与抑制 GSK3β 蛋白表达，促进 p-GSK3β（Ser9）、p-CREB（Ser133）及 BDNF 的表达有关。短暂性大脑中动脉栓塞模型可以引起小鼠认知功能障碍，同时伴有中枢胆碱能神经环路中乙酰胆碱和胆碱乙酰基转移酶的减少；在卒中后认知障碍模型中，中枢胆碱能神经环路中组蛋白乙酰化内稳态是有失衡的，同时，环路中相应脑区中 p-CREB 蛋白表达水平也是相应降低的；淫羊藿苷可以改善卒中后认知障碍小鼠的认知功能，提高中枢胆碱能神经环路中乙酰胆碱和胆碱乙酰基转移酶水平，改善失衡的组蛋白乙酰化内稳态；而淫羊藿苷的这些作用很可能与它能改善环路中相应脑区中 p-CREB 降低有关。

16. 五味子　是木兰科植物五味子或华中五味子的成熟果实，前者习称"北五味子"，后者习称"南五味子"。味酸、甘，性温。归肺、心、肾经。具有收敛固涩，益气生津，补肾宁心的疗效。出自《神农本草经》，《本草经疏》曰："五味子主益气者，气虚则上壅不归元，酸以收之，摄气归元，则咳逆上气自除矣。劳伤羸瘦，补不足，强阴，益男子精。"

实验研究发现，大剂量五味子醇提取物可降低注射 D- 半乳糖的脑老化模型小鼠脑 AchE 活力，并且显著提高脑单胺类递质去甲肾上腺素(NA)、多巴胺(DA)水平，明显提高 5- 羟色胺（5-HT）水平。说明五味子木脂素 B 可通过改善乙酰胆碱的水平发挥抗氧化的保护能力以提高认知功能。五味子的水层分解物有 5-羟色胺 2 受体拮抗剂的作用，可改善环乙亚酰胺诱发的痴呆。五味子木脂素口服可明显改善莨菪碱造成的小鼠在八臂径向迷宫的表现，改善小鼠的空间记忆力，高剂量的五味子木脂素可明显提高小鼠被动回避反应。亦有研究提示五味子素可改善氧化震颤素引起的震颤。提前给予小鼠五味子木脂素 B 可有效防止莨菪碱诱发的氧化应激并且改善行为学评分，提示五味子木脂素 B 可改善中枢乙酰胆碱水平。

通过对 NO 诱导 PC12 细胞记忆障碍模型小鼠研究发现：五味子总素灌胃的模型小鼠有效区停留时间、平台停留时间均有所延长。进一步研究发现五味子总素可提高小鼠脑内过氧化物歧化酶（SOD）活性并降低 NO 含量，据此分析五味子总素可以通过调节部分氧化酶的活性、发挥抗氧化作用改善学习记忆。

细胞免疫组化证明五味子总素可降低海马区神经元及胶质细胞 NF-κB 的核内表达，说明五味子总素在基因转录水平方面抑制了 NF-κB 的表达，进而抑制其下游物质 NO 的释放。另外，细胞免疫组化还证明过氧化物 H_2O_2 诱导 PC12 细胞损伤的同时，胞质 Bcl-2 阳性表达量降低，五味子总素可明显促进

Bcl-2 蛋白表达。五味子木脂素 B 有效地阻止了顺铂处理的小鼠 NF-κB 和 p53 的活性并使 caspase-3 的基因转录和蛋白表达分开，从而减少了细胞凋亡。五味子木脂素 B、C 可减少细胞内过氧化物生成，阻止诱导的 Bax 和 caspase-3 基因的启动，从而阻止细胞凋亡。五味子木脂素在海马神经细胞中，显示了神经营养的作用，其发挥作用的机制是通过调节 CaMKⅡ-PKCε-MEK 通路实现的。在 APP 转基因小鼠神经干细胞分化过程当中，五味子酮可以明显降低 Tau 蛋白在 396、262 位点的磷酸化水平，减轻神经元损伤。一定剂量的五味子乙素对有 AD 患者 β 样淀粉蛋白前体及突变型早老素 1 基因的中华仓鼠卵巢细胞系 M146L 细胞分泌的 β 淀粉样蛋白 42 有明显的抑制作用。五味子木脂素 B 在抑制 M146L 细胞 β 淀粉样蛋白 42 生成的机制为抑制 Aβ 代谢的 γ 分泌酶活性，降低 Aβ42 的生成。

　　采用去卵巢的动物模型，行为学测试结果可见，五味子醇提取物可明显改善去势小鼠一次性被动回避反应的记忆能力，而神经元记数实验中五味子醇可明显增加去势小鼠 NOS 阳性神经元的数目。五味子正丁醇萃取物及乙醇萃取物均能显著提高去卵巢小鼠的行为训练的正确反应率。

　　五味子木脂素 B 可刺激老年小鼠脑组织中线粒体 ATP 的生成，以改善线粒体功能（如呼吸作用）。五味子木脂素 B 可通过增强去乙酰化酶的活性以防止和延缓神经损伤。各项实验表明，去乙酰化酶可提高线粒体的呼吸作用，抵抗细胞凋亡，抵抗炎症反应，抗应激反应，并且可以缓解与神经变性相关的蛋白聚合。五味子木脂素 B 诱导的线粒体呼吸作用的改善还得益于 NAD 的增强再生作用。研究证实 NAD 可防止神经细胞轴索变性。在帕金森病（PD）及阿尔茨海默病（AD）这类神经变性疾病的病理生理学过程中，神经细胞轴索变性常先于神经细胞胞体的死亡，故以上研究对 PD、AD 类疾病有重大意义。五味子木脂素 B 保护原代的大鼠皮质细胞免受 β 淀粉样蛋白 1-42 所致的神经毒性，其保护机制与线粒体调节通道和抗氧化作用有关。五味子木脂素 B 可缓解脑组织线粒体抗氧化状态和功能性的年龄相关性损伤。长期口服给予实验动物五味子木脂素 B 可显著提高动物脑组织线粒体抗氧化状态，刺激线粒体呼吸作用并且保持线粒体结构完整，同时减少活性氧产物。以促氧化三丁基过氧化氢（t-BHP）破坏脑组织的小鼠模型以五味子木脂素 B 处理后脑组织的脂质过氧化反应减少。经五味子木脂素 B 处理脑室内注射 t-BHP 的啮齿动物脑内谷胱甘肽抗氧化状态亦被阻止。Hu 五味子木脂素 B 可显著提升 β 淀粉样蛋白 1-42 诱发的小鼠短期在 Y-迷宫和水迷宫测试中表现的空间参照记忆力的损伤。其机制与五味子木脂素可提升大脑皮质及海马中过氧化物歧化酶（SOD）、谷胱甘肽过氧化物酶（GSH-px）活性，谷胱甘肽（GSH）水平，以及谷胱甘肽/氧化型谷胱甘肽（GSH/GSSG）比值，并降低丙二醛（MDA）和氧化型谷胱甘肽（GSSG）的水平有关。

在神经行为学研究中，五味子木脂素 B 显著地防止了顺铂导致的损伤，并且有抗焦虑效果。其抗焦虑的效果表现在提升小鼠高架加迷宫任务的成绩。五味子木脂素 B 可显著减弱顺铂诱发的脂质过氧化反应、乙酰胆碱酯酶活性和亚硝酸盐水平的升高。五味子木脂素对兴奋性毒素诱导的神经细胞氧化损伤可明显改善。五味子保护大鼠皮质原代细胞防止谷氨酸盐诱发的细胞凋亡，其机制通过线粒体介导的通路并抑制氧化应激相关。五味子木脂素 B 在脑缺血／再灌注损伤大鼠模型上产生的神经保护作用与脑组织的抗氧化状态是一致的，且脑组织的抗氧化状态的保持依赖于线粒体结构的完整性。

17. 杜仲　为杜仲科植物杜仲的树皮。味甘性温，归肝、肾经。具有补肝肾，强筋骨，安胎的作用。出自《神农本草经》，本经曰："主腰脊痛，补中益精气，坚筋骨，强志，除阴下痒湿，小便余沥。久服，轻身耐老。"《本草汇言》曰："凡下焦之虚，非杜仲不补；下焦之湿，非杜仲不利；足胫之酸，非杜仲不去；腰膝之痛，非杜仲不除。"

实验研究发现，杜仲皮提取物可以促进小鼠海马齿状回成体神经干细胞的增殖和新生细胞的分化和存活，提高小鼠的学习记忆能力，主要机制可能是通过影响小鼠肠道菌群调节机体对多糖的分解、消化和吸收能力。杜仲总黄酮对铅中毒小鼠学习记忆障碍有明显的改善作用，其作用机制可能与杜仲总黄酮能提高机体的免疫能力和抗氧化能力有关。杜仲 60% 乙醇提取物对异质性及多因性阿尔茨海默病模型大鼠的空间学习记忆有明显的改善作用，其机制可能与增强 T-AOC 的活力和降低 TCh E 含量有关。杜仲粕能明显改善 D- 半乳糖致衰老小鼠学习记忆能力，其机制可能与降低 MAO 活性，增强 GSH-Px 活力有关。

18. 黄精　为百合科植物滇黄精、黄精或多花黄精的根茎。味甘,性平。归脾、肺、肾经。具有补气养阴，健脾，润肺，益肾的作用。出自《名医别录》，别录有云："味甘，平，无毒。主补中益气，除风湿，安五脏。"《日华子本草》曰："补五劳七伤，助筋骨，止饥，耐寒暑，益脾胃，润心肺。"

探究黄精对老年痴呆（Alzheimer's disease，AD）模型大鼠空间学习记忆能力及前额叶皮质和海马烟碱型乙酰胆碱受体（nicotinic acetylcholine receptor，nAChR）表达的影响。研究发现，黄精可显著缩短大鼠 Morris 水迷宫逃避潜伏期，延长大鼠在第二象限的活动时间、增加大鼠穿越站台次数，并且上调大鼠前额叶皮质和海马 α7 nAChR 表达水平，提示黄精之所以能够明显改善 AD 模型大鼠的空间学习记忆能力，可能与调节 α7 nAChR 表达有关。观察评价黄精联合米氮平治疗老年脑梗死后抑郁症的效果，利用汉密尔顿抑郁量表评价患者治疗前后认知行为等变化，研究发现黄精联合米氮平治疗老年脑梗死后抑郁症的效果优于单纯服用米氮平,有效率高达 93.33%,且副作用较少，值得临床推广。黄精多糖可明显缩短慢性脑缺血大鼠 Morris 水迷宫平均逃避潜伏期，增加穿台次数，改善神经元结构，降低前额皮质和海马区 Aβ1-42 的蛋白表达，提高脑缺血大鼠学习记忆能力。

研究发现黄精多糖能升高小鼠血红蛋白含量、降低全血乳酸，能升高脑组织中谷胱甘肽过氧化物酶、超氧化物歧化酶、过氧化氢酶含量。表明黄精多糖能提高大强度训练大鼠的造血功能与能量供应，从而缓解运动疲劳，还能提高脑组织抗氧化能力，加快自由基的清除，调节平衡一氧化氮体系，减轻一氧化氮毒副作用。黄精多糖能上调超氧化物歧化酶、谷胱甘肽过氧化物酶含量，降低丙二醛含量，增强小鼠抗氧化能力以缓解疲劳，提示黄精多糖能参与小鼠脑组织自由基代谢。分析黄精多糖的药理作用和临床应用，得出黄精多糖不仅可以增强小鼠脑细胞中 Na^+-K^+-ATP 和 Ca^{2+}-ATP 的活性，维持正常能量供应，还能降低脂质过氧化物、脂褐素和 B 型单胺氧化酶，增强自然更年期大鼠的抗氧化能力，参与调节血脂代谢，从而增强机体的抗损伤和抗衰老作用。

研究发现黄精能有效防止帕金森小鼠黑质神经元损伤，可能与其能下调半胱氨酸天冬氨酸蛋白酶 3 和凋亡相关因子配体的表达，提高神经生长因子和脑源性神经营养因子水平等有关。探究黄精多糖对痴呆小鼠海马 CA1 区线粒体超微结构的影响。结果发现黄精多糖能增加海马 CA1 区线粒体密度，减轻线粒体变性程度。提示黄精多糖能改善阿尔茨海默病症状，可能与其能够改善突触界面的结构重塑、减轻线粒体变性程度有关。研究发现黄精可通过抑制 DNA 损伤检测点 ATM/ATR 通路的活化参与调节衰老大鼠内皮祖细胞的细胞周期，维持细胞正常增殖，从而延缓细胞衰老。研究发现黄精多糖能增强血管性痴呆模型大鼠的学习与记忆能力，改善血液流变学异常、提高抗氧化能力、降低血脂、抑制炎性反应发生。黄精多糖能提高慢性脑缺血大鼠的学习与记忆能力，改善大鼠大脑超微结构损伤，延缓衰老。黄精多糖可显著减少 A25-35 诱导的细胞凋亡，降低凋亡基因 Bax/Bcl-2 的比值，抑制半胱氨酸天冬氨酸蛋白酶 3 的活化，提高肾上腺嗜铬细胞瘤细胞磷酸化蛋白激酶蛋白水平。表明黄精多糖抗细胞凋亡作用可能与其能够参与调节磷脂酰肌醇 -3- 羟激酶 / 蛋白激酶信号通路有关。

19. 女贞子　是木犀科植物女贞的成熟果实。味甘、苦，性凉。归肝、肾经。具有滋补肝肾，明目乌发的效果。出自《神农本草经》，本经曰："主补中，安五脏，养精神，除百疾。久服肥健。"《景岳全书》曰："养阴气，平阴火，解烦热骨蒸，止虚汗，消渴……亦清肝火，可以明目止泪。"

实验研究发现，女贞子能明显地改善 D- 半乳糖致衰老小鼠的学习与记忆能力，其作用机制可能与其提高抗氧化酶活性、清除自由基、减少过氧化脂质的生成有关。细胞实验发现，女贞苷可以保护 Aβ42 诱导 SH-SY5Y 细胞神经毒性损伤，可以有效增加细胞对 Aβ42 的转运和清除，对自噬有一定的抑制，抑制 NF- κ B 的蛋白表达和增加抗凋亡因子 Bcl-2 蛋白的表达，可以起到保护神经元

☆ ☆ ☆ ☆

的作用，抑制神经元的凋亡。

20.麦冬　是百合科植物麦冬的块根。味甘，微苦，性微寒。归心、肺、胃经。具有养阴生津，润肺清心的疗效。出自《神农本草经》，本经曰："主心腹结气，伤中伤饱，骨络脉绝，羸瘦补气。"《本草汇言》曰："麦门冬，清心润肺之药也。主心气不足，惊悸怔忡，健忘恍惚，精神失守；或肺热肺燥，咳声连发，肺萎叶焦，短气虚喘，火伏肺中，咯血；此皆心肺肾脾元虚火郁之证也。然而味甘气平，能益肺金，味苦性寒，能降心火，体润质补，能养骨髓，专治劳损虚热之功居多。"

实验研究发现，阔叶山麦冬总皂苷对 D- 半乳糖衰老小鼠学习记忆障碍有一定的改善作用，并且可以显著促进衰老小鼠体质量增长，提高其胸腺系数和脾系数，降低血清丙二醛的含量，降低脑组织单胺氧化酶活性和脂褐质水平，提高血清超氧化物歧化酶活性，升高肝谷胱甘肽含量。

21.巴戟天　是茜草科植物巴戟天的根。味甘、辛，性微温。归肝、肾经。具有补肾阳，强筋骨，祛风湿的疗效。出自《神农本草经》，本经曰："主大风邪气，阴痿不起，强筋骨，安五脏，补中增志益气。"《本草纲目》曰："治脚气，去风疾，补血海。"

实验研究发现，生巴戟天与盐巴戟天水提物均能提高抗氧化能力，提高单胺类神经递质含量，起到改善老年痴呆小鼠学习记忆能力。盐巴戟天对老年痴呆小鼠学习记忆能力能改善作用显著优于生巴戟天。巴戟天提取物具有改善 D-半乳糖诱致小鼠学习记忆障碍的作用，其作用可能与其减少糖基化对脑神经细胞的损伤有关。巴戟天水提物对老年痴呆模型大鼠有一定的保护作用，其机制可能与增强抗氧化能力有关。巴戟天低聚糖可以改善 AD 大鼠学习记忆障碍，其作用机制与以下三方面有关：提高 SOD、Na^+/K^+-ATP、GABA，降低 MDA、TChE 的活性；提高神经递质水平；上调 SYP，降低 APP、Tau、Caspase-3 等蛋白的表达水平。巴戟天低聚糖可以明显提高 Aβ25-35 致拟痴呆大鼠学习记忆能力，其机制可能与提高单胺类神经递质水平和抑制大脑神经元凋亡有关。巴戟甲素是从巴戟天中分离出的一种单体，巴戟甲素通过降低细胞内 [Ca2+]i，提高细胞抗氧化能力，抑制 NF-κB、JAK2/STAT5 等促凋亡因子的激活，同时激活 P21 抑制 CDK4、E2F1 等周期调控蛋白的表达，达到抑制神经细胞凋亡的作用机制。揭示了巴戟甲素还可通过激活脑能量代谢、改善胆碱能系统损伤以达到防治老年痴呆症的目的。巴戟甲素能够一定程度上改善 APP/PS1 双转基因小鼠的学习记忆能力。生化指标检测及病理学染色结果表明，巴戟甲素可能通过调控 APP/PS1 双转基因小鼠脑中 Aβ 代谢、神经营养因子水平、神经炎症因子表达以及维持突触结构的稳定性，发挥保护中枢神经系统的作用。

22.鹿茸　为"生精补髓"之要药，具有壮肾阳，补精髓等功效，主要有效物质为鹿茸多肽等。研究发现，采用单侧颈总动脉结扎法复制的 MCI 模型大鼠学习记忆能力明显降低，血清、海马组织中 BDNF、NGF 含量及表达水平明显降低；而阳性对照组、鹿茸多肽高、中、低剂量组均有所改善，说明鹿茸多肽对单侧颈总动脉结扎法复制的 MCI 模型大鼠具有保护作用，作用机制可能与调控模型大鼠血清、海马组织中 BDNF、NGF 含量及表达水平有关。

23. 川牛膝　活血通经的作用可用于脑梗死患者，改善大脑缺血状态，从而预防脑梗死后认知障碍的发生，怀牛膝除了有降血压、扩血管和抗动脉粥样硬化作用外，中医方面，还认为有补益作用，针对呆证髓海不足以补肝肾，填精髓而达到益智作用，临床上常将川怀牛膝合用，既能降低高血压，又可改善认知功能。

二、安神药

1. 远志　为远志科植物远志或卵叶远志的根。远志性温，味苦、辛。归心、肾、肺经。远志首见于《神农本草经》的记载，书中言："远志味苦，主咳逆，伤中，补不足，除邪气，利九窍，益智慧，耳目聪明，不忘，强志，倍力，久服轻身不老。叶名小草。"《名医别录》曰："定心气、止惊悸、益精，去心下膈气，皮肤中热，面目黄。"

在细胞实验中发现，远志皂苷元干预构建 H_2O_2 诱导的大鼠海马神经元损伤模型，远志皂苷元 + H_2O_2 组细胞存活率升高，Bcl-2 mRNA 表达上调，bax mRNA 表达下调，caspase-3 活性降低，与此同时 Bcl-2 蛋白表达升高，Bax 蛋白表达下降。在原代培养的大鼠皮质神经细胞中加入 25 μmol/L 聚集状 Aβ1-40 建立神经细胞损伤模型。使用远志皂苷干预损伤的神经细胞模型，发现远志皂苷能显著降低神经细胞的死亡率，减少 LDH 的释放，明显提高神经细胞的存活率。体外培养人神经干细胞并人工诱导分化，在培养液中加入远志皂苷元，结果发现，远志皂苷元组可显著增加神经干细胞数目，上调 Hes1 基因表达，上调 Mash1 基因表达并促进神经干细胞分化。远志皂苷对神经干细胞增殖与分化的影响，实验结果同样证实远志皂苷元可促进体外培养的人神经细胞的增殖与分化，这可能是其益智与抗衰老的作用机制。建立大鼠海马神经细胞 Aβ25-35 损伤模型，发现 β- 细辛醚，丁香酚和远志皂苷三种药物联合应用可有效保护海马神经细胞免受 β- 淀粉样蛋白的毒性损伤。采用 25μmol/L 聚集状 Aβ1-40 诱导 PC12 细胞凋亡建立 AD 细胞模型；使用远志皂苷干预后，模型细胞 Bcl-2 阳性表达率升高，Bax 和细胞色素 C 阳性表达率降低。

实验研究发现给小鼠口服远志皂苷能显著改善模型小鼠 Y 型迷宫的学习记忆能力，并且能明显降低乙酰胆碱酯酶的活性和 MDA 的浓度，有效地增加海马组织中 SOD 活性，其机制可能与抑制 AchE 活性、抗氧化和增强突触可塑性

☆ ☆ ☆ ☆

有关。远志提取物可有效改善使用东莨菪碱、亚硝酸钠、最大电休克和自然衰老所致小鼠学习记忆障碍模型的学习记忆能力，其益智作用可能是由某远志皂苷单体、各种皂苷混合物还是皂苷与其他化合物的协同作用来实现的。使用远志皂苷灌胃快速老化鼠（SAM）的系列老化鼠，可使其学习记忆能力明显增强，同时大鼠脑内神经递质 5- 羟巴胺（5-HT）、5- 羟吲哚乙酸（5-HIAA）、多巴胺（DA）和去甲肾上腺素（NE）的含量也显著高于模型组（$P < 0.05$），说明远志皂苷的作用机制可能与调节脑内单胺类神经递质的含量有关。远志水提取物可有效改善小鼠的学习记忆能力，其机制可能与提高脑组织 SOD 活性，减少 MDA 含量有关。使用远志皂苷治疗 AD 模型大鼠（通过大鼠右侧海马 CA1 区注射 1μl Aβ1-40 建立 AD 大鼠模型），发现模型大鼠学习记忆能力明显提升，其机制可能是通过降低 Aβ 神经元毒性而诱发的细胞凋亡、保护中枢胆碱能系统功能实现的。使用远志皂苷治疗通过摘除雌性小鼠双侧卵巢（OVX）而建立更年期痴呆模型，发现模型小鼠学习记忆能力明显提高，其机制可能与减少海马 CA1 区一氧化氮合酶（NOS）阳性神经元的丢失，防止卵巢切除术引起的突触形态的变化有关。

2. 酸枣仁　为鼠李科植物酸枣的成熟种子。味甘、酸，性平。归肝、胆、心经。具有养心益肝，宁心安神，敛汗，生津的疗效。出自《神农本草经》，本经曰："酸枣，味酸平，主心腹寒热，邪结气聚，四肢酸痛，湿痹，久服安五脏，轻身延年。"《本草纲目》曰："酸枣实味酸性收，故主肝病，寒热结气，酸痹，久泄，脐下满痛之证。其仁甘而润，故熟用疗胆虚不得眠，烦渴虚汗之证；生用疗胆热好眠。皆足厥阴、少阳药也，今人专以为心家药，殊昧此理。"

实验研究表明，酸枣仁黄酮具有明显改善学习记忆的能力。对睡眠剥夺模型试验小鼠经灌胃酸枣仁加锌合剂后进行记忆能力进行测定，睡眠剥夺模型的小鼠学习记忆能力得到较显著地改善，能较好地维持小鼠已获得的学习记忆能力。采用东莨菪碱和乙醇分别制作小鼠记忆获得障碍和记忆再现障碍模型，采用迷津法和避暗法观察酸枣仁黄酮对小鼠记忆能力的改善情况，结果显示酸枣仁黄酮能减少错误次数，缩短遭电击的时间，表明酸枣仁黄酮能改善小鼠学习记忆能力。研究酸枣仁黄酮斯皮诺素对小鼠胆碱能阻断诱导的记忆障碍的影响。采用 Y 迷宫和 Morris 水迷宫实验进行行为测试，以评价斯皮诺素的记忆改善作用。结果表明，斯皮诺素显著改善了实验中东莨菪碱诱发的认知障碍，对斯皮诺素记忆改善作用的机制进行研究，通过受体拮抗和 Western 印迹分析，发现斯皮诺素对东莨菪碱引起的记忆障碍改善作用受 5- 羟基 -2-（二 -N- 丙基氨基）四氢化萘（5-HT1A 受体）所拮抗。此外，斯皮诺素显著增加了海马体中磷酸化细胞外信号调节激酶和 cAMP 结合蛋白酶的表达水平。采用 Y 迷宫和被动回避试验，研究了酸枣仁水溶性提取物对记忆力和学习能力的影响。结果表明，

☆★☆☆

酸枣仁水溶性提取物可以显著减少错误数（NOE），并增加转移潜伏时间（TLT）和电刺激时间（EST），结果表明，酸枣仁水溶性提取物能够提高记忆和学习能力。采用多平台法复制大鼠睡眠剥夺动物模型，造模灌胃给药 7 天，Y-maze 测定学习记忆，HE 染色观察大鼠海马 CA1 区组织形态学，硝酸还原酶法测定海马 NO 含量，化学比色法测定海马 NOS 活性。结果表明，高剂量组的错误次数减少，主动回避率增多，海马 NO 含量和 NOS 活性降低，酸枣仁汤可通过降低 NO 含量和抑制 NOS 活性，减轻睡眠剥夺后大鼠海马锥体细胞损伤，而改善睡眠剥夺后大鼠的学习记忆障碍。斯皮诺素亚慢性给药，可显著增加鼠被动回避任务中的潜伏期。免疫染色结果显示，斯皮诺素的亚慢性给药明显增加了海马齿状回区神经元细胞的增殖和存活以及未成熟神经元的数量。此外，斯皮诺素可刺激新产生的细胞分化为成熟的神经元。同时，用斯皮诺素的亚慢性给药增加了海马中磷酸化的细胞外调节激酶（ERK），磷酸化的 cAMP 结合蛋白（CREB）和成熟的脑源性神经营养因子（mBDNF）的表达水平。结果表明斯皮诺素可上调成年海马神经或激活 EPK-CREB-BDNF 信号通路，进而改善认知的能力，具有治疗认知功能障碍的潜力，可用于治疗阿尔茨海默病等疾病中的认知功能障碍。

三、理血药

1. 川芎　为伞形科植物川芎的根茎。性温，味辛。归肝、胆、心包经。具有活血行气，祛风止痛的功效。该药出自《神农本草经》，书中云："芎，味辛温，主中风入脑，头痛，寒痹，筋挛缓急，金创，妇人血闭无子。"《珍珠囊》曰："芎上行头目，下行血海，故清神四物汤所皆用也。"

实验研究发现，使用川芎提取液处理 D- 半乳糖致衰老小鼠，可使小鼠学习记忆能力明显提升，其机制可能是川芎升高了血清、脑、肝、肾脏 SOD 活力和 GSH-Px 活性，降低 MDA 含量。使用川芎有效部位灌胃双侧颈总动脉结扎致大鼠慢性低灌注的血管性痴呆大鼠模型，大鼠的学习记忆能力明显改善，研究发现其机制为川芎有效部位可降低 AchE 活性、升高大脑皮质 Ach 含量、减轻过氧化损伤、调节海马神经递质、改善血液流变和调节血脂代谢，从而改善了 VD 模型大鼠的学习记忆能力。川芎水煎剂可以对抗东莨菪碱所造成的小鼠记忆获得障碍，对抗 40% 乙醇所造成的小鼠记忆再现障碍。川芎的甲醇和己烷两种提取物，能改善或部分改善东莨菪碱造成的小鼠记忆获得障碍。

临床观察发现，给予血管性认知障碍患者静滴川芎嗪注射液和口服川芎嗪片，可升高患者脑脊液中精氨酸加压素含量，显著缩短 P300 潜伏期值，提高简易精神状态量表评分。

2. **当归** 是伞形科植物当归的根。味甘、辛，性温，归肝、心、脾经，具有补血活血，调经止痛，润肠通便的效果。当归出自《神农本草经》，经曰："当归，味甘，温。主咳逆上气，温疟寒热，洗在皮肤中，妇人漏下，诸恶创疡金疮，煮饮之。"《本草纲目》引李杲语"（当归）头，止血而上行，身，养血而中守，梢，破血而下流；全，活血而不走。"

实验研究发现，使用大剂量当归干预东莨菪碱诱导的痴呆模型小鼠，发现单味当归可以改善模型小鼠的学习、记忆能力。当归可恢复慢性脑部低灌注模型大鼠海马组织的脑源性神经营养因子（BDNF）的表达，并上调 CREB 和谷氨酸脱羧酶 65（GAD65）的染色强度。当归的乙醇提取物 INM-176 可明显改善东莨菪碱诱导的小鼠认知功能障碍，并对 Aβ1-42 淀粉肽所致的记忆受损有明显的改善作用。当归的乙醇提取物 INM-176 对脂多糖（LPS）诱导的小鼠认知功能受损具有保护作用，对 LPS 所致的小鼠海马区小胶质细胞或星形胶质细胞的激活具有抑制作用。当归的有效成分藁本内酯能增强 VD 模型成年大鼠的认知能力。使用藁本内酯处理永久性双侧颈总动脉闭塞的 VD 模型大鼠，发现模型大鼠在迷宫测试中的逃避潜伏期和游泳距离明显缩短，并使目标象限时间百分比增加。当归有效成分可明显改善东莨菪碱诱导的小鼠认知功能障碍，增加 AchE 的活性藁本内酯可明显降低慢性脑灌注不足模型大鼠缺血脑组织 MDA 含量，升高 SOD 活性，因而对模型大鼠的认知功能障碍和脑损伤具有明显的治疗作用。同时，还有研究发现，藁本内酯可明显增加缺血脑组织乙酰胆碱转移酶（ChAT）活性，抑制 AchE 的活性。藁本内酯可预防神经元的损失，减少模型大鼠顶叶皮质和海马树突的损伤和神经元凋亡，还能抑制星形胶质细胞激活和增殖。当归多糖可改善 AD 模型小鼠的学习、记忆能力。当归多糖对老年痴呆小鼠脑组织钙超载及胆碱能神经损伤具有明显的治疗作用。当归有效成分阿魏酸对 VD 模型大鼠的学习、记忆障碍有显著的改善作用。阿魏酸可提高 VD 模型大鼠脑内胆碱能系统功能。不同剂量的阿魏酸治疗拟 AD 小鼠后，小鼠的学习、记忆能力得到明显改善，海马胶质纤维酸性蛋白（GFAP）表达也得到明显抑制。当归香草酸提取物可显著改善习惯性记忆，降低 AchE。

细胞实验发现，在 Aβ 诱导 Neuro 2A 损伤模型中，当归提取物可明显减轻氧化损伤、升高线粒体膜电位。当归提取物可以通过剂量依赖的方式明显减轻 Aβ1-42 诱导的神经毒性和 Tau 蛋白磷酸化水平。当归提取物通过磷脂酰肌醇 3-激酶（PI3K）的激活增加磷酸化的丝氨酸水平，下调糖原合成酶 3（GSK-3）活性。当归提取物还可以逆转 Aβ1-42 诱导的磷酸化环磷腺苷效应元件结合蛋白（CREB）表达下调。不同浓度的当归含药血清具有对抗 Aβ25-35 与 H_2O_2 诱导的 PC12 细胞损伤的作用，当归含药血清可显著升高损伤的 PC12 细胞存活率，降低细胞模型培养液中乳酸脱氢酶（LDH）活性、丙二醛（MDA）含量，升高

☆★☆☆

总超氧化物歧化酶（T-SOD）活性，当归含药血清经高效液相色谱（HPLC）检测表明，其主要成分含有阿魏酸。因此，该作用与当归有效成分阿魏酸提高细胞的抗氧化能力有关。当归提取物 decursin（D）和 decursinol angelate 醇预处理可以增加 Aβ 致 PC12 细胞氧化损伤的抵御能力，这一作用与抗 Aβ 聚集有关。

3. 丹参　为唇形科植物丹参的根及根茎。丹参味苦，性微寒，归心、肝经。具有活血祛瘀，痛经止痛，清心除烦，凉血消痈的功效。丹参出自《神农本草经》。《名医别录》记之曰："养血，去心腹痼疾结气，腰脊强，脚痹；除风邪留热，久服利人。"《日华子本草》曰："养神定志，通利关脉。治冷热劳，骨节疼痛，四肢不遂；排脓止痛，生肌长肉；破宿血，补新生血；安生胎，落死胎；止血崩带下，调妇人经脉不匀，血邪心烦；恶疮疥癣，瘿赘肿毒，丹毒；头痛，赤眼；热温狂闷。"

实验研究发现，丹参酮ⅡA 能减轻 CCL2 对大鼠海马造成的认知功能和学习记忆损害、减轻染铅仔鼠神经细胞损伤，从而改善模型鼠的认知功能，其机制与抗氧化、抑制神经细胞凋亡有关。丹参注射液对脓毒症模型小鼠学习记忆能力具有改善作用。丹参酮ⅠA 可通过抗氧化抑制神经细胞凋亡的机制改善肾功能衰竭大鼠的认知障碍。白花丹参提取物亦可通过抗氧化作用改色膜 AD 模型小鼠的认知功能。丹参注射液可通过抗氧化作用改善 D- 半乳糖致衰老模型小鼠的学习记忆能力。丹参注射液能够抑制糖尿病大鼠海马组织中内质网应激的激活，从而减少神经元的凋亡，提高大鼠的学习记忆能力。丹参素能通过提高脑内微血管密度增加脑灌注血流量，减少海马区神经元损伤，进而改善慢性低灌注小鼠的学习记忆功能障碍。实验研究发现，Micro RNA-30e 过表达可能降低了海马局部一致性及与扣带回的功能连接进而引起了大鼠认知功能损害；而注射用丹参多酚酸能够提高海马的局部一致性，并增强海马与扣带回的功能连接，这可能是其改善大鼠认知功能的作用机制。丹参多酚酸的治疗可通过保护 APP/PS1 小鼠海马的组织结构，降低 APP/PS1 小鼠海马组织淀粉样蛋白的表达，降低炎细胞 - 小胶质细胞的密度，保护 APP/PS1 小鼠与记忆相关的海马 CA1 区神经元细胞，血管内皮细胞的超微结构，从而调节血浆及海马组织代谢物质，进而提高了 APP/PS1 小鼠的学习和记忆能力。白花丹参根制剂可有效提高 AD 模型大鼠学习记忆能力，其机制可能与改善胆碱能系统的功能、上调 Bcl-2 和下调 Bax 蛋白表达水平有关。丹参能有效降低 $AlCl_3$ 致 AD 模型小鼠脑内及血清中胆碱酯酶活性，明显改善 AD 模型小鼠的学习记忆功能。丹参酮可通过抑制海马内大量淀粉样蛋白沉积，从而对 Aβ1-40 诱导大鼠的学习记忆功能障碍具有显著改善作用。丹参酮对 Aβ1-40 诱导的大鼠学习记忆功能障碍具有显著改善作用，并能有效地抑制其海马内 IL 1β 和 IL 6mRNA 的升高。

临床研究证实，丹参多酚酸对于急性缺血性卒中患者的认知功能具有明显的改善作用。

4.桃仁　为蔷薇科植物桃或山桃的种子。其味苦、甘，性平。归心、肝、大肠经。具有活血祛瘀，润肠通便，止咳平喘的作用。桃仁出自《神农本草经》，经曰："主瘀血，血闭症瘕，邪气，杀小虫。"《本草纲目》曰："主血滞风痹，骨蒸，肝疟寒热，产后血病。""桃仁行血，宜连皮尖生用；润燥活血，宜汤浸去皮尖炒黄用，或麸同炒，或烧存性，各随本方。"

研究发现，采用三氯化铝（$AlCl_3$）制备痴呆小鼠模型，并给予桃仁乙醇提取物干预，小鼠的 1 分钟站台穿越次数明显增加，抗疲劳能力亦明显增加；其机制可能是通过降低小鼠脑组织 MDA 含量和 AchE 活性达到的。使用桃仁乙醇提取物干预 D- 半乳糖致衰老大鼠，大鼠的学习记忆能力明显增高，脑组织 AchE 活性降低，胸腺、脾脏重量增加。桃仁乙醇提取物可改善东莨菪碱、氯霉素所致的小鼠学习记忆障碍，对乙醇诱导的小鼠学习记忆障碍有一定改善作用，其机制可能与抗过氧化作用有关。桃仁乙醇提取物具有延缓 D- 半乳糖所致亚急性衰老大鼠的衰老作用，改善大鼠的认知功能；其机制可能是通过抗自由基过氧化损伤、改善中枢胆碱能系统功能，提高机体的免疫功能等作用有关。

5.红花　为菊科植物红花的花。红花味辛，性温，归心、肝经。具有活血通经，散瘀止痛的效果。红花出自《新修本草》。《本草衍义补遗》曰："红花，破留血，养血。多用则破血，少用则养血。"《本草经疏》曰："红蓝花，乃行血之要药。"

研究发现，西红花苷可以通过激活 BDNF-TrkB 信号通路，增加前额叶皮质 BDNF 和 Trk B 的表达，使学习记忆相关蛋白 PSD-95 的表达增加，改善 AD 大鼠的学习记忆能力。亦有研究发现，西红花苷还可以通过激活 BDNF-TrkB 信号通路，增加海马 BDNF 和 Trk B 的表达，改善 AD 大鼠的学习记忆能力。西红花苷 - I 可能通过激活 Wnt/β-catenin 信号通路，增加 Wnt3a、β-catenin 的表达，对 AD 大鼠空间辨别性学习记忆能力有一定的改善作用。红花黄色素可以提高阿尔茨海默病（Alzheimer's disease，AD）转基因小鼠的学习记忆能力，同时可抑制脑组织胶质细胞活化、减轻皮质组织炎症损伤。西红花苷可能通过抗氧化和增加海马及前额叶皮质 GAP-43 的表达对 AD 大鼠空间辨别性学习记忆能力有一定的改善作用。羟基红花黄色素 A 能抑制由 Aβ 诱导的脑组织中氧化应激水平和炎症反应，改善由 Aβ 诱导的学习记忆功能损伤。羟基红花黄色素 A 可显著减少 MCAO 大鼠大脑的梗死体积、增加神经功能评分及降低脑水肿，并能显著改善认知功能；羟基红花黄色素 A 这些作用与海马 JAK2/STAT3/SOCS3 信号通路的调控有关。羟基红花黄色素 A 能明显改善血管性痴呆引起的学习记忆能力，对神经元具有较好的保护作用，其改善与保护作用呈现明显的剂量依赖关系；羟基红花黄色素 A 能够减少缺血再灌注小鼠脑组织中有害代谢产物的积聚，增强自由基的清除能力，降低脂质过氧化损伤、细胞膜的损伤，减轻细胞酸中毒的程度；羟基红花黄色素 A 能够显著下调脑组织中 NF-κB/p65、IL-1β、Caspase-12 和 CHOP 四个炎症因子 mRNA 基因的转录水平和蛋白质的表达情况，表明其具备抗炎作用，能抑制内质网通路，减少神经细胞的凋亡。西红花苷提前干预给药，可以提高高海拔低氧条件下大鼠海马 IGF-1 的表达量，同时能够改善高海拔低氧条件下大鼠学习记忆能力，其机制可能是通过调节 IGF-1 表达水平实现。红花黄色素可以提高痴呆小鼠的学习记忆能力，同时对皮质炎症损伤具有一定程度的保护作用。红花黄色素对 Aβ1-42 海马注射致痴呆大鼠学习记忆障碍有显著改善作用，可能与其减少炎症因子释放有关。红花黄色素可能通过提高脑组织抗氧化能力、改善胆碱能神经系统损伤以缓解 Aβ1-42 致大鼠痴呆症状。红花黄色素对血管性痴呆大鼠学习记忆障碍有显著改善作用，其机制可能与其降低脑组织中氧化应激水平及增加胆碱能神经功能有关。

6. 赤芍　为毛茛科植物芍药或川赤芍的根。味苦，性微寒。具有清热凉血，散瘀止痛的功效。出自《开宝本草》。《神农本草经》曰："主邪气腹痛，除血痹，破坚积，寒热疝瘕。"《本草求真》曰："赤芍与白芍主治略同，但白则有敛阴益营之力，赤则有散邪行血之意；白则能于土中泻木，赤则能于血中活滞。故凡腹痛坚积，血瘕疝瘕，经闭目赤，因于积热而成者，用此则能凉血逐瘀，与白芍主补无泻，大相远耳。"

实验研究发现，使用 D-半乳糖诱导衰老大鼠模型，对模型大鼠采用赤芍总苷灌胃干预，采用 Morris 水迷宫测定法检测学习记忆能力，干预后的大鼠学习记忆能力明显提高，大鼠脑组织中的大鼠 TLR4mRNA 和 IL-33mRNA 含量明显增多，因此认为赤芍总苷通过提高脑组织 TOLL 受体 mRNA 和白细胞介素 -33mRNA 改善模型大鼠学习记忆能力。亦有实验发现，白芍总苷还可通过抑制糖基化 - 氧化应激反应，降低早期和 AGE 及脂质过氧化产物浓度；抑制 AR 活性，改善 D-半乳糖诱导衰老大鼠学习记忆能力。赤芍总苷还可显著降低 D-半乳糖诱导衰老小鼠脑组织中单胺氧化酶（MAO）水平，提高胆碱酯酶（CHE）活性；并抑制脂质过氧化产物丙二醛（MDA）含量的增加，提高脑组织超氧化物歧化酶（SOD）水平。亦有实验观察到，赤芍总苷可有效改善东莨菪碱所致小鼠记忆获得障碍，环己酰亚胺所致小鼠记忆巩固障碍，乙醇所致小鼠记忆再现障碍及戊巴比妥钠所致小鼠空间分辨障碍。

7. 三七　为五加科植物三七的根及根茎。味甘、微苦，性温。归肝、肾经。具有散瘀止血，消肿定痛之疗效。出自《本草纲目》，《本草纲目》曰："止血散血定通。金刃箭伤，跌扑杖疮，血出不止者，嚼烂涂，或为末掺之，其血即止。亦主吐血、血衄、下血、血痢、崩中、经水不止，产后恶血不下，血运血痛，赤目痈肿，虎咬蛇伤诸病。此药近时始出，南人军中用为金疮要药，云有奇功。又云：凡杖扑损伤，瘀血淋漓者，随机嚼烂罨之即止，青肿者即消散。若受杖时，先服一、二钱，则血不冲心，杖后尤宜服之，产后服亦良。大抵此药气温，味甘微苦。乃阳明、厥阴血分之药，故能制一切血病，与麒麟竭、紫矿相同。"

细胞实验证实，三七总皂苷可通过降低 APP 蛋白及 γ-分泌酶水平，增加 α-分泌酶及 ADAM10 蛋白水平，增加 Adam10 mRNA 的表达，多环节抑制氧化应激引发的肾上腺嗜铬细胞瘤（PC12）细胞内 Aβ 蛋白的堆积，减轻氧化应激后继发的 Aβ 级联损伤。三七皂苷 R1 通过升高 IDE 酶的表达，降低 APP/PS1 小鼠和 N2a-APP695sw 细胞中 Aβ 累积。三七总皂苷可通过降低细胞内 Ca^{2+} 浓度，减少 LDH 的释放，对原代培养的大鼠海马神经细胞缺氧 / 缺糖再给氧造成的神经细胞损伤起保护作用。

动物实验研究发现，三七皂苷 R1 可增强大鼠海马齿状回高频刺激诱导的 LTP，减少大鼠脑梗死体积，改善右侧大脑中动脉栓塞大鼠空间学习记忆障碍。表明三七皂苷具有改善学习记忆的功能，对记忆障碍有明显的改善作用。三七总皂苷（200mg/kg）灌胃给药 2 个月可上调 SAMP8 小鼠脑内去整合素 - 金属蛋白酶（ADAM9）mRNA 的表达和蛋白水平，与对照组比较差异显著（$P < 0.05$），其通过影响 APP 非淀粉样蛋白生成途径中 α-分泌酶，减少 Aβ 的生成。三七总皂苷和淫羊藿苷配伍可升高 SOD 活性，降低丙二醛（malondialdehyde，MDA）含量，从而减轻脑缺血再灌注后继发性损伤，保护脑的学习和记忆能力，改善血管性痴呆模型大鼠空间学习和记忆障碍。三七总皂苷通过提高 SOD 和 GSH-Px 活力，并减少 MDA 生成，对过氧化氢引起 PC12 细胞损伤起保护作用。采用胶原酶法制备脑出血动物模型，腹腔注射三七总皂苷（PNS），术后 12 小时 PNS 高、低剂量组 GSH-Px、SOD 活性增高（$P < 0.05$），MDA 含量变化不明显，术后 72 小时 PNS 高剂量组 GSH-Px、SOD 活性增高，MDA 含量下降，结果表明 PNS 可通过抗氧化对受损脑组织发挥保护作用。将鹅膏蕈氨酸注入大鼠 Meynert 基底核（NBM）中建立痴呆模型，以生理盐水为阴性对照物，结果表明三七总皂苷能够提高海马内 Ach 的含有量，改善鹅膏蕈氨酸所致痴呆大鼠的学习记忆能力。三七总皂苷还可通过改善和修复受损神经元而提高细胞存活的数量和质量，升高 ChAT 的含有量和活性，进一步保护和改善中枢胆碱能系统，发挥抗老化、抗痴呆的作用。三七皂苷 R1 也可通过抑制 K^+ 通道活性调节神经元的兴奋性从而抑制 Aβ 诱导的突触功能障碍和改善 AD 模型小鼠空间学习记忆。

四、平肝药

天麻　为兰科植物天麻的块茎。味甘性平，归肝经。具有息风止痉，平抑肝阳，祛风通络的功效。出自《神农本草经》。《药性论》曰："治冷气顽痹，瘫缓不随，语多恍惚，多惊失志。"《本草汇言》曰："主头风，头痛，头晕虚旋，癫痫强痉，

☆ ☆ ☆ ☆

惊气，利腰膝，强筋力。"

实验研究发现，天麻水溶性多糖（PGEB-3-H）对东莨菪碱所致记忆损伤模型小鼠的学习记忆有改善作用，其作用机制可能是通过提高脑组织 Ach 含量。天麻素可改善 VD 大鼠学习记忆能力，其机制可能与下调 p53 表达、抑制缺血海马神经细胞的凋亡有关。天麻有效成分组 1210 可通过增加血管性痴呆大鼠海马抗氧化酶活性，降低脂质过氧化物 MDA 的含量，改善自由基代谢；1210可上调血管性痴呆大鼠海马 ChAT、SYNI、GAP-43、MAP2 蛋白的表达。1210可重建血管性痴呆大鼠 Glu 和 GABA 的动态平衡，通过激活 CA1 区 GABA能中间神经元的免疫活性，增强 GABA 能中间神经元的抑制作用；通过提高GAD65 蛋白表达，促进 GABA 合成；通过上调 EAAC1 的表达，促进 Glu 递质重摄取；通过上调 NMDA 受体功能性亚单位和调节亚单位的表达提高学习记忆功能。在跳台实验中，D- 半乳糖致衰老小鼠灌胃天麻后可改善学习记忆的认知功能，提高正确反应率和学习速度，改善小鼠学习记忆的获取障碍，与天麻剂量呈正相关。在被动回避实验中，天麻醇提取物、天麻素和天麻苷元在持续给药 1 周后能显著地延长被东莨菪碱诱导而缩短的步入潜伏期，说明天麻素和天麻苷元是天麻的活性成分；而在单次给药天麻苷元后，能改善亚胺环己酮和吗啡引起的大鼠记忆的巩固和再现障碍，但是不能改善东莨菪碱所致的获得记忆损害。

实验结果表明天麻水提取物能通过降低家兔外周血管、脑血管和冠脉血管的血管阻力，而起到改善脑血流量不足所致学习记忆障碍的作用。天麻水溶部分、醋酸乙酯部分能对脑缺氧起到保护作用。天麻素在实验中却未表现出增加血流量及抗缺氧的作用。天麻复方制剂能使急性脑缺血模型大鼠脑部的主要区域血流量增加到正常水平。天麻能对抗肾上腺素所致的大鼠软脑膜微循环障碍，抑制大鼠血栓形成。

天麻乙醚部分能对抗沙鼠的短暂全心缺血导致海马神经在 CA1 区的细胞损伤；减少了 KA 诱导的海马神经在 CA1 和 CA3 区的损害程度。应用透射电镜技术能发现，天麻可以显著改善铝、铅等慢性蓄积性神经毒素造成的海马 CA3区神经元超微结构及功能的损害，使大鼠的学习记忆能力获得明显改善。

天麻能明显增生大鼠大脑胶质细胞，使胶质细胞群的面积增大，数量增多，对神经元起到更好的支持作用，发挥改善学习记忆作用。天麻还可以定向诱导骨髓间质干细胞分化为神经元样细胞，转化率可以达到（75.3±4.1）%，显示出这部分细胞具有部分神经干细胞特性。

由于一氧化氮（NO）不仅是海马长时程抑制效应（LTD）赖以产生的重要逆行信使，也是小脑 LTD 形成所必需的化学物质，故能影响学习和早期记忆阶段。天麻通过抑制一氧化氮合酶（NOS）的活性，对铅所致的 NO 降低和学习记忆损害产生显著拮抗作用。还有研究者认为降低 NOS 活性也是保护 KA 诱导的小鼠神经损害的机制之一。中枢胆碱能神经系统影响着学习和记忆功能，对于染铝大鼠的乙酰胆碱酯酶的活力降低，天麻可以使其活力维持在正常水平。

在细胞实验中发现，天麻素可能通过阻断细胞膜上的电压依赖性钙离子通道，防止氯化钾诱导的 SH-SY5Y 细胞谷氨酸（Glu）的释放，对抗 Glu 导致的大鼠大脑皮质神经细胞的大量死亡。天麻中的香兰素和对羟基苯甲醛，也能显著抑制细胞内钙离子的升高和 Glu 引起的细胞凋亡。在大鼠脑缺血实验中，天麻给药后明显对抗脑缺血造成的神经元脱失；可显著降低 TUNEL 阳性细胞百分率，表明减弱了细胞 DNA 的受损程度；天麻还能显著降低促凋亡蛋白 Bax 的表达，提高 Bc1-2/Bax 的值，表明减弱了细胞凋亡的程度，提高了细胞的存活率而发挥对神经细胞的保护作用；天麻超微粉给药组的这种保护作用更加明显，并表现出剂量依赖关系。天麻素可抑制兴奋性氨基酸引起的细胞内 Ca^{2+} 量升高，剂量相关性降低 PC12 细胞的死亡和凋亡率。

五、泻下药

大黄 为蓼科植物掌叶大黄、唐古特大黄或药用大黄的根及根茎。味苦，性寒。归脾、胃、大肠、肝、心包经。具有泻下攻积，清热泻火，凉血解毒，逐瘀通经，除湿退黄的效用。《汤液本草》曰："大黄，阴中之阴药，泄满，推陈致新，去陈垢而安五脏，谓如戡定祸乱以致太平无异，所以有将军之名。"《本草纲目》曰："大黄，乃足太阴、手足阳明、手足厥阴五经之血分之药，凡病在五经血分者，宜用之。"

实验研究发现，大黄酚脂质体改善异氟烷致小鼠记忆功、认知功能能减退，其机制与大黄酚脂质体活化 PI3K/Akt 信号通路，导致海马组织内 PI3K、Akt mRNA 蛋白水平升高有关。大黄素明显改善青年去势大鼠抑郁行为、认知障碍和体重。大黄素上调青年去势大鼠血浆 GLP-1 水平，上调青年去势大鼠 4 个脑区 GLP-1R 水平，经 GLP-1-GLP-1R 途径上调青年去势大鼠海马 STIM2-TRPC1-Ca MK Ⅱ α 通路，改善青年去势海马神经元和树突棘数量的减少以及突触损伤。大黄素治疗明显增加青年去势大鼠下丘脑 POMC 水平，抑制摄食，减少腹部脂肪，改善青年去势大鼠体重增加。大黄素抑制青年去势大鼠肠道收缩，可能促进肠道分泌 GLP-1 增多。在脑缺血前腹腔注射大黄酚对脑缺血再灌注小鼠的保护作用，结果显示大黄酚对脑缺血再灌注小鼠所致记忆功能障碍有明显保护作用，潜伏期明显延长；错误次数减少。大黄还可增强小鼠血中超氧化物歧化酶（SOD）、谷胱甘肽过氧化物酶（GSH-Px）活性，使过氧化脂质（LPO）含量降低。对大黄素 -8-0-D- 吡喃葡萄糖苷（PMEG）的促智活性以及作用机制进行研究，结果发现腹腔灌注 PMEG 后，正常小鼠及东莨菪碱所致学习记忆障碍小鼠错误次数显著减少；离体实验和整体实验中 PMEG 对酶活力具可逆性抑制作用，体内外酶活力恢复 50% 所需时间分别为 $T_{1/2}$=115 分钟，$T_{1/2}$=165 分钟。明大黄酚可以减少脑 NO 含量，降低 iNOS 活性，对 Aβ 所致记忆力障碍有保护作用。从 Aβ 的毒性机制可以推断，大黄酚能够改善 Aβ 引起的记忆力障碍，其抑制 iNOS/NO 介导 Aβ 神经毒性。大黄酚可对抗 Aβ 所致大鼠空间学习记忆障碍；LTP 实验研究发现，大黄酚在 HFS 后群体峰电位幅值较模型组明显升高，从学习记忆的细胞模式角度证实大黄酚对 Aβ 所致衰老模型大鼠学习记忆障碍的对抗作用。侧脑室注射大黄酚后可诱导海马 DG 产生 LTP，增强中枢神经功能和传递活动。侧脑室注射大黄酚后 10 分钟施加高频刺激，可诱导出 LTPPS 幅值明显增大，可持续 60 分钟以上，说明大黄酚对中枢神经突触传递活动有强大的增强效能。

六、清热药

1. 黄芩　为唇形科植物黄芩的根。味苦，性寒，归肺、胆、脾、大肠、小肠经。具有清热燥湿，泻火解毒，止血，安胎的效果。出自《神农本草经》，《本经》曰："主诸热黄疸，肠澼泄利，逐水，下血闭，恶疮疽蚀火疡。"

研究发现，黄芩提取物木蝴蝶素，具有促进大脑组织修复，包括促进记忆力的作用。研究表明木蝴蝶素能够通过拮抗 γ- 氨基丁酸（gamma-aminobutyric acid，GABA）A 抗体，提高大鼠的记忆功能，其神经细胞保护作用和提高大鼠记忆能力的机制可能是通过阻断 γ- 氨基丁酸 A 抗体活动，激活突触 N- 甲基 -D- 天冬氨酸（N-methyl-D-aspartic acid，NMDA）受体，促进钙离子和磷酸化环磷酸腺苷反应单元结合蛋白（phosphorylated cAMP responsive element binding protein，pCREB）依赖性的脑源性神经营养因子（brain derived neurotrophic factor，BDNF）的表达实现的。

黄芩中的黄芩苷和黄芩素能够抑制细胞内 Aβ 的聚集，促进 Aβ 的溶解，具有较强的抗氧化和抗炎症作用，并且具有抗痉挛、抗焦虑和镇定作用。研究表明，黄芩素可通过特异性抑制 12 /15- 脂氧合酶（12 /15-lipoxygenase）活性，降低神经细胞的凋亡和 c-jun 蛋白的过度表达，发挥神经元保护作用。黄芩苷能够抑制 Aβ 的纤维化和寡聚化，解聚 Aβ 淀粉样纤维沉积，抑制 Aβ 对 PC12 细胞的毒性伤害。黄芩素能调节 γ- 氨基丁酸 A 受体，而 γ- 氨基丁酸 A 受体对于 AD 的治疗具有重要作用，在 AD 模型小鼠中的研究表明黄芩素能够通过增加淀粉样前体蛋白（amyloid precursor protein，APP）α 内分泌酶途径，降低 Aβ 淀粉样蛋白的表达，并提高小鼠的认知能力，减轻 AD 症状。而 γ- 氨基丁酸 A

受体的拮抗剂荷包牡丹碱（bicuculline）能降低 APPα 内分泌酶途径，表明黄芩素能通过激活 γ - 氨基丁酸 A 受体，增加 APPα 内分泌酶非淀粉原途径，减少 Aβ 在脑组织中的沉积。

黄芩苷可明显减少局灶性脑缺血大鼠梗死面积，与其多途径调节大鼠脑缺血基因表达谱相关。黄芩素通过抑制 12/15- 脂氧合酶来保护鼠大脑缺血 / 再灌注损伤中的神经元细胞的死亡。通过沙鼠脑缺血 / 再灌注模型，发现黄芩处理组海马的 MDA 的浓度下降，抗氧化酶如 SOD、谷胱甘肽过氧化物酶（glutathione peroxidase，GSH-Px）、谷胱甘肽（glutathione，GSH）的浓度增加；同时，海马中 BNDF 的 mRNA 和蛋白表达增加，caspase-3 的 mRNA 和蛋白表达下降，表明黄芩苷具有一定的抗氧化和抗神经细胞凋亡的作用。通过沙鼠脑缺血模型，研究发现黄芩苷能够保护缺血损伤的神经细胞，抗细胞凋亡，其机制可能是激活了 γ - 氨基丁酸通路，增加 HSP70 和丝裂原活化蛋白激酶（mitogen-activated protein kinase，MAPK）的表达。

黄芩素通过抑制 12/15- 脂氧合酶来保护鼠大脑缺血 / 再灌注损伤中的神经元细胞的死亡。通过沙鼠脑缺血 / 再灌注模型，发现黄芩处理组海马的 MDA 的浓度下降，抗氧化酶如 SOD、谷胱甘肽过氧化物酶（glutathione peroxidase，GSH-Px）、谷胱甘肽（glutathione，GSH）的浓度增加；同时，海马中 BNDF 的 mRNA 和蛋白表达增加，caspase-3 的 mRNA 和蛋白表达下降，表明黄芩苷具有一定的抗氧化和抗神经细胞凋亡的作用。通过沙鼠脑缺血模型，研究发现黄芩苷能够保护缺血损伤的神经细胞，抗细胞凋亡，其机制可能是激活了 γ - 氨基丁酸通路，增加 HSP70 和丝裂原活化蛋白激酶（mitogen-activated protein kinase，MAPK）的表达。

汉黄芩苷（wogonoside）可以促进神经前体细胞的分化，从而起到神经保护的作用。黄芩苷可以促进神经细胞的分化，抑制胶质细胞的形成，其机制与信号转导和转录激活因子 3（signal transducer and activator of transcription 3，sat3）和碱性螺旋 - 环 - 螺旋转录因子（basic helix-loop-helix，bHLH）基因在神经干 / 前体细胞中的表达有关。在含不同浓度黄芩苷的神经干细胞分化培养基中进行分化诱导，采用 RT-PCR 法测定诱导后 Mash1 基因的 mRNA 表达水平，结果表明黄芩苷能促进神经干 / 祖细胞（NSPC）的分化，同时可能在脑神经细胞修复的中期具有重要作用。

黄芩提取物能够减少缺氧状态下脑线粒体能量的消耗，减少琥珀酸氧化的限制和保护线粒体膜的完整性。黄芩中 4 种黄酮化合物——黄芩素、黄芩苷、汉黄芩素和汉黄芩苷均对脑线粒体氧化损伤具有保护作用，对还原型辅酶 Ⅱ（NADPH）诱导的脂质过氧化也具有一定保护作用，4 种黄酮对抗坏血酸 -Fe^{2+} 体系诱发的线粒体肿胀和膜的流动性降低都均有一定保护作用，显示黄芩黄酮

☆☆☆☆

能抑制不同体系诱导的线粒体氧化损伤，其中黄芩素效果最好。

黄芩素黄芩苷均能清除羟自由基 1，1- 二苯基 -2- 三硝基苯肼 [1，1-Diphenyl-2-picrylhydrazyl radical2，2-Diphenyl-1-（2，4，6-trinitrophenyl）hydrazyl，DPPH] 和烷自由基，且呈剂量依赖关系，而汉黄芩素和汉黄芩苷几乎无清除自由基作用，仅能抑制 NADPH 引起的脂质过氧化。黄芩素抗氧化作用强，与其 A 环上 3 个邻位羟基有密切关系。黄芩素对 LPS 诱发的神经元损伤具有明显的保护作用，可能是由于黄芩素能阻断脂多糖（lipopolysaccharide，LPS）对胶质细胞的激活作用，从而减少 TNF-α 和自由基的生成。黄芩茎叶黄酮提取物（SSF）对过氧化氢（H_2O_2）诱导的大鼠原代皮层细胞损害具有保护作用，有利于神经退行性疾病的治疗。氧化损伤剂 H_2O_2 可明显降低大鼠原代皮质细胞存活率，使细胞形态发生异常变化，增加 LDH 和 MDA 生成，明显降低 SOD/GSH-Px /Na^+-K^+-ATP 酶的活性，18 ～ 76mg/LSSF 预处理细胞 24 小时明显反转上述变化。通过基因芯片发现黄芩素可以上调核因子 E2 p45 相关因子 2（nuclear factor-erythroid 2 p45- related factor 2，Nrf2）介导的抗氧化反应元件（antioxidant response element，ARE）通路基因的表达，随后通过 RT-PCR 和 Western blot 验证了这一结果，表明黄芩素具有明显的抗氧化作用。

大鼠短暂性脑缺血 / 再灌注损伤的保护作用可能与其调节炎症因子和细胞间黏附因子 21（intercellular adhesion molecule 21，ICAM21）有关。通过对酵母多糖诱导的小鼠模型的研究，发现黄芩可以降低 NO，iNOS（inducible NOS）、环氧酶 -2（cyclooxygenase-2，COX-2）、炎症因子 IL-1β、IL-2、IL-6、IL-12、肿瘤坏死因子 -α（tumor necrosis factor-α，TNF-α）的表达。通过脂多糖类诱导的 RAW264.7 细胞的抗炎症研究表明，汉黄芩苷能够降低炎症中介物 NO 和前列腺素 E_2（prostaglandin E_2，PGE_2）的表达，同时抑制炎性细胞因子，包括 TNF-α 和 IL-6 的表达。同时，汉黄芩苷能明显抑制 iNOS、COX-2、TNF-α 和 IL-6 基因的表达。

2. 柴胡　为伞形科植物柴胡或狭叶柴胡的根。味辛、苦，性微寒。归肝、胆、肺经，具有疏散退热、疏肝解郁，升举阳气的效果。出自《神农本草经》，本经曰："主心腹肠胃结气，饮食积聚，寒热邪气，推陈致新。"

实验研究发现，柴胡总皂苷连续给药产生较快而持久的抗抑郁作用，逆转皮质酮损伤引起的小鼠抑郁样行为及学习记忆障碍。其作用机制可能与增加小鼠海马 BDNF 及 Trk B 表达有关。柴胡皂苷 A 能够明显改善创伤性脑损伤大鼠认知功能，其机制可能与其激活 cAMP/CREB 信号通路及上调 BDNF 的表达有关。腹腔内注射柴胡皂苷 A 能够通过抑制炎性反应，提升机体抗感染能力，改善颅脑创伤后大鼠的神经功能和认知功能，同时可提高与认知相关的蛋白水平。适当剂量的柴胡注射液在一定时间内具有提高小鼠学习记忆能力的功效，该作用可能与伴随的脑组织抗氧化能力提高和 NO 含量改变有关。黑柴胡提取物能够明显缓解 LPS 诱导的 AD 小鼠学习记忆功能损伤这一作用可能与其能够抑制脑内神经炎症反应有关。柴胡皂苷 A 可有效改善脑损伤大鼠的认知功能和神经功能，可能与其抑制海马组织 JAK/STAT3 通路活化有关。

七、理气药

陈皮　为芸香科植物橘及其栽培变种的成熟果皮。其味苦、辛,性温。归脾、肺经。具有理气健脾,燥湿化痰的疗效。陈皮首见于《神农本草经》,本经曰:"主胸中瘕热,逆气,利水谷,久服去臭,下气。"《本草纲目》曰:"疗呕哕反胃嘈杂,时吐清水,痰痞咳疟,大便闭塞,妇人乳痈。入食料,解鱼腥毒。""其治百病,总取其理气燥湿之功。同泻药则泻,同升药则升,同降药则降……橘皮宽膈降气,消痰饮极有殊功。"

实验研究发现,川陈皮素可以显著降低老龄大鼠麻醉后学习记忆功能的损害,且较大剂量的川陈皮素改善作用更为明显,更进一步的研究发现,川陈皮素改善大鼠学习记忆功能障碍的作用可能是通过调节 PI3K/Akt-NF-κB 通路所介导的中枢神经系统内的炎症反应和氧化应激反应来实现的。亦有实验发现,磷脂酰丝氨酸 / 陈皮能提高快速老化模型小鼠学习记忆能力,使用磷脂酰丝氨酸 / 陈皮组合干预快速老化模型小鼠,小鼠的 LTP 增幅提高,海马 CA1 区神经元数目增多,神经元树突棘的密度增加。

八、化痰药

1. 石菖蒲　为天南星科植物石菖蒲的干燥根茎。性温,味辛、苦,归心、胃经。功效为开窍豁痰,醒神益智,化湿开胃。该味药物的首次记载见于《神农本草经》,书中云:"主风寒湿痹,咳逆上气,开心孔,补五脏,通九窍,明耳目,出音声。久服轻身,不忘,不迷惑,延年。"《本草纲目》云其:"治中恶卒死、客忤癫痫,下血崩中,安胎漏,散痈肿。"《本草从新》曰:"辛苦而温、芳香而散,开心孔,利九窍,明耳目,发声音,去湿除风,逐痰消积,开胃宽中,疗噤口毒痢。"

实验研究发现,石菖蒲能通过保护神经元和增强海马突触可塑性,改善 AD 模型大鼠学习记忆功能。石菖蒲能明显提高疲劳运动大鼠海马脑组织 P-ERK1/2 和 p-CREB 蛋白表达水平。而 ERK 信号途径又可能是多种海马突触可塑性诱导的共同机制。提示上调海马 ERK 信号可能是石菖蒲改善机体学习记忆的重要作用机制之一。从石菖蒲水煎液中分离得到的 5- 羟甲基糠醛能明显改善疲劳运动

☆☆☆☆

大鼠的学习记忆，并能提高疲劳运动大鼠海马脑组织 P-ERK1/2 和 p-CREB 蛋白表达水平，提示 5- 羟甲基糠醛可能是石菖蒲水提物改善学习记忆的主要活性成分之一，其作用机制与 5- 羟甲基糠醛上调海马 ERK/CREB 信号有关。石菖蒲挥发油对东莨菪碱所致小鼠记忆障碍有明显的改善作用，石菖蒲挥发油毒性甚小，在规定剂量下服用是安全可靠的。石菖蒲挥发油可显著改善由海马区微量注射 Aβ1-42 诱导的 AD 小鼠模型的认知功能，石菖蒲挥发油治疗后，DCX、Nestin 阳性表达的细胞数目明显增加，提示石菖蒲挥发油可能诱导小鼠海马神经元的再生；其可能通过上调 BDNF、TrkB、NT3 表达，促进和保护小鼠海马神经元的生长。石菖蒲挥发油可以通过影响 SOD、MDA 的含量对抗自由基的生成，保护脑细胞，从而改善链脲佐菌素（STZ）致痴呆模型大鼠的学习记忆能力。石菖蒲挥发油微乳还可以改善慢性应激小鼠记忆，其机制与降低血清糖皮质激素水平有关。石菖蒲挥发油可有效改善 AD 模型大鼠的空间学习记忆获取能力及信息贮存能力。石菖蒲中的化学成分 β- 细辛醚能改善在海马区注射 β- 淀粉样蛋白的大鼠和 APPswe/PS1dE9 双转基因痴呆小鼠学习记忆障碍的认知能力，作用机制可能是通过调节 β 淀粉样前体蛋白的过量表达或分解排泄，对与学习记忆密切相关的突触起到一定的保护和修复作用；也具有改善 D- 半乳糖诱导和 Al 损伤的 AD 模型大鼠记忆障碍的能力，其机制可能与促进 AD 模型鼠海马区的局部脑血流量和脑代谢，下调内皮素 -1（ET-1）mRNA 的表达有关。研究发现石菖蒲中的 β- 细辛醚及丁香酚可以抑制 Aβ 的前体蛋白的过量表达，对与学习记忆密切相关的突触有一定的保护和修复作用，其作用机制可能是通过抑制 APP 的过量表达或促进 APP 分解排泄，减少 Aβ 的生成，减轻 Aβ 对神经元和神经突触超微结构的毒性损坏，起到保护和修复突触结构的作用。

2. 半夏　是天南星科植物半夏的块茎。半夏辛温有毒，归脾、胃、肺经。具有燥湿化痰，降逆止呕，消痞散结之功效，外用还可消肿止痛。半夏一药出自《神农本草经》曰："主伤寒寒热，心下坚，下气，喉炎肿痛，头眩胸胀，咳逆，肠鸣，止汗。"《本草纲目》论之："脾无留湿不生痰，故脾为生痰之源，肺为储痰之器。半夏能主痰饮及腹胀者，为其体滑而味辛性温也，涎滑能润，辛温能散亦能润，故行湿而通大便，利窍而通小便，所谓辛走气能化痰，辛以润之是矣。"

动物实验发现，半夏总生物碱（TAPT）对 D- 半乳糖诱导的衰老小鼠具有改善学习记忆能力的作用，这可能与其具有抗氧化作用及抑制 AchE 的活性有关。脑内定位注射 6- 羟基多巴胺（6-OHDA）建立帕金森病大鼠模型，在模型建立成功的同时给予半夏总生物碱预防性治疗，发现大鼠的学习记忆能力明显提升，其机制可能是通过改变帕金森病模型大鼠皮质部分及血清 SOD、GSH 的含量，而抑制了 MDA 和 H_2O_2 的产生。通过多次颈部皮下注射神经毒素 1- 甲基 -4 苯

基 -1，2，3，6- 四氢吡啶（MPTP）建立帕金森病大鼠模型，使用半夏总生物碱干预大鼠，发现大鼠学习记忆能力明显提升，其机制是半夏总生物碱可诱导大鼠黑质 HSP70 表达上调。

体外实验发现，半夏总生物碱（TAPT）对 6-OHDA 诱导的 PC12 细胞损伤及细胞凋亡具有一定的抑制作用，作用机制可能与提高 T-SOD 活性、抑制 OH 的能力以及降低 MDA 含量和 Caspase-3 活性，上调 Bcl-2 和下调 Bax 的蛋白表达有关。

3. 郁金　为姜科植物温郁金、姜黄、广西莪术或蓬莪术的块根。味辛、苦，性寒，归肝、肺、心经。具有活血止痛，行气解郁，清新凉血，利胆退黄的作用。出自《药性论》，《本草纲目》曰："治血气心腹痛，产后败血冲心欲死，失心癫狂。蛊毒。""郁金入心及包络，治血病"《本草备要》曰："行气，解郁，泄血，破瘀。凉心热，散肝郁，治妇人经脉逆行。"

实验研究发现，利用 β- 淀粉样蛋白（Aβ25-35）建立 Aβ25-35 小鼠痴呆模型，选取造模成功小鼠进行温郁金提取物连续给药 15 天，结果发现，小鼠在 Y 迷宫和 Morris 水迷宫实验检测中的表现有明显的提升；故认为温郁金提取物对 AD 模型小鼠学习记忆能力具有改善作用。

（张秋池）

第七节　中成药的研究

一、华佗再造丸治疗认知障碍

（一）华佗再造丸简介

华佗再造丸源自近代名医冉雪峰先生的秘方。该药根据"治风先治血，血行风自灭"的中医理论，由当归、川芎、红花、白芍、红参、冰片、五味子、马钱子、南星等药组成，其中当归、川芎、红花可抑制血小板聚集、血栓形成、5-HT 释放并显著降低 NE 的反应性，抗脂质过氧化及清除自由基；白芍降血压，抗血栓及血小板聚集；红参抗氧化；冰片醒脑开窍，耐缺氧，且可以引药穿越血脑屏障，以发挥佐使的功效；五味子可以改善动脉硬化，降血脂并增加脑内蛋白质的含量；马钱子虽有极强的毒性。但少量使用能提高脑皮质感觉中枢的功能；南星降压降血脂。华佗再造丸有活血化瘀、化痰通络、行气止痛的功效。华佗再造丸的现代药理学研究证实该药对缺血性中风的各种症状均有效，可增加脑部血流量及颈总动脉的血流量，改善血液流变学，抑制血小板聚集，促进脑出

☆★☆☆

血后血肿的清除与修复，减少脑梗死的面积，增加脑血管血流量。降低脑血管阻力，显著消除脑水肿，降低脑毛细血管的通透性，减轻神经行为障碍，明显改善多发性脑梗死的缺血再灌注所导致的学习记忆障碍。降低 ADP 诱导小鼠的血小板聚集率、全血黏度、血栓指数，改善动物脑组织神经元变性及坏死，抗炎和消除氧自由基。并能促进受损中枢神经元细胞轴突、树突的再生，从而有效改善卒中后血管性痴呆的病理基础和临床症状。华佗再造丸可以提高患者智能水平，特别是在中医症候方面伴有呕吐痰涎、肢体困重、活动不利方面，疗效突出，与华佗再造丸的化痰通路，行气止痛功效一致。临床有报道华佗再造丸配合现代医药疗法治疗血管性痴呆，可以提高 VD 患者的智力水平，改善认知和记忆障碍，使患者社会活动和生活自理能力得到部分恢复。

（二）华佗再造丸治疗血管性痴呆

　　脑卒中后血管性痴呆（PVD）发生于包括脑出血或脑梗死的脑卒中之后。该病的病因主要为：

　　1. 颈内动脉或大脑中动脉起始部反复多次地发生动脉粥样硬化性狭窄及闭塞，使大脑半球出现多发性的较大的梗死病灶，或出现额叶和颞叶的分水岭梗死，使脑组织容积明显减少。当梗死病灶的体积超过 80～100 毫升时，可因严重的神经元缺失和脑萎缩出现认知功能障碍。

　　2. 大脑皮质中参与认知功能的重要部位及对缺血和缺氧较敏感的脑组织由于高血压和小动脉硬化所致的小血管病变长期处于缺血性低灌注状态，使该病位的神经元发生迟发性坏死，逐渐出现认知功能障碍。由此可见，脑循环的障碍和神经元的坏死是构成脑卒中后血管性痴呆的病理基础。近年来越来越多的临床证据表明：脑卒中后血管性痴呆患者脑组织中和脑脊液中均存在乙酰胆碱水平下降的病理表现。研究表明，胆碱能神经元的进行性退变是记忆力减退、定向力丧失及行为和个性改变的原因，且这种胆碱能理论也已被组织学研究所证实。盐酸多奈哌齐作为第二代胆碱酯酶抑制剂，其作用为可逆性地抑制乙酰胆碱酯酶引起的乙酰胆碱水解而增加受体部位的乙酰胆碱含量，明显抑制脑组织中的胆碱酯酶，从而改善 PVD 患者的认知功能及日常生活能力。但目前仍无法完全确定多奈哌齐在改善血管性痴呆患者认知功能过程中的决定性作用。这为华佗再造丸结合多奈哌齐治疗脑卒中后血管性痴呆提供了广阔的前景。从中医理论来说，虽然气滞、痰阻、血瘀、毒害损及脑络和脑髓均可导致卒中后血管性痴呆，但血瘀的作用尤为显著。瘀血阻滞是卒中后血管性痴呆最重要的病理特点。血管性痴呆与脑卒中关系紧密，表现为肝风挟痰上扰，痰瘀闭阻脑脉，脑部缺血缺氧，精血不能上充于脑，日久精髓枯萎而成痴呆。华佗再造丸是纯中药制剂，是国家保密处方产品，是由川芎、当归、冰片等十几味植物药组成，具有活血化瘀、化痰通络之功，对瘀血痰湿而引起的脑失所养，脑神逆乱的痴呆起到很好的作用。刘红健等研究表明，华佗再造丸治疗 VD 确实能提高智力水平，改善认知功能和记忆障碍程度，有利于社会活动和生活自理能力的改善和恢复，延缓疾病的发展。华佗再造丸用于 VD 患者以后，其全血黏度、红细胞聚集指数都较治疗前下降，同时也改善了红细胞的顺应性，降低了纤维蛋白原水平等；VD 的发病原理之一是存在高凝状态，所以华佗再造丸改善 VD 的血液高凝状态是有利于 VD 的治疗的。同时华佗再造丸能明显降低 TC、TG 水平，升高 HDL-C 的水平，故华佗再造丸可通过调整脂质代谢而改善 VD 患者的临床症状和延缓病情的发展。华佗再造丸还可以通过升高 PGI2、NO 的水平，降低 TXB2、ET 水平等减轻脑血管再灌注损伤，故改善脑血流及增强学习记忆功能等。

（三）华佗再造丸治疗阿尔茨海默病

阿尔茨海默病是一种老年人多见的神经系统变性疾病，病理表现主要为老年斑、神经原纤维缠结、海马锥体细胞颗粒空泡变性及神经元缺失。AD 的临床特征为起病隐袭，智能进行性下降，伴有人格改变，病情逐渐进展。世界多数国家老年人逐渐增多，AD 的发病率逐年上升，《2015 世界阿尔茨海默病报告》指出到 2050 年 AD 患者人数预计将高达 1.32 亿人。我国人口基数较大，罹患 AD 的人群逐渐增加，约占世界 AD 总发病人群的 25%。AD 俨然成为影响人类健康，制约经济发展的重大疾病。国内外学者一直在研究 AD 的具体发病机制，研发各种有效的改善或延缓认知下降的药物及技术方法。现在临床已广泛应用治疗 AD 的药物有美国 FDA 认证的乙酰胆碱酯酶抑制剂和 NMDA 受体拮抗剂，这两种药物可以减少中到重度的 AD 临床症状的恶化，改善患者的生活质量，减轻社会及家庭护理的负担。中药为我国传统医药，近年来关于中药对 AD 的临床及实验研究日益剧增，如何更好中西医结合，对于疾病的治疗尤为重要。

华佗再造丸为新中国成立初期冉雪峰教授贡献给国家的保密处方，在中国药典有记录，包含有当归、川芎、吴茱萸、红花、冰片等多种天然植物中药，方中川芎，当归活血化瘀，祛风止痛，药理研究显示川芎可以增加脑血流量，抗血小板聚集；当归可以降低血黏度及抗血栓；冰片通窍力强，散邪祛火；吴茱萸温通经脉；芍药补血活血化瘀；全方具有活血化瘀，化痰通络之功效。华佗再造丸主要用于治疗和预防心、脑血管疾病及其后遗症，认知功能下降。

徐运等将临床收治的 AD 患者分为两组，治疗观察期 2 个月。汇总一般资料显示男女发病相当，平均年龄 68.2 岁左右，文化教育水平以中学为主，高学历人群少，伴随疾病多以高血压、冠心病、高脂血症为主，糖尿病次之。少有

☆☆☆☆

家族性遗传病史，部分男性有吸烟饮酒史。华佗再造丸可以显著降低 AD 患者的中医症候量化评分，尤其在痰多吐涎、肢体困重、面色晦暗方面改善明显。两组治疗前后 ADAS-cog 积分比较，观察组除爱流泪、幻觉、测试合作、注意力、口头语言 6 项无明显变化外，其余各项存在统计学差异，$P < 0.05$；而对照组中的爱流泪、妄想、幻觉、画图、注意力、测试合作、口头语言、命名物体 8 项改善不明显，$P > 0.05$，无统计学意义，其余各项前后比较，差异有显著性 $P < 0.05$。两组治疗前后组间对比分析，治疗后两组对比差异有显著性，$P < 0.05$。临床认知量表 MMSE 评分比较，治疗前后观察组治疗后 MMSE 积分变化明显，MMSE 分值上升，$P < 0.05$，有统计学差异；对照组治疗后 MMSE 分较前改变，前后比较有统计学差异，$P < 0.05$。

华佗再造丸主要用于治疗和预防心、脑血管疾病及其后遗症，老年期痴呆。临床报道血液检查证实华佗再造丸可以有效降低缺血性脑卒中患者白细胞介素 IL-10 水平，提高血清 SOD 水平，抑制炎性反应，从而改善脑内受损的神经功能。华佗再造丸可以改善 AD 患者疗前后 ADAS-cog 积分、中医症候量表积分、MMSE 量表积分。结合华佗再造丸组成的中药成分的现代药理研究，我们推测，该复方作用机制与其减少脑内 Aβ 沉积，减轻 Aβ 毒性，抑制炎症反应，改善突触可塑性相关。研究结果提示华佗再造丸能够延缓痴呆的进程，使患者中医临床症候改善，进而改善学习记忆力，行为活动能力。

（四）华佗再造丸治疗认知障碍的实验研究

张敬华等对 APP/PS1 小鼠的实验结果表明，用华佗再造丸预处理可以减少 APP/PS1 小鼠脑中的 Aβ 沉积。依据 Aβ 级联假说，Aβ 为 AD 病理变化的直接起始因子。淀粉状蛋白前体蛋白通过称为 α- 分泌酶的蛋白酶活性进行组成性脱落。三种酶属于 ADAM 家族，ADAM9、ADAM10 和 ADAM17。这被认为是预防阿尔茨海默病 Aβ 肽产生的重要机制。ADAM10 是 A 解离素和金属蛋白酶（ADAM）家族的成员，其被认为是淀粉样蛋白前体切割期间的组成型 α- 分泌酶。研究已经证明了 ADAM10 在减少阿尔茨海默病的病理损伤中的有益作用。AD 患者的大脑中的突触中 ADAM10 定位及其活性降低，尤其是在海马中。因此，考虑到 Aβ 的突触毒性和 ADAM10 在减少 Aβ 产生中的作用，在调节 Aβ 活性和维持正常突触功能中突触中适当水平的 ADAM10 是不可或缺的。研究表明可以增加 ADAM10 的表达水平。γ- 分泌酶是一种天冬氨酰蛋白酶，可裂解膜环境中的许多底物。它含有至少 4 种酶活性所需的组分：催化组分早老素（PS1 或 PS2），前咽缺陷 -1（APH-1），早老素增强子 -2（Pen-2）和主要辅因子 Nicastrin。在转基因小鼠中 PS1 的失活导致 APPCTF 在突触前沿的高积累，这可能导致突触可塑性受损和长期记忆缺陷。另外，APP/PS1 转基因小鼠的记忆缺陷可以通过 PS1 的遗传失活来处理，这是有效减少 Aβ 积聚和防止斑块沉积的一种方法。因此，AD 治疗的策略可以包括选择性增加 α- 分泌酶或 γ 分泌酶活性降低以减少 Aβ 产生。实验结果表明，华佗再造丸以减少 Aβ 的沉积，减少 APP 的形成，促进 IDE 的降解。华佗再造丸可以同时调节 APP 的 α 和 γ 降解途径。ADAM10 被认为是淀粉样蛋白前体（ApPP）切割期间的组成型 α- 分泌酶。华佗再造丸可以通过调节 ADAM10 表达来改善痴呆。然而，下层的分子机制仍不完善。研究表明 ADAM10 的表达可以通过 AMPK/SIRT1 方式介导。另外，SIRT1 通过 RAR 转录因子的共激活上调 ADAM10 基因表达，导致 A P 和斑块在小鼠模型中产生减少。另外该研究检测了三组 APP/PS1 小鼠海马 PSD95、SYN 蛋白的表达水平情况。PSD95 为突触后致密蛋白，有研究报道 PSD95 能够侧面反映小鼠脑内的突触数量。实验结果显示华佗再造丸能够提高 6 月龄 APP/PS1 小鼠海马内 PSD95、SYN 的蛋白表达水平，提示华佗再造丸改善 APP/PS1 小鼠认知功能障碍的机制可能与其提高小鼠海马突触蛋白表达有关。

中医是维护国家生殖健康的中华民族传统医药，中药成分复杂，具有多靶点治疗疾病的作用，可以产生一系列显著效应，可以为 AD 治疗提供了希望。华佗再造丸由几种药材组成，包括川芎、当归、冰片等。临床报道显示华佗再造丸能改善认知功能对阿尔茨海默病的治疗有效。从中医理论来看，华佗再造丸中含有许多具有活血化瘀、化痰通络、促进脑智能复苏的药物。同时，华佗再造丸可以通过增强 APP/PS1 小鼠的突触可塑性并减少 Aβ 沉积来改善 APP/PS1 小鼠的记忆障碍。

二、养血清脑颗粒治疗认知障碍

临床上，脑血管病除急性发作外，也可出现慢性发展，表现为认知功能障碍、步态障碍、延髓麻痹、自主神经功能障碍、情绪障碍等，其中认知障碍是一个常见的、重要的临床表现，给患者和照料者带来了严重的负担。患者认知障碍一般为缓慢进展、进行性加重，其特点是初期执行功能和注意力受损明显，患者处理复杂事情的能力降低，不能同时处理多项任务操作或明显减慢，开始时记忆力相对保留。患者认知障碍的表现也与脑小血管病病灶数量、部位、类型等密切相关。如果患者出现关键部位新发的腔隙性梗死，患者也会表现出认知障碍症状突然出现或加重。近年来对脑小血管病的研究越来越多，但是对脑小血管病认知障碍的发病机制及治疗的研究仍然较少。脑小血管是血液循环过程中血液运输系统的一部分，可以调节脑血流、维持正常的血脑屏障、保证神经元细胞及其支持细胞的稳定，发挥正常的生理功能。一旦由于脑小血管病变

☆☆☆☆

出现微循环障碍，首先细胞能量供应及毒物排出受到影响，并且产生氧自由基、钙离子内流等，导致神经元细胞损伤；有的研究表明中枢神经内有害的淀粉样蛋白排出受到影响，异常沉积在脑组织内，从而加快脑组织神经元退行性变化。患者前额叶皮质下环路以及长联络纤维环路受损，早期多表现以执行和注意功能受损为主要表现的皮质下认知障碍，随着疾病的进展，皮质和皮质下均受累，逐渐出现多领域的认知功能障碍。

在治疗血管性认知障碍方面，中医药也发挥了一定的优势。血管性认知障碍属于祖国医学"善忘""痴证""愚痴""痴呆""呆病"等范畴，主要为"中风痴呆症"。其发病机制主要为肾精亏虚，加之饮食、劳倦、情志等因素，导致脏腑功能失调，阴亏于下，阳亢于上，阳化风动，痰瘀互结，脑髓失养，髓减脑消，而发诸证。其病位在脑，涉及心、肝、肾，属本虚标实证。现代流行病学研究发现，卒中后认知障碍的中医证候中，肝肾阴虚是最常见的证候之一。根据中医理论，中成药养血清脑颗粒，治疗阴虚阳亢证脑卒中后认知障碍可取得较为满意的效果。

（一）养血清脑颗粒的组成及作用

养血清脑颗粒由川芎、当归、夏枯草、熟地黄、决明子、白芍、珍珠母、细辛等组成，具有养血行血、补益肝肾、平肝熄风、益智安神的功效。现代药理学研究表明，川芎有抑制平滑肌收缩，增加脑血流量，降低外周血管阻力和血小板表面活性，抑制血小板聚集等作用；当归可补血行血，熟地黄、白芍皆有补血滋阴和阳的作用，当归与熟地黄同用，具有滋阴养血、补益肝肾、祛瘀而又不伤阴的作用；决明子与夏枯草皆有清肝热、抑肝阳之效；珍珠母平肝潜阳安神；细辛以通窍为主。

（二）养血清脑颗粒治疗血管性认知障碍的实验研究

汪小莞等将大鼠随机分为4组，分别为养血清脑颗粒低浓度组0.69g/kg，养血清脑颗粒中浓度组2.08g/kg，养血清脑颗粒高浓度组6.24g/kg，安理申组1.03mg/kg。其中，经小鼠与人体间的等效浓度换算，养血中浓度组和安理申组的剂量与临床患者应用剂量相同。给药2个月后，运用大鼠行为学实验结果表明养血清脑颗粒能够明显改善APP/PS1小鼠认知功能障碍，并呈现剂量依赖的方式。值得注意的是，养血清脑颗粒中浓度和高浓度改善认知功能障碍的效果优于安理申。而且，养血清脑颗粒高浓度口服2个月后，短期空间记忆和长期记忆的形成和保持与野外健康小鼠相似，这表明养血清脑颗粒可以修复APP/PS1小鼠的认知损伤。通过组织学实验证实，养血清脑颗粒可显著减少海马区和皮质区的Aβ沉积，并且呈一种剂量依赖性，表明通过水迷宫和Y迷宫实验发现的养血清脑颗粒改善认知障碍，可能是通过减少 APP/PS1 小鼠海马 - 内嗅皮质 - 扣带皮质区的 Aβ 沉积来实现的。而这种作用可能是通过养血激活 ADAM10，提高 sAPPα 水平，从而使 APP 剪切途径从淀粉样向非淀粉样转变来实现的。研究证明，养血清脑颗粒直接靶向于 Aβ 关键病理靶点，可能成为一种安全的潜在的抗阿尔茨海默病治疗药物。

（三）养血清脑颗粒治疗血管性认知障碍的临床研究

1. 养血清脑颗粒治疗脑小血管病认知障碍　一项关于血管性认知障碍的荟萃分析表明，运用认知功能评估量表及日常生活能力评估量表进行观察，养血清脑颗粒治疗血管性认知障碍有效。马春潮等采用养血清脑颗粒联合多奈哌齐治疗脑小血管病认知障碍，与单独应用多奈哌齐组相比，无论从认知功能的改善还是生活能力的提高方面，结果均显示联合治疗组优于单独治疗组，并且观察过程当中未出现明显的不良事件，安全性良好。两药协同作用，可以改善小血管功能、增加神经递质，双管齐下。养血清脑颗粒可以发挥中药多成分、多靶点的优势，通过促进微循环、提高细胞血流量及氧供、改善毛细血管的通透性、减少氧化应激等对因治疗，多奈哌齐对症治疗增加乙酰胆碱神经递质，改善突触间隙信息传递。两者联合治疗脑小血管病认知障碍，取得更为良好的治疗效果。

2. 养血清脑颗粒治疗卒中后认知障碍　张晨曦等常规加用养血清脑颗粒治疗阴虚阳亢证卒中后认知障碍，不论是临床症状改善，还是认知功能与日常生活能力评分，都显著优于对照组。提示：养血清脑颗粒不仅可以改善认知障碍的症状，还可以改善患者的日常行为能力，值得临床推广。王德永等用养血清脑颗粒联合奥拉西坦胶囊治疗轻度脑卒中后认知障碍患者，研究显示养血清脑颗粒联合奥拉西坦胶囊组三个疗程后 MMSE 总分、MoCA 总分和 ADL 评分高于单用奥拉西坦胶囊组，且血清 NSE 浓度低于单用奥拉西坦组、BDNF 浓度高于单用奥拉西坦组，证实了口服养血清脑颗粒改善脑卒中后认知障碍患者认知功能、日常生活能力效果显著，调整血清 NSE 浓度和 BDNF 浓度水平。综上所述，口服养血清脑颗粒和奥拉西坦胶囊改善脑卒中后认知障碍患者认知功能、日常生活能力效果显著，降低血清 NSE 浓度和提高 BDNF 浓度水平，促进认知功能和神经功能恢复。

发表在《中国卒中杂志》上的《卒中后认知障碍专家共识 2021》认为，养血清脑颗粒可以多环节改善脑部血液循环和调节神经系统，改善卒中患者 NIHSS 评分，改善卒中后认知功能 MoCA 认知评分与 MMSE 精神状态评分，改善 HAMD 抑郁量表评分，改善卒中患者头痛头晕与睡眠障碍。

（朱　元）

第八节 痴呆的针刺治法

中医古籍里最早在《内经》中记有"喜忘""善忘""言善误"等词来描绘痴呆表现的认知障碍。现存医籍中首提"痴呆"名的是《华佗神医秘传》之"华佗治痴呆神方",但该书本身有诸多疑点,部分医者认为该书为汉·华佗撰,唐·孙思邈编集,部分认为非华佗本人撰写,而为托名,且具体成书年代不详。针灸专述中最早出现"呆痴"病名的书籍是晋·皇甫谧的《针灸甲乙经》,而在宋·王执中的《针灸资生经》中命之为"痴证"。明代开始关于本病的记载增多。明·杨继洲《针灸大成》中称以"愚笨""痴呆""呆痴"。明·张景岳《景岳全书·杂证谟》始见"痴呆"名,将"痴呆"作为独立性疾病进行阐释:"痴呆证,凡平素无痰,而或以郁结,或以不遂,或以思虑,或以疑惑,或以惊恐,而渐至痴呆。言辞颠倒,举动不经,或多汗,或善愁……此其逆气在心或肝胆二经。"随着朝代更迭,至清代治疗痴呆的水平达到古代的巅峰。清代·陈士铎在《辨证录》首立"呆病"门,指出"呆病成于岁月之久,而不成于旦夕之暂,若一时而成呆者,非真呆病也"以鉴别真假痴呆,描述年老记忆力减退"人有年老而健忘者,进事多不记忆,虽人述其前事,有若茫然"。后其书《石室秘录》中详述:"呆病如痴而默默不言,如饥而悠悠如失也;意欲癫而不能,心欲狂而不敢;有时睡数日不醒,有时坐数日不眠;有时将己身衣服密密缝完,有时将他人物件深深藏掩;与人言则无语而神游,背人则低声而泣诉;与之食则厌薄而不吞,不与食则吞炭而若快。"叶天士在其《临证指南医案》中称之"神呆",证见"倏尔叫喊,不食不饥不便"。而宋·洪迈在《夷坚志》中记载了"徐偲病忘"此一例老年痴呆患者,其人"暮年忽病忘,世间百物皆不能辨,与宾客故朋友见面不相识……阅三年乃卒。"宋·窦材《扁鹊心语》云:"凡人至中年,天数自然虚衰,或妄想忧思,或为功名矢志,以至心血大耗,痴醉不治,渐至精气耗尽而死。"

一、辨证治疗

主症:轻者可见神情淡漠,寡言少语,善忘,迟钝等症;重者可表现为终日不语,或闭门独处,或口中喃喃,或言词顺倒,举动不经,或忽哭忽笑,或不欲食,数日不知饥。此类患者多数不能自理,甚至不能抵御伤害。

治则:醒脑调神,活血通络。

主穴:印堂、神庭、四神聪、百会、风池、心俞、神门、太溪、合谷、太冲。

方义：百会、神庭属督脉，督脉入络脑，印堂、四神聪属经外奇穴，此四穴可以清利头目，醒脑调神。风池通调头部气血，促进脑络气血运行。印堂、四神聪、百会、神庭、风池均位于头部，并有穴位的"近治作用"。心俞、神门宁心安神、通调气血，太溪可补肾益脑髓。合谷、太冲活血通络，开"四关"。诸穴合用，共奏醒脑调神，活血通络之效。

操作：印堂、神庭、四神聪、百会、心俞均平刺或斜刺 0.5～0.8 寸，风池穴向鼻尖方向斜刺 0.5～0.8 寸，合谷、太冲、太溪、神门直刺 0.5～0.8 寸，诸穴均按虚补实泻法操作，间歇捻转行针，或加用电针。

随症配穴：

1. 肾虚髓减证　症见思维迟钝，表情呆板，脑转耳鸣，善惊易恐，行走艰难，步履沉重，面颊潮红，或有幻听，小便失禁，大便自遗。偏肾阴虚者，舌红，苔少，脉细数；偏肾阳虚者，舌淡，苔薄，脉沉细。

配穴：肾俞（双）、命门、悬钟（双）、大椎。

穴义：肾俞益肾固精、补虚壮髓；命门、大椎属督脉，督脉"入属于脑"，脑为"元神之府"，二穴上下相配可以培元补肾、益智宁神；悬钟穴为八会穴之髓会，脑为髓海，且胆经循行于颞侧部，可以清利头目，充髓健脑。

操作：肾俞、命门、悬钟直刺 0.5～1 寸，大椎向上或向下斜刺 0.5～1 寸。

2. 心脾两虚证　症见神情淡漠，忧虑少欢，心悸，气短乏力，面色萎黄，四肢不温，不思饮食，舌质淡，苔薄白，脉细弱。

配穴：脾俞（双）、胃俞（双）、内关（双）、足三里（双）。

穴义：脾俞、胃俞、足三里健脾和胃、补益气血；内关宁心安神。

操作：脾俞、胃俞向外侧斜刺 0.5～0.8 寸，内关直刺 0.5～1 寸，足三里直刺 1～2 寸。

3. 气滞血瘀证　症见寡言少欢，神情淡漠，或躁动不安，口齿不清，言语错乱，肌肤干燥，面色晦暗，心悸，不寐，午夜夜间低热，舌质紫暗或有瘀点瘀斑，舌下脉络紫暗，脉沉迟或缓。

配穴：气海（双）、血海（双）、膈俞（双）、三焦俞（双）。

穴义：气海、血海行气活血；膈俞为八会穴之一，"血会膈俞"，具有活血化瘀之强效；三焦俞通调三焦，调气机、利水道。

操作：血海、气海直刺 0.8～1 寸，膈俞向外侧斜刺 0.5～0.8 寸，三焦俞直刺 0.5～1 寸。

4. 心肝阴虚证　症见烦躁不安，少寐，耳鸣耳聋，两目昏花，四肢拘急，舌红，苔少，脉弦细数。

配穴：肝俞（双）、行间（双）、侠溪（双）、膻中。

穴义：肝俞补益肝肾；行间、侠溪滋肝阴清虚热；膻中穴为心包募穴，可

☆ ☆ ☆ ☆

以调心营、补心阴。

操作：肝俞向外侧斜刺 0.5 ～ 0.8 寸，行间略向上斜刺 0.5 ～ 1 寸，膻中穴向上或向下平刺 0.3 ～ 0.5 寸，侠溪直刺或斜刺 0.3 ～ 0.5 寸。

5.痰浊阻窍证　症见神情呆板，沉默少言，动作迟缓，肢体困重，形体肥胖，脘闷不饥，泛恶欲呕。痰浊化热者，或见狂躁不安，或见昏睡，舌体胖大，舌质淡，苔白腻，脉滑。痰热者，舌质红，苔黄腻，脉滑数。

配穴：丰隆（双）、中脘、水沟、解溪（双）。

穴义：丰隆为足阳明胃经的络穴，是治痰之要穴；中脘、解溪健脾化痰浊；水沟交通阴阳、醒神开窍。

操作：丰隆直刺 0.8 ～ 1 寸，中脘、解溪直刺 0.5 ～ 1 寸，水沟针尖向上斜刺 0.2 ～ 0.5 寸。

二、循经治疗

根据经络理论，"经脉所过，主治所及"，根据经络循行路线，在针灸整体理论的指导下，足太阳膀胱经、督脉和足少阳胆经循行均过脑，与脑、髓、肾关系密切，人之记性在脑，脑为髓海，肾藏精生髓，故本病循经治疗主取此三条经脉。

1.足太阳膀胱经

（1）从经脉循行来看，膀胱经是十二经脉里唯一入脑的经脉。《灵枢·经脉》中记载："膀胱足太阳之脉……上额，交巅……其直者，从巅入络脑。"由此可见，膀胱经与脑有着直接和间接的关系。老年期痴呆病位在脑，脑为元神之府，主宰人体精神思维情志活动。"经脉所过，主治所及"，膀胱经尤其是头部的穴位，可近治脑部疾病及神志病，必然可治痴呆。

（2）膀胱经与肾经相表里。肾藏精生髓成海即为脑，为人神之所居，清窍之所在。通调足太阳经亦可间接激发肾气，补肾填精生髓，使神机清明，改善痴呆症状。

（3）膀胱经在背部的循行线路囊括了所有脏腑之背俞穴，与五脏经气相通，而五脏之虚损可使经气血津液不能上充与脑，脑髓失滋，渐而痴呆，针刺背俞穴可调理脏腑，预防和控制老年期痴呆的发生。

2.督脉

（1）督脉循行亦过脑，《难经·二十八难》："督脉者……上至风府，入属于脑。"《素问·骨空论》："督脉者……上额交巅上，入络脑……入循膂络肾。"李梴《医学入门》"脑者髓之海，诸髓皆属于脑，故上至脑，下至尾骶，皆精髓升降之道路也。"指出督脉与脑、肾的络属关系，肾与脑通过督脉和足太阳经相互沟通，督脉在肾与脑之间起着输布精髓的作用，脑为本病病位，督脉穴即可近治痴呆，又可间接补髓填精、充养脑窍，使人头脑清醒、增强记忆。

（2）督脉为阳脉之海，诸身阳气皆归其统领；清阳主升，出上窍；"阳气者，精则养神"，故调督脉可调理一身阳气，以养精神。总之，督脉可补肾填精益髓，调阳气，以治疗老年期痴呆。

3. 足少阳胆经

（1）《灵枢·经脉》载："胆足少阳之脉，起于目锐眦，上抵头角，下耳后……"；《灵枢·经筋》："足少阳之筋……循耳后，上额角，交巅上……"胆经循行头侧部，位于头部的穴位可治疗老年期痴呆此类神志病。

（2）清·张介宾《景岳全书》中指出"痴呆证……变易不常，此其逆气在心或肝胆二经……大惊猝恐，一时偶伤心胆，而至神昏慌乱"，认为本病病位在心、肝、胆，心胆虚怯可以导致本病的发生。痴呆与痰瘀有关，《丹溪心法》"气有余便是火"，若胆气有余，生为胆火，炼液为痰或煎血成瘀；胆分泌胆汁，促进消化吸收，胆病则脾胃运化失健，痰湿内生；皆可蒙蔽清窍，致神明不清，神志失常，情志失调等表现。

另外，膀胱经、督脉、胆经分别"当心入散""上贯心""贯心"，都与心有一定的关系，"神明只用出于心"，心与脑、与精神神志有关，选此三条经脉可间接调理心脏，盈心之气血，以疗痴呆。督脉、膀胱经和胆经循行均过脑，与脑、髓、肾关系密切，人之记性在脑，脑为髓海，肾藏精生髓，故本病主取此三条经脉之穴。

三、常用穴位治疗

临床治疗痴呆的针灸处方里，经统计，应用频次最多的穴位为神门、百会、心俞、神庭、大椎、承浆、水沟、风池、悬钟、太溪、足三里、三阴交。

1. 神门　乃手少阴心经的腧穴，亦是心之原气留止之处即原穴，具有宁心安神、理气活血之功。《灵枢·邪客》曰："心者，五脏六腑之大主也，精神之所舍也。"《难经·六十六难》曰："脐下肾间动气者，人之生命也，十二经之根本也，故名曰原……五脏六腑之有病者，皆取其原也。"以上文献指出：心藏神，主宰精神意识思维情志等精神活动；原气为人体生命的根本，原穴是脉气经过和留止的部位，原穴可治脏腑病，也可疗经脉所过之处的疾病。本穴为手少阴心经脉气渐盛之处，即"所注为输"，且为心气出入之门户，故曰神门。心气虚、心血虚可致脑髓失养而出现神志恍惚等痴呆症状；神门一穴，从归经和特定穴作用来看，可疗心疾、补心气，宁心安神宜治痴呆。

2. 百会穴　属督脉，为手足太阳经、足厥阴肝经、督脉经之会，又称"三阳五会"，通一身之阳气，五脏六腑之气血皆会于此，贯达全身，又深系脑髓，为督脉要穴，《灵枢·海论》曰："脑为髓之海，其腧上在于其盖，下在风府。"百会因其位于巅顶中央，诸穴及人体最高点，阳气之交，古人尊百会穴为"天"之门户，与脑的关系最为密切。取腧穴的近治作用即"腧穴所在，主治所及"，有疏通脑络、填髓充脑、安神定志、增神益智之功效，是调控脑功能的一个主穴，就百会穴解剖结构而言，其深层为大脑皮质运动区和中央小叶附加运动区，局部有丰富的周边向中央结聚的动静脉网，因此刺激此穴具有调节中枢神经功能和促进血液循环的作用，且不同刺激量有不同疗效，故百会为治老年期痴呆之要穴。

3. **心俞**　为心的背俞穴，乃心气输注于背部的穴位，能调节心气运动，使心阴、心阳协调，从而改善心主血脉藏神的功能。《灵枢·卫气》曰："手少阴之本，在锐骨之端，标在背腧也。"说明心俞在对心的重要作用，故心俞能治疗心疾，包括老年期痴呆。

4. **神庭**　位居头部，属督脉经穴，为督脉与足太阳、阳明经交会穴，为神之门户，古人云"神者，智之渊也"，有清利头目、醒脑调神、增神益智之功效，是治疗脑病与神志有关病症的重要穴位；现代研究认为神庭穴恰好位于与人的高级思维、精神、记忆密切相关的额叶、顶叶、颞叶的投射区，针刺神庭穴可引起神经传导效应，改善脑的功能。

5. **大椎**　又名百劳穴，意为该穴可治疗百劳虚损，又为"诸阳之会"，针灸可激发督脉阳气，推动督阳之气上汇脑府，通调头部气血、促进脑的气血运行，活血祛瘀以通窍醒神。

6. **承浆**　为任脉最后一穴，与督脉相交，《奇经八脉考》中指出承浆为"手足阳明、督脉、任脉之会"，而任脉为阴脉之海，与诸阳经相会，为阴阳相合，故本穴具有调和阴阳之功。

7. **水沟**　首载于《针灸甲乙经》，属督脉穴，为督脉与手足阳明经之会，穴夹手足阳明经中，为经水交合之处，故名水沟，上鼻气通于天，下口气通于地，天地相通，具有疏通经气、调达神气之功，现代研究表明"水沟"穴可以促进大鼠血管新生，改善微循环。有学者认为脑的功能为体阴而用阳，体阴即脑赖血以濡养，用阳即脑的正常生理活动是保证神志活动的前提，而人的神志活动属阳。承浆与水沟，一阴一阳，阴阳相调，神志才能正常活动，二者相配具有更好的调和脑部阴阳的功效。

8. **风池**　首载于《灵枢·热病》，为足少阳胆经与阳维脉的交会穴，阳维通督，维系诸阳经脉，督脉入脑，可疏通头部气血，促使脑络气血运行。现代研究表明针刺风池穴可以调节血管运动平衡，兴奋动脉壁细胞，扩张血管，使脑血流量增加，改善大脑的缺血缺氧状况，促进脑部血液循环功能。

9. **悬钟**　为足少阳胆经穴，八会穴之髓会，又因足少阳经循行至头部，故与脑部联系密切。太溪，属足少阴肾经，《灵枢·九针十二原》云："阴中之太阴，肾也，其原出于太溪"，为本经原穴，气血所注之处。针刺悬钟、太溪可填精益髓，使髓海充养，气血调顺，从而脑络得以濡养，以利机灵、记忆的恢复。

10. **足三里**　穴出《灵枢·本输》，为足阳明经合穴、胃下合穴，五行属土，为土中之土穴，所谓土生万物，胃与脾相表里，针刺足三里可调补脾胃，培补后天。

11. **三阴交**　最早见于《针灸甲乙经》，穴属足太阴脾经，属脾，络胃，又为肝、脾、肾三经交会穴，可调理肝、脾、肾三脏之气，疏肝以调节全身气机、健脾以资后天之源、补肾以养先天之气，三脏同调，调气补血以养神。临证选取足三里、三阴交意在使后天充养方能濡养先天，从而使脑髓化生有源，神有所养。

四、部位治疗

临床穴位处方上，从穴位全身分布情况上看，头面部及四肢部穴位运用较多。

头面部穴位：百会、水沟、天冲、本神、听宫、完骨、脑空、风池、上星、玉枕、听会、强间、脑户、络却、后顶、悬厘、攒竹、哑门、五处、兑端、龈交、前顶、大迎、承浆。

上肢部穴位：神门、列缺、后溪、内关、前谷、曲池、偏历、天府、少商、间使、尺泽、少海、中冲、少冲、液门、通里、臑会、支正、少府、阳谷、腕骨、小海。

下肢部穴位：飞扬、商丘、丰隆、通谷、隐白、外丘、然谷、筑宾、昆仑、至阴、金门、足三里、委阳、束骨、公孙、悬钟、委中。

背腰部穴位：心俞、膏肓、神道、身柱、大杼。

头面部穴位即在脑部，既有根据经络理论辨证用穴，又有取穴位的近治之意。四肢部主要是远端取穴为主，多取特定穴，尤其是选择五输穴、八脉交会穴和络穴。远端取穴理论来于"标本根结"理论，《灵枢·根结》指出，"根"是脉气所起之处，为手足之端的井穴；头面胸腹的一定部位和器官为脉气所归之"结"；还论述了六阳经的根、溜、注、入，与五输穴的出、溜、注、行、入完全一致，根结理论指出四肢腧穴对头身疾病的重要性。标本理论强调在经络中，脉气集中的四肢部位为"本"；经气弥散于头胸背的部位为"标"。由此可见四肢与头面的关系密切。《灵枢·终始》："病在上者下取之……病在头者取之足……治病者，先刺其病所从生者也。"所以，老年期痴呆虽主要病位在脑，远端取穴同样有理论根据和临床效果。

五、现代针法介绍

中医学认为本病病位在脑。脑为元神之府、亦为髓海，生理上与肾脏密切

☆☆☆☆

相关。痴呆病机总属本虚标实，本虚为年老体衰，肾精亏虚，髓海化源不足，加之脾胃衰弱不足，故致脑失所养，神机失用而发病；标实则为痰浊、瘀血等病理产物上扰脑窍。现代医家或学者在继承前人经验的基础上，结合个人实践经验，提出不同的治则和针刺方法。简述如下：

1. **醒脑开窍针法**　是我国著名中医药专家、天津中医药大学石学敏院士于20 世纪 70 年代提出创立的，该针法基于对中医理论中"神"的深刻领悟，在"脑为元神之府""主不明则十二官危"的理论指导下，指出脑病的关键病理基础为"窍闭神匿，神不导气"，因此创立了"醒脑开窍"针刺法。醒脑开窍针法的主穴为：水沟、内关、三阴交。尺泽、极泉、委中为辅穴。具体操作：针法以"泻"为主，双侧内关，行直刺 1.5 寸为佳。使用捻转、提插结合泻法，施针 2 分钟左右。水沟取雀啄泻法，直至眼球湿润为止。三阴交从胫骨后缘进针，斜刺成 45°为准，进针 1.5 寸后提插，患肢抽动 2 ~ 3 为准。极泉进针 1 寸，提插泻法至上肢抽动 2 ~ 3 次为佳，尺泽与极泉相同，委中取仰卧位，腿抬高，进针 1.5 寸，提插泻法，至下肢抽动 3 次。临床研究表明，醒脑调神针法能有效地改善 VD患者的智能水平和记忆障碍，从而改善其脑的功能状态，提高其生活质量，增强社会适应能力。

2. **三焦针法（益气调血、扶本培元针法）**　是天津中医药大学韩景献教授根据其提出的"三焦气化失司 - 衰老"相关理论创立的，韩教授认为三焦气化统领一身之气，总司五脏六腑功能，推动精、气、血、津液的互化互生。在三焦气化诸气的过程中，随气的升降出入，使神藏于心而寄窍于脑。只有三焦气化功能正常、气血津液升降出入的路径通畅，才能保证人体健康无病，三焦整体气化失常，气血津液升降出入的通道不畅，从而内生风、火、湿、热诸邪及痰、瘀、浊毒等病理产物。这种失常的气化状态成为许多老年性疾病发生的根源。

三焦针法的主穴为：膻中、中脘、气海、血海、足三里、外关。

操作方法：

膻中：向上平刺 0.5 寸，施小幅度高频率捻转补法。

中脘：直刺 1 ~ 1.5 寸，施小幅度高频率捻转补法。

气海：直刺 1 ~ 1.5 寸，施小幅度高频率捻转补法。

外关：直刺 0.5 寸，施平补平泻手法。

足三里：直刺 0.5 ~ 1 寸，施大幅度低频率捻转提插泻法。

血海：针尖向股内侧斜刺 0.5 ~ 1 寸，肌肉瞤动后施大幅度低频率捻转提插泻法。

临床研究表明，"三焦针法"对轻、中度老年期 VD 患者 MMSE 和 ADL 总分均有明显的改善作用，尤其对记忆力、定向力、计算力作用显著，明显改善VD 患者的认知功能。

3. 调神益智针法 是由天津市中医药研究院张智龙教授根据多年的临床经验提出本病的病机"脑髓空虚，痰瘀痹阻，神机失用"为 VD 病机关键。VD 是由于中风日久，若体瘦阴虚之人，则肾精更耗，使髓海空虚，脑窍失养，神机失用；若脾虚湿盛之人，其气血亏虚，则精不化气，精从浊化，痰浊蒙蔽清窍，窍闭神匿，神机失用，灵机记忆皆失而形成的。肾精不足，脑髓空虚为本，痰瘀浊毒内蕴为标。病位虽然在脑，但与五脏功能失调有关，而与肾的关系尤为密切。针对于此，导师以养精益髓，清浊开闭，调神益智为 VD 基本法则，并制定"调神益智针法"为 VD 基本治疗方法，调神益智针法取穴主穴：水沟、四神聪、神庭、大陵、内关、然谷、血海、太冲。除四神聪、水沟、神庭外，其余穴位均双侧取穴。辨证以肾精不足为主，加太溪、三阴交、中注、足三里；以痰浊阻窍为主加丰隆、阴陵泉；以阳气虚衰为主加大赫、关元。具体操作：所选穴位常规消毒，取苏州医疗用品厂生产的华佗牌 0.3mm×（50～60）mm 毫针，垂直刺入。针刺深度以得气为度，四神聪、神庭、血海、然谷、太冲施以平补平泻手法；内关施以徐疾提插补法；水沟、大陵施以徐疾提插泻法，留针 30 分钟。临床研究发现，调神益智针法对 VD 患者认知功能和日常生活能力均有明显改善。

4. 刺督调神针法 是由安徽中医药大学张道宗教授根据中医整体观念中"形与神俱"的理论思想而提出的，张教授从整体出发，在中医理论的指导下，结合现代医学和康复理论的有关知识，认为督脉是奇经八脉之一，起于脑中，出会阴，行于腰背正中。上至项后风府，进入脑内，上行巅顶，因此，督脉与脑、脊髓关系密切。经过 10 余年的临床实践不断完善为一种较为有效的治疗血管性痴呆的针刺疗法。刺督调神针法以督脉经穴为主。

主穴：百会、风府、哑门、神庭、人中、大椎、至阳、腰阳关、长强。

配穴：肝阳暴亢者，加太冲、太溪、丰隆；风痰阻络者，加足三里、丰隆、风池；痰热腑实者，加阴陵泉、丰隆、曲池；气虚血瘀者，加足三里、三阴交、血海；阴虚风动者，加太冲、太溪、风池。

加减：言语謇塞者，加廉泉、通里；惊悸不眠者，加内关、膻中、神门；强哭强笑者，加神门、四神聪、印堂。

操作：患者取侧卧位，其中人中穴，针刺方向斜向鼻隔，以针刺让患者流泪为度，其他穴以得气后，再施提插或捻转手法，加强针感，留针 40 分钟，其间行针 1 次。临床研究发现，刺督调神针法能明显改善 VD 患者的 MMSE 及 ADL 评分。

5. 温通针法 是由甘肃中医药大学郑魁山教授总结其 60 余年临床经验而独创的针刺手法，该手法突出"温""通""补"的作用，具有激发经气并通过守气而推动气血运行，使气至病所，从而起到扶正而不恋邪，祛邪而不伤正，从而疏通经络、填精补髓、醒脑开窍。

☆☆☆☆

主穴：选取百会、大椎、照海、三阴交穴。

具体操作：针穴部位及针具常规消毒后，左手切按穴位，右手将针刺入穴内，候其气至，用力捻按9次，使针下沉紧，针尖拉着有感应的部位连续小幅度地重插轻提9次后，再继续捻按9次，针尖顶着有感应的部位推弩守气，使针下沉紧，同时押手施以关闭法，以促使针感传至病所，守气1分钟，缓慢出针，按压针孔。该手法经大量临床病例证实，可提高血管性老年痴呆患者的学习和记忆能力，明显改善日常生活活动能力，临床疗效显著。实验证明，温通针法可增加机体抗氧化剂的能力，提高GSH和VE的值，有效降低自由基对脑细胞的损伤。

6. 靳三针针法　"靳三针"以广州中医药大学靳瑞教授之名而设，被誉为"岭南针灸新学派"，该疗法常以三穴组合（智三针、脑三针、颞三针等）或三次治疗见效而著称，其对治疗认知障碍有着积极疗效。

智三针穴组：神庭穴为第一针，左右两本穴神为第二、第三针；部位：神庭，在头部，当前发际正中直上0.5寸。本神，在头部，当前发际上0.5寸的神庭与头维穴连线的内2/3与外1/3的交点处；操作：针尖向下或向上平刺0.8～1寸深，捻转针法。

颞三针位于头颞部，位置：耳尖直上发际上二寸为第一针，在第一针水平向前后各旁开一寸为第二、第三针；其中第一针通过率谷穴及角孙穴，前者为足太阳、少阳之会，后者为手足少阳之会；第二针通过手、足少阳、阳明之会的悬厘穴及足太阳、少阳之会的曲鬓穴；第三针位于天冲穴附近，该穴为足太阳、少阳之交会穴；操作：针尖向下沿皮下平刺1.2～1.5寸。

脑三针穴组：脑户穴和左右脑空穴共三穴。位置：脑户穴在后头部，当枕外粗隆上凹陷处。脑空：在脑户穴左右各旁1.5寸处；操作：针尖向下沿皮刺0.8～1寸。研究结果提示，靳三针对VD患者异常的TXB2、6-Keto-PGF1水平有相对较好的良性调整作用，进而也可恢复两者之间的动态平衡，使患者的脑血管扩张，脑代谢率增强，恢复病灶部位大脑的功能。该法能改善脑部缺血缺氧状态，提高血管性痴呆患者记忆力和日常行为能力，有良好的临床应用前景。

7. 辨经刺井针法　是由安徽中医药大学杨骏教授于20世纪90年代提出创立的一种针法，杨教授认为井穴为五输穴之一，位于四肢末端，又是脉气所出之处，标本根结理论又归井穴为十二经之根部所在，刺激易于激发经气，调节脏腑。《灵枢·九针十二原》曰："经脉十二，络脉十五，凡二十七气以上下，所出为井……"，《针灸大成》云："所出为井，井象水之泉"，把井穴比喻作泉水之源头，指出井穴是诸脉气所出之地，脉气犹如泉水初涌，故称井。井穴是十二经脉气血的源泉，是每条经脉气血循行最初之处。《乾坤生意》中记载曰："以三棱针刺手指十二井穴，当去恶血，治一切暴死恶疾，不省人事。及绞肠莎，乃起死回生妙诀。"《针灸大成》曰："……呆痴忘事……可刺手少阴井少冲……""呆痴：神门、少商、涌泉、心俞。"《千金翼方》曰："涌泉……忽忽喜忘……"等文献中都有关于井穴治疗痴呆的记载。现代医学指出，皮肤是外界的各种刺激感觉灵敏，分布大量的感受器，脑部皮质与其相联系的神经元分布广泛。大脑皮质分布着人体各组织、器官的投射区域，投射区域面积的大小与体表感觉的灵敏度有关。指在皮质中的投射面积最大，其灵敏度最高。现代解剖学证实，人体穴位的形成与神经和血管有关，在四肢末端有丰富的含血管神经终末的结缔组织分布，穴位密集，井穴位于四肢末端取穴方便、定位准确，操作安全，且主治病症的范围较广，部位浅表是针灸治疗中高频率、高疗效的穴位应用区域，针刺井穴针感强烈而易于传导激发经气，调节脏腑经络的功能。

辨经刺井针法主穴：百会、四神聪、神庭、本神、足三里。

辨经刺井法配穴：

肾虚髓减：取肝、脾、肾经井穴（大敦、隐白、涌泉）；

心脾两虚：取脾、心、厥阴经井穴（隐白、少冲、中冲）；

气滞血瘀：取胃经、肝经、胆经井穴（厉兑、大敦、足窍阴）；

心肝阴虚：取心、肝经井穴（少冲、大敦）；

痰浊阻窍：取脾、胃、胆井穴（隐白、厉兑、足窍阴）。

井穴定位与功效：

大敦：在足大趾末节外侧，距趾甲角 0.1 寸。疏肝理气，镇痉苏厥。

隐白：在足大趾末节内侧，距趾甲角 0.1 寸。健脾宁神，统血调经。

涌泉：在足底部，卷足时足前部凹陷处，约当足底二、三趾趾缝纹头端与足跟连线的前 1/3 与后 2/3 交点上。苏厥开窍，回阳救逆。

厉兑：在足第二趾末节外侧，距趾甲角 0.1 寸。清泻胃火，宁心开窍。

少冲：在手小指末节桡侧，距指甲角 0.1 寸。清热熄风，开窍宁神。

中冲：在手中指末节尖端中央。醒脑开窍，清心泄热。

足窍阴：在足第四趾末节外侧，距趾甲角 0.1 寸。清头明目，通经开窍。

井穴操作：浅刺 0.1～0.2 寸，针刺得气后施以手法较轻，刺激量较小的平补平泻捻转手法，行针 30 秒。

临床研究表明，辨经刺井对改善 VD 患者的认知功能、日常生活能力、中医证候分析及脑血管平均流速上有显著疗效；实验研究发现，针刺相关井穴可以通过降低 VD 大鼠脑组织 Ca^{2+} 含量，减轻脑神经元的损伤或丢失，提高低灌注的脑组织血流量及清除机体自由基的能力和减轻 VD 大鼠海马 CA1 区神经元变形、坏死，下调促凋亡因子 bax 的表达，从而对脑组织具有一定的保护作用并改善学习记忆能力。井穴刺络放血能够升高 VD 大鼠脑缺血大鼠缺血区脑细胞外 K^+ 浓度，降低 Na^+ 浓度，缓解细胞毒性水肿，VD 大鼠脑缺血后升高的 EAA 浓度得到明显降低，阻止神经毒性，从而起到 VD 大鼠脑损伤的保护作用，

☆☆☆☆

改善学习记忆能力。

8.化瘀通络灸法 是安徽中医药大学杨骏教授于 20 世纪 90 年代提出创立的一种灸法,经过多年临床治疗痴呆的实践运用表明,临床疗效显著。杨教授根据"病变在脑,首取督脉"的理论,认为督脉为"阳脉之海",既可以总督一身之阳气,又可以起到养脑益髓的作用。因此,在其创立的化瘀通络灸法中,所选的 3 个穴位("神庭穴""百会穴""大椎穴")均属于督脉。神庭位居头部,属督脉经穴,为督脉与足太阳、阳明经交会穴,有清利头目、醒脑调神、增神益智之功效,是治疗脑病与神志有关病症的重要穴位;百会穴属督脉,为手足太阳经、足厥阴肝经、督脉经之会,又称"三阳五会",其位置最高,居于巅顶,为督脉要穴,其深部即为脑髓之所在,有疏通脑络、填髓充脑、安神定志、增神益智之功效,是调控脑功能的一个主穴、要穴;大椎穴又称为"诸阳之会",艾灸可激发督脉阳气,推动督阳之气上汇脑府,促进脑的气血运动,活血祛瘀以通窍醒神。化瘀通络灸就是使用清艾条压灸百会、神庭,悬灸大椎,此法可以化瘀血、通脑络、充髓海、醒神志。

化瘀通络灸法主穴:神庭、百会、大椎、涌泉。具体操作:百会、神庭施以实按灸治疗。患者取坐位,于百会、神庭穴上根据患者情况垫 5 ～ 8 层棉布,医者一手持艾条,点燃艾条的一端遂直接按压于百会、神庭穴上的棉布上,手微向下加力,暂停 2 ～ 5 秒,让热感传至深部,待患者自觉按压部有烧灼感立即移除艾条,如此反复操作,持续 15 ～ 20 分钟后,去除艾条和垫铺的棉布。施术期间手的力度要适宜,切勿使燃烧灸条的一端烧透底层的棉布,以防患者灼伤。大椎穴施以灸架灸。艾灸约 30 分钟,以大椎热感透达深部,百会、神庭穴周肌肤红润为宜。实验研究发现,化瘀通络灸可上调 VD 大鼠促血管生成的重要物质血管内皮生长因子、fam 样酪氨酸激酶 1、碱性成纤维细胞生长因子(bFGF)、bFGF 受体的表达,促使丘脑、海马缺血区的血管生成,修复脑内失活的神经元,改善学习记忆功能。临床研究表明,化瘀通络灸可以显著提高血管性认知障碍患者 MMSE、ADL、MoCA 评分,升高血清 IGF-1 水平,中医症状明显改善。

其他还有很多针刺针法研究,如飞经走气针法、回阳九针法、补肾健脑针法、固地开天针法等,不再一一论述。

六、其他治疗

1.穴位注射法 选风府、风池、肾俞、足三里、三阴交,用复方当归或丹参注射液,或用胞磷胆碱注射液,或用乙酰谷酰胺注射液,每穴注入药液 0.5 ～ 1毫升,隔日 1 次。

2.头针法　顶中线、顶前斜线、顶后斜线，将 2 寸长毫针刺入帽状腱膜下，快速行针，使局部有热感，或用电针刺激，留针 40 分钟。

3.耳针法　皮质下、额、枕、颞、心、肝、肾、内分泌、神门。每次以 2 ～ 4 穴，毫针刺，轻刺激，或用耳穴压丸法。

4.眼针法　取双眼眶外区上下焦、心、肝、肾、脾区，用 31 号 25mm 毫针针刺，沿皮横刺得气后留针 15 分钟，无需手法。

针灸疗法是中医学的一大特色，随着近年来科学技术的日益发展，针灸治疗老年期痴呆的方法日趋丰富，包括针刺、艾灸、穴位埋线、穴位注射、穴位贴敷、激光照射、药氧针等，针药结合等多种方法联合治疗愈来愈多，较西药在预防和延缓疾病上具有满意的临床疗效，毒副作用小，契合现代养生康复观念，被广大人民认可，发展前景广阔，临床价值巨大。但临床诊治和科研实验仍然有待提高，需要深入研究。

（柳　刚）

第二部分

西医部分

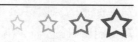

第 4 章
危险因素对痴呆的影响

第一节　血糖对痴呆的影响

在长期慢性高血糖毒性的影响下，全身多种器官受累，包括中枢神经系统。认知是人脑接收外界信息，经过加工处理，转换成内在的心理活动，从而获取知识或应用知识的过程。它包括记忆、语言、视空间、执行、计算等多方面能力。认知功能障碍包括轻度认知功能障碍和全面认知功能障碍（即痴呆）。研究发现,糖尿病患者发生轻度认知功能障碍的概率与非糖尿病患者相比增加 1.5 倍，发生痴呆的风险甚至高于正常人 3 倍。这一系列研究均表明，2 型糖尿病是认知功能障碍的一个风险因素。有学者建议把糖尿病合并认知功能障碍定义为"3 型糖尿病"或"糖尿病脑病"。

糖尿病的病因和发病机制较为复杂，2 型糖尿病认知功能障碍的发病机制亦至今未能完全阐明。研究发现，以下因素可能共同参与糖尿病脑病的形成。

一、血糖因素

1. **高血糖**　神经元损伤是认知功能减退的基础病因，而导致神经元损伤的原因有很多。高血糖通过渗透损害和氧化压力对大脑神经元造成毒性损伤，慢性持续高血糖诱导脑内糖基化终末产物，而糖基化终末产物具有一定的细胞毒性，引起脑内微循环障碍、β- 淀粉样蛋白（β-amyloid protein，Aβ）的形成与老年斑的积聚。同时，糖基化终末产物与自由基联合产生氧化损害也导致神经元损伤。再者，高血糖可引起中枢神经细胞损伤，可引起线粒体功能障碍，线粒体释放细胞色素 C 进入细胞质，并进一步激活凋亡相关蛋白 caspase-3，从而引起神经细胞凋亡。此外，高血糖时醛糖还原酶活性显著增高，使山梨醇在体内不断积累，引起细胞高渗和水肿，从而造成神经细胞损伤，出现认知功能损害。

2. **低血糖**　葡萄糖是大脑唯一的能量来源，大脑对葡萄糖浓度变化非常敏感。中枢神经系统（CNS）正常发挥功能需要葡萄糖的供应，血糖浓度异常将会导致 CNS 功能暂时或持久改变，这是由于大脑不同区域的功能损伤程度是不同的。严重低血糖会损害大脑皮质的神经元，包括海马、基底神经节等，而海马是学习记忆的重要解剖基础和神经中枢。反复严重低血糖可造成海马萎缩等病理改变，引起认知功能障碍。当低血糖发生时，注意力和反应速度最易受到损害，而恢复过程却相当缓慢，因此认知功能损伤常首发出现。此外，低血糖还可以对再次发生低血糖的焦虑抑郁等情绪波动，又反过来影响血糖的控制质量。而老年人低血糖感受性差，常出现无症状低血糖，这可以说明其低血糖感知功能性减退，而反复发作的严重低血糖会使认知功能的损伤累加，对低血糖的敏感性进行性下降，这是一个恶性的循环，最终将导致认知功能障碍。

3.血糖波动　是指血糖水平在其高峰和低谷之间变化的不稳定状态。正常人血糖波动为（1.3±0.5）mmol /L，糖尿病患者血糖波动的次数与幅度增加，波动性高血糖是糖代谢紊乱加重的征象之一，血糖波动可达（5.7±1.6）mmol/L。过高的血糖波动水平加速了动脉粥样硬化的进程并造成微血管壁损害，而血管病变可导致大脑皮质及海马等重要部位血流量减低，这些区域神经元的损伤必然会导致学习记忆相关的认知能力下降。有研究发现，血糖波动可以促进内皮素（ET）-1 含量、肿瘤坏死因子（TNF）-α 和可溶性细胞间黏附分子 -1（sICAM-1）水平明显增加，从而加速细胞凋亡引起内皮功能障碍，进而加重认知功能障碍。此外，血糖波动还能促进海马组织凋亡相关蛋白 Bax/Bcl-2 的表达，诱导海马神经元的凋亡。因此，血糖波动是导致糖尿病患者认知障碍的一个重要因素，认知功能变化与血糖波动程度密切相关。糖尿病患者的治疗既要降低常规血糖指标，又要尽可能减少血糖波动。

二、血管因素

血管因素造成糖尿病患者认知功能障碍的机制可能与脑组织缺血损伤的机制相似。血管病变导致脑血流量降低，使大脑对信息识别、整合等过程发生障碍，导致认知反应和处理能力下降。

1.大血管病变　糖尿病患者长期处于高胰岛素血症的状态，促使血管平滑肌细胞迅速增殖，内皮细胞功能紊乱，进而出现了纤溶状态和高凝血状态，加快了动脉硬化的形成，使得动脉内膜增厚及钙化，导致脑组织处于临床或亚临床缺血状态，海马是脑内重要的与认知相关的区域，也是最容易受到缺血和应激导致损伤的组织，当脑组织血流减少时，海马最易受到损害，进而出现认知功能下降。糖尿病脑小血管病变，可引起大脑白质及基底节区弥漫或局灶性缺

☆☆☆☆

血性梗死，使额叶与皮质下的联系纤维受损，表现为以执行功能受损为主要特征的认知功能障碍。

2. 微小血管病变　糖尿病微血管病变是比较特异的，其主要特征是基底膜增厚。糖尿病患者的微循环有不同程度的异常，基底膜病变常与微循环障碍相互影响，导致血脑屏障受损而引起神经炎性反应及神经退行性改变。有研究表明，神经血管单位与大脑活动的血流动态相关：2 型糖尿病加快血管老化，引起血管损伤及星形胶质细胞功能障碍，使脑血流减少，神经血管单位功能失调，导致神经元的损伤及凋亡，引起认知功能障碍。此外，糖尿病患者的微血管结构发生变化、毛细血管数目减少、动静脉短路增加等都可影响必需营养物质向神经组织转运，脑组织在灌注压下降或血流不畅的情况时易于受到缺氧损害。这些机制均可以说明脑血管因素是糖尿病认知障碍下降的重要原因。

三、胰岛素抵抗与 Aβ 代谢异常

胰岛素是一种重要的神经营养因子，在胰岛素受体的介导下，胰岛素快速通过血脑屏障，被运往 CNS，在 CNS 中，胰岛素与嗅球及丘脑的胰岛素受体结合，控制食物的摄入量、影响认知功能；胰岛素也可调控乙酰胆碱转移酶的表达，而乙酰胆碱是认知功能中的中枢神经递质，乙酰胆碱可能与糖尿病神经认知功能障碍相关。另外，胰岛素还可以调节突触的可塑性，其在学习和记忆过程中起到了重要的作用，而胰岛素信号转导障碍可能会严重影响突触功能，胰岛素受体底物（insulin receptor substrate，IRS）可能在胰岛素对突触可塑性的影响过程中扮演了重要的角色。

胰岛素信号通过 IRS 激活磷脂酰肌醇 3- 激酶（PI3K）通路，此通路出现障碍会导致糖原合成酶激酶活性增加，从而促进 Aβ 合成，导致 Aβ 沉积，Aβ 可以显著削弱突触结构和功能。胰岛素和 Aβ 在结构上相似，Aβ 可以和胰岛素受体竞争性结合，导致脑内胰岛素信号下降，抑制下游细胞内 PI3K 等信号分子，进一步加重 Aβ 对神经元的损伤。2 型糖尿病患者以胰岛素抵抗或高胰岛素血症为特征，在胰岛素抵抗时，内皮细胞功能的损伤导致血脑屏障受损，胰岛素通过血脑屏障的量减少，从而使得大脑中胰岛素水平下降，胰岛素降解酶活力下降，胰岛素降解酶能够降解 Aβ。因此，胰岛素降解酶活力的下降能够促进脑中 Aβ 的沉积，促进认知功能障碍的发展。

四、神经元 Ca^{2+} 稳态失衡

Ca^{2+} 是重要的细胞内信使，参与细胞多种生理活动，当 Ca^{2+} 过度升高可产

生钙超载，钙超载可损伤细胞膜和线粒体，损伤细胞，引起不可逆转的细胞凋亡。长期的高糖环境导致 Ca^{2+}-Mg^{2+}-ATP 酶活性显著异常，致使大量 Ca^{2+} 内流，Ca^{2+} 内流可激活磷脂酶，阻断线粒体电子的传递，释放自由基，诱导神经元凋亡。钙/钙调素依赖性蛋白激酶-Ⅱ是调节学习记忆与突触可塑性的重要蛋白，脑中钙/钙调素依赖性蛋白激酶-Ⅱ的含量降低可引起突触可塑性与学习记忆能力的下降。

五、神经炎症

糖尿病是一种慢性炎症疾病，糖尿病的诸多并发症都伴随着炎症反应。神经炎症在糖尿病脑病中发挥着重要的作用，研究发现，痴呆患者脑部小胶质细胞的炎性反应被激活。糖尿病脑病患者血清中的炎症因子白细胞介素 -6、肿瘤坏死因子 -α、C 反应蛋白、白细胞介素 -β 水平均明显高于不存在认知功能障碍的糖尿病患者，说明炎症因子可以诱导神经元损伤，造成认知功能障碍。

六、氧化应激

活性氧（ROS）及活性氮（RNS）的产生过多，可与脑组织中丰富的脂质生成过氧化氢自由基导致神经元细胞膜脂质过氧化，使神经细胞骨架破坏，神经元凋亡。因此，中枢神经系对氧化应激特别敏感，容易被氧化应激损伤。高血糖会导致脂质过氧化物含量增加，脑内的超氧化物歧化酶（superoxide dismutase，SOD）、过氧化氢酶以及抗氧化酶活性明显下降，蛋白激酶 C（protein kinase C，PKC）被激活，从而造成氧化应激损伤，最终导致神经元细胞死亡，发生认知损害。糖尿病本身存在氧化应激及抗氧化防御机制低下，且糖尿病胰岛素抵抗又增加氧化应激、DNA 损伤和蛋白质氧化，干扰 IRS 的磷酸化反应，阻碍胰岛素信号传导，损伤认知功能。

七、Tau 蛋白异常磷酸化

Tau 蛋白在稳定神经元微管的结构上发挥着重要的作用。高糖环境可刺激海马神经元，游离 Ca^{2+} 的浓度明显增加，激活细胞周期依赖性蛋白激酶的活性，促使 Tau 蛋白磷酸化。Tau 蛋白磷酸化可抑制 Tau 蛋白和微管结合，而过度磷酸化引起神经纤维缠结。而 Tau 蛋白的磷酸化由乙酰葡萄糖胺（O-GlcNAc）糖基化来调节，糖代谢异常时，O-GlcNAc 糖基化下调，导致 Tau 蛋白过度磷酸化，从而损伤神经细胞功能。

☆☆☆☆

八、脑源性神经营养因子

脑源性神经营养因子（brain-derived neurotrophic factor，BDNF）是神经营养因子家族中的一员，广泛分布于中枢神经系统和周围神经系统，以海马及皮质区水平最高，海马区是对学习、记忆至关重要的大脑结构。BDNF 由谷氨酸能神经元合成、储存并释放的。BDNF 具有双重效应，其与酪氨酸激酶 B 受体特异性结合，诱导抗凋亡蛋白基因的表达，促进神经细胞生长；BDNF 有调节突触可塑性，增强海马区的长时程增强效应，长时程增强效应为学习过程和记忆形成过程的基础；BDNF 可促进神经的发生，尤其是海马神经的发生。另外，在缺乏酪氨酸激酶受体时，BDNF 与 p75 受体结合，诱导海马神经元凋亡。有研究表明，糖尿病脑病患者血清 BDNF 水平明显下降，说明 BDNF 参与了糖尿病认知功能障碍的发病过程。

九、肾素 – 血管紧张素系统激活

肾素 - 血管紧张素系统（renin-angiotensin system，RAS）是调节内分泌的最重要的系统之一，其主要成分包括既往研究发现的血管紧张素、肾素、血管紧张素转化酶、血管紧张素 Ⅱ（angiotensin Ⅱ，Ang Ⅱ）、血管紧张素 Ⅱ 受体 1（AT1）、血管紧张素 Ⅱ 受体 2 以及新发现的 Ang Ⅲ、Ang Ⅳ、Ang（1-7）、Ang（1-5）等。近年来研究发现，RAS 不仅是一种全身性的激素系统，同时，机体很多组织如大脑中亦存在局部的 RAS。RAS 家族中的所有成员均可产生于大脑中，参与调节大脑的相关认知功能。高糖情况下，RAS 可被激活，Ang Ⅱ 和 AT1 的水平上调。Ang Ⅱ 可减少脑血流量、抑制海马区乙酰胆碱的释放、抑制 LTP 效应、激活氧化应激来损伤神经功能，引起认知障碍。亦有实验发现，ACE2 mRNA 在糖尿病大鼠海马区中的表达水平下降，增加了 Ang Ⅱ 的合成，并减少了 Ang（1-7）的生成，使 Ang（1-7）无法与受体 Mas 结合而减轻 Aβ 沉积和 Tau 蛋白过度磷酸化，影响认知功能。Ang Ⅳ 亦有改善认知功能的作用。Ang Ⅳ 的特异性受体 AT4 是一种 G 蛋白偶联受体，主要分布在海马和杏仁核区域，与中枢神经系统中胆碱能的分布具有高度的一致性，提示 Ang Ⅱ 和 Ang Ⅳ 可能共同通过对脑组织中乙酰胆碱释放的影响参与糖尿病脑病的发病过程。

十、下丘脑 – 垂体 – 肾上腺轴（HPA 轴）功能亢进

HPA 轴是一个重要的神经内分泌反馈调节系统，参与调节各种应激反应和

代谢紊乱，包括糖尿病。在脑中有两种皮质醇受体，即高亲和力的盐皮质激素受体（MR）和低亲和力的糖皮质激素受体（GR），其中 MR 主要在海马表达，GR 广泛在全身表达，但主要存在于海马、丘脑室旁核和垂体前叶。MR 和 GR 共同协助大脑以平稳应对血液中皮质脂酮水平的波动，维持皮质脂酮水平、维持海马电生理特点及认知功能的稳定。低水平皮质脂酮通过与 MR 结合可达到增强认知功能的效果，而慢性高水平的皮质脂酮通过与 GR 结合则可导致空间立体记忆功能的损伤。近来发现，2 型糖尿病患者体内的 HPA 轴功能活跃，主要表现为皮质醇分泌过多和促肾上腺激素的昼夜节律紊乱，同时伴有海马突触的可塑性下降。实验发现，糖尿病早期，肾上腺皮质功能活跃，引起 GR 水平升高，导致海马功能紊乱，损害认知功能。糖皮质激素可通过增强 NMDA 受体的 GluN2A 亚基途径使细胞内 Ca^{2+} 超载，增加细胞的兴奋性毒性，诱导神经细胞凋亡，并抑制 NMDA 受体激活 ERK1/2，减弱其依赖的神经保护作用的信号传导，从而导致认知功能障碍。

（王欣彤）

第二节　高脂血症对痴呆的影响

随着人们饮食结构及生活方式的改变，高脂血症呈现发病率升高和患者低龄化的特点。高脂血症表现为低密度脂蛋白、甘油三酯、胆固醇升高和（或）不伴有高密度脂蛋白降低。血脂除了可以直接影响神经退行性疾病之外，还可以引起广泛性血管损伤，进而出现认知功能障碍。目前高脂血症被认为是心脑血管疾病的独立危险因素，是动脉粥样硬化的成因之一。脂类物质过度摄入时可使血液中游离脂肪酸增多，脑部神经元对脂肪酸特别敏感，脂肪酸能够通过增加下丘脑神经酰胺的合成，影响神经元的能量代谢平衡，进而扰乱机体的内分泌信号系统，促进认知障碍的发展。在众多的血脂指标中，低密度脂蛋白胆固醇（LDL-C）、胆固醇及载脂蛋白 E（apolipoprotein E，Apo E）是导致认知功能障碍的最强致病因子，而绝大多数的研究结果皆证实甘油三酯水平与认知功能障碍无关。

一、脂代谢

胆固醇和游离脂肪酸等血脂成分与血液中不同蛋白质结合成多种大小及密度不等的脂蛋白。各类脂蛋白的代谢路径因机体内环境不同而各异，进而在各种生理或病理过程中施展着不同的功用。脑内的胆固醇在人体中约占 25%，主要分布在中枢神经系统髓鞘胶质细胞和神经元的细胞膜上，因为血脑屏障的存

☆ ☆ ☆ ☆

在，胆固醇在神经组织中的代谢途径与外周组织有明显差别。在脑内，胆固醇主要在星形胶质细胞和少突胶质细胞中生成，生成后传递给高密度脂蛋白（HDL），它以 Apo E 为止，最后才得以被神经元利用。胆固醇在胆固醇 24S- 羟化酶作用下转化为 24S- 羟胆固醇，从而具备通过血脑屏障的能力，在血液中经低密度脂蛋白（LDL）运输至肝脏，在肝细胞中降解为胆汁酸被排出体外。LDL 是一种运载胆固醇进入外周组织细胞的脂蛋白颗粒，可被氧化成氧化低密度脂蛋白，易在转运过程中损害血管内皮细胞，使超量的胆固醇蓄积在血管壁上，引起动脉硬化。HDL 主要 HDL-C 的形式起作用，能减少动脉平滑肌细胞胆固醇的集聚，帮助去除血液中胆固醇及含有甘油三酯的脂蛋白的残余物质，通过多途径使 LDL 的氧化受到控制。因此，HDL 浓度的增高有利于外周组织胆固醇的移除，平滑肌细胞内胆固醇的清理及内膜脂质集聚的抑制，是抗动脉硬化的有力血液成分。载脂蛋白（Apo A）在结合与转运脂质、维系和稳定脂蛋白的结构、参与脂蛋白受体的识别及调节脂蛋白代谢关键酶的活性等方面起重要作用。ApoA1 作为卵磷脂胆固醇酰基转移酶的激活剂，具有抑制内膜脂质沉积作用及清除平滑肌细胞内胆固醇作用。ApoA1 是 HDL 的主要载脂蛋白。人体内还有一种载脂蛋白称为 Apo B，作为 LDL 的主要载体，LDL 中分布着约 90% 的 Apo B，故 LDL 的水平即是 Apo B 的水平，呈正相关关系。Apo B 还能起到催化剂的作用，巨噬细胞内胆固醇的酯化就是由它来促进。Apo A/B 比值 < 1.0 是一个重要危险因子，可以导致动脉硬化，其敏感性及特异性极高，用于对动脉硬化系数的检测。Apo E 主要在肝脏合成，也可合成于中枢神经系统，是 VLDL、HDL 的重要组成成分，在脂代谢中发挥着无比重要的作用，它可将胆固醇和脂质小体转移出血管，并清除它们。Apo E 在新生神经细胞及纤维的生长,损伤神经的修补复原方面都发挥着极其重要的作用。脂蛋白（a）[LP（a）] 是一种独立的脂蛋白，是 LDL 以其载脂蛋白 B-100 与载脂蛋白（a）以 S-S 键相连接而成。LP（a）是动脉硬化的独立危险因子，并且与纤溶系统及细胞组织的修复有关。LP（a）由遗传决定，不受饮食、性别、年龄和一般降脂药物影响，并与其他脂蛋白、载脂蛋白无关，LP（a）结构独特，与 LDL 相似，但多了一个与纤溶酶同源的 Apo（a）。LP（a）可与血小板结合，促进血小板活化，使其聚集性升高。

二、血脂成分与认知的关系

1.胆固醇　高胆固醇血症可引起血管内皮细胞发生病理改变，主要表现在结构改变和功能障碍，导致脑组织灌注受损，氧和葡萄糖等物质正常运输受阻，引起神经细胞病变，极易出现脑血管终末事件。一方面动脉粥样硬化病理改变加快，另一方面脑血流速度放缓，脑代谢异常，从而使认知功能障碍加速发展。目前研究证实，胆固醇水平的高低影响 β 淀粉样蛋白（Aβ）前体蛋白（APP）的代谢。APP 在正常人体内的分解主要由 α- 分泌酶和 γ - 分泌酶进行，产生可溶性的 APPα，而在认知障碍患者中 APP 的分解主要由 β- 分泌酶和 γ - 分泌酶进行，产生过多的 Aβ，最终形成老年斑。高胆固醇还可降低外周血 Aβ$_{42}$ 水平，其中的机制目前不是很明确，但认为可能和氧化应激反应相关，而 Aβ$_{42}$ 是淀粉样斑块形成的生物学标志物。这些研究表明血脂升高可能还会影响淀粉样斑块的形成，而淀粉样斑块是认知功能障碍的常见病理表现。此外，高胆固醇可能通过影响血脑屏障对 Aβ 的转运机制造成脑内 Aβ 的积聚，这可能是其促使认知障碍发生的一个重要原因。再者，胆固醇通过直接和间接途径影响 Tau 蛋白异常磷酸化和神经原纤维缠结，从而损伤神经细胞功能，导致认知障碍。

2. 脂蛋白（a）[LP（a）]　是一种特殊代谢的脂蛋白，与其他脂类不同，它在代谢过程中不会转变，所以不会成为血浆中其他脂蛋白，也不产生代谢产物，所以 LP（a）是一个比较敏感的检测指标。经研究发现它参加人体脑内脂蛋白代谢，LP（a）水平增加导致病理状态的出现，其在动脉壁上的沉积导致动脉粥样硬化。它是导致动脉硬化的独立危险因素。它导致认知功能障碍的最主要因素就是大动脉的硬化。有国内外研究表明，阿尔茨海默病患者血清 LP（a）数值较正常人升高，与血管性痴呆患者相仿，表明 LP（a）数值增高与痴呆有关。

3. 低密度脂蛋白（LDL）　主要功能是从肝脏将胆固醇运送到全身细胞和组织以供利用。当 LDL 过量时，其携带的胆固醇将积存在动脉壁上，使动脉硬化及斑块形成，管腔狭窄，血流受阻，导致脑部血供应不足，引起脑血管发生缺血性改变，最终引起认知功能损伤。另外，LDL 水平偏低时，会引起脂肪肝等一系列肝损伤，肝脏解毒功能下降，导致血液中毒素水平剧增，大分子毒性物质使得血液黏稠度增加，血流速度缓慢，最终停滞在人体的毛细血管中，造成慢性缺血，引起认知障碍。

4. 载脂蛋白 E（apolipoprotein E，Apo E）　是一种多态性蛋白，与脂蛋白的转化与代谢密切相关，Apo E 的浓度和甘油三酯呈正相关。人群调查发现，Apo E ε 4 等位基因可明显提高正常人的胆固醇浓度，是认知功能障碍发生相关的遗传易感基因，亦可增加认知功能障碍的危险度。同时，其在老年痴呆的病程进展中发挥重要作用。Apo E ε 4 等位基因对认知功能的影响机制尚不明确，可能有以下几种：① Apo E ε 4 基因促进脑内 Aβ 的沉积和神经原纤维的缠绕，以及增加了糖基化终产物的生成。② Apo E ε 4 可能通过氧化应激反应导致神经系统的损伤。③ Apo E ε 4 调节血液中脂类物质如胆固醇等的转运、分布及代谢，从而抑制神经突触的再生。

（王欣彤）

☆☆☆☆

第三节　高血压病对痴呆的影响

　　近年研究发现，血管性危险因素与痴呆有关，同时也参与痴呆的发生和发展，而高血压作为最常见且最重要的血管性危险因素，也是痴呆最重要的人群归因危险因素。

　　1. 动脉硬化　长期的高血压使脑部及颈部的动脉都将发生相应的病理改变，早期仅表现为全身细小动脉痉挛，血压持续升高数年后可引起靶器官的动脉严重受损，表现为细动脉内膜下透明样变、动脉内膜中层增厚变硬和纤维素样坏死、斑块形成，在大中动脉的表现则以管壁细胞肥大为主，并发生内膜及中层增厚、管壁僵硬和弥漫性血管扩张，造成管腔狭窄、血流阻力增加，导致大脑的重要功能区如海马血流灌注不足，脑血流减退，除在额叶前皮质和扣带前回皮质明显外，皮质运动区和海马也有减退，因此注意力、执行功能及心理运动、信息处理速度会大大受限。可能的机制：高血压患者肾素 - 血管紧张素 - 醛固酮系统过度激活，血管紧张素 II 生成增多，增多的血管紧张素 II 可损害血脑屏障，进入血管周隙，与血管周巨噬细胞上的血管紧张素 II 1 型受体结合，使还原型辅酶 II 氧化酶 2（NADPH oxidase 2，NOX2）活化，进而催化产生活性氧自由基，致血管发生重塑。大脑作为功能高度活跃而无能量储备的器官，对氧和葡萄糖的缺乏非常敏感，长期脑血流降低使氧及葡萄糖供应缺乏，脑血流量及能量代谢改变，继而海马萎缩，引发 5- 羟色胺、多巴胺、去甲肾上腺素含量降低，导致认知功能严重受损而发生痴呆。

　　2. 脑白质损伤　脑血管在一定的血压范围内可自动调节以满足脑血流量的需求。如果出现血压过高或者高血压持续时间过长，这种自动调节的能力都会减弱甚至消失，而且代偿动脉压突然下降的能力也会减弱，当血压在生理范围内骤然下降时，白质内的脑血流供应也会显著降低，而引起脑白质损伤。与此同时，持续性的血压增高或静脉回流障碍可引起血管水肿以及血脑屏障受损，脑细胞通透性发生改变，导致小血管病变或缺血梗死时，出现脑白质损伤。脑白质损伤会破坏皮质和皮质下的联系结构，影响信息传递，损害认知功能。高血压和脑白质病变与认知功能障碍有明显的相关性，脑室周围白质病变扩大可增加痴呆的风险。

　　3. 脑灰质病变　年龄和高血压与大脑的萎缩有关。认知功能障碍患者的脑部结构改变主要包括颞叶内外侧区、扣带回、顶叶和额叶正中区域的改变。而最早大脑结构的改变发生在海马和内嗅皮质区。前额皮质、海马、下颞皮质以及顶下小叶是年龄增长和原发性高血压最易损害的区域。而且值得注意的是，辅助运动区、楔叶、下丘脑以及内嗅皮质受到年龄因素的影响较小，而受到高血压的影响较为显著。因此，高血压不但能加重年龄因素对脑部结构的影响，还能使那些不易受到年龄因素影响的区域结构发生改变。

4. Aβ 沉积 高血压人群的神经元活动或内皮细胞对脑血流量的调节减弱，且随着血压的升高，认知功能呈现减弱趋势。高血压导致脑的大动脉及毛细血管损害，从而破坏血脑屏障，导致血管通透性增加和 β- 淀粉样蛋白（beta-amyloid protein，Aβ）的沉积，并且可能加重 Aβ 介导的血管功能失调；同时可以损伤血管 Aβ 的清除，增加淀粉样蛋白前体裂解产生的 Aβ。这两种机制都可能增加脑内软组织和血管中 Aβ 的水平，加重血管和突触的功能失调。另外，高血压微血管病变引起淀粉样蛋白、Tau 蛋白清除下降及分泌增多，反过来，Aβ、Tau 蛋白异常引起血管调节功能受损。

5. 血压波动 正常人的血压 24 小时内是呈杓型节律性波动的，高血压患者由于自主神经调节功能受损，造成交感神经活动性增加，因此高血压患者的 24 小时血压波动曲线经常出现非杓型、超杓型和反杓型等异常血压曲线。有研究表明，动态血压节律改变与患者的认知功能损害有关。分析昼夜节律异常引起认知功能损害的机制可能如下。

其一，夜间血压均值下降不足时，过度持久的压力负荷破坏了脑血管的正常结构和功能，脑血管的自动调节能力的降低导致脑血流灌注减少，同时也可能增加脑血管事件的发生率，从而影响大脑各区域认知功能状态。

其二，血压昼夜节律异常可能介导了脑白质病变和腔隙性梗死的发生过程，而脑白质病变和腔隙性脑梗死又与认知功能的下降显著相关，在认知功能障碍的形成发挥重要作用。

其三，非杓型血压患者夜间持续高血压负荷可损伤脑血管内皮细胞，导致血小板激活和炎症反应，不仅加速了动脉粥样硬化的形成过程，导致脑血管狭窄、原位血栓形成而影响脑血流灌注，而且产生过多自由基和氧化应激反应，共同作用导致脑细胞损伤，最终引起认知功能下降。在正常人群中，夜间血压均有适度的下降，高血压病患者出现夜间血压的高负荷，将导致血管壁弹性改变，引起大脑血管的供血不足，出现脑缺血性改变；而脑缺血性疾病出现部分脑组织低灌注时，引起脑组织自主调节功能的紊乱，打乱了正常的血压昼夜节律和变异性，又反过来引起夜间血压的升高，形成恶性循环的过程，逐渐影响老年高血压病患者的认知功能，最终导致痴呆或者脑血管事件的发生。

6. 血脑屏障破坏 在高血压动物模型及高血压患者中，均可发现血脑屏障完整性受到破坏，其机制尚未完全阐明，可能高血压通过对脑血管结构及功能的影响导致脑血流减少，特别是易受影响的脑白质区域处于缺血、缺氧状态，进而激活金属蛋白酶，使血脑屏障遭到破坏，随着血脑屏障遭到破坏，脑血管通透性增加，血液中的蛋白渗入脑组织中，引发血管及管周炎症、微血管血栓，

☆☆☆☆

继而导致脑白质受损，出现认知功能障碍。

7. 同型半胱氨酸（Hcy）　研究显示，75% 高血压患者同时伴有高同型半胱氨酸血症（HHcy）。Hcy 是一种含硫的氨基酸，是蛋氨酸循环的中间产物，在循环中起重要作用，其在体内相关酶作用下可重新生成蛋氨酸。因 Hcy 对小血管具有损伤作用，多能参与多种疾病的发生发展。研究证实，血浆 Hcy 水平也与认知功能减退密切相关。目前认为 HHcy 对认知功能损害的途径主要有以下几个方面：① HHcy 能损伤血管内皮，抑制血管内皮生长因子，对小血管的功能造成损害，导致脑血流量不足，血氧交换减少，并且 Hcy 能介导短暂性脑缺血，从而导致认知功能障碍。② HHcy 能使脑内 S- 腺苷高半胱氨酸（SAH）分解减少，降低其甲基化速度，增加脑内浓度，导致神经元对损伤敏感。③ HHcy 抑制 DNA 甲基化，增加神经毒性蛋白 β- 淀粉样蛋白合成增多。④ HHcy 能降低蛋白磷酸酶 -2A 的活性，从而使 Tau 蛋白积聚，造成神经纤维缠结，导致局部脑萎缩，诱导认知功能损害。

（王欣彤）

第四节　肠道菌群对痴呆的影响

肠道菌群是寄居于宿主肠道内并与宿主共生的多种微生物群落的总称，参与维持宿主的肠道微生态平衡。人类肠道菌群包含 $10^{13} \sim 10^{14}$ 个微生物，其数量是人体细胞的 10 倍；人体基因组大约有 2.3×10^4 个基因，而肠道菌群基因组大概有 3.3×10^6 个基因，约是人体基因组 150 倍。肠道细菌主要由厌氧菌、兼性厌氧菌和需氧菌组成，其中专性厌氧菌占 99% 以上，而双歧杆菌和乳杆菌占细菌总数的 90% 以上。人体正常肠道菌群已被视为宿主生存所必需的"生理器官"，其组成具有宿主特异性，并随宿主内外环境的变化而变化，且充分参与宿主生理、生化、病理和药理的整个过程及能量的提取与储存。在基本层面上，肠道微生物群与人类宿主之间的联系是一种共生关系，其中宿主肠道为细菌生长提供了一个环境，而细菌有助于宿主体内的稳态控制。

大量研究证据指出，肠道菌群参与了宿主神经 - 内分泌 - 免疫网络的调节，其与认知功能障碍的相关性也逐渐被人们所重视。老年人肠道微生物群组成的主要特征是多样性下降，产生丁酸盐的物种数量减少。相关分析表明，黏液菌、拟杆菌和萨特菌的丰度与认知能力呈负相关，克里斯滕森菌科与认知能力呈正相关。T-RFLP 分析显示肠道微生物群的组成存在差异：痴呆患者的类杆菌（肠型Ⅰ）数量较低，"其他"细菌（肠型Ⅲ）数量高于非痴呆患者。多变量分析表明，肠道Ⅰ型和肠道Ⅲ型细菌的数量与痴呆症密切相关，类杆菌患病率较低，其他细菌患病率较高，与痴呆独立且强烈相关，这些关联性强于传统痴呆生物标志物。

在颈动脉狭窄和冠状动脉疾病研究中也有相似的关联。类杆菌能调节内皮细胞功能并减少炎症，与痴呆存在负相关性。

认知功能障碍及其各种危险因素如高血压、高胆固醇血症、糖尿病、代谢综合征、动脉粥样硬化的发病均是由宿主遗传因素和环境因素共同参与导致的，而肠道菌群在其中发挥着不可忽视的作用。

1. 肠道菌群与高血压病　研究显示，作为人体第二基因组的肠道菌群可产生人体自身无法合成的物质，并通过物质代谢影响血压的水平。无论高血压大鼠还是高血压患者，肠道菌群的丰度和多样性均显著降低；进一步的研究发现，自发性高血压大鼠肠道中厚壁菌门/拟杆菌门的比值是血压正常大鼠的 5 倍，厚壁菌门/拟杆菌门的比值可作为肠道菌群失调的标志物。肠道菌群的代谢产物短链脂肪酸（short-chain fatty acids，SCFA）是肠道菌群的重要代谢产物，具有调节菌群平衡、改善肠道功能及参与免疫调节等作用。SCFA 可通过与 G 蛋白偶联受体 41（G protein-coupled receptor 41，Gpr41）和嗅觉感受器受体 78（olfactory receptor 78，Olfr78）结合调节血压。

2. 肠道菌群与动脉粥样硬化　2012 年发表于 *Nature* 的一项宏基因组学研究表明，症状性动脉粥样硬化（AS）与肠道菌群改变相关；该研究发现症状性 AS 患者 [患者罹患小卒中、短暂性脑缺血发作（TIA）或视网膜动脉闭塞，影像学证实存在颅内外斑块] 与正常对照相比，其肠道菌群有益菌（如柔嫩梭菌）含量减少，而有害菌（如 Collinsella）含量增高，且菌群编码肽聚糖等有害物质的基因表达增多。有证据表明，来自肠道微生物群的化合物，无论是细菌结构还是进入血液的成分，都能激活巨噬细胞，使其处于致动脉粥样硬化的促炎状态。这一过程可能导致心血管疾病和血管性痴呆的发展。

3. 肠道菌群与糖尿病　两者密切相关，糖尿病患者存在肠道菌群失调。新诊断 2 型糖尿病组拟杆菌的相对丰度低于正常糖耐量组和糖尿病前期组，而 Dorea、普氏菌和 Collinsella 在 2 型糖尿病组中的相对丰度高于正常糖耐量组。肠道菌群失调导致 SCFA 的水平降低，从而影响血糖的调节。另外，肠道菌群结构和功能的改变也会诱导机体产生轻度慢性炎症，导致胰岛素抵抗，从而促进糖尿病的发生、发展。

肠道菌群对人体神经系统影响的研究才刚刚起步，但越来越多的数据表明，肠道菌群可通过肠 - 脑轴影响神经行为疾病。"肠 - 脑轴"的概念最早是由美国哥伦比亚大学神经学家迈克·格尔松教授提出，即由肠道、神经系统（包括肠神经系统和中枢神经系统）和肠道菌群共同构成人体的"第二大脑"。肠道菌群能通过多种途径影响胃肠功能和神经，与肠、脑之间存在相互调控作用轴，即菌群 - 肠 - 脑轴。且这种调节功能是双向的，菌群可通过肠 - 脑轴影响中枢神经系统功能，而中枢神经系统也可通过上述途径影响肠道菌群的组成及功能。这

☆☆☆☆

种调节主要是由神经、免疫、生化和内分泌等途径构成。

(1) 神经途径：首先是通过迷走神经交流途径。迷走神经是复合神经，既有传入神经，也有传出神经，它在脑与肠道的信号交流中扮演了重要角色。肠道细菌可以直接刺激肠神经系统的传入神经元，通过迷走神经向人脑发出信号，影响情绪、记忆和认知，在临床上与各种疾病有关，如慢性疲劳综合征、酗酒、不宁腿综合征和纤维肌痛等。同样，肠道微生物组分的任何变化都会通过迷走神经传递到中枢神经系统，这种交流会对认知、行为和应激反应产生影响。而益生菌对焦虑行为的改善作用也是通过迷走神经介导的。

(2) 免疫途径：免疫系统在肠与脑的交流系统中发挥了重要作用。宿主的天然免疫受体可识别肠道细菌细胞壁的结构性成分如脂多糖（lipopolysaccharides, LPS）进而导致促炎症因子分泌增加，通过血清中促炎症因子如白细胞介素-1（interleukin-1，IL-1）、白细胞介素-6（interleukin-6，IL-6）和肿瘤坏死因子-α（tumor necrosis factor α，TNF-α）等引起认知功能损害。短链脂肪酸（SCFA）如乙酸、丙酸和丁酸作为肠道细菌的发酵产物在宿主肠道免疫稳态调节中发挥了关键作用。丙酸可促进调节性 T 细胞的发育，调节性 T 细胞具有抗炎症作用，同时可以阻止肠黏膜组织的过度炎症反应。SCFA 是小胶质细胞完整性的关键调节器，可导致老年人认知衰退。研究显示，黄芩素可以改善 SAMP8 小鼠的衰老状态，改善其认知功能，这种作用可能归因于抑制皮质促炎细胞因子和调节肠道微生物群。口服短乳杆菌 OW38 给老龄小鼠可以加强肠屏障的紧密连接，降低循环脂多糖水平和促炎细胞因子的表达，抑制 NF-κB 的激活，使结肠和海马中的类杆菌增多，衰老标志物 p16、p53 和 samhd1 减少。

(3) 生化途径：也是肠-脑轴交流的机制之一。肠道细菌可产生多种对中枢神经系统有影响的代谢产物，如 D-乳酸盐、氨和短链脂肪酸。产生 D-乳酸盐的细菌数量增加和肠道屏障功能受损可导致脑功能障碍。细菌分泌的脲酶可催化尿素水解为氨和二氧化碳，而氨是一种神经毒性分子。血液中氨水平升高的状态称为高氨血症，可导致血脑屏障的完整性受损，脑内神经递质 5-羟色胺和多巴胺、假性神经递质章鱼胺和苯基乙胺的产生异常，从而引起认知功能障碍。

(4) 内分泌途径：肠道细菌可合成 5-羟色胺、肾上腺素、多巴胺、乙酰胆碱或 γ-氨基丁酸（GABA）等神经递质，并在肠-脑轴交流中发挥作用。这些神经递质可以通过肠道神经系统传入大脑，可能影响中枢神经系统中的神经递质水平。如果肠道传递的这些物质水平发生改变，则会影响大脑的正常功能，进而对认知功能产生正面或负面的影响。研究发现，丁酸梭菌（CB）治疗可增加 5-HT 和胰高血糖素样肽-1（GLP-1），上调脑源性神经营养因子（BDNF）表达，激活大脑（GLP-1）受体，显著改善慢性不可预测的轻度应激（CUMS）诱导的小鼠抑郁样行为。

肠道作为人体的内分泌和免疫器官，其内寄居的微生物在维持宿主健康中起着重要的作用。肠道菌群可以通过神经、免疫、生化以及内分泌途径与中枢神经系统进行信息交流，影响宿主的脑功能，进而影响宿主的行为和情绪。痴呆是多种因素综合作用的结果，其危险因素复杂多样，如高血压、糖尿病、高血脂及动脉硬化等。肠道菌群在痴呆的发病过程中发挥着重要作用，菌群失调不仅增加了痴呆的风险，还影响着痴呆的预后。近年来，肠道菌群在认知功能障碍中的作用越来越受到重视，并为痴呆的治疗提供了新的思路，相信未来有可能成为痴呆治疗的新靶点。

（骆宁真）

第 5 章
痴呆的辅助检查进展

第一节 痴呆的临床评估量表

一、痴呆的诊断量表

1. 简易智力状态检验量表（MMSE） 适用语言运动功能正常者，缺乏完整认领域层面评估，对痴呆早期检测不敏感，不可鉴别非痴呆，为评估抗 AD 药物治疗主要工具。

2. 认知功能检查量表（ACE） 对早期痴呆敏感，可预测 MCI 转变痴呆个体。ACE-R 量表在额颞叶痴呆、路易体痴呆等以执行功能和注意力损害为表现疾病检测中灵敏度和特异度更高。ACE-Ⅲ弥补 ACE-R 复述、理解空间方面不足。

3. 蒙特利尔认知评估量表（MoCA） 对轻度认知功能障碍筛查敏感。用时短，受文化、经验，环境及被试者状态等影响。中文版 MoCA 在阿尔茨海默病、血管性痴呆、帕金森病等疾病中，敏感性、特异性都较高。

4. 韦氏记忆量表（WMS） 对 AD 早期诊断和鉴别相当敏感。中、重度患者测验难度大。

二、语言评估量表

1. 波士顿命名测验 对患者日常生活中熟悉事务命名能力考察。轻度阿尔茨海默病、皮质下疾病（如多发性硬化和帕金森病）均较敏感。

2. 语言流畅性测验 检测优势半球额叶及颞叶功能，评价语言能力、语义记忆和执行功能等。分语义流畅性、语音流畅性和动作流畅性。受教育程度影响。门诊简单易行。

3. 失语症检查法 可对失语者系统评价，根据患者表现明确失语类型，有助定位和定性。

4. ACE

（1）鉴别 AD 与额颞叶性痴呆（FTD）：采用 VLOM 比值鉴别诊断 AD 和 FTD，AD 患者语词流利性及语言方面分值较高，定向力和记忆方面得分较差，FTD 患者与此相反。

（2）鉴别患者行为异常型（bvFTD）与类似精神病综合征：认知损害 ACE 分值不断下降，拟 bvFTD 表型患者较长时间内分值无明显变化，与正常对照组相比无明显差别。

（3）鉴别 AD 与词义性痴呆（SD）：通过计算语义指数，反映 ACE 量表命名、阅读和时间定向力子分数显著差异。有效性在 ACE-R 中尚未证实。具有鉴别潜能。

三、日常生活质量评估

1. 社会功能问卷（FAQ）　与日常生活能力量表类似，适用轻度痴呆引发日常功能下降者。

2. 进行性恶化评分（PDS），痴呆残疾评估（DAD）　对进行性恶化患者以及痴呆造成残疾者适用，对痴呆恶化、残疾评估有一定积极意义。

3. 日常生活能力量表（ADL）　对患者日常生活能力及诊断有一定辅助作用，认知障碍和日常生活能力缺损患者，怀疑痴呆者，先做 MMSE，再做 MoCA。认知障碍无日常生活能力缺损患者，先做 MoCA。

4. 阿尔茨海默病协作研究日常能力量表（ADCS-ADL）　对于认知能力下降严重者，用于重度痴呆患者日常行为能力的评估。

四、疗效评估量表

1. 阿尔茨海默病评定量表 - 认知部分（ADAS-Cog）　包括定向力、语言、结构、观念运用，词语即刻回忆和词语再认。用于痴呆药物疗效评估、阿尔茨海默病评估，不适用轻和重度痴呆评定，不用于痴呆病因鉴别。

2. 临床总体印象 - 变化量表（CGIC）　在临床和抗痴呆药物试验应用广泛，评定疾病变化程度，任何疾病都适用。采用 8 级记分法（0～7 分）。

3. 临床访谈对病情变化的印象补充量表（CIBIC-Plus）　是目前最具影响力总体评价量表。操作简单，对微小变化的检出能力非常有限，研究证实，具有临床意义。

4. 日常生活能力量表（ADL）　对患者日常生活能力及药物治疗后期诊断都适用。VD 临床诊断及功能评价缺乏理想生化指标，可用 AD 为评价工具，ADAS-Cog 缺乏评价患者日常生活能力和社会功能条目，采用 ADL 补充。

☆☆☆☆

5. **严重损害量表（SIB）** 包括社会交际、记忆力、定向力、语言、注意力、应用能力、视空间能力、结构能力、定向命名 9 项内容，内容全面，耗时适当（30 分钟），操作佳。该版本在中国目前拥有中文版。

6. **严重损害量表 - 缩减版（SIB-S）** SIB 简化版，适合 MMSE 评分 < 5 分或者异常焦虑患者，测试时间短。重度痴呆阶段可作为跟踪认知功能测试工具，在中度痴呆阶段早测评，可发现患者认知功能进一步衰退。但有教育偏倚风险。

7. **简易精神状态检查表 - 重度（SMMSE）** 作为认知功能严重受损的 AD 患者量表，操作简便，具有良好的信度和效度，MMSE 评分 < 9 分，SMMSE 评分与 MMSE 评分呈正相关，SMMSE 扩展 MMSE 测量认知领域。无须特殊培训在患者床边直接开展，在测量认知功能随时间的变化方面存在一些缺陷。

（刘怀峻）

第二节　痴呆影像学诊断

一、痴呆在头颅 CT 中的表现

1. **阿尔茨海默病（AD）** CT 多出现皮质萎缩、脑沟增宽、海马内侧脑池增宽现象。CT 平扫萎缩部位主要集中在额叶及颞叶。VD 及 FTLD 组皮质萎缩、脑沟增宽、海马内侧脑池增宽 CT 平扫结果发生率相似，无统计学意义。

2. **血管性痴呆（VaD）** CT 显示皮质和白质内多发的大小不等低密度梗死灶，可见皮质下白质或侧脑室旁白质的广泛低密度区。

3. **额颞叶痴呆** CT 表现是额叶和（或）颞叶不对称性萎缩；额颞叶痴呆患者 CT 检查无特征性改变，部分病例可见弥漫性脑萎缩或局灶性额叶萎缩，程度较轻。

4. **路易体痴呆** CT 表现内侧颞叶结构相对保留。

二、痴呆在头颅 MRI 中的表现

1. **阿尔茨海默病（AD）** 颞叶最早萎缩，后内侧顶叶（后扣带回和楔前叶），最后额叶和外侧颞叶。额叶和海马、颞叶等脑白质改变明显，白质变化先于症状，与灰质萎缩不一定平行。fMRI 发现 AD 患者在情景记忆任务时颞叶激活降低，也有 AD 患者前额叶皮质激活增加。γ-fMRI 发现 AD 患者中后扣带回、海马、内侧前额叶皮质和外侧顶叶等默认网络脑区功能连接减弱，额叶和额顶叶网络功能连接增强（图 5-1 ～图 5-3）。

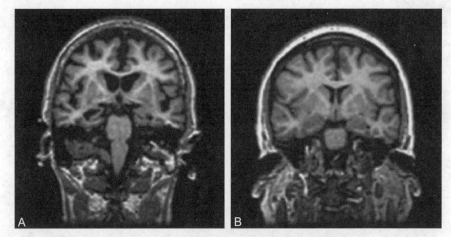

图 5-1　MRI 冠状位可以清晰显示海马萎缩

A. AD 患者；B. 同龄对照

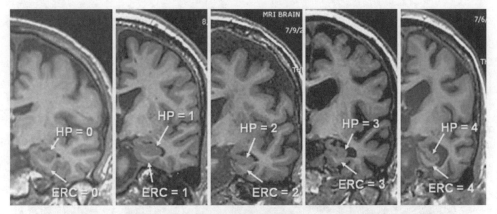

图 5-2　冠状位 MRI 证实 AD 患者内侧颞叶和全脑皮质进行性萎缩

ERC. 内嗅区皮质

2. **血管性痴呆（VaD）**　根据起病形式，可分为以下几种类型。

（1）多发梗死性痴呆（MID）：可见双侧基底核、脑皮质及白质内多发性 T_1WI 低信号、T_2WI 高信号，陈旧病灶界线清、信号较低，无明显占位效应，新鲜病灶界线不清，信号强度不明显，早期 T_1WI 改变可不明显，T_2WI 可显示病灶；病灶周围脑组织局限性脑萎缩或全脑萎缩（图 5-4）。

（2）关键部位梗死性痴呆（SID）：常为局灶的小病变，可位于皮质或皮质下。皮质部位有海马、角回和扣带回等。皮质下部位可有丘脑、穹窿、基底节等(图 5-5)。

（3）分水岭梗死性痴呆：MR 表现为 T_1WI 低信号，也可见弧形及脑回状稍高信号，病理基础为假层状坏死。T_2WI 高信号，脑回增粗及脑沟变浅。FLAIR 序列病变为高信号，血栓阻塞的血管为高信号。急性期 DWI 呈高信号及 ADC

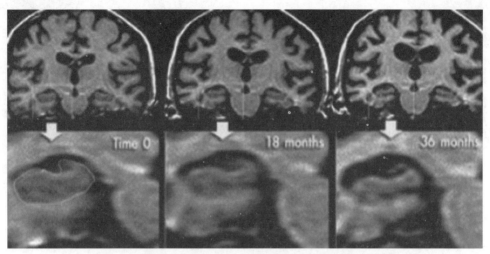

图 5-3 冠状位 T_1WI：在家族性 AD 患者海马进行性萎缩

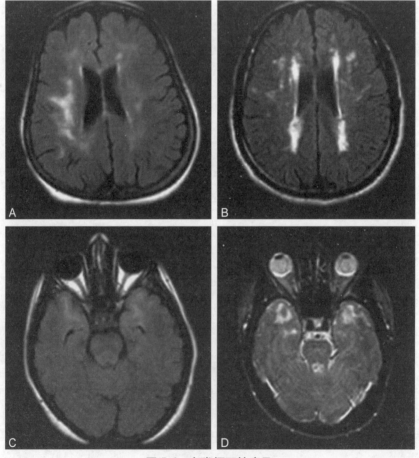

图 5-4 多发梗死性痴呆

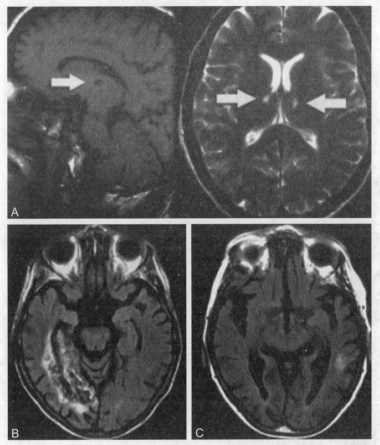

图 5-5 关键部位梗死性痴呆

A. 双侧丘脑梗死（与认知障碍关系密切）；B. 海马内侧颞叶下角；C. 颞枕叶联合区

呈低信号，MRS 可见 Lac 增高及 NAA 峰下降，增强扫描亚急性期可见脑回状及斑片状强化。MRA 显示动脉狭窄。

（4）出血性痴呆：多累及壳核、内囊、丘脑、脑叶，相关 MR 影像上可见 3 周内 MR 表现为 T_1WI 高信号，T_2WI 高信号（环低）（图 5-6），而 3 周以后患者 T_1WI 低信号，T_2WI 高信号。

3. 额颞叶痴呆（FTLD） 分三种亚型：行为性 FTLD、语义性痴呆（SD）和进行性非流畅性失语（PNFA）。FTLD 患者在 T_1 加权结构 MRI 上表现出额叶局灶性萎缩，特别是内侧、背外

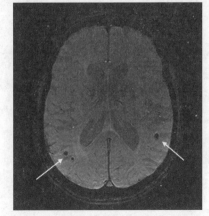

图 5-6 T_2WI 梯度回波 MR 图（箭头）显示脑叶微出血

☆☆☆☆

侧和眶额叶区域。T_1加权结构 MRI 显示，SD 患者的前颞叶和颞叶萎缩，PNFA 患者额叶区及左侧大脑外侧裂脑区萎缩（图 5-7 ～图 5-9）。

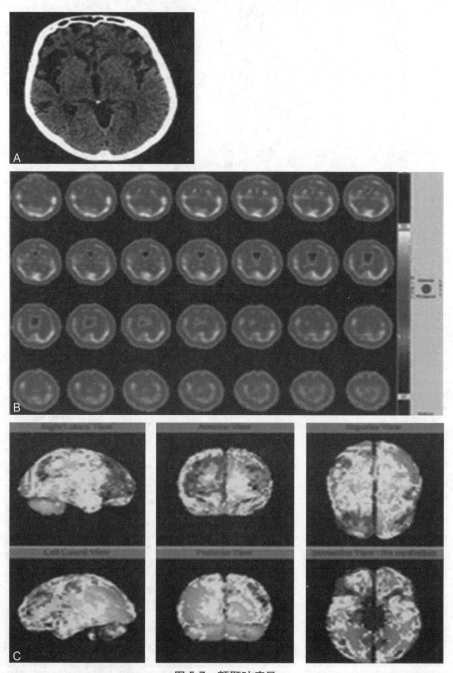

图 5-7　额颞叶痴呆

A. 额颞叶痴呆行为异常型（FTLD）：额叶萎缩；B.SPECT 图像显示前额叶灌注降低；C. 颞顶叶灌注减低 2 和 3 SD

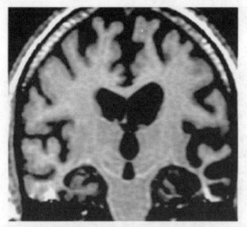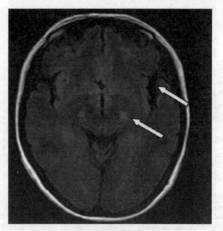

图 5-8　语义性痴呆（SD）的 MRI 扫描，显示左前颞叶不对称性萎缩

图 5-9　进行性非流利性失语症

4. 路易体痴呆（DLB）　在 T$_1$ 加权结构 MRI 发现，较 AD，患者海马及其他内侧颞叶中型局灶性萎缩较少。具有皮质或皮质下更广泛的萎缩，如纹状体、下丘脑及背侧中脑。局灶性萎缩或 WMH 等其他结构变化很难将 DLB 与其他痴呆鉴别（图 5-10）。

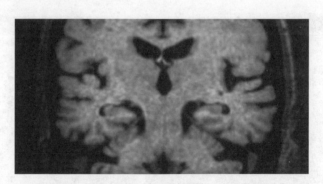

图 5-10　DLB 影像一般无特异性，海马体积正常

三、痴呆在 PET 成像特点

1. 阿尔茨海默病（AD）　MCI 期示淀粉样蛋白沉积，淀粉样蛋白沉积是触发 AD 临床进展病理变化早期事件，随着 AD 进展，临床和组织学改变速度与淀粉样蛋白沉积不平行。神经纤维缠结与神经认知损伤关系密切（图 5-11）。

2. 血管性痴呆（VaD）　目前机制不明确，淀粉样蛋白 PET 对 VaD /VCI 具有判断价值，可区分单纯血管疾病与痴呆伴随血管损伤。淀粉样蛋白 PET 摄取

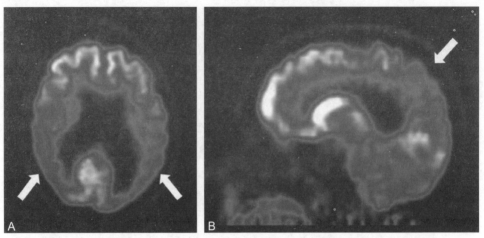

图 5-11　AD 患者 FDG-PET 可以观察到颞顶部和（或）扣带回后部代谢减低

阴性痴呆患者，发病原因可能是单纯血管病变。

3. 额颞叶痴呆（FTLD）　SD 患者颞叶代谢降低，前颞叶、颞叶，海马和杏仁核明显。PNFA 患者具有类似表现，最受影响部位在左侧颞叶以及后上颞叶、左额叶后部和下部（图 5-12 和图 5-13）。

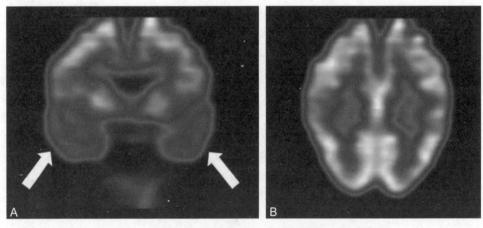

图 5-12　FTLD 在 FDG-PET 上表现为额叶的代谢减低

4. 路易体痴呆（DLB）　顶叶和枕叶代谢降低，颞叶代谢相对正常，伴有淀粉样蛋白沉积。伴或不伴有扣带回岛征（后扣带回活性异常增高）。淀粉样蛋白沉积水平与认知功能损害程度相关。

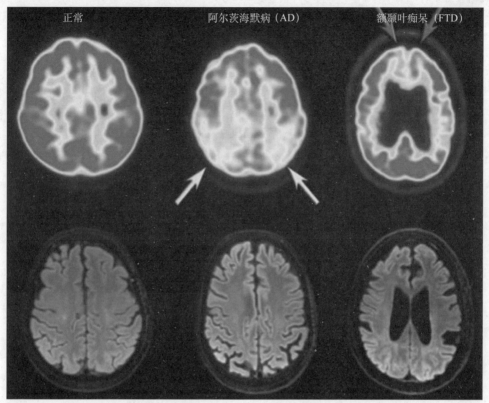

图 5-13　阿尔茨海默病（AD）和额颞叶痴呆（FTD）患者的 FDG-PET 和横断位的 FLAIR 图像

上图为 AD 患者顶叶代谢降低（折箭头），FTD 患者额叶代谢减低（灰箭头）

（刘怀峻）

第三节　痴呆症的生化指标

一、血清指标

1. HCY　是脑血管疾病及各种血管疾病可能发生的极其危险的因素。通过检测 HCY 可鉴别痴呆患者与正常人。以往 AD 和 VaD 患者 HCY 是不同的，有研究表明，两者含量并无本质区别，仍需进一步研究探明。

2. Aβ 指标　早期测定 Aβ1-42 含量的变化对痴呆有诊断意义。对于晚期 AD 患者的诊断意义不大。

☆ ☆ ☆ ☆

二、脑脊液指标

1.阿尔茨海默病　Aβ1-42 和总 Tau 蛋白联合诊断敏感性、特异性高。除血清及脑脊液 Aβ1-42 呈降低状态外，其他血清及脑脊液 Aβ 及炎性指标均呈异常升高状态，且轻中重度痴呆期患者含量存在明显差异。

2.血管性痴呆　VD 患者血浆磷酸化 Tau 蛋白水平无明显差异，AD 患者明显增高，Tau 蛋白可能是鉴别 AD 与 VD 的标志性标志物。

3.额颞叶痴呆　测定脑脊液、血清中 ApoE 多态性 Tau 蛋白定量、β 淀粉样蛋白片段，有诊断或鉴别诊断意义。

4.路易体痴呆　血清中 ApoE 多态性 Tau 蛋白定量 β 淀粉样蛋白片段，有诊断与鉴别意义。

三、尿液指标

1.甲醛　由于在各类型痴呆中均升高，无特异性，对痴呆及其程度诊断有支持作用。

2.AD 相关神经丝蛋白　对诊断的敏感性和特异性高，但中度、重度 AD 患者含量无统计学意义。同时 VaD 患者体内的含量与 AD 患者之间的水平差异无统计学意义。

3.3-羟基犬尿氨酸　可产生有毒的氧自由基，导致神经元变性、死亡。其诊断价值仍待证实。

4.高磺基丙氨酸　目前是脑血管病和 AD 患者高危因素，神经毒性尚不明确，可能参与了 AD 的病理机制。

四、脑电图

1.阿尔茨海默病　表现为 α 波减少、θ 波增高、平均频率降低特征。少数患者早期正常。用于 AD 鉴别诊断，可提供朊蛋白病早期证据，或提示可能存在中毒-代谢异常。

2.血管性痴呆　表现为 α 波频率减慢、调节差、节律不规则并伴有指数减少，可出现低波幅 θ 波，部分严重病例可见低中波幅 θ 波频繁出现于各导联，甚至可见 θ 波和 σ 波，伴有成簇成组发放的慢波。

3.额颞叶痴呆　早期多为正常，少数可见波幅降低，α 波减少；晚期背景活动低，α 波极少或无，可有不规则中波幅 δ 波，少数患者有尖波，睡眠时纺锤波少，很少出现 κ 综合波，慢波减少。

4. 路易体痴呆　出现显著的后部慢波，而且有 pre-α 波和 θ 波之间周期性波动。

五、脑血流图

1. 阿尔茨海默病　以颞叶为著，额叶，顶叶有减少，丘脑的血流无明显变化。优势半球左侧颞叶脑血流少于右侧。

2. 血管性痴呆　额叶、颞叶、顶叶、基底节局部脑血流灌注减少，尤以额叶、颞叶血流灌注减低最明显。

3. 额颞叶痴呆　以不对称性额、颞叶血流减少为主要表现。

4. 路易体痴呆　以枕叶血流减少为主要表现，AD 患者无此表现，可鉴别。

（刘怀峻）

第四节　中医辨证量表

1. 痴呆症候要素量表（PESD）　适用阿尔茨海默病患者，共 11 种分型，肾虚、阴虚、痰浊、血瘀等常见类型外，提出以气虚、血虚、脾虚角度分型，对痴呆的认识、治疗早期预防有一定作用。

2. 中医痴呆症候分型量表（SDSD）　适用血管性痴呆中医治疗，辨证分型符合中医思路，结合痴呆量表鉴别患者痴呆类型对症治疗。患者辨证分型常以几种证型并见，内在具有相关性。

中医的痴呆量表不受性别、年龄、文化背景等因素影响，血管性痴呆患者是多种病理因素共同作用的结果，具有虚实夹杂特点。中医症候与认知能力和日常生活自理能力分析显示，肾精亏损与记忆力呈明显负相关，与古人肾藏精认识一致。补肾填精改善学习记忆提供依据。

痴呆作为常见的老年病，对于其诊断很有必要系统掌握，及时跟进国外最新发展的同时，尤其对重度痴呆患者评估，我们也要尊重中国传统医学对于痴呆的分型，二者辩证统一，缺一不可。提高早期痴呆发现尤为重要。

（刘怀峻）

第6章

☆☆☆☆
疾病分类的诊断标准与治疗指南
☆☆☆☆

第一节　痴呆的分类及诊断思路

痴呆是一种以获得性认知功能缺损为核心，并导致患者日常生活、社会交往和工作能力明显减退的综合征。患者的认知功能损害涉及记忆、学习、定向、理解、判断、计算、语言、视空间等功能、分析及解决问题等能力，在病程某一阶段常伴有精神、行为和人格异常。

轻度认知功能障碍（MCI）指患者具有主观或客观的记忆或认知损害，但其日常生活能力并未受到明显影响，尚未达到痴呆的标准，是介于正常衰老和痴呆之间的一种临床状态。

一、痴呆的分类

临床上引起痴呆的疾病种类繁多，其分类方法主要有以下几种。

（一）按是否为变性病分类

阿尔茨海默病（AD）占所有类型痴呆的 50% ～ 70%。路易体痴呆（DLB）发病仅次于 AD，占痴呆的 5% ～ 10%。帕金森病痴呆（PDD）约占痴呆的 3.6%，额颞叶变性（FTLD）占痴呆的 5% ～ 10%。血管性痴呆（VaD）是最常见的非变性病痴呆，占痴呆患者的 15% ～ 20%（表 6-1）。

表 6-1　痴呆的分类

变性病痴呆	非变性病痴呆
阿尔茨海默病（Alzheimer's disease，AD）	血管性痴呆（vascular dementia，VaD）
路易体痴呆（dementia with Lewy body，DLB）	正常压力性脑积水
帕金森病痴呆（Parkinson disease with dementia，PDD）	其他疾病如颅脑损伤、感染、免疫、肿瘤、中毒和代谢性疾病等引起的痴呆
额颞叶变性（frontotemporal lobar degeneration，FTLD）	

（二）按病变部位分类

可分为皮质性痴呆、皮质下痴呆、皮质和皮质下混合性痴呆以及其他痴呆。皮质性痴呆包括 AD 和 FTLD；皮质下痴呆类型较多，包括 VaD、锥体外系病变、脑积水、脑白质病变等；皮质和皮质下混合性痴呆包括多发梗死性痴呆、感染性痴呆、中毒和代谢性脑病，也见于 DLB；其他痴呆包括脑外伤后和硬膜下血肿痴呆等。

（三）按发病及进展速度分类

病情发展较快的 AD 称之为"快速进展性痴呆"（rapidly progressive dementia，RPD）。RPD 通常指在数天、数周（急性）或数月（亚急性）发展为痴呆，可能的病因归结为"VITAMINS"，代表血管性（vascular）、感染性（infectious）、中毒和代谢性（toxic-metabolic）、自身免疫性（autoimmune）、转移癌 / 肿瘤（metastases/neoplasm）、医源性 / 先天性代谢缺陷（iatrogenic/inborn error of metabolism）、神经变性（neurodegenerative）以及系统性 / 癫痫（systemic/seizures）引起的痴呆。另外，人类免疫缺陷病毒（HIV）和克 - 雅病（Creutzfeldt-Jakob disease，CJD）也可引起发病较快的痴呆。

二、痴呆临床诊断思路

痴呆是一类综合征，其诊断需要根据病史、一般及神经系统体格检查、神经心理评估、实验室和影像学检查结果综合分析。主要分三个步骤进行：①首先明确是否为痴呆；②明确痴呆的病因；③明确痴呆的严重程度。

（一）确立痴呆诊断

对于既往智能正常，之后出现获得性认知功能下降（记忆、执行、语言或视空间能力损害）或精神行为异常，影响工作能力或日常生活，且无法用谵妄或其他精神疾病来解释的患者，可拟诊为痴呆。认知功能或精神行为损害可通过病史采集或神经心理评估客观证实，且至少具备以下 5 项中的 2 项：①记忆及学习能力受损；②推理、判断及处理复杂任务等执行功能受损；③视空间能力受损；④语言功能受损（听、说、读、写）；⑤人格、行为或举止改变。

国际痴呆诊断标准主要有两个：世界卫生组织的《国际疾病分类诊断标准》第 10 版（International Classification of Diseases，10th edition，ICD-10）和美国精神医学会的《精神障碍诊断与统计手册》第 4 版修订版（Diagnostic and

☆ ☆ ☆ ☆

Statistical Manual of Mental Disorders，4th edition，revised，DSM-Ⅳ-R）。

（二）明确痴呆病因

引起痴呆的病因很多，不同病因，治疗效果和预后不同。诊断痴呆后，要结合患者认知障碍起病形式、各认知域和精神行为损害的先后顺序及特征、病程发展特点以及既往史和体格检查提供的线索，对痴呆的病因做出初步判断，然后选择合适的辅助检查，最终确定痴呆综合征的可能病因，尤其注意识别可治性、可逆性痴呆。

神经变性性痴呆多隐匿起病，呈慢性进展性病程；非神经变性性痴呆多急性起病，呈快速进展性病程。变性性痴呆若单纯表现为认知/行为异常，则考虑患者是否为 AD、FTLD、DLB 等；痴呆叠加其他症状，如合并锥体外系症状则考虑是否为 PDD、DLB、进行性核上性麻痹、皮质基底节综合征等，合并运动神经元病症状则需排除额颞叶痴呆合并肌萎缩侧索硬化（frontotemporal dementia-amyotrophic lateral sclerosis，FTD-ALS）。非变性性痴呆中，VaD 占较大比例；其他引起急性、快速进展性痴呆病因众多，如感染性、代谢性、中毒性、自身免疫性、肿瘤、外伤等，其中以 Creutzfeldt-Jakob 病、桥本脑病、Wernicke 脑病、边缘叶脑炎等较多见。根据上述痴呆诊断步骤，可确定大多数痴呆患者的病因。

（三）判定痴呆严重程度

根据临床表现、日常能力受损情况或认知评估等确定痴呆的严重程度。临床一般常用日常生活能力量表（activity of daily living scale，ADL）、临床痴呆评定量表（clinical dementia rating，CDR）或总体衰退量表（global deterioration scale，GDS）做出严重程度的诊断。日常生活能力减退是痴呆的核心症状，对于不能完成神经心理评估者，可根据以下标准判断痴呆的严重程度。①轻度：主要影响近记忆力，但患者仍能独立生活；②中度：较严重的记忆障碍，影响到患者的独立生活能力，可伴有括约肌障碍；③重度：严重的智能损害，不能自理，完全依赖他人照顾，有明显的括约肌障碍。

诊断流程图如图 6-1。

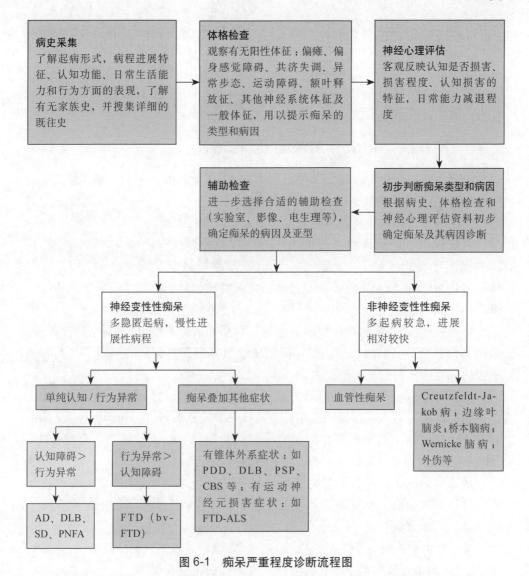

图 6-1　痴呆严重程度诊断流程图

（郑　艳）

第二节　阿尔茨海默病的诊断标准与治疗指南

一、AD 的诊断标准

临床 AD 的诊断可依据 1984 年美国国立神经病、语言障碍和卒中研

究所 - 阿尔茨海默病及相关疾病协会（National Institute of Neurological and Communicative Disorders and Stroke-Alzheimer Disease and Related Disorders Association，NINCDS-ADRDA）标准。或 2011 年美国国立老化研究所和阿尔茨海默病协会（National Institute on Aging-Alzheimer's Association，NIA-AA）发布的 AD 诊断标准指南，即 NIA-AA 诊断标准。

（一）1984 年 NINCDS-ADRDA 诊断标准

依据诊断方法和把握度分三类：明确的 AD（definite AD）、可能性大的 AD（probable AD）、可能的 AD（possible AD）。

确定标准：临床符合很可能老年性痴呆标准，且有病理性依据。

可能标准：①临床检查有痴呆，并由神经心理检查确定；②认知功能有两方面或更多的缺损；③进行性恶化；④无意识状态改变；⑤ 40 ～ 90 岁起病，常在 60 岁之后；⑥能够排除其他系统性疾病和其他器质性脑病所致的记忆障碍。

怀疑标准：①在发病或病程中缺乏足以解释痴呆的神经、精神及全身性疾病。②痴呆合并全身或脑病损害，但不能把这些损害解释为痴呆的病因。③无明确病因的单项认知功能进行性损害。

支持可能诊断标准：①特殊认知功能的进行性衰退（如失语、失用、失认）。②影响日常生活能力及行为的改变。③家族中有类似患者。④实验室检查结果：腰穿颅内压正常；脑电图正常或无特异性的改变，如慢波增加。⑤头颅 CT 或 MRI 证实有脑萎缩，且随诊检查有进行性加重。

排除可能 AD 的标准：①突然及卒中样起病。②病程早期出现局部的神经系统体征，如偏瘫、感觉障碍和视野缺损等。③发病或病程早期出现癫痫或步态异常。

为研究方便，可分为下列几型：①家族型；②早发型（发病年龄小于 60 岁）；③ 21 号染色体三联体型；④合并其他变性病，如帕金森病等。

（二）2011 年 NIA-AA 诊断标准

1984 年 NINCDS-ADRDA 诊断标准应用 20 多年，对诊断可疑的 AD 具有一定的可靠性（敏感度 80%，特异度 70%），但此标准中不包括 MRI、PET 及脑脊液检查，缺乏 AD 的遗传学信息。随着 AD 的影像学和生物标志物研究的迅猛发展，有必要对诊断标准进行修订。

1. 痴呆　出现以下认知或行为（神经精神性）症状时即可诊断为痴呆。

（1）干扰进行工作或日常活动的能力。

（2）功能和执行力较以前水平有所下降。

（3）不能用谵妄或重要的精神病解释。

（4）合并①患者和知情人提供的病史。②通过临床精神状态检查或神经心理学检查进行客观的认知评价，来检查和诊断认知损害。如果常规病史和临床精神状态检查不能提供足够的诊断依据，则进行神经心理学测试。

（5）认知或行为障碍，至少应包括以下其中两项：①获取和记忆新信息的能力受损 - 症状包括：重复提问或谈话、放错个人物品、忘记事件或约会、在熟悉的路上迷路。②推理和处理复杂任务的能力受损、判断力差 - 对可能遇到的危险理解力差、不能理财、决策能力差、不能安排复杂的或有序的活动。③视觉空间能力受损 - 症状包括：不能识别面孔或常见物品，或即便视力良好也无法找出直接看到的物体、不能操作简单工具或正确穿衣。④语言功能受损（说话、阅读、书写）症状包括：说话时难以想起常用词汇、犹豫；语言、拼写和书写错误。⑤人格、行为或举止改变 - 症状包括：无典型特征的情绪波动，如激越、没有积极性、主动性、淡漠、缺乏动力、社交退缩、对从前活动的兴趣减弱、失去同情心、强迫或偏执行为、有悖社会的行为。

痴呆与 MCI 鉴别诊断的主要依据是工作或日常活动是否受到明显干扰。应该由专业临床医生根据每名患者的具体情况和从患者以及从知情人处获得的关于患者日常事务的描述进行临床判断。

AD 所致痴呆患者进行分类：①很可能 AD 痴呆；②可能 AD 痴呆；③很可能或可能 AD 痴呆伴 AD 病理生理过程的证据。

前两类适用于所有临床情况。第 3 类目前只适用于研究目的。

2. 很可能 AD 痴呆：核心临床标准

◆患者有以下情况即可诊断为很可能 AD 痴呆。

符合上述痴呆诊断标准，另外，具有以下特点：

（1）起病隐匿。在数月至数年间逐渐起病，而非在数小时或数天内起病。

（2）报告或观察到认知变差的明确病史。

（3）在以下几类病史或检查之一有初始和最重要的认识障碍

①遗忘表现：这是 AD 痴呆最常见的综合征性表现。障碍包括学习和对近期所学信息的记忆受损。如前所述，至少还应在其他一个认知领域有认知障碍的证据。

②非记忆损害表现

a. 语言表现：最重要的障碍是找词障碍，但还应存在其他认知领域障碍。

b. 视觉空间表现：最重要的障碍是空间认知，包括物品失认症、面孔识别障碍、组合失认以及失读症。但还应存在其他认知领域障碍。

c. 执行障碍：最常见的障碍是推理、判断和解决问题能力障碍。但还应存在其他认知领域障碍。

☆ ☆ ☆ ☆

（4）如有以下证据则不能适用很可能 AD 痴呆的诊断

①明显合并脑血管疾病，定义为在时间上卒中病史与认知障碍的起病或加重相吻合；或存在多发或广泛梗死或重度脑白质高信号负荷。

②除痴呆本身外有路易体痴呆的关键特征。

③有行为变异型额颞叶痴呆的主要特征。

④有语义变异型原发性进行性失语症或非流利/语法错乱变异型原发性进行性失语症的主要特征。

⑤其他伴随、活动性神经疾病或非神经性合并症或使用对认知有明显影响的药物的证据。

◆确诊肯定性提高的很可能 AD 痴呆

（1）很可能 AD 痴呆伴逐渐衰退证据：对于符合很可能 AD 痴呆核心临床标准者，有认知衰退的证据可以更加确定疾病所代表的活动进行性病理过程，但并不能特异性地提高此为 AD 病生理过程的肯定性。

很可能 AD 痴呆伴逐渐衰退证据定义如下：根据知情人提供的信息以及按照正式的神经心理学评价或标准精神状态检查进行认知测试，通过连续评价发现认知进行性衰退。

（2）致病性 AD 基因突变携带者的很可能 AD 痴呆：对于符合很可能 AD 痴呆核心临床标准者，如果存在致病性 AD 基因突变的证据（APP、PSEN1 或 PSEN2）就可以更加肯定疾病是由 AD 病理改变所致。工作组指出如果载脂蛋白 E 基因 ε4 等位基因携带者的特异性不强，不属于此类范畴。

3. 可能 AD 痴呆：核心临床标准

患者有以下情况可诊断为可能 AD 痴呆。

◆非典型病程：符合 AD 痴呆有关认知障碍性质的核心临床标准，但其中认知障碍为突然起病，或者没有认知进行性衰退的详细病史或客观证据。

◆病因学混合表现：符合 AD 痴呆的所有核心临床标准，但有①合并脑血管疾病的证据，定义为在时间上卒中病史与认知障碍的起病或加重相吻合；或存在多发或广泛梗死或重度脑白质高信号负荷。②除痴呆本身外有路易体痴呆的关键特征。③其他神经疾病或非神经性合并症或使用对认知有明显影响药物的证据。

4. 很可能 AD 痴呆伴 AD 病生理过程的证据　目前根据检测生物学可以将已有广泛研究的主要 AD 生物标志物分为 2 类。脑内淀粉样 β（Aβ）蛋白沉积的生物标志物为低 CSF Aβ42 以及 PET 成像淀粉样改变阳性。第 2 类是下游神经元变性或损伤的生物标志物。这一类中有 3 种主要的生物标志物，即 CSF tau，包括总 tau 和磷酸化 tau（p-tau）升高；PET 成像发现颞顶叶皮质 [18] 氟代脱氧葡萄糖（[18]F-FDG）摄取增加；以及结构性磁共振成像发现颞叶中间、底部和侧面萎缩不成比例。在本文中总 tau 和 p-tau 同等对待，但 p-tau 对 AD 的特异性比对其他痴呆疾病更强。

对于符合很可能 AD 痴呆核心临床标准的患者，存在生物标志物证据可以更加肯定临床痴呆综合征的基础是 AD 病理生理过程。但是现阶段，我们不支持将 AD 生物标志物用于常规诊断目的。对这一限制有以下几个原因：①核心临床标准具有很好的诊断准确性，可用于多数患者；②为确保生物标志物的诊断标准设计的合理性还需进行更多研究；③各地生物标志物标准化不够；④在社区医院生物标志物的获取受到不同程度的限制。目前，使用生物标志物提高 AD 病理生理过程的确定性对以下 3 种情况可能会有所帮助：临床试验、作为一种备选临床工具使用，以及在临床医师认为适当时使用。

5. 可能 AD 痴呆伴 AD 病生理过程的证据　此分类适用于符合非 AD 痴呆核心临床标准，但具有 AD 病理生理过程的生物标志物证据，或符合 AD 神经病理学诊断标准的患者。例如符合路易体痴呆或额颞叶变性某一亚型的临床标准，但 AD 生物标志物检查呈阳性或尸检发现符合 AD 的病理学标准。在生物标志物表中，我们指出对于临床表现为非 AD 表型的个体其中 2 类生物标志物均为阳性才能符合可疑 AD 的诊断。随着不同生物标志物的长期研究，可以获得越来越多的信息，这种保守方法可能随之改变。可能 AD 痴呆伴 AD 病生理过程的诊断不能排除还存在继发性病生理改变的可能性。

6. 病生理学 AD 痴呆　如果患者符合上述 AD 痴呆的临床和认知标准，同时按照广为接受的标准中的神经病理学检查也证实存在 AD 病理改变，即可诊断为病生理学证实的 AD 痴呆。

7. 非 AD 所致痴呆

（1）不符合 AD 痴呆的临床标准。

（2）①无论是否符合很可能或可能 AD 痴呆的临床标准，都有足够的证据支持其他诊断如 HIV 痴呆、亨廷顿舞蹈症痴呆或与 AD 有重叠的其他罕见疾病。②无论是否符合可能 AD 痴呆的临床标准，Aβ 和神经元损伤生物标志物均为阴性。

（三）有条件进行 AD 分子影像检查和脑脊液检测时，可依据 2011 版 NIA-AA 或 2014 版 IWG-2 诊断标准进行 AD 诊断

2014 版 IWG-2 诊断标准：

1. Probable AD　A+B、C、D 或 E 中至少一项

核心症状：

A. 早期、显著的情景记忆障碍，包括以下特点：

☆ ☆ ☆ ☆

①逐渐出现的进行性的记忆功能下降，超过 6 个月；②客观检查发现显著的情景记忆损害，主要为回忆障碍，在提示或再认试验中不能显著改善或恢复正常；③情景记忆障碍可在起病或病程中单独出现，或与其他认知改变一起出现。

支持特征：

B. 存在内颞叶萎缩：MRI 定性或定量测量发现海马结构、内嗅皮质、杏仁核体积缩小（参考同年龄人群的常模）。

C. 脑脊液生物标记异常：Aβ1-42 降低、总 tau（t-tau）或磷酸化 tau（p-tau）增高，或三者同时存在。

D. PET 的特殊表现：双侧颞叶糖代谢减低。

E. 直系亲属中有已证实的常染色体显性遗传突变导致的 AD。

2. 排除标准

（1）病史：突然起病；早期出现下列症状：步态不稳、癫痫、行为异常。

（2）临床特点：局灶性神经系统症状体征：偏瘫、感觉缺失、视野损害；早期的锥体外系体征；其他疾病状态严重到足以解释记忆和相关症状。

（3）非 AD 痴呆：严重的抑郁、脑血管病、中毒或代谢异常（要求特殊检查证实）、MRI 的 FLAIR 或 T_2 加权像内颞叶信号异常与感染或血管损害一致。

3. 确定标准

（1）临床和组织病理（脑活检或尸检）证实为 AD，病理须满足 NIA-Reagan 标准。

（2）临床和遗传学（染色体 1，14，21 突变）证实为 AD。

新标准强调早期诊断，确定了早期临床特征和生物标志物，新标准在一定程度上依赖影像和脑脊液化验等辅助检查引入了客观证据，新标准的确定诊断中认可了 AD 遗传学的价值，新标准的特异性使其不再使用 possible AD 这一层次的诊断，取消了神经心理学评估，增加了影像学和脑脊液检查，同时适用于科研及临床。

（四）应提高对不典型 AD 的诊断

不典型 AD 的诊断标准与排除标准

诊断标准：

病程任何阶段中出现 1. 加 2.

1. 特异性临床表型（下述之一）

（1）后部变异型 AD 包括如下。

①枕颞叶变异型：早期出现对目标、符号、单词、面孔的进行性视觉理解障碍或视觉识别障碍。

☆ ☆ ☆ ☆

②双侧顶叶变异型：早期出现以 Gerstmann 综合征、Balint 综合征、肢体失用或忽视为特征的进行性视空间障碍。

（2）少词变异型 AD：早期出现进行性单词检索障碍和句子复述障碍，语义、句法和运动语言能力保留。

（3）额部变异型 AD：早期出现原发性淡漠或行为脱抑制等进行性行为改变或执行功能障碍。

（4）Down 综合征变异型 AD：出现以早期行为改变和执行功能障碍为特征的痴呆。

2. 体内 AD 病理改变的证据（下述之一）

（1）脑脊液 Aβ1-42 水平下降伴 t-tau 或 p-tau 水平升高。

（2）淀粉样蛋白 PET 示踪剂滞留增加。

（3）存在 AD 常染色体显性遗传突变（PSEN1、PSEN2 或 APP 基因）。

排除标准（补充血液检测和脑 MRI 等辅助检查以排除其他导致认知障碍或痴呆的病因或血管损害等伴发病症）：

1. 病史

（1）突然起病。

（2）早期普遍的情景记忆障碍。

2. 足以引起相关症状的其他疾病

（1）抑郁症。

（2）脑血管病。

（3）中毒、炎症或代谢障碍。

二、AD 的管理

AD 管理的第一步是准确的识别和诊断疾病，然后适时的以适当的方式向患者及其家人交代诊断。及时告知诊断可以减少患者及其家属的抑郁和焦虑。管理应包括随访的明确安排、规律的进行药物反应和副作用的监视，以及痴呆严重度的改变、伴随疾病的情况。

1. AD 的初级预防　这是对于认知正常的个体进行可能的痴呆预防，这也是 AD 管理的最终目标。对 AD 发病的危险因素进行早期识别，并针对可干预的危险因素开展早期干预。不可干预的危险因素：年龄（AD 最大危险因素）、性别、遗传因素、家族史。可干预的危险因素：心脑血管疾病、高血压、血脂异常、2 型糖尿病、体质量、吸烟与饮酒、饮食、教育水平、体力活动与脑力活动、脑外伤等。

2. AD 的二级预防　指预防存在认知损害但尚无痴呆的个体发展为 AD。目

☆★☆☆

前对于 MCI 的用药主要包括：胆碱酯酶抑制剂（ChEI）、维生素 E、银杏叶制剂等，但临床研究结果不尽如人意。

　　3. 已确诊 AD 的治疗

　　（1）胆碱酯酶抑制剂（cholinesterase inhibitor，ChEI）：增加突触间隙乙酰胆碱含量，是现今治疗轻中度 AD 的一线药物，主要包括多奈哌齐、卡巴拉汀、加兰他敏和石杉碱甲。多奈哌齐、卡巴拉汀、加兰他敏治疗轻中度 AD 在改善认知功能、总体印象和日常生活能力的疗效确切。现有多项研究显示多奈哌齐、卡巴拉汀对治疗中重度 AD 也有效果，尽早使用效果更好，且治疗轻度 AD 效果优于中度 AD，可延缓 AD 认知障碍衰退的进程，减慢患者认知功能和总体功能下降的速度。ChEI 除可改善 AD 患者认知功能、整体功能和日常功能外，对精神症状也有改善作用。

　　大多数患者对 ChEI 具有较好的耐受性，部分患者出现腹泻、恶心、呕吐、食欲缺乏和眩晕等不良反应。多奈哌齐的不良反应以腹泻最常见。卡巴拉汀最常见不良反应为呕吐。加兰他敏最常见不良反应为食欲缺乏。卡巴拉汀透皮贴剂和多奈哌齐口崩片改变了给药途径，可增加 AD 患者服药依从性，在不同程度上降低药物不良反应。

　　临床应用中，多奈哌齐可从 5mg/d 起始，逐渐耐受后加量为 10mg/d，多奈哌齐 10mg/d 可显著改善中重度患者的认知功能，有研究显示多奈哌齐 23mg/d 可改善较重的 AD 患者整体认知状况，而对语言和视空间功能改善明显。剂量增高疗效增加。

　　现有四种 ChEI 因作用机制和药物活性的差异，支持 ChEI 药物间转换治疗，如使用一种药物治疗无效或因不良反应不能耐受时，换用其他 ChEI 仍可能获得一定疗效，已有临床研究显示多奈哌齐治疗无效或不能耐受不良反应而停药的患者，换为卡巴拉汀继续治疗仍有效，加兰他敏无效换为卡巴拉汀治疗，仍可获得疗效。

　　专家推荐：明确诊断为 AD 患者可以选用 ChEI 治疗，治疗越早，获益越多。

　　应用某一 ChEI 治疗无效或因不良反应不能耐受时，可调换其他 ChEI 或换作贴剂进行治疗，治疗过程中严密观察患者可能出现的不良反应。

　　ChEI 存在剂量效应关系，中重度 AD 患者可选用高剂量的 ChEI 作为治疗药物，但应遵循低剂量开始逐渐滴定的给药原则，并注意药物可能出现的不良反应。

　　（2）兴奋性氨基酸受体拮抗剂：盐酸美金刚，一种非竞争性 N- 甲基 -D- 天冬氨酸受体拮抗剂，治疗中、重度 AD 可改善患者认知功能、日常生活能力、全面能力及妄想、激越等精神行为症状，可显著减缓 AD 患者从中度向重度的进程，有效防治全面功能和认知功能的衰退，降低中重度 AD 患者临床恶化的

☆　☆　☆　☆

发生率。

不同程度 AD 患者对美金刚治疗均有较好的耐受性，少数患者可能出现腹泻、恶心、眩晕和激越的不良反应。

美金刚与 ChEI 作用机制不同，两者在治疗中可联合应用。研究证实美金刚与 ChEI 合用治疗中重度 AD，能有效改善患者认知功能及日常生活能力，且与单独使用 ChEI 相比，并不增加不良反应的发生率。联合治疗可降低显著临床恶化的发生率，同时具有良好的安全性与耐受性。相比美金刚单药治疗，美金刚联合多奈哌齐可抑制中重度 AD 患者前额叶区的脑血流量下降，改善患者的总体认知功能与痴呆精神和行为症状（BPSD）。

专家推荐：明确诊断为中重度 AD 患者可以选用美金刚或美金刚与 ChEI 如多奈哌齐、卡巴拉汀联合治疗，对出现明显精神行为症状的重度 AD 患者，尤其推荐 ChEI 与美金刚联合使用。

必须与患者或知情人充分地讨论治疗益处及其可能出现的不良反应。

（3）中药及其他治疗药物：与患者交代治疗益处和可能风险后，可以适当选用银杏叶、脑蛋白水解物、奥拉西坦或吡拉西坦等作为 AD 患者的协同辅助治疗药物。

（郑　艳）

第三节　额颞叶痴呆的诊断标准与治疗指南

额颞叶变性（frontotemporal lobar degeneration，FTLD）是以进行性额叶和（或）颞叶萎缩为共同特征的一组疾病，其临床表现和病理学特征均具有明显的异质性。FTLD 是一个神经病理诊断，而额颞叶痴呆（frontotemporal dementia，FTD）则是与 FTLD 相关的一组临床综合征，通常包括两大类：以人格和行为改变为主要特征的行为变异型 FTD（behavioural variant FTD，bvFTD）和以语言功能隐匿性下降为主要特征的原发性进行性失语（primary progressive aphasia，PPA）。而 PPA 又可分为进行性非流利性失语（progressive nonfluent aphasia，PNFA）和语义性痴呆（semantic dementia，SD）。FTD 可与帕金森综合征或运动神经元病等神经变性病共存，作为 FTD 的特殊类型。

1. 行为变异型额颞叶痴呆　bvFTD 是一种以人格、社会行为和认知功能进行性恶化为特征的临床综合征，约占 FTD 的 70%，临床表现为进行性加重的行为异常，人际沟通能力和（或）执行能力下降，伴情感反应缺失、自主神经功能减退等。

2. 进行性非流利性失语　PNFA 也称非流畅性 / 语法错乱性变异型 PPA，其特征是句子的语法结构错误、流畅性受损，而词语理解能力保留。病理表现多为大脑前外侧裂皮质萎缩，以左半球为主。

3.语义性痴呆 SD 也称语义变异型 PPA，其特征为物体命名和语言理解障碍，而流畅性、复述和语法功能保留。患者言语流畅，但内容空洞，缺乏词汇，伴阅读障碍（可按发音读词，但不能阅读拼写不规则词）和书写障碍。重症和晚期患者视觉信息处理受损（面孔失认和物体失认）或其他非语言功能受损。

一、诊断标准

1.bvFTD 的诊断标准 见 2011 年 Rascovsky 等在国际 bvFTD 诊断联盟(the International Behavioural Variant FTD Criteria Consortium，FTDC) 基础上修订的诊断标准（表 6-2）。

表 6-2 bvFTD 诊断标准

诊断	诊断标准
I 神经系统退行性病变	必须存在行为和（或）认知功能进行性恶化才符合 bvFTD 的诊断标准
II 疑似 bvFTD	必须存在以下行为 / 认知表现（A ～ F）中的至少 3 项，且为持续性或复发性，而非单一或罕见事件
	A. 早期去抑制行为 [至少存在下列症状（A1 ～ A3）中的 1 个]
	A1. 不适当的社会行为；
	A2. 缺乏礼仪或神经尊严感缺失；
	A3. 冲动鲁莽或粗心大意
	B. 早期出现冷漠和（或）迟钝
	C. 早期出现缺乏同情 / 移情 [至少存在下列症状 (C1 ～ C2) 中的 1 个]：
	C1. 对他人的需求和感觉缺乏反应；
	C2. 缺乏兴趣、人际关系或个人情感
	D. 早期出现持续性 / 强迫性 / 刻板性行为 [至少存在下列症状（D1 ～ D3）中的 1 个]
	D1. 简单重复的动作；
	D2. 复杂强迫性 / 刻板性行为；
	D3. 刻板语言
	E. 口欲亢进和饮食习惯改变 [至少存在下列症状(E1 ～ E3)中的 1 个]
	E1. 饮食好恶改变；
	E2. 饮食过量，烟酒摄入量增加；
	E3. 异食癖

续表

诊断	诊断标准
	F. 神经心理表现：执行障碍合并相对较轻的记忆及 视觉功能障碍 [至少存在下列症状（F1 ～ F3）中的 1 个] 　F1. 执行功能障碍； 　F2. 相对较轻的情景记忆障碍； 　F3. 相对较轻的视觉功能障碍
Ⅲ 可能为 FTD：必须存在下列所有症状（A ～ C）才符合标准	A. 符合疑似 bvFTD 的标准 B. 生活或社会功能受损（照料者证据，或临床痴呆评定量表或功能性活动问卷评分证据） C. 影像学表现符合 bvFTD[至少存在下列（C1 ～ C2）中的 1 个]： 　C1. CT 或 MRI 显示额叶和（或）前颞叶萎缩； 　C2. PET 或 SPECT 显示额叶和（或）前颞叶低灌注或低代谢
Ⅳ 病理确诊为 bvFTD	必须存在下列 A 标准与 B 或 C 标准中的 1 项： A. 符合疑似 bvFTD 或可能的 bvFTD B. 活体组织检查或尸体组织检查有额颞叶变性的组织病理学证据 C. 存在已知的致病基因突变
Ⅴ bvFTD 的排除标准	诊断 bvFTD 时下列 3 项（A ～ C）均必须为否定；疑似 bvFTD 诊断时，C 可为肯定 A. 症状更有可能是由其他神经系统非退行性疾病或内科疾病引起 B. 行为异常更符合精神病学诊断 C. 生物标志物强烈提示阿尔茨海默病或其他神经退行性病变

"早期"指症状出现后的 3 年内

2. PPA 的诊断标准

（1）以下 3 项必须为肯定性诊断条件

A. 最突出的临床特征是语言障碍。

B. 出现由语言障碍引起的相关日常生活功能障碍。

C. 失语症是症状出现时以及疾病早期最显著的认知障碍。

（2）以下 4 项均为否定条件

A. 其他非神经系统变性或内科疾病可更好地解释认知障碍。

B. 精神疾病可更好地解释认知障碍。

C. 疾病早期显著的情景记忆、视觉记忆或视觉知觉障碍。

D. 疾病早期显著的行为障碍。

3. PNFA 的诊断标准　2011 年 Gorno-Tempini 等制定的诊断标准（表 6-3）。

☆☆☆☆

表 6-3　PNFA 的诊断标准

诊断	诊断标准
I PNFA 的临床诊断	至少具有下列核心特征之一 1. 语言生成中的语法缺失 2. 说话费力、断断续续、带有不一致的语音错误和失真（言语失用） 至少具有下列其他特征中的 2 个及以上： 1. 对语法较复杂句子的理解障碍 2. 对词汇的理解保留 3. 对客体的语义知识保留
II 有影像学检查支持的 PNFA 的诊断	应具有下列 2 项 1. 符合 PNFA 的临床诊断 2. 影像学检查必须至少具有以下 1 个及以上： a.MRI 显示明显的左侧额叶后部和岛叶萎缩 b.SPECT 或 PET 显示明显的左侧额叶后部和岛叶低灌注或代谢低下
III 具有明确病理证据的 PNFA	应符合下列 1 以及 2 或 3 1. 符合 PNFA 的临床诊断 2. 特定的神经退行性病变的病理组织学证据（例如 FTLD-TAU、FTLD-TDP、阿尔茨海默病或其他相关的病理改变） 3. 存在已知的致病基因突变

4. SD 的诊断标准　2011 年 Gorno-Tempini 等制定的诊断标准（表 6-4）。

表 6-4　SD 的诊断标准

诊断	诊断标准
I SD 的临床诊断	必须同时具有下列核心特征 1. 命名障碍 2. 词汇理解障碍 必须具有下列其他诊断特征中的至少 3 项： 客体的语义知识障碍（低频率或低熟悉度的物品尤为明显） 表层失读或失写 复述功能保留 言语生成（语法或口语）功能保留
II 有影像学结果支持的 SD 的诊断	必须同时具有下列核心特征 1.SD 的临床诊断 2. 影像学检查显示以下结果中的至少一项： a. 显著的前颞叶萎缩 b.SPECT 或 PET 显示有显著的前颞叶低灌注或代谢低下

☆ ☆ ☆ ☆

续表

诊断	诊断标准
Ⅲ 具有明确病理证 据的 SD	应符合下列 1 以及 2 或 3 1. SD 的临床诊断 2. 特定的神经退行性病变的病理组织学证据（例如 FTLD-TAU、 　 FTLD-TDP、阿尔茨海默病或其他相关的病理改变） 3. 存在已知的致病基因突变

注：SD. 语义性痴呆；FTLD-TAU. 额颞叶变性 - 微管相关蛋白 -tau 蛋白；FTLD-TDP. 额颞叶变性 -
TAR DNA 结合蛋白 43

5. 专家推荐

（1）有必要对 FTLD 进行临床分型，包括行为变异型额颞叶痴呆、语义性痴呆和进行性非流利性失语；有条件的医院可以进行 FTLD 神经病理分型，包括微管相关蛋白 -tau 蛋白（FTLD-TAU）型、TAR DNA 结合蛋白 43（FTLD-TDP）型和 FUS 蛋白（FTLD-FUS）型。

（2）有条件的医院对 FTLD 相关基因变异进行检测，为诊断及干预提供有价值的参考信息。已证实了与 FTLD 相关的一些基因变异，如微管相关蛋白 -tau（MAPT）、颗粒蛋白前体（PGRN）、TAR DNA 结合蛋白 43（TARDBP）、含缬酪肽蛋白（VCP）、动力蛋白激活蛋白 1（DCTN1）、肉瘤融合蛋白（FUS）和带电荷的多囊泡体蛋白 2B（CHMP2B）基因变异及 C9ORF72 六核苷酸重复扩增。

二、治疗

（一）药物治疗

FTLD 的药物治疗主要是针对行为、运动和认知障碍等的对症治疗。常用药物包括选择性 5- 羟色胺再摄取抑制剂、非典型抗精神病药物、N- 甲基 -D- 天冬氨酸受体拮抗剂和胆碱酯酶抑制剂（ChEI）。

5- 羟色胺再摄取抑制剂（如氟伏沙明、舍曲林）可能改善 FTLD 患者的行为症状，如可减少去抑制、冲动、重复行为和饮食障碍等。

小剂量的非典型抗精神病药物（如利培酮、阿立哌唑和奥氮平）可改善 FTLD 的精神行为症状，如破坏性或攻击性行为，但会引起嗜睡、体重增加及锥体外系症状等不良反应。不仅如此，年龄较大的患者使用这类药物会增加继发于心脏病与感染的病死率。因此临床使用应该谨慎。

☆ ☆ ☆ ☆

N- 甲基 -D- 天冬氨酸受体拮抗剂（如美金刚）可以改善 FTLD 患者的精神症状，服药后额叶行为量表、神经精神症状量表评分改善，以淡漠、激越和焦虑 3 个亚项的改善尤为明显，且治疗的安全性和耐受性良好。

由于 PFLD 患者脑内不存在胆碱能递质系统的异常，目前的临床研究尚未发现 ChEI 对 FTLD 有效的证据，而且其可能导致精神症状恶化，尤其是去抑制和强迫行为。因此，英国精神药理学会在其 2011 年的指南中不推荐 ChEI 用于治疗 FTLD。

（二）非药物治疗

药物治疗并不能完全消除 FTLD 患者的负面行为症状，因此需在药物治疗的基础上，联用行为、物理和环境改善策略等非药物疗法。FTLD 患者的攻击性、去抑制和运动障碍，使得患者自身及照料者均存在受伤风险，因此需要针对患者的特定需求，采用个体化的安全改善措施。定期进行有氧运动可增强神经连接网络、提供神经保护作用和减缓神经退行性疾病的认知功能减退。

（郑　艳）

第四节　路易体痴呆的诊断标准与治疗指南

路易体痴呆（DLB）以波动性认知功能障碍、帕金森综合征和形象生动的视幻觉三主征为临床特点。快速眼动相（rapid eye movement，REM）睡眠行为异常（REM sleep behavior disorder，RBD）、对地西泮等神经安定药物反应敏感、PET 或单光子发射计算机体层显像（single photon emission computed tomography，SPECT）显示的基底神经节多巴胺转运蛋白减少被列为 DLB 临床诊断的三大提示特征。与原有诊断标准相比较，增加的诊断内容提高了诊断的敏感性。具备任意一个核心特征的患者诊断准确率提高 2 倍，有 RBD 的患者准确率可提高 6 倍。以视幻觉、帕金森综合征和 RBD 为核心特征，其诊断的敏感度为 83%，特异度为 85%。把 RBD 列入核心特征可明显提高 DLB 诊断的准确率。2015 年发表的 Cochrane review 综述了多巴胺转运体（dopamine transporter，DAT）成像对 DLB 的诊断价值。以神经病理诊断为金标准，无论是在未明确诊断还是在拟诊为 DLB 的患者中，^{123}I-FP-CIT[^{123}I N-omega-fluoropropyl-2-beta-carbomethoxy-3-beta- (4-iodophenyl) nortropane]SPECT 半定量分析法诊断 DLB 敏感度（100%）和特异度（92%）均高。

此外，2005 年修订版本的 DLB 临床诊断标准还对症状出现的时间与疾病诊断进行了说明，主要用于 DLB 和 PDD 的临床鉴别，在临床工作中当两者难以区分时，路易体病（Lewy body disease）可用于疾病的诊断。但在研究工作中两者必须加以区分，仍推荐以痴呆症状与帕金森综合征相隔 1 年出现作为区分 DLB 与 PDD 的时间分界。在临床病理或临床试验等研究中可不加区分，把 DLB 与 PDD 统称为路易体病或 α- 突触核蛋白病。

一、诊断标准

推荐使用 2005 年修订版本的 DLB 临床诊断标准诊断 DLB。

2017 年国际路易体痴呆（DLB）联盟更新了 DLB 的诊断标准，明确地区分了临床特征和生物学标志物；且根据患者不同的临床特征和生物学标志物将诊断的可能性分为"很可能的"DLB 和"可能的"DLB。

（一）很可能的和可能的路易体痴呆（DLB）临床诊断标准

1. 诊断 DLB 的必要条件　出现痴呆，即出现进行性认知功能减退，且其严重程度足以影响到患者正常的社会和职业功能以及日常生活活动能力。在早期阶段并不一定出现显著或持续的记忆功能障碍，但随着疾病进展会变得明显。注意力、执行功能和视觉功能的损害可能早期出现。

2. 核心临床特征（前 3 者可能早期出现且持续整个疾病病程）

（1）波动性认知功能障碍，伴有注意力和警觉性显著变化。

（2）反复出现的视幻觉，通常是十分详细且生动的。

（3）快速动眼期（REM）睡眠行为障碍，可能在认知功能下降之前出现。

（4）出现帕金森综合征核心症状的一种或多种，包括运动迟缓、静止性震颤或肌强直。

3. 支持性临床特征

（1）对抗精神病药物高度敏感。

（2）姿势不稳。

（3）反复摔倒。

（4）晕厥或其他短暂性意识丧失。

（5）严重自主神经功能障碍（包括便秘、直立性低血压、尿失禁）。

（6）嗜睡。

（7）嗅觉减退。

（8）幻觉。

（9）妄想。

（10）淡漠。

（11）焦虑和抑郁。

☆☆☆☆

4. 提示性生物标志物

(1) 通过 SPECT/PET 显示的基底节多巴胺转运体摄取下降。

(2) ^{123}I-MIBG 心肌扫描成像异常（摄取减低）。

(3) 多导睡眠图证实快速眼动期肌肉弛缓消失。

5. 支持性生物标志物

(1) CT/MRI 扫描显示内侧颞叶结构相对保留。

(2) SPECT/PET 灌注成像 / 代谢扫描显示普遍低灌注或低代谢；FDG-PET 成像显示枕叶活性下降，伴或不伴有扣带回岛征（指后扣带回活性异常增高）。

(3) EEG 出现显著的后部慢波，且出现前 α 波和 θ 波之间周期性波动。

（二）很可能的 DLB 诊断标准

1. 出现两项或两项以上 DLB 的核心临床特征，伴或不伴有提示性生物标志物阳性。

2. 仅出现一项 DLB 核心临床特征，但伴有一项或一项以上的提示性生物标志物阳性仅仅基于生物标志物并不能诊断为很可能的 DLB。

（三）可能的 DLB 诊断标准

1. 仅出现一项 DLB 的核心临床特征，提示性生物标志物印象。

2. 出现一项或多项提示性生物标志物，但缺乏核心的临床特征。

（四）排除标准

符合以下标准，则考虑 DLB 可能性较小：

1. 出现其他任何躯体疾病或脑部疾病，足以部分或全部解释患者的临床症状。在这种情况下，即使不能完全排除 DLB 诊断，也需要考虑混合性或多发性病变的可能性。

2. 在严重的痴呆患者中，其核心临床特征仅有帕金森综合征的症状，并且是作为首发症状出现。

DLB 是指痴呆在帕金森综合征之前或与之同时出现。而帕金森痴呆（PDD）是指在已有帕金森病的患者中出现的痴呆。在需要对 DLB 和 PDD 进行严格区分的临床研究中；痴呆和帕金森综合征症状出现的"1 年"原则仍然推荐使用。但在实际临床中，也可以采用路易体病这一通用术语来描述两者。

二、治疗

推荐非药物和药物治疗相结合的方式进行综合管理。

1.**非药物治疗**　初步研究显示锻炼、认知功能训练和针对看护者的教育有助于患者精神症状的改善。

2.**药物治疗**

(1) 认知症状：研究认为胆碱酯酶抑制剂（ChEI）可有助于改善认知功能、总体功能及日常生活能力。美金刚可单独或与 ChEI 联合使用。

(2) 神经精神症状：需要尽量避免抗精神病药物的使用。相对而言，喹硫平较为安全。或可选择新一代针对 5-HT 系统的药物匹莫范色林，但其疗效需要进一步研究证实。

(3) 运动症状：DLB 患者的运动症状对多巴胺能药物治疗反应较差。需要对有潜在摔倒风险的患者进行安全性评估，并进行骨密度筛查，评估维生素 D 水平等。

（郑　艳）

第五节　帕金森病痴呆的诊断标准与治疗指南

PDD 是指在确诊原发性 PD 的基础上，1 年后隐匿出现缓慢进展的足以影响日常生活能力的认知障碍。四个核心认知域（执行力、注意力、视空间、记忆力）任意两项认知域受损均可诊断为 PDD。

1/3 的 PDD 患者存在注意力的波动、减退及警觉性下降。PDD 患者视空间辨别能力下降极为突出，尤其在视觉分辨力、物体形状辨别及积木设计等方面减退明显。在记忆力方面，PDD 患者主要表现为检索性记忆障碍，即患者可形成并贮存信息，但难以回忆，回忆中给予提示有助于准确回答。

一、PDD 的临床表现

（一）锥体外系症状

特点：以姿势障碍，步态异常等中轴症状更常见，而震颤相对少见，这可能与其他非多巴胺能递质系统出现异常有关，因而这些患者对左旋多巴疗效相对不敏感。

（二）认知障碍

特点：早中期 PDD 患者主要表现为"皮质下痴呆"，以执行能力下降更为突出；而晚期 PDD 患者兼具"皮质下痴呆"和"皮质性痴呆"的特点，在注意力、执行能力、视空间能力和记忆力方面均表现异常。

☆ ☆ ☆ ☆

1.注意力 约有 29% 的 PDD 患者,存在注意力的波动,减退及警觉性下降,表现为不能集中于相关的信息及加工过程。临床诊断简要评估方法:① 100 连续减 7,至少出现两次以上的错误。②从 12 月份倒数至 1 月份,顺序错误,遗漏 2 个或以上月份或在 90 秒内不能完成;以上均提示注意力下降。

2.执行能力 PDD 患者在语言的流畅性(属于执行功能的一部分)、连线测验、伦敦塔测验、Wisconsin 卡片分类等测验表现出执行功能的启动、维持、转换能力以及解决问题能力的下降。临床诊断简要评估方法:①词语流畅性:让患者 1 分钟内尽可能多地说出动物的名称,每分钟小于 11 个提示执行能力异常。②画钟试验:请患者画一个钟表,标明数字刻度,并要求指出 11 点 10 分,不能正确填写刻度或者时间指向错误均表现执行能力异常。

3.视空间能力 PDD 患者视空间辨别能力下降极为突出,尤其是在视觉的分辨力,物体形状辨别及设计等方面表现比较明显。临床诊断简要评估方法:MMSE 量表中描摹画图试验。

4.记忆力的减退 PDD 患者可能出现记忆障碍,主要表现为检索性记忆障碍减退性的记忆障碍,即患者可形成并储存信息,却难以回忆,可能是由于回忆的内容和时间缺乏空间上的联系导致,回忆中给予提示有助于准确回答。临床诊断简要评估方法:① MMSE 量表中三项物体(皮球、国旗、树木)即刻和短期(3 ~ 5 分钟后)回忆测验,回忆中忘记任何一项物体均视为记忆力受损。②蒙特利尔认知评估量表(MoCA)中的记忆检测部分,即刻记忆不计分,延迟回忆(5 分钟后)≤ 3 分,视为记忆力受损,线索回忆部分(分类提示和多选提示)不计分,它有助于临床医师区分编码型记忆障碍和检索性记忆障碍。

(三)精神行为异常

除了认知功能障碍外,PDD 患者也是表现为多种精神行为症状,包括幻觉、错觉、妄想、抑郁、情感淡漠、快速眼动、睡眠障碍等,其中以视幻觉和错觉更为常见。

但是我们要注意到,由于抑郁影响患者认知功能的评估,伴有抑郁的 PDD 患者应该先给予抗抑郁治疗再评估其认知功能的情况。

二、PDD 的诊断标准

根据国际运动障碍学会(MDS)制定的 2007 版 PDD 的诊断指南,可采用以下诊断标准。相关诊断标准见表 6-5。

表 6-5　临床医师诊断 PDD 的简明评估方案

诊断标准	评估方法
1. 确诊原发性 PD	英国脑库标准
2. 痴呆在 PD 发病 1 年后出现	患者或家属提供病史或既往就医记录
3. 智能减退并影响日常生活	MMSE ＜ 26 分，询问经济支配、社会交往、决策力、准确服药
4. 认知功能评估	（以下 4 项中至少 2 项）
注意力	100 连续减 7、倒数月份
执行力	词语流畅性（1 分钟内少于 11 个）、画钟表（不能完成）
视空间能力	描摹交叉五边形（不能完成）
记忆力	即刻回忆、短期回忆（忘记至少 1 项物体）
5. 精神行为评估	简明神经精神量表（NPI）

（一）PDD 临床诊断标准必备条件

1. 按照英国脑库 PD 诊断标准和中华医学会神经病学分会 PD 及运动障碍学组制定的《中国帕金森病的诊断标准（2016 版）》。

2. 在此基础上，1 年后隐匿出现缓慢进展的认知障碍，且此认知障碍足以影响患者的日常生活能力（如社交，家庭财务管理和药物的服用等）。

以上两项须兼具，缺一不可。

（二）支持 PDD 的诊断条件

1. 情绪或者性格改变。

2. 视幻觉或妄想。

3. 日间过度睡眠。

4. 各种形式的谵妄及其他形式的幻觉。可采用神经精神量表(NPI)进行评估。

（三）不支持 PDD 的诊断条件

1. 存在脑卒中的神经系统局灶体征及神经影像学证据，且符合临床可能的血管性痴呆诊断。

2. 卒中后 3 个月内出现的认知障碍，或认知障碍急剧恶化或呈阶梯样进展。

3. 认知障碍可由明确的内科（系统性疾病、维生素缺乏或者药物中毒等）、医源性因素（如服用抗胆碱能药物）或神经系统其他疾病解释。

☆☆☆☆

（四）拟诊临床可能 PDD

1. 在必备条件基础上，无不支持诊断条件存在，具有以下四个认知障碍中的至少两项，我们可以拟诊临床可能 PDD。

（1）注意力障碍，可有波动性。

（2）执行功能障碍。

（3）视空间能力障碍。

（4）自由回忆功能障碍，给予提示后可改善。

2. 在这个必备条件基础上，无不支持诊断条件存在，具有下列 1 项或以上可拟诊临床可疑 PDD。

（1）存在其他认知域功能障碍如阿尔茨海默病（AD）型记忆障碍（记忆存储困难，经提示不能改善）。

（2）不能明确锥体外系症状及痴呆症状发生的时间顺序。

（3）存在可导致认知损害的其他原因，虽然它并不能解释该患者的认知障碍。

三、鉴别诊断

（一）DLB

波动性认知障碍、反复发作的幻视觉和锥体外系症状是 DLB 临床表现的三主征。PDD 较难与 DLB 鉴别。

目前比较遵循"1 年原则"作为两者鉴别诊断。临床上，如果痴呆在锥体外系症状出现后 1 年以上才发生，更倾向于诊断为 PDD，如果痴呆先于锥体外系症状出现，或者痴呆在锥体外系症状出现后 1 年以内即发生，则倾向于诊断为 DLB。

（二）AD

通常认为 AD 属于"皮质性痴呆"，主要临床特征为记忆损害（信息存储障碍）尤其是以情景记忆损害为主的全面高级皮质功能障碍，包括失语、失用、失读、失认等，可以有淡漠、易激惹、缺乏主动性活动等表现。

早中期 PDD 属于"皮质下痴呆"，以注意力、视空间能力以及执行能力下降更为突出。晚期的 PDD 表现为全面的认知功能减退，与 AD 较难鉴别。

（三）VAD

指由脑血管因素致脑血管损伤而引起认知障碍的一组临床综合征。其临床特征应包括以认知功能下降为核心表现的痴呆症状和神经系统症状、体征和影像学证据的脑血管病，且两者有明确的相关性。

一般情况下多发生在卒中后 3 个月内，或呈阶梯样的进展是其特点。所以诊断 PDD 首先要排除 VAD 的可能。

四、治疗

（一）治疗原则

1. PDD 患者应停用抗胆碱能药物（如苯海索）和金刚烷胺，并及早给予胆碱酯酶抑制剂治疗。

2. PDD 患者出现幻视，错觉等精神症状时，应依次考虑减量或停用苯海索、金刚烷胺、多巴胺受体激动剂及单胺氧化酶 -B 抑制剂，减量或者停用以后若症状仍无改善，我们可以考虑则将左旋多巴胺逐渐减量。若采取以上措施仍有症状或锥体外系症状恶化，则宜选择疗效确切，锥体外系不良反应小的非经典抗精神病药物，并争取以最小剂量获得最佳疗效。

3. PDD 患者锥体外系症状的治疗原则与原发性 PD 的治疗原则相同，多巴胺替代疗法仍为一线治疗药物。由于多巴胺受体激动剂易导致幻视等精神症状，所以不列入 PDD 的一线药物。MAO-B 抑制剂及儿茶酚 - 氧位 - 甲基转移酶抑制剂也可诱发精神症状，我们在临床使用的时候也一定要谨慎。

4. 多巴胺替代治疗实际上与抗精神病治疗是相矛盾的，一种症状的改善可能会导致另一种症状的恶化，治疗中应该遵循的原则是尽可能用最小的多巴胺剂量来控制运动症状，用最低的抗精神病制剂来控制幻视等精神症状。

（二）药物选择

1. 认知障碍

（1）在众多的胆碱酯酶抑制剂中，重酒石酸卡巴拉汀可改善 PDD 患者的注意力、记忆力及精神功能，以及对神经精神症状亦有不同程度的改善。

（2）另外一个具有循证医学证据的药物为多奈哌齐。

（3）卡巴拉汀和多奈哌齐的推荐剂量为 6 ～ 12mg/d 和 5 ～ 10mg/d，应从小剂量缓慢加至治疗剂量。

（4）主要的不良反应为恶心、呕吐、腹泻等胃肠道反应，部分患者震颤可有轻度到中度的加重，其他锥体外系症状无明显加重，因而胆碱酯酶抑制剂用于 PDD 治疗是安全的。

2. 精神障碍

（1）氯氮平：能够改善 PDD 患者视幻觉、妄想等精神症状，效果比较好，

☆☆☆☆

且无加重锥体外系症状的副作用。因而 AAN 推荐应用氯氮平治疗 PDD 患者的精神症状。该药物最大的不良反应为粒细胞减少，因而服用该药物的患者应定期复查粒细胞绝对值。

（2）喹硫平：也可以考虑经用于 PDD 患者的精神症状治疗。

（3）其他：一些非经典的抗精神病药物，如利培酮、奥氮平等明显加重锥体外系症状，并无改善 PDD 患者精神状况的作用，因而不被推荐用于 PDD 精神症状的治疗。另外，卡巴拉汀和多奈哌齐也有改善精神症状的作用。

3. 抑郁

（1）多巴胺受体激动剂普拉克索和 MAO-B 具有明确的抗抑郁作用，对于不伴有精神症状的患者可以适量应用，但过程中应注意监测患者的精神症状。

（2）三环类抗抑郁药（阿米替林、丙米嗪等）治疗 PDD 患者的抑郁症状其循证医学证据，但是由于它有抗胆碱能作用，所以一般不推荐使用。

（3）选择性 5- 羟色胺再摄取抑制剂，目前是必须首选的最常用的药物，目前仍是 PDD 患者伴随抑郁症状时的推荐药物，起始治疗 6 ～ 12 周，维持治疗 4 ～ 9 个月，密切观察可能出现的并发症。

临床上我们要结合不同的症状、体征以及影像学证据等，针对具体病例进行分析诊断，并确定针对该病例给予最适合患者的治疗措施。

（郑　艳）

第六节　血管性痴呆的诊断标准与治疗指南

血管性痴呆（vascular dementia，VaD）是由缺血性或出血性脑血管病或者是心脏和循环障碍引起的脑区低血流灌注导致的脑血管器质性痴呆综合征。

一、临床表现

依据病灶特点和病理机制的不同，临床上将 VaD 分为多种类型，不同类型痴呆临床表现不同。

1. 多发梗死性痴呆（multi-infarct dementia，MID）　由多发性脑梗死累及大脑皮质或皮质下区域所引起的痴呆综合征，是 VaD 的最常见类型。MID 常表现为反复多次突然发病的脑卒中，阶梯式加重、波动病程的认知功能障碍以及病变血管累及皮质和皮质下区域的相应局灶性神经功能缺损症状体征。

2. 关键部位梗死性痴呆（strategic infarct dementia，SID）　是指由重要皮质、皮质下功能区域的数个小面积梗死灶，有时甚至是单个梗死病灶所引起的痴呆。这些与高级认知功能密切相关的部位包括角回、内囊、基底核、海马、丘脑、扣带回、穹窿等。三个血管供血区的梗死易导致 SID：①大脑后动脉梗死累及颞叶的下内侧、枕叶、丘脑，表现为遗忘、视觉障碍，左侧病变有经皮质感觉性失语，右侧病变有空间失定向；②大脑前动脉影响了额叶内侧部，表现为淡漠和执行功能障碍；③大脑前、中、后动脉深穿支病变可累及丘脑和基底核而出现痴呆。丘脑性痴呆主要累及了丘脑前核、丘脑乳头体束，表现为注意力、始动性、执行功能和记忆受损，垂直凝视麻痹、内直肌麻痹，会聚不能，构音障碍和轻偏瘫。内囊膝部受累，表现为认知功能突然改变，注意力波动，精神错乱，注意力缺乏、意志力丧失、执行功能障碍，局灶体征如偏瘫和构音障碍轻微。

3.分水岭梗死性痴呆（dementia with border-zone infarction）　属于低灌注性血管性痴呆，是由于大脑前、中、后动脉供血区交界区域的长期低灌注，严重缺血形成分水岭区域脑梗死导致的认知功能严重受损。影像学检查在本病的诊断中有重要作用，CT 或 MRI 呈动脉供血区交界区域梗死灶。分水岭梗死性痴呆的认知功能障碍常表现为经皮质性失语、记忆减退、失用症和视空间功能障碍等。

4.出血性痴呆　脑实质内出血、蛛网膜下腔出血后引起的痴呆。出血病灶常累及壳核、内囊、丘脑、脑叶等部位，导致痴呆。丘脑出血导致认知功能障碍和痴呆常见。脑淀粉样血管病（cerebral amyloid angiopathy，CAA）是老年人出血性痴呆比较常见的病因。硬膜下血肿也可以导致痴呆，常见于老年人，部分患者认知障碍可以缓慢出现。

5.皮质下动脉硬化性脑病（又称宾斯旺格病，Binswanger disease）　呈进行性、隐匿性病程，表现为伴有反复发作的局限性神经功能缺损的痴呆，常伴有明显的假性延髓性麻痹、步态不稳、尿失禁和锥体束受损体征等。部分患者可无明确的卒中病史。神经影像学的主要特征是脑白质弥漫性疏松性病变，皮质不受累。CT 表现为脑室周围、半卵圆中心白质的低密度。MRI 表现为侧脑室周围白质对称性、弥漫性斑片状 T_2 高信号；可伴有多发性皮质下梗死灶，脑室扩大。临床诊断依据隐匿性痴呆的发病过程，有脑血管病的危险因素，脑血管局灶的症状体征，以及 CT、MRI 脑室周围弥漫性白质病变等。

6.伴有皮质下梗死和白质脑病的常染色体显性遗传性脑动脉病（CADA-SIL）　是一种遗传性血管病，晚期发展为血管性痴呆。

二、诊断

目前对 VaD 的诊断标准并不统一，已有 4 个国际广泛使用的诊断标准：
①美国加利福尼亚州 AD 诊断与治疗中心（Alzheimer's Disease Diagnostic

☆★☆☆

and Treatment Centers，ADDTC）的诊断标准。

②美国精神医学会的《精神障碍诊断与统计手册》的诊断标准。

③世界卫生组织《国际疾病分类诊断标准》第 10 版修订版（International Classification of Diseases，ICD-10-R）的诊断标准。

④美国国立精神病与卒中研究所 / 瑞士神经科学研究国际协会（National Institute of Neurological Disorders and Stroke-Association Internationale pour la Recherche et l'Enseignement en Neurosciences，NINDS-AIREN）的血管性痴呆诊断标准，在最新的 DSM-V 中将 DSM-IV 中"血管性痴呆"部分修改为"重度血管性认知障碍"。国内标准是国家卫生计生委脑卒中防治工程委员会制定的中国血管性认知障碍诊疗指导规范，规范中对于 VaD 的诊断标准仍采用上述 4 种诊断标准。

◆ 血管性认知障碍 DSM-V 诊断标准

（一）血管性认知障碍的诊断需满足以下所有的标准

1. 满足重度或轻度血管性认知障碍的诊断标准

（1）重度血管性认知障碍（以前称为血管性痴呆）

①基于以下证据显示的一个或多个认知领域（注意、执行功能、学习和记忆、语言、知觉运动或社会认知）的水平较以前明显下降：个人觉察、知情者报告或临床医生发现认知功能明显下降；并且经标准的神经心理学测验或其他量化的临床测验证实认知功能严重受损。

②认知功能障碍干扰日常活动的独立性（例如，至少像付账单或药物治疗管理这样复杂的工具性日常生活的活动需要帮助）。

③认知障碍并非由谵妄所致。

④认知障碍不能由其他精神疾病（如重症抑郁、精神分裂症）解释。

（2）轻度血管性认知障碍（以前称为血管性 MCI）

①基于以下证据显示的一个或多个认知领域（注意、执行功能、学习和记忆、语言、知觉运动或社会认知）的水平较以前轻度下降：个人觉察、知情者报告或临床医生发现认知功能轻度下降；并且经标准的神经心理学测验或其他量化的临床测验证实认知功能轻度受损。

②认知功能障碍不干扰日常活动的独立性（例如，像付账单或药物治疗管理这样复杂的工具性日常生活的活动保留，但可能需要更多的努力）。

③认知障碍并非由谵妄所致。

④认知障碍不能由其他精神疾病（如重症抑郁、精神分裂症）解释。

2. 以下任何方面提示临床特点符合血管性原因

（1）认知障碍的发生与一次或多次脑血管病事件相关。

（2）认知功能下降主要表现为注意力（包括信息处理速度）和额叶执行功能。

3. 存在能解释认知功能下降的脑血管病的病史、体征和（或）神经影像学证据。

4. 认知障碍不能由其他脑部疾病或系统性疾病解释。

（二）很可能的血管性认知障碍

出现以下任何一条即诊断为很可能的血管性认知障碍：

1. 神经影像学显示明显的脑血管病灶支持临床诊断标准。

2. 认知障碍与一次或多次脑血管病事件相关。

3. 同时存在脑血管病的临床和遗传方面的证据（例如，常染色体显性遗传性脑动脉病伴皮质下梗死和白质脑病）。

（三）可能的血管性认知障碍

符合临床诊断标准、但缺乏神经影像学证据，或认知障碍与一次或多次脑血管病事件之间缺乏时间联系。

◆血管性痴呆 ICD-10 诊断标准

（一）痴呆

1. 记忆障碍。

2. 其他认知功能障碍。

3. 以上功能缺损影响了患者的社会功能。

4. 出现上述功能障碍时，没有意识障碍，且不发生于谵妄时。

5. 伴有情感、社会行为和主动性障碍。

6. 上述功能缺损持续 6 个月及以上。

（二）血管性

1. 高级认知功能缺陷非均衡分布，部分功能受损，其他功能相对保留。

2. 神经系统局灶体征（至少下列之一）：单侧肢体的痉挛性瘫痪；单侧腱反射增高；病理反射；假性延髓麻痹。

3. 病史、体检或检查提示有脑血管病的证据（如卒中、脑梗死证据），且被认为是痴呆的病因。

◆血管性痴呆的 ADDTC 诊断标准

（一）很可能的缺血性血管性痴呆（Probable，VD）的标准

1. 很可能的缺血性血管性痴呆包括以下三项

（1）痴呆：由病史和床旁简单的认知功能检查或标准的、详细的认知功能评估证实患者的认知功能较以往减退，并广泛影响患者的日常生活，认知功能

☆☆☆☆

损害不局限于某个单一认知域，且与意识水平无关。

（2）两次或多次缺血性卒中 [依据病史、神经系统体征和（或）神经系统影像证据]；或 1 次卒中，但与痴呆有明确的时间关系。

（3）1 处或多处的小脑以外梗死的证据（头 CT 或 MRI）。

2. 支持很可能缺血性血管性痴呆诊断的证据

（1）有已知能够影响认知功能的脑区的多发性梗死。

（2）多次发作的 TIA 病史。

（3）脑血管病危险因素的病史（如高血压、心脏病、糖尿病）。

（4）Hachinski 缺血程度评分 ≥ 7 分。

3. 与缺血性血管性痴呆有关，但需进一步研究的临床表现，包括

（1）早期出现步态障碍和尿失禁。

（2）与年龄不符的脑室周围及深部白质的病变（MRI）。

（3）电生理（EEG 或诱发电位）或神经影像（头 PET、SPECT、MRI）显示脑局灶性改变。

4. 其他既不支持很可能缺血性血管性痴呆的诊断、也不与此诊断相矛盾的临床表现

（1）症状进展缓慢。

（2）错觉、精神病、幻觉、妄想。

（3）癫痫发作。

5. 不支持很可能缺血性血管性痴呆的临床表现，包括

（1）经皮质性感觉性失语不伴神经系统影像学检查的相应局灶性损害。

（2）认知功能障碍、但无明确的神经系统的症状与体征。

（二）可能的缺血性血管性痴呆的标准

1. 痴呆。

2. 与脑血管病的关系不十分确定具备以下一条或以上：

（1）单次卒中的病史或证据（非多发卒中），但卒中与痴呆无明显的时间关系。

（2）Binswanger 综合征，包括以下三点：①早期出现的不能用泌尿系病变解释的尿失禁，或不能用外周病变解释的步态异常（帕金森病样步态、失用性步态、老年性步态及黏滞性步态）；②血管危险因素；③影像学显示的广泛白质病变。

（三）肯定的缺血性血管性痴呆的标准

1. 临床有痴呆的证据。

2. 病理检查证实有多发梗死灶，至少部分在小脑以外的部位。

注：如果还有 AD 或其他病变被认为与痴呆相关，应诊断为混合性痴呆。

（四）研究分类

1. **按照病变部位**　皮质、白质、脑室周围、基底节及丘脑。

2. **按照病变大小**　按照病变体积。

3. **按照病变分布**　大血管性、小血管性及微血管性。

4. **按照严重程度**　慢性缺血、脑梗死。

5. **按照病因**　栓塞、动脉粥样硬化、淀粉样血管病及低灌注。

◆**血管性痴呆 NINDS-AIREN 诊断标准**

（一）很可能的血管性痴呆的标准

1. 很可能的血管性痴呆的标准

（1）痴呆

①记忆和另外至少 2 种认知域损害（定向、注意、语言、视空间、计算、执行、运动控制、运用、抽象及判断）。

②记忆和认知功能损害妨碍患者的日常生活能力。

③排除意识障碍、谵妄、精神病、严重失语及运动障碍等因素影响智能测查，排除全身性疾病或其他脑部病变（如 AD）等引起的记忆和认知功能障碍。

④最好由临床或神经心理学检查证实。

（2）有脑血管病的证据

①临床有脑血管病引起的局灶体征,如偏瘫、中枢性面瘫、感觉障碍、病理征、偏身失认及构音障碍等（有或无卒中病史）。

②神经影像学检查（头 CT 或 MRI）有脑血管病的证据,包括多发性脑梗死、重要部位单一的脑梗死、腔隙性脑梗死及广泛性脑室周围缺血性白质损害，或上述病变共存。

（3）上述两种损害有明显的因果关系，至少有下列一项：

①痴呆发生在明确的卒中后 3 个月内。

②突发的认知功能衰退。

③呈波动样、阶梯样进展的认知功能缺损。

2. 临床支持很可能的血管性痴呆的标准

（1）早期的步态异常（小碎步、共济失调步态或帕金森综合征步态等）。

（2）不能用其他原因解释的多次跌倒史。

（3）早期出现尿频、尿急和其他尿路症状，且不能用泌尿系统疾病解释。

（4）假性延髓麻痹。

（5）人格及精神改变：意志缺乏、抑郁、情感失禁及其他皮质下功能损害，如精神运动迟缓和执行功能异常。

☆ ☆ ☆ ☆

3. 不支持血管性痴呆的标准

（1）早期出现记忆缺损，进行性加重的记忆和其他认知功能损害，如语言（经皮质感觉性失语）、运动技巧（失用）、感知觉（失认），但神经影像学检查无相应局灶性损害。

（2）除认知功能损害外，没有局灶性神经系统体征。

（3）头 CT 或 MRI 上无血管病损害的表现。

（二）可能的血管性痴呆的标准

1. 痴呆

（1）记忆和另外至少 2 种认知域损害（定向、注意、语言、视空间、计算、执行、运动、控制、运用、抽象及判断）。

（2）记忆和认知功能损害妨碍患者的日常生活能力。

（3）排除意识障碍、谵妄、精神病、严重失语及运动障碍等影响认知功能评测等因素，排除全身性疾病或其他脑部病变（如 AD）等引起的记忆和认知功能障碍。

2. 与脑血管病的关系不十分确定，具备以下之一

（1）临床有局灶性体征，但影像学无脑血管病的证据。

（2）有脑血管病，但痴呆和脑血管病缺乏时间上的明确关系。

（3）有痴呆相关脑血管病的证据，但是痴呆慢性起病，病程处于平台期或好转。

（三）肯定的血管性痴呆的标准

1. 临床符合很可能 VaD 的标准。

2. 脑活检或尸检发现脑血管病的证据。

3. 神经炎性斑或神经原纤维缠结的数量与年龄相符。

4. 临床或病理无其他可能导致患者痴呆的疾病。

（四）其他

1. 依据研究需要，可以根据临床、影像及病理等把 VaD 进行分类，如皮质性血管性痴呆、皮质下性血管性痴呆、Binswanger 脑病及丘脑性痴呆等。

2. 当患者符合可能 AD 的标准、但临床或神经影像有相关脑血管病的证据时，诊断为 AD 伴脑血管病，不提倡使用混合性痴呆。

三、鉴别诊断

1. 阿尔茨海默病（Alzheimer's disease，AD）　系病因未明的原发性退变性

脑部疾病，常有一定的遗传背景，女性患病率稍高，AD 起病隐匿，进展缓慢，记忆等认知功能障碍突出，多数无偏瘫等局灶性神经系统定位体征，神经影像学表现为显著的脑皮质萎缩，Hachinski 缺血量表≤ 4 分（改良 Hachinski 缺血量表≤ 2 分）支持 AD 诊断。

2. Pick 病　是额颞痴呆的一种类型，是以额颞叶萎缩为特征的一组神经变性疾病。起病较早（多在 50 ～ 60 岁），进行性痴呆，早期即有明显的人格改变和社会行为障碍、语言功能受损，记忆等认知功能的障碍相对较晚。病理表现为双侧额叶，颞叶前端的局限性萎缩，胞质内含有嗜银的包涵体 - Pick 小体。CT 或 MRI 显示：脑萎缩主要局限于额叶和（或）颞叶，颞极萎缩，对称或不对称性额颞叶萎缩，侧脑室可扩大，尾状核头部可见萎缩。

3. 帕金森病痴呆（Parkinson disease dementia，PDD）　早期出现锥体外系受累症状如静止性震颤、肌强直、运动迟缓等表现。认知功能的损害一般出现在晚期，而且以注意力、计算力、视空间、记忆力等受损为主。一般无卒中病史，无局灶性神经系统定位体征，影像学上无梗死、出血及白质病变等。

4. 路易体痴呆（dementia with Lewy bodies，DLB）　典型病程为缓慢进展，经过数年后最终呈全面痴呆。早期，大部分病例的认知功能为颞顶叶型，表现为记忆、语言和视觉空间技能损害，与 AD 的表现相似，三大核心症状，即波动性的认知障碍、反复生动的视幻觉、锥体外系症状。DLB 伴有短暂的意识障碍、反复跌倒以及晕厥可被误诊为 VaD，但影像学上无梗死灶，神经系统检查无定位体征。

四、治疗

（一）病因治疗

预防和治疗脑血管病及其危险因素，包括抗血小板聚集、控制血压、血糖及血脂等。

（二）认知症状的治疗

1. 胆碱酯酶抑制剂　VaD 患者脑内乙酰胆碱能通路受到破坏，乙酰胆碱的水平降低，为胆碱酯酶抑制剂治疗 VaD 提供了神经生化基础。胆碱酯酶抑制剂可用于治疗轻中度 VaD，多奈哌齐及卡巴拉汀对 VaD 患者的认知功能障碍具有改善作用，并且多奈哌齐（10mg/d）可改善 VaD 患者的行为症状和日常功能。

2. N- 甲基 -D- 天冬氨酸（N-methyl-D-aspartic acid，NMDA）受体拮抗剂　NMDA 受体拮抗剂美金刚可改善轻中度 VaD 患者的认知功能障碍。

3. 其他药物　维生素 E、维生素 C、银杏叶制剂、吡拉西坦、尼麦角林等

☆☆☆☆

可能有一定的辅助治疗作用。

4. 药物用法用量

多奈哌齐：起始剂量5mg，1次/天，服用4周后可增至10mg，1次/天，晚上睡前服用。如患者有失眠等睡眠障碍，也可改为早餐前服用。

卡巴拉汀：起始剂量为1.5mg，2次/天；如患者服用至少4周以后对此剂量耐受良好，可将剂量增至3mg，2次/天；服用至少4周以后对此剂量耐受良好，可逐渐增加剂量至4.5mg，以至6mg，2次/天。

美金刚：美金刚每日最大剂量20mg，为了减少副作用发生，起始剂量5mg，1次/天，晨服；第2周增加至每次5mg，2次/天；第3周早10mg，下午服5mg；第4周开始服用推荐的维持剂量每次10mg，2次/天。可空腹服用，也可随食物同服。

（三）精神行为症状的治疗

VaD患者的精神行为症状多见，程度较重，表现多样，包括抑郁、焦虑、淡漠、幻觉、妄想、激越、睡眠倒错、冲动及攻击行为等。如果症状使患者痛苦或使患者或他人处于危险之中，则应进行药物治疗，分为两步：

1. 对VaD患者精神行为症状的药物治疗首先使用抗痴呆药物，如胆碱酯酶抑制剂和NMDA受体拮抗剂，其在改善VaD患者认知功能障碍的同时，还改善精神行为症状。

2. 当精神行为症状进一步加重，胆碱酯酶抑制剂和NMDA受体拮抗剂不能奏效时，可短期使用非典型抗精神病药物。奥氮平（5～20mg/d）和利培酮（建议起始剂量为每日2次，每次0.5mg，根据个体需要，剂量逐渐加大到每日2次，一次1～2mg）可改善痴呆患者的精神行为症状，阿立哌唑（初始剂量建议10～15mg/d；最大剂量30mg/d）对痴呆患者的精神行为症状也有一定的改善作用。应注意非典型抗精神病药物可增加患者脑血管病和死亡的风险。因此，对于精神行为症状应首先使用抗痴呆药物，非典型抗精神病药物作为二线药物短期使用。对VaD患者的抑郁情绪可用选择性5-羟色胺再摄取抑制剂进行治疗，西酞普兰（10～20mg/d）和舍曲林（25～50mg/d）对P450酶影响较小，药物相互作用较少，安全性较好。

（杜 隽）

第七节 正常颅压脑积水的诊断标准与治疗

临床通常将脑积水分为交通性脑积水与非交通性脑积水，正常颅压脑积水（normal pressure hydrocephalus，NPH）属于交通性脑积水，患者虽然有脑室系统的扩大，但脑脊液压力不超过 180 ～ 200mmH$_2$O。在 1965 年，Hakim 和 Adams 第一次描述了 NPH 的"三主征"，包括步态不稳、尿失禁和痴呆。三主征可同时出现，也可以先后出现或以组合的形式出现，严重程度也不尽相同。以痴呆为早期起病表现的患者可能会被误诊为阿尔茨海默病或血管性痴呆而得不到及时的治疗。NPH 分为原发性和继发性，继发于蛛网膜下腔出血、脑外伤、颅内感染、中脑导水管狭窄等的 NPH，称为症状性或继发性 NPH；而临床上相当一部分患者病因不明确，这样的病例称为原发性或特发性 NPH（idiopathic normal pressure hydrocephalus，iNPH），诊断困难，容易误诊。我国目前无 iNPH 发病率及患病率的报道，在日本 61 岁以上老年人患病率约为 1.1%，在疑似帕金森综合征的人群中，患病率约为 19%。iNPH 病情进展缓慢，经充分评估后，大部分患者可行分流手术治疗。外科方法治疗 iNPH 是目前唯一被高质量研究证据证实有效的治疗措施，以各种分流手术为主，尤其是脑室腹腔分流术最多见。早期行分流手术可明显改善绝大部分患者的临床表现及生活质量。

一、诊断标准

Relkin 等在 2005 年提出了 NPH 的诊断标准，分为三类，包括"很可能""可能"及"不太可能"的脑积水。

（一）NPH 的诊断应满足以下条件

1. 年龄＞ 40 岁，症状隐匿进展，病程超过 3 个月，脑脊液压力 70 ～ 245 mmH$_2$O。

2. MRI 或 CT 上显示 Evan 指数＞ 0.3，以及侧脑室颞角扩大，脑室周围水肿等。

3. 通常情况下，NPH 的诊断需有步态不稳加尿失禁或认知障碍二者之一。异常的尿急或尿频足以满足尿动力学障碍的标准。认知障碍方面，必须满足两个或两个以上的认知失衡，如精神运动减慢、精细运动减慢、注意力、短时记忆、执行力或行为及个性改变等。以认知障碍为主的患者也应该考虑额颞叶痴呆的可能。

（二）疑似 iNPH 患者的诊断标准

年龄＜ 40 岁，症状不超过 3 个月，脑脊液压力异常或未进行测压，症状无明显进展，或脑室扩张能以脑萎缩来解释。不可能是 iNPH 的患者通常有视盘水肿，其症状可以用其他病因来解释，无脑室扩张或者 iNPH 的临床三主症。

☆★☆☆

二、影像学检查

1. CT　主要表现为脑室扩大而脑萎缩不明显，Even 指数＞0.3，多数表现为脑室周围有低密度水肿。有三脑室和侧脑室颞角扩大而无脑萎缩者，分流术效果良好。

2. MRI 检查　MRI 在显示脑室周围白质的改变优于 CT，并可检测 CSF 流空效应，对诊断 iNPH 及预测手术效果具有更高的敏感性。有明显 CSF 流空现象可以预测患者症状术后改善，但其改善程度不确定。大脑凸面及中线部位蛛网膜下腔变窄的 MRI 表现在疑似或确诊 iNPH 的诊断中显示出其价值，这种改变在冠状位更易显现。而 MRI 容量测定，包括脑室、脑组织及脑周围 CSF 容积比值测定，在预测分流术效果的价值尚不清楚。一般说来，iNPH 的脑室扩大程度较其他痴呆更为明显，而海马萎缩或海马旁沟扩大较阿尔茨海默病轻可作鉴别。

三、有创检查

脑脊液动力学试验：脑脊液动力学试验是预测分流术是否有效的重要指标。

1. 腰穿释放大量脑脊液（tap test）　是最早用于诊断 iNPH 及预测分流效果的方法。若放出 30 毫升以上脑脊液后临床症状改善，尤其是步态障碍好转，则预示分流术效果良好，可以作为预测分流术疗效的指标。但是有些 tap test 阴性的患者在分流术后症状也可明显改善，因此预测分流术的效果时有一定误差。

2. 腰池引流（external lumbar drainage，ELD）　目前被视为更敏感的预测试验，尤其对 tap test 阴性的患者。ELD 是将引流管置于腰椎蛛网膜下腔，CSF 持续引流 72 小时，每小时 10～15 毫升。

3. 脑脊液外流阻力　Rout（Ro）即脑脊液通路的流体阻力，常以 Katzman 灌注法计算，也可用于术前评估。但近来研究提示 Rout 更多地用于术后分析，而非术前选择病例，其对分流术的预测价值不大。

4. 颅内压（intracranial pressure，ICP）持续监测　被认为是诊断及选择手术患者的有价值指标。ICP 连续监测 48～72 小时，可出现两种颅内压变化。一种压力基本稳定，波动很小，平均 ICP 在正常范围；另一种常处于正常的上界，阵发性升高，呈锯齿形高波或高原波，占测压时间的 10% 左右。研究表明平均颅内压波幅增高者分流术后症状改善明显。

四、治疗

治疗方面，目前常用治疗方法为脑脊液分流手术，包括脑室 - 腹腔分流术、

脑室 - 胸腔分流术、脑室 - 心房分流术及腰椎 - 腹腔分流术等，其中以脑室 - 腹腔分流术最为常用。分流手术可以缓解约 60% 的患者的症状，可以在术后几个小时至几天缓解，也可能出现在几天或几周后。

Savolainen 等发现在分流术后 3 个月，有步态障碍的患者术后有 76% 的症状明显改善，而尿失禁和痴呆的症状改善率分别为 58% 及 48%，因此，以步态不稳为主的患者适合行分流术，并可作为预测分流术效果的指标；无步态障碍或步态障碍晚于痴呆，则提示分流术效果不佳；痴呆为主的 iNPH 患者预示分流术效果差。脑室 - 腹腔分流术的并发症发生率及死亡率较高，并发症包括硬膜下血肿、感染、分流管感染等。对于长期生存质量较好的患者，其 5 年后的手术并发症发生率为 39%。

近几年来神经内镜下第三脑室底造瘘术已成为梗阻性脑积水的首选治疗方式。相对于分流术，其优点是可避免分流术的堵管、感染等并发症的发生。但尚缺乏大规模随机对照研究及长期随访观察。

（陈兆耀）

第八节　甲状腺毒性脑病的诊断与治疗

甲状腺激素可调控神经元的分化、迁移、神经髓鞘形成、突触发生；促进神经系统的发育和维持正常的功能。甲状腺激素异常引起脑病的发生可能是由于甲状腺激素及其代谢物可以直接影响中枢神经，也可以通过下丘脑 - 垂体 - 甲状腺轴反馈作用于神经系统。理论上讲，所有引起甲状腺功能异常的疾病都可能诱发脑病，常见的有甲状腺本身疾病如毒性弥漫性甲状腺肿（Graves 病）、甲状腺肿瘤、自身免疫性甲状腺炎等，某些药物如抗甲状腺药物、锂、胺碘酮等也可引起甲状腺激素水平异常。甲状腺功能异常导致的脑病与甲状腺危象联系紧密，但又有所区别。

一、定义及诊断标准

（一）甲亢脑病与甲亢危象

1. 甲亢脑病　又称甲状腺毒性脑病，诊断标准包括：①有甲亢或甲亢危象的临床表现；②四碘甲状腺原氨酸、三碘甲状腺原氨酸升高；③有神经系统局灶性或弥漫性损害的证据；④抗甲亢治疗有效。

2. 甲亢危象　临床表现包括：①中枢神经系统症状；②体温≥ 38℃；③心率≥ 130 次 / 分；④心力衰竭；⑤胃肠道、肝功能异常。甲亢患者若有中枢神

☆☆☆☆

经系统症状，加上②③④⑤中的任意一条可以确诊甲亢危象。如果没有中枢神经系统症状，在甲亢的基础上出现上述条件中②③④⑤中至少 3 条也可以确诊甲亢危象。因此，甲亢脑病可合并甲亢危象，也可不合并甲亢危象独立存在。

（二）甲减脑病与甲减危象

严重甲减可引起全身各系统低代谢综合征，出现低体温、低钠血症、呼吸衰竭、低血压及周围循环衰竭等，严重者可发生危象。有文献将合并中枢神经系统症状的甲减危象称为黏液水肿脑病，若发生昏迷，则称黏液水肿昏迷；也有学者认为黏液水肿昏迷这一术语并不妥当，因为多数甲减危象并未昏迷，而且典型黏液水肿很少见。因此有学者建议将黏液水肿昏迷、黏液水肿危象统称为甲减危象，代表严重甲减的危重阶段。

（三）神经系统症状

甲亢脑病、甲减脑病临床少见，临床表现以精神和认知障碍较常见，以癫痫发作、运动障碍等神经系统症状为首发表现的并不多见。认知障碍方面，认为甲亢可能会导致氧化应激，产生神经元损伤，引起神经元变性。甲减患者也可以出现认知障碍，可能与齿状回中新生神经母细胞的数量、海马体积的减少有关。

二、甲状腺毒性脑病的治疗

甲状腺激素是胎儿和新生儿脑发育的关键激素，同时可以增加中枢神经系统的兴奋性，为亲脂性激素，易透过血脑屏障损伤脑组织或者是由于代谢亢进，甲状腺激素代谢产物直接引起脑损伤。甲状腺毒性脑病归于代谢性脑病范畴，需要早期诊断、早期治疗，其造成的神经功能损伤通常是可逆的，若不及时治疗原发病，可能继续损伤脑组织，病情发展往往造成不可逆损伤。甲亢脑病的治疗是以抗甲状腺治疗和激素治疗为主，早期诊断是提高甲状腺毒性脑病抢救成功率的关键。因此，临床上遇到甲亢患者出现精神症状或卒中样症状时，一定不能忽略甲状腺毒性脑病的可能，以防误诊。

（陈兆耀）

第九节　其他疾病的诊断标准与治疗

一、HIV 相关性脑病

HIV 相关性脑病是 HIV 在 CNS 内播散引发炎症反应，从而导致脑白质脱髓鞘、胶质细胞增生。临床表现为进行性皮质下痴呆，称为 AIDS 痴呆综合征（AIDS dementia complex，ADC）。ADC 影像学表现为与年龄不相称的全脑弥漫性萎缩及侧脑室周围、半卵圆中心对称弥漫的白质病变。AIDS 患者容易并发 CNS 病变，尤以各种机会性感染多见，如隐球菌脑膜炎、结核性脑膜脑炎、JC 病毒感染导致进行性多灶性白质脑病（PML）等。临床诊断困难，治疗效果不佳，病死率高。

1. **临床表现**　ADC 以轻微的行为、逻辑和协调能力下降为始发症状。临床上具体有以下表现：常为发作性工作效率降低，注意力下降，精神迟钝，性欲低下和健忘；情感淡漠，回避各类活动；较少见的表现有睡眠障碍、躁狂以及癫痫发作；动作障碍包括动作失衡、笨拙、无力等。早期的症状、体征因其轻微而又不易被发现；晚期将发展为全面性痴呆伴有记忆力丧失、语言功能减退等，导致患者进入植物状态。

由于 ADC 在不同发病阶段有不同的临床表现，因此 Price 和 Brew 于 1988 年提出了 ADC 的临床分期：

0 期（正常）：精神和动作功能正常。

0.5 期（亚临床期）：可以不出现症状或者症状轻微，不伴有日常生活以及工作能力的损害。可出现轻微的嗅觉、眼球运动或末梢运动异常。步态和肌力可正常。

1 期（轻微）：患者能完成所有较复杂的工作，日常生活也正常，但有明确的智力或运动损害。

2 期（中等）：患者生活能自理，但无法工作，也无法完成日常生活中较复杂的动作。患者需要在外界的帮助下完成行走。

3 期（严重）：患者主要表现为智力残缺，不能理解新闻内容和进行复杂的交流，表达能力严重迟缓。行走通常缓慢并伴有上肢运动笨拙。

4 期（终末期）：患者接近植物人状态。智力、理解能力和表达能力处于初级阶段。患者缄默无语，可有下身瘫痪或者偏瘫，大小便常失禁。

2. **诊断**　目前，筛选 ADC 的最有价值的量表是 HIV 痴呆量表（HIV dementia scale，HDS）。患者在该量表的评分小于 10 分，则提示此患者存在精神运动速度衰退，语言记忆和构造能力以及执行能力减退。而更为简便的国际 HIV 痴呆表（IHDS）在临床使用中更具优势。另外，实验室结果也显示了 AIDS 的部分特征，如 CD4/CD8 比值降低，白细胞、淋巴细胞计数及血红蛋白下降，可有 β_2 微球蛋白及免疫球蛋白的上升。不过，依据实验室数据及辅助检查并不能够诊断 ADC。目前，ADC 的诊断主要是基于典型的临床特征以及对 HIV 感染以外的其他相关情况或疾病的排除。

3. **治疗**　高效抗逆转录病毒治疗（HAART）能降低 ADC 的死亡率但尚不

☆☆☆☆

能将其治愈。在 HAART 的基础上，辅以尼莫地平、司来吉兰及昔帕泛等药物的临床对照研究显示：用药患者的神经生理表现趋于正常，记忆力、语言构建及认知思维能力的改善明显。但限于临床对照病例的数量，此结论还需进一步临床试验的验证。

二、神经梅毒

梅毒是由梅毒苍白螺旋体引起的性传播疾病；早期可表现为无症状型和梅毒性脑膜炎，晚期包括脑膜血管梅毒、脊髓痨或麻痹性痴呆。约 33% 的梅毒患者在初次感染后 10 年内出现神经系统症状；晚期可能在最初感染后 25 年内发生。目前神经梅毒最常见的表现形式是无症状型或痴呆。在晚期神经梅毒患者特别是麻痹性痴呆患者中表现为进展性痴呆伴有脑萎缩征象。许多患者表现出潜伏的痴呆过程，也可表现为人格改变、痴呆、躁狂、抑郁、谵妄、幻觉及妄想等症状。血、脑脊液 RPR 试验阳性，青霉素治疗效果明显。麻痹性痴呆目前尚无"金标准"，主要根据患者病史、血清学和脑脊液检查，以及流行病学调查资料综合考虑。

1. 诊断

（1）病原体检查：病原体检查是目前神经梅毒诊断的典型方式，该方式在此前工作中已经得到广泛应用，但梅毒的多变性特点在一定程度上影响了病原体检查的准确性。现有的病原体检查方式包括暗视野显微镜检查、直接免疫荧光法和梅毒螺旋体镀银染色检查三种。该方法可以用于诊断早期梅毒，由于早期梅毒对患者机体的破坏作用十分显著，便于进行观察。梅毒进入中晚期，病原体检查的准确性会降低。

（2）核酸检测：聚合酶链反应（PCR）可以实现对血浆、血清、皮肤破损部位以及组织液、淋巴穿刺液和脑脊液等标本的多元化检测。由于梅毒螺旋体是不能体外培养的，聚合酶链反应原理可以通过对梅毒螺旋体 DNA 进行扩增提升其特异性，使其变得容易观察和捕捉。核酸检测的优势是应用范围广，能够满足各时期梅毒的诊断，包括早期梅毒、神经梅毒、先天性梅毒和伴获得性免疫缺陷综合征（AIDS，亦称艾滋病）等，对于发病期患者的鉴别价值尤其突出。

（3）血清学检测：血清学检测的方式包括两大类，一是非梅毒螺旋体血清学试验，二是梅毒螺旋体血清学试验。梅毒螺旋体血清学试验的方式较为多样，常见的包括免疫印迹法、荧光密螺旋体抗体吸收试验法、快速梅毒螺旋体抗体检测法、酶联免疫吸附试验法、梅毒螺旋体明胶凝集试验法、化学发光免疫分析等。

2. 治疗

（1）青霉素治疗：是神经梅毒治疗的常见方式，且应用时间最长，在此前学者的研究中，青霉素能够有效应对无症状性和症状性神经梅毒，有效率长期达到 70% 以上，且由于青霉素治疗的靶向性较强，也不会产生较多的副作用。

（2）头孢曲松钠治疗：头孢曲松钠治疗方案最初由美国疾病预防控制中心提出，在该中心的试验过程中，头孢曲松钠替代了青霉素，应用剂量为每天 2 克，应用方式可取静脉滴注或者肌内注射，连续给药 2 周左右，神经梅毒可以得到有效抑制，患者的临床症状也能显著改善（无症状性神经梅毒除外）。

三、慢性酒精中毒性脑病

慢性酒精中毒性脑病是指由于长期大量饮酒造成机体营养代谢紊乱，并导致中枢神经系统严重损害的疾病。酒精是脂溶性物质，对脑组织有较强的亲和力，对神经细胞有直接毒性作用，影响大脑皮质和有关感觉通路的完整性。长期饮酒又可导致胃肠功能紊乱，影响 B 族维生素吸收，导致神经髓鞘合成障碍。所以临床上可出现中枢及周围神经系统受损的表现。酒精中毒脑病包括 Wernicke 脑病、酒精中毒性妄想症、柯萨可夫精神病、酒精性低血糖脑病、酒精中毒性痴呆、酒精中毒所致的情感障碍、酒精中毒所致的人格改变等。

1. 临床表现 研究显示，酒精中毒性脑病患者临床症状主要有头晕、头痛、恶心，有的伴谵妄、肢体麻木、共济失调、意识模糊、智力障碍、情绪焦虑、记忆力减退、反应迟钝等；除以上症状外，酒精中毒还会对脑血管壁造成损害，严重时出现血管破裂出血，引发蛛网膜下腔出血等脑血管病。

关于 Wernicke 脑病，临床典型表现为：①精神及意识障碍；②眼肌麻痹：以眼外肌麻痹多见；③共济失调，称为 Wernicke 脑病的"三联征"。

2. 治疗 主要是应用大量 B 族维生素如肌注维生素 B_1 及戒酒治疗。

四、一氧化碳中毒性脑病

1. 临床表现 急性一氧化碳中毒后神经精神系统的损害在临床上表现多种多样，常有一段清醒期，后出现精神恍惚，反应迟钝，缺乏主动性，认知障碍，并有显著的运动障碍，行动缓慢，震颤，肌张力障碍，肢体瘫痪等脑弥漫性损害症候群；容易误诊为脑血管病或精神疾病。

2. 诊断 主要依靠明确的一氧化碳中毒史，有完全或不完全的间歇清醒期，临床以急性痴呆为主伴有精神和运动障碍。脑电图以弥漫的 δ 波或 θ 波活动。

☆ ☆ ☆ ☆

头颅 CT 可见两侧大脑半球白质区状低密度，边缘不清，小脑、基底节区均可受累，以苍白球为重。MRI 显示脑组织肿胀，白质区异常信号，基底节区结构不清等。

3. 治疗

（1）氧疗：常用的给氧方式有鼻导管、面罩、氧帐或头盔给氧，应高压给氧（2 ~ 2.5 个绝对大气压）。高压氧是目前治疗迟发性脑病的首选。

（2）紫外线照射充氧自血回输。

（3）疏通微循环，改善脑灌注，降低脑水肿、脑损伤。

（4）中医针灸治疗可促进瘫痪、尿失禁恢复；中药银杏、三七等制剂对神经功能的修复有较好疗效。

五、重金属中毒

重金属是工业社会人类容易暴露的一类环境污染物，其中以铅的神经毒性研究最多，除此之外，镉、汞、锰也都表现出类似的神经毒性，多为直接接触、体内慢性蓄积导致神经系统损害。儿童由于神经系统处于发育阶段，对重金属中毒更为敏感、研究表明，学龄儿童血铅与期末测试分数呈负相关，且对阅读表现的影响大于数学表现。动物实验发现，铅中毒导致脑病的机制主要是干扰神经细胞黏附分子合成，破坏细胞骨架，提高 β 淀粉样蛋白等。

治疗主要方法如下。

（1）脱离污染源：当儿童血铅水平超过 100μg/L 时，应对患儿生活环境及周围污染环境、家属及同伴情况进行详细了解。当血铅水平已达到 100 ~ 199μg/L，且污染源发现难度较高时，应仔细寻找与排查。

（2）使用螯合剂药物：铅中毒时，依地酸钙钠作为治疗药物具有较为稳定的驱铅效果，在进行口服及肌内注射进入血液循环后，可与遗留在体内的铅元素发生络合反应并由肾脏通过尿液将铅络合物排出体外。但大剂量服用可导致肾小管上皮细胞损伤并导致急性肾衰竭。果胶作为植物细胞壁杂多糖经过多年研究被证实可对重金属，尤其是铅具有一定的吸附作用；近年来研究指出，果胶类多糖富铅被认为是植物铅蓄积的主要原因，而近年来此类多糖被作为铅污染与铅中毒的治疗特效药物。

（3）抗氧化治疗：排铅过程中使用的抗氧化剂主要以维生素 B、维生素 C、维生素 E 为主；同时还包括槲皮素、α- 硫辛酸等黄酮类化合物。生物大分子包括金属硫蛋白及天然多酚类物质，既可发挥螯合剂与抗氧化的双重作用，还能够在进一步降低由于铅负荷的同时修复氧化应激导致的损伤。也有研究采用血浆置换治疗后，迅速控制病情的案例。

（陈兆耀）

第十节　丁苯酞治疗认知障碍

一、丁苯酞的来源及功用

丁苯酞最初是从南方的水芹菜籽中提取出来的，随着医学的发展，逐渐有了人工合成。丁苯酞是一种多靶点抗脑缺血药物，可通过改善脑的线粒体功能，从而使其脑血管中的 NO 和 PGI2 的水平提高，同时可对谷氨酸的释放过程起到抑制作用，从而降低谷氨酸的水平。此外，丁苯酞还可降低细胞中的钙离子和花生四烯酸的水平，从而对自由基的释放过程进行抑制，使得抗氧化酶的活性提升，缩小脑部梗死的范围，改善脑部供血和神经功能损伤。丁苯酞通过保护患者的线粒体功能，将患者脑血管内的前列腺素水平和皮质的一氧化氮水平进行提升，抑制血小板的聚集，从而起到抗凋亡作用，对其脑细胞进行保护，对缺血区进行重建，从而使患者缺血区的脑血流量、毛细血管的数量及脑灌注增加，改善其全脑缺血的能量代谢。

目前越来越多关于丁苯酞治疗血管性认知障碍的实验相继开展，有研究指出：血管源性轻度认知障碍的脑血流量降低可加速该疾病的病程，使其认知障碍越来越严重，从而造成认知功能损害，病变形成认知功能障碍，使其致残率和痴呆发病率提高。丁苯酞治疗血管性认知障碍的疗效也越来越被广大医师认可。

二、丁苯酞治疗血管性认知障碍的实验研究

官俏兵等采用反复结扎双侧颈总动脉造成缺血再灌注损伤小鼠的认知障碍模型。将小鼠分为假手术组、模型组、药物组，药物组分别采用 5mg/kg、10mg/kg、20mg/kg 的丁苯酞干预。Morris 水迷宫实验检测小鼠认知能力，尼氏（Nissl）染色观察小鼠海马神经元的形态，比色法检测海马中超氧化物歧化酶（SOD）的活性、丙二醛（MDA）的水平以及一氧化氮（NO）的水平。Western 印迹法检测海马组织中环磷酸腺苷（cAMP）、磷酸化环磷酸腺苷反应元件结合蛋白（p-CREB）、脑源性神经营养因子（BDNF）的表达水平。实验结果显示：丁苯酞的干预可以改善小鼠的认知能力，Morris 水迷宫实验证明丁苯酞干预的小鼠的认知、记忆以及活动能力均得到改善。认知障碍发生时，海马区的氧化应激损伤较严重，SOD 是一种抗氧化酶，而 MDA 和 NO 可以间接反映海马区的氧化炎症损伤，从结果来看，丁苯酞可以提高 SOD 的活性，降低 MDA 和

☆☆☆☆

NO 的水平，这说明丁苯酞对于氧化应激损伤有着一定的抑制作用，而机制的研究中发现，cAMP/CREB/BDNF 信号激活，这与认知改善的结果相照应，证明丁苯酞对于再灌注认知障碍的改善作用和 cAMP/CREB/BDNF 信号激活有关，Nissl 染色也显示丁苯酞可以提高 CA1 区神经元的存活，由于神经元的存活再生和 cAMP/CREB/BDNF 信号也有密切的关系，这也佐证了本研究的科学假设。综上，丁苯酞可以改善缺血再灌注后认知障碍的发生，提高小鼠认知、记忆、行为能力，其作用机制与激活 cAMP/CREB/BDNF 信号、保护神经元有关。

三、丁苯酞治疗血管性认知障碍的临床研究

北京宣武医院贾建平团队采用随机、双盲、安慰剂对照试验的方法，在中国 15 个学术医疗中心招募 50 ～ 70 岁确诊为血管性认知障碍的患者，在 2008 年 9 月至 2009 年 12 月，563 名患者被筛选参与研究，281 名接受了随机分组，纳入标准包括：至少一个领域的临床痴呆评分为 0.5 分，整体评分为 0.5 分；初级心理状态考试成绩 20 分（小学）或 24 分（初中或以上）；脑磁共振成像显示为皮质下缺血性小血管疾病。根据计算机生成的随机方案，患者被随机分配到丁苯酞 200 毫克每日 3 次或匹配的安慰剂组，持续 24 周。所有患者和研究人员在分配治疗时都是未知的。主要结果测量指标是阿尔茨海默病评估量表 - 认知量表（ADAS-cog）和临床医师面谈的变化。最终的结论是 6 个月的丁苯酞治疗能有效改善皮质下血管性认知障碍患者的认知和整体功能，为该疾病的早期干预提供了一个很有前途的选择。

首都医科大学卫红涛团队系统评价丁苯酞用于血管性认知功能障碍患者的有效性和安全性。检索 PubMed、Embase、Cochrane Library、CNKI、万方电子数据库，同时进行手工检索，收集国内外 2000 ～ 2017 年 7 月公开发表的关于丁苯酞用于治疗血管性认知障碍的随机对照研究。依据纳入和排除标准筛选文献，对纳入文献进行方法学质量评估。结果显示：丁苯酞可以改善血管性认知障碍患者的 MMSE 评分，MMSE 量表作为国内外广泛使用的评价量表，可以反映时间定向力、地点定向力、即刻记忆、注意力及计算力、延迟记忆、语言、视空间七方面内容。丁苯酞能够在一定程度上改善患者的日常生活能力，减轻照料者负担，对患者认知功能进一步损害具有一定保护作用。19 个研究报道了丁苯酞不良事件，主要为胃肠道等轻微不良反应，一般可耐受。

1.丁苯酞治疗脑小血管病认知障碍　随着人口老龄化，脑血管病的高致残率、死亡率严重影响人们的健康，脑小血管病作为脑血管病的重要组成部分，是不容忽视的。有研究显示：脑小血管病与认知障碍密切相关，早期可出现认知受损、情感障碍、步态不稳及不自主震颤症状。目前认为血管性认知障碍是

可预防的，并且具有轻度至中度记忆受损的患者记忆损害是可逆的，积极控制急性脑梗死后的认知功能障碍，早期改善脑组织缺血、缺氧和保护缺血性神经细胞至关重要。脑小血管主要包括脑内小穿支动脉以及直径 40 ~ 200μm 的小动脉，此外还包括颅内细小的毛细血管和细小的静脉，它们共同构成了脑组织血液循环的基本单元，并在维持大脑功能方面发挥重要作用。

　　脑小血管病是一种复杂性的疾病，包括白质病变、腔隙梗死、微出血、脑萎缩和血管周围间隙（VRS）等，均可导致认知功能损害，它们既可单一发病，也可共同发病，最终导致认知能力受损，并且当几种疾病共存时，由于它们之间的互相作用可进一步加剧认知功能障碍的进展。同时，已有相关研究表明：血管性认知障碍与缺血性脑卒中相关危险因素部分重合，故出现血管性认知障碍症状的同时缺血性卒中发病的可能性亦会增加。

　　对脑梗死导致认知障碍治疗有两方面：一是对脑梗死的防治，以减少认知障碍发生发展。目前专门针对患者二级预防的试验证据很少，但有临床研究显示：预防认知障碍需要控制脑血管病的高危因素，如采取控制血压、抗血小板聚集和他汀类药物强化降脂、稳定斑块为主的干预措施，康复治疗也非常重要，特别是语言康复和功能锻炼方面。还有就是对认知障碍的治疗，临床研究显示：胆碱酯酶抑制剂能一定程度改善患者的认知功能，尤其对小血管性痴呆可能有一定疗效，例如美金刚、多奈哌齐、重酒石酸卡巴拉汀（艾斯能），但这些药物在痴呆后期效果不理想，因此，还是要以预防脑小血管病为主。有研究发现：常用的尼莫地平也可改善 CSVD 患者的认知功能，也有研究显示，丁苯酞在认知障碍中对延迟记忆亚项的作用优于尼莫地平。奥拉西坦可通过激动乙酰胆碱能受体与 NMDA 和 AMPA 受体作用诱导长时程增强、激活海马区蛋白激酶 C 活性及抑制 Ca^{2+} 过度内流，从而改善脑小血管病的认知和情感障碍，但远期效果如何尚且不知。以上均是对中重度认知障碍的治疗方法。

　　目前，对早期认知障碍的治疗药物较少，而且对既能够控制脑小血管疾病的进展又对改善早期认知损害有效的药物研究更少。丁苯酞治疗脑血管病是目前研究的热点，但大部分集中在急性脑梗死的治疗，亦有对认知功能障碍的研究，但疗效尚未肯定。因丁苯酞具有很强的抗脑缺血作用，作用于脑梗死缺血性坏死的多个靶区，可提高大脑皮质的超氧化物歧化酶活性。花生四烯酸包括环氧化酶及 5- 脂脱氧酶、12- 脂脱氧酶、15- 脂脱氧酶，它们是共同作用于血小板的活化因子，而丁苯酞能够抑制花生四烯酸介导的此项病理生理变化，同时增加血管内皮的 PG12 和 NO 的数量，减少花生四烯酸的释放，保护内皮细胞和脑缺血细胞的线粒体功能，使即将凋亡的脑细胞存活，并加强脑缺血区域的微循环重建，即侧支循环形成，缓解脑血管痉挛，改善脑组织能量代谢。丁苯酞还能降低自由基毒性，抑制细胞内钙超载、血栓形成、炎症因子的表达和细胞凋亡，

☆☆☆☆

减轻脑水肿和脑缺血再灌注损伤，阻断和终止脑梗死的病理进程，促进侧支循环，挽救"缺血性半暗带"，减少功能区胆碱能神经损伤，有效改善认知功能障碍。丁苯酞治疗脑小血管病所致认知功能障碍是一种有效的治疗方法。

2. 丁苯酞治疗卒中后认知障碍　急性脑梗死是临床上最为常见的心脑血管疾病之一，由多种原因导致的脑部血流供应障碍而引发的脑组织缺血或缺氧性坏死，继而发生相应的神经功能缺损，具有较高的致残率和致死率，对患者的生命健康安全造成了极大的威胁。有研究报道显示，急性脑梗死后有50%～70%的患者均会出现不同程度的认知障碍，甚至有 1/3 的患者可能进展为痴呆，从而对患者的生活质量造成严重影响，给患者家庭以及社会造成了沉重的经济负担。既往临床主要采用抗血小板聚集、改善微循环、控制血压和血糖水平、调脂以及营养神经等对症支持治疗，但效果并不十分理想。

随着近年来医疗水平的不断进步，丁苯酞作为一种新型药物，主要通过清除自由基，改善缺血区微循环以及血管痉挛等作用对抗脑缺血，应用于治疗急性脑梗死，效果显著。急性脑梗死是一个由多种病理生理环节参与其中的过程，包括内环境失衡、能量衰竭、炎性细胞因子损害、血脑屏障通透性异常以及自由基等。目前，临床上针对急性脑梗死的治疗目标在于快速恢复缺血半暗带的供血，为缺血脑细胞提供保护，改善缺血脑细胞的抗氧化能力，抑制神经细胞的凋亡或坏死，从而抑制病灶的发展，缩小梗死面积。然而，急性脑梗死后大部分患者存在不同程度的认知障碍，从而对患者的生活质量造成严重影响，同时对患者家庭以及社会造成极大的经济负担。有研究报道显示，急性脑梗死患者发生痴呆的风险相比健康人群显著增加。由此可知，临床治疗急性脑梗死过程中，如何有效改善患者的认知障碍显得尤为重要。

丁苯酞是近年来临床上所开展的一种治疗急性脑梗死的化学新药，属于人工合成的消旋体，具有解除微血管痉挛，增加脑血流以及抑制血小板聚集的作用。林琬等选择 2016 年 2 月至 2018 年 2 月收治的 94 例急性脑梗死患者为研究对象，随机分为观察组和对照组，各 47 例。对照组予以常规治疗，观察组则在对照组的基础上加用丁苯酞胶囊口服治疗，所有患者均予以为期 5 周的治疗。比较 2 组在临床疗效、治疗前后神经功能缺损程度、认知功能变化情况以及不良反应等方面的差异。结果显示观察组总有效率显著高于对照组（$P < 0.05$）。治疗后，观察组 NIHSS 评分显著低于对照组（$P < 0.05$），MoCA、MMSE 评分显著高于对照组（$P < 0.05$）。观察组与对照组在胃肠道反应、转氨酶升高、消化道出血发生率方面比较，差异无统计学意义（$P > 0.05$）。丁苯酞可显著改善急性脑梗死患者的认知障碍情况，同时有利于促进患者神经功能的恢复，安全性较好，可作为临床上治疗急性脑梗死的有效手段之一。其原因可能是丁苯酞具有调节脂代谢、改善血液流变学、缓解痉挛以及增加脑血流量的作用，从而有利于促进认知功能和神经细胞功能的恢复。与此同时，丁苯酞有利于促进缺血区微循环的重构以及改善，同时发挥保护线粒体结构与功能，改善能量代谢的作用，最终有效改善患者认知障碍。

四、丁苯酞辅助治疗帕金森病（血管源性）伴认知障碍

帕金森病是一种临床常见的神经性慢性退行性疾病，发病后主要表现为姿势障碍、静止性震颤、肌肉僵直及运动迟缓等，17% ～ 59% 的患者合并认知功能障碍，严重影响患者和家庭的生活质量。若不及时诊治帕金森病伴认知障碍症状，病变会发展至痴呆，对神经功能的损伤具有不可逆性。现临床多采用多巴胺类药物治疗帕金森病，但大剂量长时间给药易诱发运动症状、异动症，疗效欠佳。

近年临床实践发现，丁苯酞治疗帕金森病伴认知障碍疾病效果更明显。帕金森病主要病理变化为黑质多巴胺能神经细胞缺失和出现路易小体，目前认为造成多巴胺神经病变的主要机制为氧化应激反应和线粒体功能障碍。现治疗帕金森病的方式有多种，常用方式为多巴胺替代疗法，多巴丝肼片则为常用药物之一，可改善症状，但此药物会引发异动症、精神障碍及症状波动等状况，给患者带来较大困扰，且此类症状发生后不易控制，对疾病本身的危害性更大。因此，近年不少学者不建议采用多巴丝肼片治疗。已有报道指出，丁苯酞治疗帕金森病伴认知障碍疾病疗效明显。笔者分析原因与丁苯酞药物药理机制有关。丁苯酞属抗脑缺血新型药物，是从芹菜籽中提取分离而出的有效成分，药物主要活性成分为 dl-3- 正定基苯酞，药物可从多个途径保护梗死后脑组织，可升高脑血管内皮前列腺素和一氧化氮水平，降低细胞中钙离子水平，使氧化自由基和谷氨酸释放受到阻止，缓解脑细胞损伤，提高脑部抗氧化酶活性，且此药物对脑细胞缺血缺氧有抵抗作用，可改善缺血部位脑细胞血流量和氧化状况，毛细血管数量增多，对脑神经功能恢复有利。丁苯酞还存在多靶点功效，机体中花生四烯酸和线粒体功能得到明显改善，多巴胺释放和氧自由基生成受到阻止，保护神经细胞，改善脑部能量代谢，并对炎性反应和脂质氧化产生抑制作用，改善微循环，增强学习能力和记忆能力。综上所述，丁苯酞辅助治疗帕金森病伴认知障碍疗效较好，可改善患者的认知功能、精神状态及生活质量。

（朱　元）

第7章

☆☆☆☆

抑郁、焦虑的影响

☆☆☆☆

一、轻度认知功能障碍与抑郁、焦虑症状的相关性

（一）轻度认知功能障碍

1. 轻度认知功能障碍（mild cognitive impairment，MCI）　指记忆力或其他认知功能进行性减退，但不影响日常生活能力，且未达到痴呆的诊断标准。目前广泛应用的 MCI 诊断标准是 2003 年国际工作组对 MCI 制定的诊断标准，该标准将 MCI 分为 4 个亚型，即单认知域遗忘型 MCI、多认知域遗忘型 MCI、单认知域非遗忘型 MCI 和多认知域非遗忘型 MCI。MCI 病因包括阿尔茨海默病、脑小血管病、路易体病、额叶变性等缓慢起病的痴呆类型在临床症状达到痴呆前，轻度的病理变化引起 MCI。而脑外伤、脑炎、营养缺乏等可导致持久的 MCI。MCI 的发病率由于诊断标准和人群的不同而报道存在较大差异。有研究认为：在全球范围内，MCI 患病率 16% ～ 22.2%，MCI 患者 2 年内阿尔茨海默病（Alzheimer's disease，AD）的发生率为 11% ～ 33%，在我国报道的 MCI 患病率为 2.4% ～ 35.9%。抑郁作为最常见的精神行为症状，发生率 9% ～ 63.3%，年龄越高风险也越大。老年 MCI 患者抑郁的患病率为 31.82%。

2. MCI 的诊断标准主要包括以下 4 点

（1）患者或知情者报告，或有经验的临床医师发现认知的损害。

（2）存在一个或多个认知功能域损害的客观证据（来自认知测验）。

（3）复杂的工具性日常能力可以有轻微损害，但保持独立的日常生活能力。

（4）尚未达到痴呆的诊断。阿尔茨海默病所致的 MCI 的诊断标准，在上述 MCI 诊断标准的基础上增加生物标志物的内容，包括 Aβ 沉积的生物标志物和神经元损伤的生物标志物，但该内容只用于临床或基础研究，并不是临床诊断所必需。不同病因导致的 MCI 其具体的诊断标准不同，临床应灵活使用。对 MCI 的诊断应当依据国际标准进行。

诊断应当包括分类诊断：单域遗忘型 MCI 和单域非遗忘型 MCI、多域遗忘

型 MCI 和多域非遗忘型 MCI 等；结合 MCI 的起病和发展情况、认知损害特征，有或无神经系统原发疾病、精神疾病（或应激事件）或系统性疾病的病史和体征以及必要的辅助检查，做出 MCI 的病因学诊断。对于目前诊断 MCI 的患者建议至少随访 1 年。

3. MCI 与抑郁、焦虑症状的关系　MCI 患者精神行为症状患病率介于正常老年人和痴呆患者之间，36.7% ～ 70.3% 的社区以及门诊 MCI 患者有精神行为症状，包括抑郁、淡漠、焦虑、易激惹和夜间行为紊乱等，尤以抑郁、焦虑症状多见。精神行为症状是 MCI 向痴呆转化的危险因素，即便是轻度的精神行为异常也会增加 MCI 向痴呆转化的风险，而且与精神行为症状数目及程度呈正相关，MCI 转化为痴呆的风险越高，恶化的速度越快。在中国，MCI 与抑郁、焦虑症状相关性研究越来越多，社区 50 岁以上人群中 MCI 与抑郁、焦虑症状密切相关。赵春善等发现老年抑郁症患者的 MCI 风险是无抑郁症状老年人的 1.59 倍。抑郁症状伴 MCI 者多个脑区功能减退，抑郁促进认知功能下降、提高痴呆转化率。刘妍等发现有抑郁老年 aMCI 患者的认知功能在视空间、执行能力、注意力、即刻回忆及延迟回忆方面明显低于无抑郁 aMCI 患者；老年 aMCI 患者认知功能的注意和延迟回忆与汉密尔顿抑郁量表（HAMD）中的焦虑 / 躯体化、阻滞和睡眠障碍的得分呈明显负相关。史亚楠等发现老年 MCI 患者抑郁患病率较高，抑郁情绪对老年 MCI 患者的工具性日常生活能力有独立影响。另一项研究提示，MCI 伴抑郁可能是造成其认知功能障碍的危险因素，而伴焦虑 MCI 患者出现认知功能障碍的风险更高。

（二）MCI 与抑郁症状

1. 抑郁是 MCI 的早期表现　有研究认为抑郁症状是 MCI 早期的表现症状，一项回顾性研究发现，抑郁和痴呆发生时间的间隔越短，患痴呆的风险越大。有研究认为，高血压、冠心病、脑卒中等心血管性疾病可能是抑郁与 MCI 共同的危险因素，对二者的关系有潜在的桥梁作用。

2. 抑郁是 MCI 的危险因素　MCI 的危险因素很多，包括：①人口学因素：老龄、性别、低教育水平、低社会支持、未婚等。②血管危险因素：高血压、糖尿病、高血脂、心脏病、动脉硬化、肥胖、高同型半胱氨酸血症等。③脑卒中：卒中病灶的体积、部位、脑白质病变等。④遗传学因素：ApoE4 基因、Notch3 基因突变等。⑤系统性疾病：肝功能不全、肾功能不全、肺功能不全等。⑥代谢性疾病：维生素缺乏等。⑦内分泌疾病：甲状腺功能低下等。⑧中毒：酒精中毒、毒品滥用等。⑨心理学因素：抑郁是独立危险因素，且与其严重程度明显相关。126 例认知功能正常的抑郁患者经随访 20 年，排除 ApoE4 基因携带者后证实抑郁症状增加了发展为 MCI 的风险，且加速发展进程。⑩行为和生活

☆☆☆☆

方式因素:体育锻炼可延缓认知下降,地中海饮食方式可减少 MCI 进展为痴呆;吸烟能导致认知功能减退,是危险因素。有研究认为,老年抑郁与 MCI 伴随发生,老年抑郁增加 MCI 的发病率,且在非遗忘型 MCI 患者中更突出。Geda 研究显示,抑郁可增加 MCI 患病风险 1.9 倍($P=0.08$)。同时一项对 455 例 MCI 社区老年患者的长期调查发现,老年 MCI 患者出现抑郁症状可能是认知功能障碍的危险因素。

目前多数研究显示抑郁症状加速了 MCI 向临床 AD 的进展,但机制仍不明确。同时,有研究表示 MCI 的发生风险是会随抑郁的严重程度而增加。Steenland 等对抑郁进行深入剖析发现,只有 2 年之内有抑郁主诉的老年人才是 MCI 的高危人群。还有研究认为,抑郁的首发年龄对 MCI 有重要影响,老年人若在 60 岁或 65 岁后出现抑郁,则更有可能进展为 MCI。但也有研究中发现,MCI 和抑郁的相关性可能存在性别差异,女性 MCI 与抑郁症状评分有关,而男性中则不存在这种关系。

有研究表明,在中国老年人群中,抑郁症状的出现可能增加 MCI 风险,同时抗抑郁治疗可以有效改善 MCI 患者的抑郁和认知状况,可能与抗抑郁药物的潜在作用有关,指出抗抑郁药物在 MCI 转化为痴呆过程中的保护作用。还有研究认为:转化为痴呆的 MCI 患者更多地表现出对抗抑郁药物治疗反应不良。也有学者认为:抑郁、MCI 和痴呆可能是痴呆进展过程中没有明显界限的三部曲,是同一疾病在不同阶段的表现,三者的表现都是源于同一神经病理学变化。

MCI 更大程度上可能是基因、社会环境等多个因素共同作用的结果,并非由个别因素或少量因素的简单叠加而成,目前研究对于抑郁在痴呆进程过程中作用尚不明确,但不能因此否认抑郁与痴呆的相关作用,积极研究和探索两者的相关性研究,对于有效帮助早期诊断痴呆、延缓及阻断痴呆的进展有积极的意义。

3. 抑郁和 MCI 相关的可能机制

(1)下丘脑-垂体-肾上腺皮质轴(hypothalamic-pituitary-adrenal axis,HPA)的失能:抑郁症与下丘脑-垂体-肾上腺皮质系统的异常、皮质醇增多症和受损的糖皮质激素受体功能有相关性,这些改变均可能增加糖皮质激素水平。糖皮质激素可以轻易穿过血脑屏障,影响正常的细胞代谢活动,导致海马神经元的死亡,从而影响海马体积,且皮质醇的增加可能使海马体中盐皮质激素和糖皮质激素受体表达下调,神经形成受抑制,这种变化可能会影响中枢神经系统功能,导致认知能力下降。

(2)神经营养因子的减少:脑源性神经营养因子(brain-derived neurotrophic factor,BDNF)是一类可促进维持神经元生长、存活及功能的活性蛋白因子,其广泛分布于海马等中枢神经部位,通过酪氨酸激酶受体 B(tyrosine kinase receptor B，TrkB）激活信号传导。它参与的功能包括维护神经内稳态、细胞增殖、记忆巩固和损伤的修复。抑郁症患者血清 BDNF 水平低于正常人，且血清 BDNF 水平与抑郁严重程度可能呈负相关。神经的障碍与突触功能障碍、神经退化和免疫调节作用，使神经元变性，这一系列的变化均可能会导致认知障碍。

（3）慢性炎症反应：慢性炎症被认为是众多疾病的发病机制核心，也是抑郁症的一个常见特性，在抑郁患者中发现有促炎细胞因子的基因突变，例如 IL-1、TNF，TNF 基因与增加 APOE ε 4 等位基因表达使得 Aβ42 水平减少相关，且有研究认为 Aβ42 水平的下降是 MCI 患者认知功能下降的机制之一，且 Aβ42 水平可能预示 MCI 向 AD 转化，这可能一定程度上说明抑郁与 MCI 相关。

（4）海马体积萎缩：海马是边缘系统中的一个重要结构，与学习和记忆密切相关，研究发现，抑郁症患者存在脑形态结构的改变，以海马和杏仁核等部位尤为明显。LLD 及遗忘型 MCI 的相互作用，与广泛的皮质下和皮质的灰质体积萎缩相关，且情景记忆障碍和抑郁与大脑灰质体积的缩小相关。

（三）MCI 与焦虑症状

老年人认知功能障碍相关神经精神症状中，焦虑症状研究较少。研究者随机选择 203 例老年受试者，发现认知功能障碍和抑郁症状明显相关，然而与焦虑症状无相关性。DE BRUIJN 等发现焦虑症状或焦虑障碍与痴呆风险无关。MCI 患者焦虑总体患病率为 21%，社区人群为 14.3%。另一项元分析证实，焦虑组 MCI 患者的综合危险为无焦虑人群的 1.18 倍，焦虑增加 MCI 患者发生痴呆的风险；MCI 患者的焦虑管理可降低痴呆风险。

大部分研究者认为抑郁、焦虑症状是痴呆的危险因素，并增加老年 MCI 患者转换为痴呆的风险。对于患者的抑郁、焦虑等不良情绪的早期识别及干预对于预防 MCI 的发生，以及延缓 MCI 转化为痴呆具有重要意义。在认知功能尚能逆转的阶段，积极采取相应的干预治疗，纠正不良生活习惯、适度的身体锻炼、生活行为的干预、认知的训练、进行社交及做一些益智的活动、加强心理支持对提高生活质量至关重要。

二、其他类型的认知障碍与抑郁、焦虑症状的相关性

1. **血管性认知障碍与抑郁焦虑** 血管性认知障碍（VCI）是指脑血管病危险因素（如高血压病、糖尿病和高脂血症等）、明显（如脑梗死和脑出血等）或不明显的脑血管病（如白质疏松和慢性脑缺血）引起的，从轻度认知障碍到痴呆的一大类综合征。血管性认知障碍患者一般存在不同程度的精神症状，表现多样，包括抑郁、焦虑、淡漠、幻觉、妄想、激越、睡眠倒错、冲动及攻击行

☆☆☆☆

为等。VaD 伴发抑郁多出现精神运动性症状如精力减退和自主神经症状如体重减轻、食欲减退等。VaD 患者更易致纹状体苍白球丘脑皮质通路受损，可能影响精神运动速度。同样，卒中后抑郁焦虑患者更易出现认知功能障碍，焦虑、抑郁程度与认知功能障碍呈明显相关性。卒中后焦虑或抑郁与患者认知功能障碍的关系研究目前存在一定的争议，但越来越多的研究结论倾向于卒中后的焦虑和抑郁情绪与认知功能障碍存在相关性。卒中后反应性抑郁可以影响 5- 羟色胺等可能影响认知功能的中枢神经递质的释放，另外，从解剖结构上，认知功能和情感障碍对应的脑区存在关联。有研究中显示患者的焦虑、抑郁越严重其认知功能和日常生活能力就越差。

2. 帕金森病性痴呆与抑郁焦虑　帕金森病痴呆有明显的认知功能障碍、抑郁和焦虑症状，约有 30% 的 PD 患者经常会合并不同程度的认知功能障碍，进而引发痴呆。根据相关实践研究表明，机体的额叶 - 纹状体被破坏是导致 PD 合并认知功能障碍的主要诱因，多巴胺系统是患者机体执行功能的主要基础，然而注意力则受到去甲肾上腺素神经的支配，5-HT 受损会导致抑郁，机体记忆力则是受到胆碱能系统调控，在以上的相关因素当中，乙酰胆碱是导致 PD 患者出现认知功能障碍的主要诱因。

3. 阿尔茨海默病与抑郁焦虑　很多阿尔茨海默病的中期患者除出现记忆障碍、工作和社会接触能力下降、计算力下降、视空间障碍外，还出现精神症状，如幻觉、抑郁、焦虑、妄想、激越、睡眠紊乱等。AD 伴发抑郁可能由涉及情绪调节的相应脑区神经变性病变引起，脑干单胺类神经元受累，而支配海马及新皮质的基底前脑胆碱能神经元相对保留；研究表明，纹状体苍白球丘脑皮质通路受累改变 5- 羟色胺能与肾上腺素能递质循环是导致抑郁形成的重要原因。

4. 额颞叶痴呆与抑郁焦虑　额颞叶痴呆（FTD）是一组与额颞叶变性有关的非阿尔茨海默病痴呆综合征，包括两类：一类以人格和行为改变为主的行为异常型 FTD（bvFTD），另一类为以语言功能隐匿性下降为主要特征的原发性进行性失语（PPA）。研究显示 FTD 患者额叶及颞叶皮质 5- 羟色胺能递质减少，脑组织及脑脊液中多巴胺释放亦下降，胆碱能通常无异常。单胺类神经递质紊乱及神经细胞分泌异常和焦虑抑郁发生有关。

5. 路易体痴呆与抑郁焦虑　路易体痴呆（DLB）临床主要表现为波动性认知功能障碍、帕金森综合征和以视幻觉为突出表现的精神症状，还有妄想、淡漠、焦虑和抑郁。

三、治疗

痴呆的精神行为症状（behavioral and psychological symptoms of dementia,

BPSD）指的是痴呆症患者经常会出现的紊乱的知觉、思维内容、心境或行为等症状，如游走、睡眠障碍、焦虑、抑郁、妄想及幻觉等。BPSD 一方面是影响痴呆症老年人及其家人的最严重的破坏因素，是医师在诊疗痴呆症老年人时，面对的最主要的问题，另一方面 BPSD 可以通过适当精神科的干预和治疗，获得较好的控制，从而大大改善痴呆症老年人及其家人的生活质量。BPSD 的管理应始于发现诱发和（或）加重因素，包括环境线索、身体因素（感染、便秘）、药物和抑郁或精神症状。对 BPSD 的治疗遵循阶梯治疗的原则。

1. *第一步治疗*　生活管理与心理支持。包括改善痴呆症老年人的生活环境，加强对痴呆症老年人的生活照护和日常生活能力的训练，以及对照护者的技能培训和生活心理支持等多个方面，可以应用教育、锻炼、芳香疗法、感觉刺激、人格化音乐等多种非药物治疗措施。

2. *第二步治疗*　促智药物的应用。一方面，研究结果表明，ChEI（胆碱酯酶抑制剂）和 NMDA 受体拮抗剂既可以减缓认知功能的减退，也可以直接对部分 BPSD 症状具有直接治疗作用。另一方面减缓认知功能减退，可以减少部分 BPSD 的发生。ChEI 和 NMDA 受体拮抗剂对于轻度 BPSD 有效，但是近期的 RCT 发现多奈哌齐对于中到重度 AD 伴有的明显的临床激越无效。

3. *第三步治疗*　镇静安眠类药物的应用。该类药物可能对痴呆症老年人的日常行为能力和认知功能产生不良影响，使用时需加以注意，但其整体不良反应仍低于其他精神药物。所以建议先于抗精神病类药物使用。可首选劳拉西泮、佐匹克隆等。起始剂量不超过常规剂量的 1/4 ～ 1/3。

4. *第四步治疗*　抗精神病药物的使用。如果痴呆症老年人 BPSD 症状严重，经前三步治疗达不到满意的效果，我们只好选择应用抗精神病药物治疗，典型和非典型抗精神病药物可减轻 BPSD，利培酮显著改善激越 / 攻击和精神症状，但需认识到，这是一步不得已的选择。抗抑郁药，尤其是选择性 5- 羟色胺再摄取抑制剂（SSRI），可能改善痴呆患者的抑郁，不会有抗胆碱能作用。研究显示，抗精神病药有潜在的严重副作用，尤其是增加卒中风险、增加死亡率、帕金森症状和认知损害，抗精神病药物不但可能直接加重认知障碍，更可能出现心脏性猝死的风险增加。

四、中医对老年抑郁和 MCI 发病的研究

中医学中关于痴呆的研究源远流长。参照中医对疾病的命名原则，根据其临床表现，多把此病列为"呆病""文痴""痴呆""健忘"等范畴。痴呆的病名，最早见于汉代，对其病因已经有了初步认识：在《华佗神医秘传·治痴呆神方》中，其曰："此病患者常抑郁不舒，有由愤怒而成者，有由羞患而成者。"明代医家

☆☆☆☆

　　张景岳在《景岳全书》中有对"痴呆"有专门的论述，其曰："呆症者……或因郁结，因不遂，因思虑，因疑惑，因惊恐，而渐致呆症。""郁怒伤肝，思虑伤脾，惊恐伤肾等均可致神明失用，精神失常，发为痴呆。"指出了痴呆病因复杂，临床表现多样。清朝陈士铎《辨证录·卷之四》分析痴呆成因，认为"大约其始也，起于肝气之郁；其终也，由于胃气之衰。肝郁则木克土，而痰不能化；胃衰则土制水，而痰不能消。于是痰积于胸中，盘踞于心外，使神明不清，而成呆病矣"。对于痴呆的治疗，其提出以"开郁逐痰，健胃通气"立法。

　　情志失调，肝气瘀滞是形成老年性痴呆的重要原因之一。《素问·六节藏象论》云："肝者，罢极之本，魂之居也。""其在志为怒。"老年人脏腑功能衰退，易受外界环境变化的影响，致脏腑功能失调，朱丹溪所言："司疏泄者，肝也"，"气血冲和，百病不生，一有怫郁，诸病生焉。故人身诸病，多生于郁。"肝者，属木，性喜调达而恶抑郁，能够舒畅全身气机，肝气失于疏泄，则肝气郁结，血脉不畅，日久则髓减脑消、神机废用发为痴呆，或克伤脾土，使脾不生血，或气滞于脉，使血行不畅，瘀血阻络，而成痴呆，或克伐脾土，导致肝郁脾虚之证，脾虚则生痰生湿，蒙蔽清窍，阻遏清阳之气濡养脑髓。

（冯瑶婷）

第 8 章

麻醉术后对认知功能的影响

术后认知功能障碍（post operative cognitive dysfunction，POCD）是指患者在麻醉手术之后出现的精神、人格、活动，以及认知能力的明显降低。其临床主要表现是记忆力、注意力、语言理解能力等的损害和社交能力的降低，POCD可在术后 24 ～ 96 小时发生，也有部分可能长久持续。当前关于 POCD 的发病机制，目前还存在争议，目前多认为这是一种由多种因素综合作用所形成的综合征。老年患者由于年龄大，身体各项功能老化，麻醉药物代谢缓慢，再加上可能同时患有高血压、糖尿病等基础疾病，以及术后创伤带来的影响等因素，使得 POCD 的发病率大大增加。

根据美国《心理障碍诊断与统计手册》第五版（DSM-5）内容，其把谵妄描述为伴随着认知变化的意识障碍，而这种变化与痴呆症所表现的临床症状不同。据统计，术后谵妄发生率占每年住院的 65 岁或以上的患者中的 20% 以上，谵妄通常虽然是暂时性的急性发作疾病，但其与死亡率增加、住院时间延长、功能性残疾、长期护理机构的安置和住院费用等独立因素显著相关。因此加强POCD 和谵妄的识别和预防十分有必要。

一、影响 POCD 发病的主要因素

1. 麻醉药物的选择　当前常用麻醉药物包括吸入类麻醉药物主要是七氟醚、异氟醚、氙气等；在静脉麻醉的方式中主要使用的麻醉药物是氯胺酮、咪达唑仑、右美托咪定、芬太尼、瑞芬太尼、丙泊酚、依托咪酯等。Jiang 等的涉及临床相关浓度的异氟醚、七氟醚和地氟烷的研究都表现出与阿尔茨海默病（AD）相关的病理生理过程的增强，导致神经元死亡。在大鼠模型中，异氟醚和七氟醚都通过损伤脑血管内皮细胞增加血脑屏障的通透性，这一过程在老年动物中更为明显，可能与 AD 的发病有关。Riker 等通过使用咪达唑仑和右美托咪定对老年全麻术后认知功能障碍的影响进行了研究，结果表明使用右美托咪定可以降低 POCD 的发生率，提高术后简易精神状态检查（Mini-mental State Examination，MMSE）评分，

☆☆☆☆

而咪达唑仑则可增加老年患者术后POCD和谵妄的发生率。在一项随机对照试验中，180名接受腰椎手术的遗忘性轻度认知障碍（mild cognitive impairment, MCI）患者被随机分为三组不同麻醉方式组，包括七氟醚、异丙酚或硬膜外镇痛组，经过2年的随访，在接受七氟醚麻醉的组中，遗忘性MCI向进展性MCI的进展速度加快。Bilotta等在研究中对比了依托咪酯和丙泊酚对老年术后POCD发生率的影响，表示两者均能引起不同程度的短暂POCD。芬太尼为阿片受体激动剂，而瑞芬太尼作为超短效μ受体激动剂，Silbert等在临床上就瑞芬太尼与芬太尼对老年患者POCD的影响进行比较发现，二者均会引发POCD，但瑞芬太尼老年患者认知功能的恢复明显优于芬太尼。

在2016年发表的一项具有里程碑意义的研究显示，当手术后对择期非心脏手术后住进重症监护病房的老年患者使用小剂量右美托咪定时，减少了认知障碍的发生。右美托咪定在预防POCD中的作用研究较少，但一直是近些年来荟萃分析的焦点，这篇荟萃分析得出结论，右美托咪定可以减少延迟的神经认知恢复的发生率，并提高术后第一天的简易精神状态检查（MMSE）得分。右美托咪定作为降低POCD风险的一种潜在干预措施，其围术期效果已被探索，作用机制可能是右美托咪定能减少Aβ42及Tau蛋白水平，减轻Aβ42沉淀形成老年斑和Tau蛋白过度磷酸化后释放的神经毒性，潜在的与神经保护作用有关。确切的机制仍在研究中，但可能也与减少其他镇静和麻醉药的需求，减少阿片类药物，调节全身应激反应，促进自然睡眠模式等有关。

2. 麻醉方式　目前在临床上，麻醉方式按照麻醉范围来分有全身麻醉和区域麻醉两种，按给药途径来分有吸入麻醉和静脉麻醉两种。当前有多项研究的目的是为了确定全身麻醉本身是否是POCD的危险因素。大部分的研究选择比较全身麻醉（GA）和非全身麻醉技术之间的差异，非全身麻醉如脊髓、硬膜外和局部麻醉等。

吕金英临床研究发现全麻患者血清TNF-α水平相较于硬膜外麻醉升高明显，全麻患者MMSE评分下降程度较全麻复合硬膜外麻醉显著，POCD的发生率更高。王杰荣等发现，对老年患者实施麻醉术后，分别在6小时、24小时和72小时后分别进行MMSE评价，发现椎管内麻醉患者的评分明显高于全身麻醉患者，POCD发生率更低。孙志生在临床研究中分别对100例需要进行手术的老年患者分成全麻组以及脊椎-硬膜外阻滞麻醉组，结果发现给予老年患者脊椎-硬膜外阻滞麻醉的MMSE评分与血浆β淀粉样蛋白浓度效果相对于全身麻醉要好，能够有效降低患者术后认知功能障碍的程度，安全性更高。

国外的研究人员Silbert发表了一篇随机对照试验的研究，将GA与脊髓麻醉进行比较。试验人群为55岁接受体外冲击波碎石术的患者。作者得出结论，麻醉类型不影响术后7天或3个月的POCD发生率。但文章的局限性在于，此研究把先前存在认知功能障碍的患者排除在外，且患者的平均年龄不到 65 岁，限制了研究结果对高龄和痴呆患者个体的普适性。

事实上，2018 年公布的围术期脑健康实践指南就有相对较为权威的结论，根据目前可用的数据，没有足够的证据建议使用区域麻醉而不是全身麻醉。所以根据当前的研究进展，得出一种麻醉模式的优越性还为时过早，还需要更多深入的研究确证。

3. 麻醉深度　对认知损害的影响也被认为是 POCD 的一个潜在危险因素。目前用于监测麻醉深度的手段主要有脑电双频谱指数（bispectral index，BIS）、脑电熵指数、脑电图（EEG）、听觉诱发电位指数等。其中，BIS 在多个领域均体现出较高的应用价值。术中 BIS 监测有助于辅助判断麻醉深度，避免麻醉过深导致各种并发症的发生。Chan 等的临床研究中，随机纳入了 921 名接受大型非心脏手术的老年患者接受 BIS 引导的麻醉，BIS 目标值为 40～60，结果显示与常规护理组相比，在 BIS 组中，患者术后 3 个月 POCD 从 14.7% 降至 10.2%，具有统计学意义。

但最近的一项荟萃分析通过脑电双频指数（BIS）监测，比较了接受低深度麻醉和高深度麻醉的患者的认知结果。包括使用异丙酚或异氟醚的研究。得出结论却是麻醉深度不会显著影响 POCD 的风险。但是此文的研究存在局限性，局限在于两组入选的患者年龄偏小，统计数据显示都在 60 岁以下，这不太可能代表存在围术期认知障碍风险的患者群体。之后另外一组研究人员继续研究了 60 岁以上的且不存在痴呆的患者，通过 BIS 监测将他们随机分配到不同的麻醉深度组，结果发现在术后第 1 天，蒙特利尔认知评估（MoCA）测量的认知能力在目标 BIS 为 40～50 的组与目标 BIS 为 55～65 的组相比明显降低，这表明在仔细控制其他因素的情况下，更大的麻醉深度可能会在术后立刻增加 POCD 的发生概率。

当前 BIS 和其他基于脑电图的麻醉深度监测的有效性不能纠正年龄或其他存在认知功能障碍因素的存在，因此还不能作为监测患者群体中麻醉深度的可靠替代。还需要更多的研究来验证老年患者群体中的麻醉深度监测，并调查麻醉深度是否影响老年人群中认知损害的风险。

4. 麻醉术中管理　有研究指出，在麻醉的手术过程中，患者的长时间的低血压以及低氧血症情况也会对术后 POCD 发生率产生一定的影响。手术通常会引起出血，造成血压波动及脑缺氧，而手术时间越长，缺血缺氧的可能性越大，强烈持续的应激可影响记忆和学习，并造成海马的损害。而长时间的低氧对神经系统的影响取决于脑缺氧的程度。当血红蛋白降到 60g/L 以时下，则会很明显影响术后认知功能。中枢神经系统对缺氧十分敏感，术中出现明显的低氧血症和低血压，可对神经系统造成严重损害，而术后持续性的低氧血症则更易造

☆ ☆ ☆ ☆

成术后认知障碍。

Slater 使用 INVOS（in-vivo optical spectroscopy）来监测接受冠脉搭桥术的患者的局部脑氧饱和度，INVOS 是一种利用近红外光来测量脑组织的氧供给和氧需求的状态的仪器。术中患者被随机分为对照组和干预组，结果表明，大脑缺氧时间越长，患 POCD 的风险就越高。所以脑灌注和脑氧饱和度与 POCD 的发生有关，但仍需要进一步的前瞻性随机对照试验证据。

5. 麻醉与年龄　1998 年的《国际手术后认知功能障碍研究》（ISPOCD1）引起了人们对于非心脏手术中手术与围术期神经认知障碍之间联系的兴趣。该研究招募了 1218 名 60 岁及以上的患者。其中术后 1 周的患者中，约有 25% 的患者出现了延迟的脑认知恢复，术后 3 个月的患者中有 10% 的患者出现了神经认知障碍。在术后 1 周的时间点上确定了 POCD 的几个危险因素，包括年龄，受教育程度，手术 / 麻醉持续时间，二次手术以及术后感染或呼吸系统并发症。而在 3 个月的时间点上，仅有年龄是 POCD 发生的唯一重要危险因素。连低氧血症和低血压在这两个关键因素在此时间点都没有被确定为危险因素。

自此之后，有更多的研究人员发表了多项试验来确定更多的危险因素和干预措施，以帮助减轻对认知功能障碍的潜在影响。有学者在研究中指出，短期的 POCD 发生率可能与麻醉深度、麻醉方式等多种因素有关，但年龄却是唯一和长期 POCD 的发生率有关的因素，年龄越大，发生率越高，且持续时间越长。之所以如此，是因为年龄越大的患者，其生理功能减退的程度越大，对体内麻醉药物的代谢越慢，从而容易延长药效时间，导致长期 POCD 发生。而长期的 POCD 进一步加重可发展成痴呆等疾病。

二、麻醉和痴呆

痴呆是一系列特定疾病的总称，其共同特征是干扰日常生活的智力下降。痴呆症不是一种特定的疾病。阿尔茨海默病（AD）是最常见的形式，占 60% ~ 80% 的病例，第二个最常见的是血管性痴呆，它通常与卒中引起的神经损伤有关。痴呆的病理特征一般包括淀粉样蛋白（Aβ）的老年斑存在，以及 Tau 相关蛋白病理修饰而成的神经纤维节。神经退行性改变是复杂的，涉及众多参与物质，包括不可溶性的 Aβ 蛋白、过度磷酸化的 tau 蛋白、神经炎症、小胶质细胞功能障碍及胆碱能缺陷等。

一些麻醉药物会影响常规治疗痴呆药物的吸收，神经肌肉阻滞剂和乙酰胆碱酶抑制剂之间存在相互作用，如多奈哌齐和阿曲库铵。服用多奈哌齐的痴呆患者可能在术中对阿曲库铵的剂量要求会更高。但更高的麻醉剂量可能对痴呆的发生和治疗具有更长远的影响。

目前关于麻醉是否会加重认知障碍向 AD 的发展速度还存在争议，一些研究人员使用了各种确诊为的痴呆症患者的来确定是否存在任何明显的由麻醉造成认知障碍进一步发展的损伤。Avidan 博士研究组利用一组在华盛顿大学阿尔茨海默病研究中心登记的患者来确定是否可以发现大手术史对认知障碍的轨迹有影响，他们对 575 名患者进行长达一年的跟踪研究，发现他们与普通患者相比进展性痴呆的发展轨迹没有明显差异。

如果手术和麻醉与痴呆患者的恶化有关，那么早期形式的痴呆患者将面临更多的风险。早期形式的痴呆症包括各种形式的轻度认知障碍（MCI），比如年龄相关的记忆障碍，年龄相关的认知下降等。在 Bekker 的一项回顾性研究中，他们对具有 MCI 的外科手术患者进行了认知评测，结果发现这些患者相较于术前，认知功能下降，差异有统计学意义。因此他们认为麻醉会导致 MCI 患者出现 POCD 和谵妄的症状。这一发现有待于目前正在进行的前瞻性试验结果的证实。另外有资料显示，严重的谵妄会让患者发展为痴呆，可能原因是麻醉药物的使用产生严重的胆碱能毒性，对神经系统毒副作用明显。而许多麻醉手术后的患者存在不同程度的谵妄，在阿尔茨海默病患者群体中，谵妄的发作与认知下降显著加速明显相关，所以谵妄和 POCD 以及和痴呆都存在联系。

关于术后引发 POCD 或痴呆的机制，当前的研究多认为，暴露在麻醉下后会引起 Aβ 和 tau 蛋白病理修饰以及神经炎症的变化有关，而这些变化往往又与认知障碍联系在一起。Tang 等一些研究人员收集了手术患者术前后的脑脊液，发现患者的脑脊液总 tau 的浓度增加了 200% 以上，磷酸化 Tau181 水平也增加了。这些类似的实验动物模型中进行了探索，在一篇里程碑式的论文中，Planel 等证明了当用水合氯醛或异氟醚进行诱导麻醉时，小鼠出现了 tau 蛋白过度磷酸化现象。炎症也与 POCD 有关。包括 C 反应蛋白、IL-6、TNF-α、IL-8 和 IL-10 在内的各种细胞因子的升高与术后认知功能障碍相关。最近的一项荟萃分析显示，术后的患者常会有 C 反应蛋白和白细胞介素 -6 等炎症标志物的上升。另外在 2009 年的一篇综述指出，麻醉药物的应用会引起下游钙离子通路的失调。Zhang 等的小鼠实验研究表明钙离子通道失调与麻醉介导的神经毒性有关，同时发现钙通道拮抗剂尼莫地平对七氟醚或异氟醚诱导的认知障碍、神经炎症和细胞凋亡具有保护作用。当前关于 POCD 分子机制研究包括线粒体功能障碍和氧化应激仍在积极进行中。

三、POCD 和谵妄的防治

Jose 在研究中指出全凭静脉麻醉复合使用右美托咪定可以显著降低老年 POCD 和谵妄的发生率。胡西贝等在研究中指出采取小剂量氯胺酮可以降低老

☆☆☆☆

年患者椎管内麻醉术后的 POCD 发生率。Schoen 和他的同事对 128 例接受体外循环心脏手术的患者进行的一项研究发现，当七氟醚与异丙酚用于维持全身麻醉时，术后第一周的 POCD 明显减少。目前还没有明确有效的措施能够治疗 POCD 以及谵妄，所以术前识别危险系数高的患者，比如高血压、糖尿病、心脑血管疾病的老年患者，根据患者情况做好相应预防措施就变得格外重要。对于当前临床研究中已经公认的能够影响 POCD 发生的主要因素进行有效的控制和管理，然后在手术前对患者进行检查，排除和识别可能诱发 POCD 的疾病，如轻度认知障碍等。

四、小结

总之，POCD 以及谵妄的发生不仅仅会给许多患者带来身体上的不便，也会对患者的精神和心理产生极大的影响，尤其是长期 POCD 和严重谵妄的发生甚至会影响患者向痴呆发展，严重干扰正常生活。当前临床医师应积极在临床中总结经验，确定其主要的影响因素，并在临床中采取相应措施加以预防。同时还要进一步深入研究 POCD 和谵妄的发生机制，为临床中更好地预防和治疗 POCD 和谵妄发生提供更多的可能。

（颜习武）

第 9 章

痴呆病人的护理

　　痴呆是一种慢性、进行性大脑变性疾病，其主要临床表现是精神行为异常、认知功能障碍和生活自理能力下降，随着病情的加重，痴呆病人对护理的要求越来越多。合理、正确、有效的护理干预可改善症状、延缓病程，对提高痴呆病人的生活质量十分重要，下面就痴呆病人护理介绍如下。

一、痴呆病人的护理现状

（一）我国痴呆病人的护理模式

　　1. 居家护理模式，增进了病人及家属的安全感，提高病人的自理能力，目前我国痴呆病人以居家护理模式为主。

　　2. 养老机构或护理院，在养老机构或护理院接受护理的痴呆病人不多，这与给予病人提供长期照顾的护理机构相对不足有关。

　　3. 医院、社区、家庭全程护理模式，要求护士不但做好病人住院期间的全程护理，还需深入社区、家庭进行指导和随访，包括对家庭和照顾者进行安全护理知识指导，降低家居安全问题的发生率，使病人获得连续、完整的护理服务。但是因为护理人员不足，相关政策支持不到位等原因，此种模式实施率较低。

（二）痴呆病人的家庭支持

　　我国绝大多数的痴呆病人与家人同住，由其家庭成员进行看护和照顾。由于痴呆病人常伴有精神行为异常、认知功能障碍和生活自理能力下降种种表现，并且目前尚无有效的方法使痴呆的进程逆转，给家庭及社会带来沉重的压力和负担。

☆☆☆☆

二、痴呆病人的护理

（一）用药护理

痴呆的病人常会合并多种疾病，需服用多种药物，要避免病人出现漏服、少服、服用过量等现象的发生。

家属可提前摆好一天的用药，防止病人漏服或误服，每日每顿的药物最好由家属或陪护送给病人后亲眼看到其服用完毕。同时对于拒绝用药者，需要辅助其将药物服下，做好用药劝导，避免病人在无人时将药物吐出。如果病人病情严重，无法描述用药感受，要嘱咐家属做好服药后的观察与反馈，有异常情况要及时告知医师。对吞咽功能障碍的病人，需要将药物溶解或者研磨碎后辅助其口服，或者采用胃管注入给药。

（二）心理护理

1. 与病人建立良好的关系以取得病人的好感和信任：病人由于疾病原因会表现为抑郁、情感的淡漠、易怒等情绪状况，需要及时提供对应的心理疏导与安抚。在护理中保持对病人的尊重，拉近与病人的距离，面对病人要有足够的耐心与宽容，时刻耐心倾听病人的心理宣泄，充分把控沟通分寸与技巧，避免对病人构成不良语言刺激，满足其合理的要求。

2. 根据病人的个性和特点，对病人及家庭照顾者进行针对性的心理疏导工作，同时根据不同病人的心理特征，采用安慰、鼓励、暗示等方法予以开导。对于焦虑型可以进行一定的音乐疗法与放松训练，播放其喜欢的电视节目或者轻音乐，同时保证室内环境的安静舒适；如果病人情绪激越，需要规避应激源。尽可能地依照病人需求做病房环境与功能管理，同时规避语言刺激，让病人多进行活动锻炼，让其保持身心放松感；如果病人表现出欣快状况，可以多开展一定娱乐活动，例如可以散步、下棋、读书看报或者看电视等活动；如果病人情绪淡漠，可多做沟通交流，同时适宜的提升室内光线亮度，多表达关爱的语言，建立良好互信的护患关系，让病人多参与兴趣爱好活动。

3. 积极发挥家属的作用，让家属多探望或者陪伴病人，调动病人家庭成员的积极性，给予病人充分的关注和理解，使病人感受到家庭的温暖，减轻其心理压力；教会病人学会控制情绪的方法，如情绪激动时，用深呼吸或分散注意力的方法放松自己。

4. 护理人员在与病人进行交谈的时候，语调要尽量温和些，说话的速度也尽量慢些，目光要尽量与病人目光进行接触，并且在交谈时尽量掌握一些技巧，说话内容尽量是病人感兴趣的，而且还要尽量简单、直接，必要时可以对其微

☆ ☆ ☆ ☆

笑或者握手等，因为外界的触碰刺激会使病人变得灵敏，能够高效的刺激病人的身心，对其身心具有无副作用的、有效的功效。

（三）饮食护理

为病人提供丰富的低盐、低脂、易吞咽、易消化的饮食，忌烟酒、辛辣刺激、肥甘油腻之品，食物种类摄入丰富，荤素搭配，以满足病人机体的日常需求。每日三餐要定时定量，食物保持无刺无骨，不宜过干或过硬。要做好病人定时饮水，补充水分，避免固体与液体食物同时进食，引起呛咳或者误吸。中医素有药食同源，药食同用，药食同理的基本理论，认为某些食物具有防病治病的重要功能，"用之充饥则谓之食，以其疗疾则谓之药"。可多进食核桃、莲子、大枣、葡萄、芝麻、木耳、海参等益智食物有助于增强记忆功能。

（四）生活起居护理

为病人准备的衣服应是柔软舒适、宽松纯棉的，易于穿脱，裤脚不宜过长，衣服的防置处便于病人随手取用。尽量不要使用拉链，最好用按扣代替拉链，防止拉链拉伤病人。生活要有规律，保证充足的睡眠，睡前可用温水泡脚15分钟，配合按摩脚底的涌泉穴以宁心安神；每日可午后小睡片刻或闭目养神。尽可能让病人自己保持生活自理，避免生活自理能力的丧失，包括洗脸、刷牙、吃饭、穿衣、梳头、如厕等，要辅助病人适应更多的生活自理行为。病人对环境的适应能力差，更换环境会使其感到陌生、恐惧与孤独，因此病人的住所应根据病人的爱好和性格合理布置，避免频繁更换住所。

（五）运动护理

俗话说："生命在于运动"。运动可以促进神经生长素的产生，预防大脑退化，预防老年痴呆。因此，老年痴呆病人要经常参加体育运动，特别是手脚的活动，指导病人经常做手十指指尖的细致活动，勤于动脑，多活动手指等关节，如手工艺、制图、打字、下棋，以及用手指弹奏乐器等，可促进大脑血液循环，预防痴呆。坚持散步、打太极拳、做保健操等，有利于病人大脑抑制功能的解除，提高病人中枢神经系统的活动水平。

（六）预防并发症

1.排便管理　密切观察病人的大小便习惯及时间规律，及早发现便秘，及时处理。培养良好的饮食和排便习惯，教会病人及其家属腹部按摩的方法。定时提醒病人如厕，出现大小便失禁时，要及时更换被污染的衣物，保持皮肤清洁干燥。

☆ ☆ ☆ ☆

2. 皮肤护理 对于生活不能自理、长期卧床的痴呆病人,每隔 2 小时按时翻身、拍背一次,预防压疮的发生;保持病人的床铺干净、平整,在床上指导病人做被动功能锻炼和肢体按摩,防止失用综合征。

(七)安全管理

1. 预防走失 老年痴呆病人由于记忆功能受损,容易产生走失情况,要做好病人安全管理。照顾者应加强对病人的看管,严防病人独自出行,当病人外出时需有专人陪伴。同时指导家属将病人的家庭住址、姓名、家属联系方式制作成信息牌放在病人衣服内或者佩戴定位手环,万一走失时可便于寻找。

2. 预防跌倒 老年性痴呆病人由于视力、听力下降,平衡功能减退,思维紊乱,易受激惹等原因,很容易跌倒。做好防滑、防摔处理,铺设防滑垫,地面保持干燥、避免积水,无障碍物。家具设施应便于病人活动,床铺高度以病人坐床上时脚跟正好着地为宜,两边设有床栏;厕所使用坐便;马桶旁、冲凉房设有扶手架。生活上要给予协助和照顾,对行动不便与步态不稳者要搀扶其上厕所。

3. 预防误伤 由于老年性痴呆病人常在抑郁、幻觉和妄想的支配下发生自伤或伤人的行为。实施有效的家居安全护理干预,能减少老年性痴呆病人居家意外的发生,从而减轻家庭的负担。指导照顾者保管好家中的药品、电源、刀剪、火柴、玻璃等危险物品;避免病人独自使用煤气、接触火源、水源等。同时做好利器与药物的管理,避免病人随意服药或者伤害自己。

4. 预防误吸 轻度、中度痴呆病人可鼓励自行进食,吃饭时宜取坐位,进食环境整洁、安静,进食速度要慢,不宜催促,谨防误吸。

(八)智力训练

痴呆病人最显著的特征就是智力下降,所以有意识地对病人进行智力康复训练是非常有必要的。开始训练时可选择一些简单地脑力活动,往后再由简单到复杂化,慢慢使病人的大脑开始运作。训练时可从视觉、听觉、嗅觉等方面进行,让病人认知常用的物品、水果等,根据病人的爱好做一些棋牌游戏和手工操作,如搭积木、套圈等。智力训练要循序渐进,反复强化,包括注意力训练、计算力训练、记忆力训练等,训练时间为每日 1 次,每次选做其中的两项,隔日替换,循环训练,每次 45 分钟,一周训练 7 次,持续治疗 8 周为一疗程。鼓励病人广泛交朋友、与朋友交谈可刺激神经细胞;多读书看报、坚持阅读保持其认知功能,避免功能退化。

痴呆病人的护理是一项长期、艰巨的任务,为病人提供优质、全面、人性化的关爱,方可延缓疾病的进程,提高生活质量。

(缪 娇)

第 10 章
痴呆的康复治疗

第一节　痴呆康复治疗理论

痴呆的康复治疗，是以认知功能恢复为前提，贯穿整个康复训练过程，以改善患者认知功能的康复训练为内容的康复作业疗法。有研究表明，康复运动训练对卒中及卒中后恢复有着积极预防及治疗的作用。有学者指出，康复运动训练对认知障碍如轻度认知功能损害、血管性痴呆以及神经变性痴呆都有或多或少的受益作用。其机制可能是通过诱导脑部血管再生来增加脑血流灌注，包括侧支循环的建立和微血管的再生。

目前，血管性认知障碍患者数量日益增多，但对其并没有公认的统一的治疗药物及方法。本章总结现有康复训练治疗，为临床上制订更好的个体化、合理、方便、有效的康复治疗方案提供新的思路。

第二节　痴呆康复治疗方法

一、愉悦家庭康复治疗

愉悦家庭康复治疗是以"愉快因子"前提贯穿整个康复训练过程，以改善患者认知功能的康复训练为内容的家庭康复作业疗法。整个康复过程使患者处于情绪愉悦的情况下，其一般康复训练内容主要是肢体康复训练等；认知功能的康复训练包括记忆力训练、定向力训练、注意力训练等方面。因此，针对血管性认知障碍患者进行愉快家庭康复治疗，有利于延缓其疾病进展、改善其认知功能、提高其日常生活能力。

制订愉快因子手册：依据患者的家庭、职业、文化背景、人生阅历，通过交谈及观察，向患者及其家属、亲友收集能使患者感到自豪、满足和愉快的人生经历，制作成个体化愉快因子手册。在康复训练过程中，将其反复输送给患者，

☆★☆☆

使患者保持愉悦的心情。康复训练作业见表10-1。

表 10-1　愉悦家庭康复训练作业

第1～6周	上午	记忆力训练：观看影视节目、收听广播等，将获得的信息对患者反复输送，同时让患者给予复述及回答简单的相关问题，30分钟
		定向力训练：告知患者某一特定地址、某一特定时间点等，让其复述回答
		计算力训练：采用简单有趣的道具对患者进行10以内加减乘除的运算，道具如扑克牌、卡片等，20分钟
		视觉-运动协调力训练：将10件以内的不同物品放置在一起，以不同的颜色或形状等让患者进行归类，30分钟
	下午	行动力训练：患者在陪同下进行打扫卫生、购物等简单的日常活动，陪同人员可以在活动中给予适量的帮助，30分钟
		视觉-运动协调力训练：进行简单有趣的拼图游戏，30分钟
		愉快因子刺激疗法：按照愉快因子手册，通过与患者交谈，将其人生经历中值得自豪和愉快的事情反复输送给患者，30分钟
	晚上	记忆力训练：观看影视节目、收听广播等，将获得的信息对患者反复输送，同时让患者给予复述及回答简单的相关问题，30分钟
		计算能力的训练：利用简单有趣的道具对患者进行10以内加减乘除的运算，道具如扑克牌、卡片等，30分钟
第7～12周	上午	记忆力训练：收看电视节目、听广播等，并让患者在训练结束1～2小时后对获得的信息进行复述，同时回答相关问题，30分钟
		定向力训练：告知患者某一特定地址、某一特定时间点等，强化患者意识，并在告知结束1～2小时后让患者复述
		计算力训练：利用简单有趣的道具对患者进行100以内加减乘除的运算，道具如扑克牌、卡片等，30分钟
		视觉-运动协调力训练：将20以内的不同的物品放置在一起，以不同颜色或形状让患者进行归类，30分钟
	下午	行动力训练：患者在家属陪同下进行打扫卫生、购物等简单的日常活动，陪同人员在活动中尽量少地给予帮助，30分钟
		视觉-运动协调力训练：进行有趣的拼图游戏，30分钟
		愉快因子刺激疗法：按照愉快因子手册，通过与患者交谈，将其人生经历中值得自豪和愉快的事情反复输送给患者，30分钟
	晚上	记忆能力训练：观看节目、收听广播等，患者在训练结束1～2小时后对信息进行复述回答，30分钟
		计算能力的训练：利用简单有趣的道具对患者进行100以内加减乘除的运算，道具如扑克牌、卡片等，30分钟

研究表明，负面消极的情绪及态度会在机体发生相应的应激反应，若此应激反应是轻微且短暂的，其可以调动机体潜在的储备功能以便对抗不良的应激反应；若应激反应过度，机体难以应对，便会引起机体的全身性病理生理反应，在医学生理学范畴中，机体自身得到愉快经历或事件的激发时，交感神经同时受到刺激，释放兴奋性神经递质，大脑由原本的低落或平静状态转变为愉悦兴奋状态，正因如此，脑血流量灌注事半功倍的作用。

二、工作记忆训练

工作记忆训练是当前认知训练研究较为热门的领域之一。工作记忆是指个体在执行认知任务过程中对信息暂时保持与操作的能力，包括语音回路、视空间画板和中央执行系统三个部分，它与人类智力、推理、创造力和学习等高级认知活动关系密切，被认为是个体完成所有复杂认知活动的基础和核心要素，研究发现工作记忆训练对促进儿童、成年人、老年人以及多动症儿童等群体的工作记忆水平具有明显的效果。

工作记忆训练始于 Klingberg 对注意力缺陷多动障碍（attention deficit hyperactivity disorder，ADHD）儿童的治疗研究。后来 Klingberg 等将这一程序予以拓展和标准化，逐渐发展成为商业化的 Cogmed 工作记忆训练系统。该系统主要包含 5 个视空工作记忆任务和 3 个言语工作记忆任务，能实现难度的自适应，是目前应用较为广泛的工作记忆训练程序。与之相似的还有由 lumo 实验室开发的 Lumosity 认知训练程序、以色列 CogniFit 公司开发的 CogniFit 训练程序以及美国 MindSparke 公司开发的 Brain Fitness 程序。工作记忆训练程序的基本原理是基于认知功能的可塑性，即通过大量练习和训练促使工作记忆水平的提高以及与之相关的大脑活动模式的改变。首先，工作记忆训练能影响工作记忆相关脑区的神经活动，例如 Olesen 等采用 Cog-med 训练系统中三个视空工作记忆任务（Grid，Gridrotation，3D Grid）对健康成年人进行训练，发现与训练前相比，额中回（middle frontal gyrus）和上下顶皮质区（superior and inferior parietal cortices）神经活动增加，而扣带沟（cingulate sulcus）活动减少，Westerberg 等也发现工作记忆任务训练使与工作记忆相关的额中回和额下回（inferior frontal gyrus）的激活显著增强，对脑卒中患者的工作记忆训练结果显示，训练不仅提高了未受损的工作记忆脑区的神经效率，还可以使工作记忆相关的异常脑功能网络重组，增强受损工作记忆脑区的功能。其次，工作记忆训练可以促使大脑的功能结构发生改变，例如 Takeuchi 等发现健康被试在工作记忆训练后，与顶内沟（intraparietal sulcus）和胼胝体前部（anterior part of the body of the corpus callosum）相邻的白质结构连通性增加，额顶区域（frontoparietal regions）的白

☆☆☆☆

质容量增加，这些大脑结构的变化反映了工作记忆训练干预的持久效果。最后，多巴胺系统在工作记忆训练和神经系统可塑性之间起着重要作用，例如 McNab 等研究发现经过 5 周工作记忆训练后，工作记忆容量得到提升的被试，其 D1 受体神经末梢出现明显变化。

三、游戏疗法

认知功能障碍，在康复治疗中，应用游戏干预的方法对于提升患者的心理健康程度具有重要作用。电子游戏可以使用三维技术，在网络平台上构建虚拟的游戏环境，使玩家在游戏过程中产生身临其境的感觉。在老年痴呆患者康复的临床实践中，使用电子游戏，游戏内容可以以高尔夫、保龄球、棒球、拳击以及篮球等为主题形式，患者能够使用无线传感器感知游戏，在三维游戏情境中，被内容吸引，从而获得一种更加直观和真实的游戏运动体验。

老年痴呆患者康复中应用游戏干预的方法，是吸引患者的兴趣，适当锻炼患者的行为功能和认知功能等。康复游戏能够根据精神学分析内容，在游戏形式和游戏内容上做出改善，传统游戏是民间常见的游戏形式，包括七巧板游戏、华容道游戏和围棋等，这些游戏一方面具有娱乐性，满足老年痴呆患者康复需求，另一方面，具备一定的竞技性、数理性和逻辑性，在游戏过程中能够对患者的瞬时记忆力以及注意力进行锻炼，刺激患者的认知。

卡片游戏是最为简单的游戏，并且对于游戏训练的空间、时间限制小，操作简单。在卡片游戏中，可以选用具有不同颜色、数字、图形、人物等画面内容的卡片，在游戏中，患者认识卡片内容，让患者回忆其中的人物事件等信息，患者回忆的内容正确，则对其进行奖励。这种游戏互动，能够增进医患关系，便于更好地掌握患者的病情恢复情况。游戏在老年痴呆患者康复中的应用，需要注意对干预时间进行控制，每次游戏疗法干预时间控制在 30 分钟即可，每周的干预频率为 3～4 次。同时还要根据患者的在游戏中的表现，分析患者的游戏接受程度以及配合程度，当游戏环节无法吸引患者参与，则需要进行相应的调整和改进。

四、综合认知康复训练

1. 注意力训练

（1）听觉稳定性训练，静坐，医师与患者目光接触，医师念一串数字，指导患者在念到某一个数字时举手。

（2）转移性训练，以红笔写"红"，以蓝笔写"蓝"，指导患者按照口令说出字体颜色。

2. 定向力训练　选择患者常用的、身边的空间进行反复训练，比如反复从一个地方走到另一个地方，像是从病房走到理疗室等。

3. 记忆力训练　通过首词记忆法、复数等方法完成，比如指导患者大声重复需记住的信息，并在脑海中形成一个列表或图画，联系需记住的信息，汇编成较熟悉或容易记忆的句子。

4. 计算力训练　使患者充分理解数字概念及简单数字运算方法，指导其在游戏过程中不断提升数字计算能力。比如模拟超市购物，进行简单物品数量和价格计算，像数西瓜、数草莓、计算两个西瓜价格等。

5. 思维能力训练　为患者提供一系列有规律的数字或图形，引导其探索规律，并提出下一个数字或图形是什么。

6. Forbrain 言语听觉反馈训练　协助患者正确佩戴设备，引导其出声朗读有兴趣的内容，包括报纸、杂志、小说、散文等。朗读过程中通过自身骨传导听到的音量和音色，及时调整发音和音量，实现"听觉-语言反馈循环"。

所用认知康复训练措施中，注意力训练重视加强注意稳定性练习，能帮助患者集中注意力，减少受外界的影响；定向力训练主要是合理利用患者日常生活中熟悉的、常用的空间或任务，进行定向反复强化练习，能加深印象；记忆力训练逐渐延长或增加刺激与回忆间隔时间，以促使患者在此后较长时间内记住特定活动或作业；计算力训练能促使患者更为直观地认识数字，提升数字逻辑思维能力。实施思维推理训练，使患者主动思考，培养思维能力。上述各方法均具有针对性，能就某一认知功能障碍类型进行个体化训练。而 Forbrain 言语听觉反馈训练以大脑认知神经科学为基础，有效集合视觉训练、听觉训练、语言训练，具有操作简单、生动有趣等特点，便于患者随时随地进行训练，在儿童注意力不集中、老年人记忆力减退等病症治疗中有重要意义。

第三节　痴呆康复治疗措施

一、虚拟现实技术

虚拟现实（virtual reality，VR）是一种利用计算机生成模拟环境的技术，用户可以通过多种传感设备进入到该环境中，从而使用户能够直接与环境进行交互的技术。虚拟现实技术有三个特点：即浸入式，交互式和想象力，使患者能够更好地沉浸在他们的角色中，如在记忆康复中，VR 训练还可以提高患者的学习能力及在真实世界中的行为能力。Gourlay 研究小组使用虚拟厨房帮助患

☆☆☆☆

者再学习重要的日常生活技能。Lee 在对患者进行 ADL 训练和评估中，使用了虚拟超市对患者进行了认知行为地评估和训练，足见 VR 在 ADL 训练中具有很大的潜力和优势。

VR 系统根据其沉浸程度及系统组成可以分为 3 种：

（1）桌面式：以计算机显示器或其他台式显示器的屏幕为虚拟环境的显示装置，其特点是虚拟系统视野小，沉浸感差，但成本与制作要求低，易普及和实现．

（2）大屏幕式：包括弧形宽屏幕、360° 环形屏幕甚至全封闭的半球形屏幕，这种大视野的虚拟环境较好地把观察者与现实环境隔离开来，使人和环境完全融合，虚拟效果接近完美，但是，该虚拟方式的实现技术非常复杂，开发和运行费用昂贵，通常只为特殊用途而专门开发研制。

（3）头盔式：是上述 2 种系统的折中，他将观察景物的屏幕拉近到观察者的眼前，这样便扩展了观察者的视角，而头盔又把观察者与周围现实环境隔离开来，反过来增加了身临其境的效果。根据虚拟现实的沉浸性、Gabriele 和其他人进行记忆相关的功能康复训练，具有很好的记忆恢复潜力，已经得到承认。美国的"鹦鹉"软件在认知、言语、注意力及记忆缺失方面发挥了重大作用。西班牙的 Top Vision 评测系统已广泛用于办公室、诊所和家庭。目前，虚拟现实在卒中后认知康复中的应用已经波及多个国家，他们研发各种有利于患者恢复的程序，证实且已经应用于临床治疗。现实技术很快得到推广，因为它新颖有趣，患者也乐于参与，可消除传统方法的弱点；虚拟现实技术可以提供多种治疗场景和刺激，患者在安全的环境中进行康复治疗；VR 系统可以根据患者的实际情况进行治疗过程设计，而且同样的场景和任务可以重复进行；系统可以迅速得到治疗效果反馈信息，通过多种模式的传感设备得到患者治疗时的状态和效果，并对数据进行存储，对医师掌握患者的病情有一定作用；虚拟现实疗法还有利于开展远程治疗，大大方便了患者，增加了受益的范围；虚拟现实疗法还可以减少患者的治疗费用。虚拟现实技术目前已经广泛应用于各级医疗机构的康复医学科、神经内科、脑外科等相关临床科室用于开展临床康复评估使颅脑疾病（如脑外伤、帕金森病、阿尔茨海默病、多发性硬化症、精神分裂症和其他慢性疾病）或社会文化状况（如营养不良或环境剥夺）所致的认知功能障碍以及上肢骨折术后所致的上肢运动功能障碍。

虚拟现实技术的出现也促进了远程康复的发展。远程康复（TR）特别是远程认知康复近年来在国外迅速发展，远程康复是一种较好的神经康复方式，康复医师和治疗师可以根据患者的状况对患者进行远程康复评估和康复治疗。由于脑卒中后认知功能的恢复较慢，大多数患者需要回家继续接受治疗，这样，远程康复的发展很好地解决了这个问题，医师可以通过对患者远程评估、远程监测及远程治疗。对于生活在农村或因交通不便不能到大城市就诊的患者而言，远程康复就显得愈为重要。随着计算机技术的发展应用，认知功能评价及康复治疗方法也在与时俱进的发展。从传统的纸、笔、图片和主观评价到基于计算机系统的自动化评价，逐步实现准确性及客观性地飞跃，未来有望实现在移动终端方便快捷地评价。计算机辅助认知功能康复、远程认知功能康复、可穿戴设备的蓬勃发展，拓展认知功能康复的范围，这些高效的新技术、新方法，极大地提高了认知功能康复的效果，未来虚拟现实技术也会越来越成熟和完善，给康复医师的诊断和治疗带来新的活力。VR 除了可以在认知障碍疾病进行干预和治疗外，其在疾病后职业和社交能力培养及家庭相关知识的教育方面也取得了不错的进展。远程康复虽然发展较快，但对于患者接受性方面来讲，患者仍倾向于选择面对面的康复指导，医护人员可以通过知识宣传和讲解，加深患者对远程医学和远程康复的理解。此外，远程康复尚有众多问题需要进一步研究探讨。

二、计算机辅助认知训练

目前，计算机已作为一种主要工具应用于脑卒中后的认知康复治疗中。计算机辅助认知训练形式采应用特有的认知康复训练软件系统，有针对性强、科学性好的特点；训练难度可逐步提升，具有一定挑战性；训练内容丰富且准确，可以进行选择性和针对性的训练；训练程序系统化。由于计算机辅助认知训练系统应用方便、趣味性好、实用性强、省时省力，目前在我国已开展应用于脑卒中后认知障碍的康复治疗。

陈晓飞等研究中将脑卒中患者分为计算机组和对照组，分别对计算机组、对照组的治疗先后行 MMSE、MoCA 总分组内和组间比较，发现计算机辅助认知训练组在 8 周后其 MMSE、MoCA 量表得分比对照组高。周惠嫦等研究认为，除了对认知功能改善的药物外，计算机辅助认知训练通过患者重新学习、培训、加强刺激，可以改善血管性认知障碍，特别在定向力、思维能力、记忆力、视空知觉等效果显著，进而提高患者生活质量。杜晓霞等通过计算机软件系统对卒中患者进行注意力专项训练，实验组的数字再认能力和 MMSE 评分提高较对照组明显，得出脑卒中后进行计算机的注意力专项训练不仅对注意力本身具有明显改善作用，而且对认知功能整体恢复也有效。张慧、恽晓平等研究认为，通过计算机仪器训练脑卒中和脑损伤等患者的注意力，发现仪器训练组注意力改善情况较人工训练组明显，且患者其他认知功能亦明显好转，证实了计算机注意力训练的有效性，并且对改善其他认知功能好转提供必要的基础和可能性。记忆功能是获取新的信息或既往的经验在脑内存储的过程，记忆对人的日常生活和参与各种工作具有重要作用。窦祖林等应用电脑多媒体的形式对脑损伤患

☆ ☆ ☆ ☆

者提供丰富的环境刺激进行无错性学习训练，脑损伤患者记忆力的改善取得良好的效果。

三、经颅直流电刺激

经颅直流电刺激（tDCS）是一种无创脑刺激技术，通过对放置在头皮的电极片施加恒定的微电流，利用弱的电流经颅刺激目标区域引起脑兴奋性的改变，从而改变机体神经细胞膜电位的电荷分布，进一步产生除极、超极化现象，使得大脑皮质兴奋性改变，调控大脑功能。tDCS 作为一类重要的无创神经调控技术，具有安全性高、操作性强、花费低等诸多优势，tDCS 已逐步在抑郁症、癫痫、帕金森病等多种神经精神疾病中显示出一定疗效。

tDCS 可引起突触可塑性的长期变化，tDCS 还可影响皮质的血流灌注，影响脑代谢。经颅直流电刺激治疗具体操作方法如下：经颅直流电刺激器采用智能电刺激 IS200 双通道型，刺激电极采用 5cm×7cm 等渗盐水明胶海绵电极。刺激部位为患侧额颞区，将阳极放置于患侧额颞区，阴极放置于对侧肩部。直流电强度为 1.8mA，每次 20 分钟，每天 1 次，每周治疗 5 天，持续治疗 6 周。

四、太极拳

太极拳作为我国的一项典型的传统身心运动，吸纳了中医经络学、阴阳学和吐纳术等理论精华，为我国医学与运动的发展产生积极影响。太极拳主要通过"调身、调息、调心"来实现身心健康。深受国内外老年人欢迎。太极拳对神经系统的积极影响主要表现在打拳的过程中。打拳时强调"心静体松""动静结合"和"以意随形"，实现意念、呼吸和动作的紧密配合。有助于刺激中枢神经系统，激发中枢神经系统的兴奋，加快大脑内部代谢和神经元之间的传导，促进神经网络的建立。太极拳调节心理的作用主要表现在：讲究"以心行意，以意导体，以气运身"，即意、气、形自然有机结合，这个过程有助于老年人情绪宣泄和压力释放，从而缓解老年人因退休、家庭原因等带来的心理压力和精神紧张，促进老年人心理健康。

太极拳动作复杂多变，老年人学习能促进脑细胞的活跃，增强海马和内侧前额叶皮质休息状态下的功能连接，改善大脑结构和功能，从整体上改善记忆。Lam 等的研究结果显示老年人延迟回忆功能明显改善。执行功能的 3 种核心成分是工作记忆、任务转换和反应抑制，其所在大脑核心区域是前额叶。太极拳训练需要记忆各个动作的名字，掌握动作转换，同时需集中注意力，排除外界干扰，以上要求实质是对执行功能的锻炼。同时，影像学研究显示：运动能提高前额叶活性，影响其潜在神经网络的建立。王乾贝等通过至少每周 4 次、每次 40 分钟、3 个月的太极拳训练，老年人视空间执行能力得分提高。

打拳强调心静体松和意念对形体的全程引导，前者实质是意念疏导与形体锻炼的结合，可延缓由于衰老而导致的神经与器官功能的衰退，而后者则可通过大脑与神经系统的双重诱导刺激中枢神经兴奋，有助于提高中枢神经的调节控制能力，二者共同促进中枢神经与机体器官的协调性，有助于改善日常生活能力。

五、数字 OT 认知功能训练

采用 FlexTable 数字 OT 评估与训练系统（章和电气公司生产），该系统的注意训练模块结合虚拟情景、游戏等对患者进行注意力训练，主要包括①敲打小动物、接果盘等游戏：让患者敲打屏幕中不断出现的小动物，用果盘接果实，并逐渐增加难度，训练患者注意警觉；②钓鱼游戏：让患者钓取屏幕中不同种类和大小的鱼，训练患者注意转移及注意维持；③采摘果实任务：让患者在不同种类的果树上摘取指定果实，训练患者注意选择；④翻纸牌游戏：让患者正确选择和翻开看过的纸牌，逐渐增加难度和数量，训练患者注意广度；⑤虚拟厨房：引导患者完成一项烹饪任务，综合训练注意功能。每次 20 分钟，每天 1 次，每周训练 6 天，连续训练 8 周。

数字 OT 认知训练系统中的注意功能训练模块是基于计算机技术，将游戏功能和虚拟情景技术融于认知功能训练，通过敲打小动物、接果盘、钓鱼、采摘果实、翻纸牌、虚拟厨房等游戏和任务，对患者注意选择、注意警觉、注意转移、注意维持及注意广度等进行训练，通过对难度和方案的及时调整，逐步提高患者的注意功能。研究发现，数字 OT 认知功能训练对脑卒中后注意功能障碍康复有明显优势。其机制可能是数字 OT 认知训练系统具有丰富多样的训练内容，结合虚拟情景及游戏功能，能够激发患者的主动性和积极性。同时系统实时记录成绩并反馈，患者无意识的心理过程会及时做出新的认知评价，增强患者康复的信心和希望。

（李昀泽）